JN292861

メンタライジングの理論と臨床

精神分析・愛着理論・発達精神病理学の統合

J・G・アレン／P・フォナギー／A・W・ベイトマン 著
狩野力八郎 監修
上地雄一郎／林 創／大澤多美子／鈴木康之 訳

北大路書房

MENTALIZING IN CLINICAL PRACTICE

By

Jon G. Allen, Peter Fonagy, and Anthony W. Bateman

First Published in The United States by American Psychiatric Publishing, Inc.,
a Division of American Psychiatric Association, Washington D.C.
Copyright©2008 by American Psychiatric Publishing, Inc. All rights reserved.
Used with permission. Translation of text into Japanese has not been verified for accuracy by
American Psychiatric Association.
Japanese translation published by arrangement with American Psychiatric Publishing, Inc.
c/o John Scott & Co. through The English Agency(Japan) Ltd.

日本語版への序文

　私たち著者一同は，"Mentalizing in Clinical Practice"の日本語訳が出版されるという栄誉に浴しています。そして，私は，この翻訳版に新たな序文を書くようにというお誘いを受けたことを喜んでいます。私たちの著書が翻訳されたことは，メンタライジングとその臨床的応用に対する国際的関心の高まりを証明するものです。私たちは，あらゆる分野の精神保健専門家に向けて本書を執筆したのですが，その専門家のなかには，様々な異なる理論的背景を背負った人たち，そして，様々な精神医学的障害や心理的問題に取り組む人たちが含まれています。メンタライジングの，このような多重的応用が多少の混乱を招いていることを，私たちは，認識するようになりました。つまり，専門化された治療なのに，そのような幅広い応用がどうして可能なのかという疑問に答える必要が生じたのです。

　A. ベイトマンと P. フォナギーは，境界性パーソナリティ障害の患者に特化して，『メンタライゼーションに基づく治療』(MBT) を開発しました。そして，彼らは，ロンドンで，その治療プログラムについての広範な実証研究を行い，効果性を証明しましたが，その研究のなかには8年間にわたる予後研究が含まれています。ロンドンの設定から離れた拠点でも研究を追試したいというニーズが生じ，MBT に対する国際的関心が高まってきた結果，体系的な訓練が必要となり，その治療プロトコルに対する臨床家の遵守度についての細心の査定も必要になりました。しかし，私たちは，本書においては，MBT と関連した基本的諸原則の，より幅広い応用のための基礎を解説しました。精神療法の実践者の多くは，特定の障害の専門家というわけではないし，マニュアル化された治療法ばかりを用いるわけではありません。むしろ，多様な患者たちを治療しており，異なる複数の精神療法アプローチを使い分けています。精神療法における，このような状況は，医療と類似しています。医療には，一般医（例えば，内科医）もいれば，専門医（例えば，循環器専門医や腫瘍専門医）もいます。精神療法は，次のような点で医療に似ています。つまり，一般医は，どのような場合に自分の患者たちを専門医に紹介すればよいのかを知っていなければならないのです。私は，メンタライジングにおける一般医（ジェネラリスト）的アプローチを精神療法の一つのスタイルであると考えています。おそらく完全に習得できる臨床家などいない，ブランド名の付いた精神療法の急増に対抗して，私は，自分自身を，本書に述べられた諸原則に従う『素朴で古い精神療法』(plain old therapy) の実践者であると宣言するに至りました (Allen, J.G.: Restoring Mentalizing in Attachment Relationships.

i

日本語版への序文

Washington, D.C.: American Psychiatric Pubsihing, 2013)。

　この訳書が世に出る今日では，メンタライジング・アプローチは，様々な精神医学的障害（例えば，うつ病，摂食障害，薬物乱用），幅広い年齢範囲（子どもや青年から成人まで），異なる治療様式（例えば，個人精神療法と集団精神療法はもちろん，親‐子精神療法と家族療法），に適用できることも手伝って，熱い視線を向けられています。さらに，私たちが本書において解説したいと願ったことでもありますが，学術活動が急速に発展している四つの領域，つまり愛着，社会的認知，神経生物学，倫理学が，メンタライジングについての私たちの理解の正しさを裏づけています。より詳しく言うと，メンタライジングは，まず，愛着関係において発達する——あるいは十分に発達することができない——ものとして理解されたのですが，この理解は，精神分析理論から発展したものでした。それに続いて，例えば，心の理論に関する発達的研究に示されているように，社会的認知という分野が，乳児期と幼児期におけるメンタライジングの発達についての理解に大きく貢献しました。最近では，神経科学における劇的な進歩が，愛着と社会的認知についての私たちの理解を拡大してくれています。さらに，精神療法はコミュニティで生きるうえでの諸問題に取り組まざるをえないので，愛着と社会的認知の領域での私たちの科学的知識は，倫理に関する尊い哲学的文献によって，さらに豊かなものになります。学術活動の四つの領域のすべてが成果をあげ続けているので，患者たちを精神療法的メンタライジングの過程に引き込もうとするときに，私たちには常に学ぶべきことがたくさんあるのです。そして，私たちがそうする際に頼りにする単純な発達的原則は，親子関係においても，精神療法においても，メンタライジングがメンタライジングをもたらすということです。

　愛着と社会的認知において，ますます強固な基盤を手にしつつあることから，メンタライジング・アプローチは，人間性にとって最も基本的なもの，つまり社会的関係のなかでの心の発達，を理解しようとする企ての最前線にとどまり続けるだろうと，私たちは確信しています。私たちは，本書を通して，私たちの知識と，この企てに賭ける私たちの熱情を，日本の読者の皆様と共有することができるわけですが，それを可能にしてくれた訳者の方たちに感謝しています。

2014年4月
著者を代表して　ジョン・G・アレン

監修者前書き

　21世紀の精神療法におけるもっとも重要な進展は，認知中心主義や行動中心主義による精神療法の簡便化・医学化ではなく，精神療法がその基本原理として個体心理学を超えて二者心理学を研究対象とするようになったことであろう．もう少し厳密に言うと，個体心理学およびそれとは次元の異なる二者心理学とを，そして対象関係世界と対人関係世界とを同時に視野に入れる視点に基づいて，心の成り立ち・進化・変化を構築するようになったことである．いわゆる間主観性への注目がそれである．精神分析におけるこのような臨床的・理論的流れは，歴史的にみれば，D. W. ウイニコットやW. R. ビオンの業績に象徴されているものであるが，いまやこの流れは，精神医療，心理臨床，発達臨床，あるいは医療における治療関係一般にまで波及している．この動向のなかで，その牽引者として大きな役割を果たしたのが，R. エムディをはじめとする一群の精神分析家であり，乳幼児精神医学の研究者たちである．なかでも，非常に刺激的な対人世界の鍵概念を提案したのが，間主観的アプローチのD. スターンであり，メンタライゼーションのP. フォナギーである（なお，メンタライゼーションに関しては，その後，メンタライジングという動詞形を使用することが多くなったので，ここでも，以降はメンタライジングを用いることにする）．

　フォナギーが精神分析の臨床家であり，かつ乳幼児精神医学の研究者であるということは言うまでもないことではあるが，やはりひとこと触れておかねばなるまい．すなわち，フォナギーらがスターンのいうところの「臨床乳児」と「被観察乳児」という複眼視的状況を身をもって経験したこと，さらにはその視点を維持しつづけるという姿勢が，彼らの深い洞察を生み出しているということである．

　さて，本書は，2008年に刊行された"Mentalizing in Clinical Practice"の全訳である．本書が取り上げているメンタライジングとは，心で心を見る機能のことである．この概念の提唱者である，P. フォナギーは，メンタライジングとは，「心の中に心を持つこと」であると表現している．つまり，他者との関係において自分の心で相手や自分の心に思いをめぐらす機能と言ってもよい．この機能は，愛着関係に基盤をおきつつ，人間の神経生理学的文脈，社会的文脈にも基盤をおくような心理学的機能であって，一生を通じて進化，発展し続けている機能である．

　メンタライジングに関する訳書としては『メンタライゼーションと境界パーソナリティ障害』（2004年刊行，翻訳は2008年），『メンタライゼーション・ハンドブック』（2006年刊行，翻訳は2010年）に続く第3弾目ということになる（既刊書はいずれ

監修者前書き

も岩崎学術出版社刊）。この概念は20世紀の最後の10年目頃に提案され，その後国際的に大きな広がりを見せているため，またこの概念の生みの親であるP. フォナギーをはじめ本書の著者たちのように精力的な「書き手」の努力のおかげで，メンタライジングに関する臨床研究，論文，著作は膨大な数に上るようになった。なかでも，『メンタライゼーションと境界パーソナリティ障害』は，境界パーソナリティ障害をもつ患者の治療に関するものであるが，同時に境界パーソナリティ障害の概念的変遷，さらには膨大な乳幼児研究の成果に基づくフォナギーの発達論をも含んでいて，本書の著者の一人でもあるA. ベイトマンが英国・聖アン病院で実践しているメンタライゼーションの臨床をよく表す書籍である。第二の翻訳である『ハンドブック』は，メニンガー・クリニックを中心に米国で実践されている，個人療法から集団療法，家族療法，卒後教育，さらには認知行動療法など，さまざまなメンタライジングに基づく治療の実際を紹介したものであり，メンタライジングの臨床的実践のあり方がよく分かる，まさにハンドブックである。その編者の一人が，メニンガー・クリニックでメンタライジング臨床をリードしており，本書の著者でもあるJ. アレンである。

この2冊の著書によりメンタライジング概念およびその臨床実践はずいぶん理解しやすくなったのであるが，一方でその副作用も認められるようになった。というのも，これらの著書は，メンタライジングという概念が，あまりに概念的抽象化に陥ってしまう恐れから，むしろ臨床実践の記述や説明に重点を置いていたのであるが，逆に，メンタライジングが受け入れられるにしたがって，つまりはいろいろな分野への応用可能性がみえてきたために，むしろ概念的曖昧さが際だってしまうという状況が生じたのである。そのため，著者たちはこの概念および近縁の理論や概念との関係の明確化や説明をせざるをえなくなり，いろいろな機会にそれらを発表することになった。そして，それらをまとめて1冊の本にしたのが本書なのである。その意味で，前2冊の訳書と併せてお読みになられると，この概念をいっそう明確に把握できるのではないかと思う。本書の訳者である上地雄一郎，林 創，大澤多美子，鈴木康之の4人の先生は，このことを強く意識し，多少生硬であっても，むしろ出来るだけ正確な翻訳をという考えで訳出に望まれているのは，妥当な姿勢である。いくつかの訳語で，前2書と異なるところがあるが，訳者たちは，本書の中でその意図を具体的に説明しているので，むしろ原義を理解するために大いに役に立っている。

さて，ここでひと言，この概念の重要性というか価値について言及しておきたい。メンタライジングは，私たちが専門家として関与している臨床における「関係性」を表現し，概念化し，かかわりの技法的手段とし，さらにそこで得られた情報を体系化するための概念である。かつては，精神分析から導入された作業同盟あるいは治療同

盟という概念で表現されていたものを，一方では脳神経の文脈，他方で社会的文脈と関わらせながら，独自の進化・発達を遂げる，人間にとってより本質的な心の領域として概念化したものである。

　たとえば「転移」の発見は，精神分析をして，過去に存在した古い精神療法から距離をおかせ，新しい精神療法として確立せしめたものである。この発見をもたらしたのは，S. フロイトの臨床的姿勢，すなわち精神分析という心の科学を実践するに際して，精神分析臨床から実際に得られた知見を安易に脳科学や社会学に還元してしまうのではなく，心理学的地平で得られたもの心理学的地平で理解するという姿勢である。人間の行動を何でもかんでも環境因に還元してしまう思考や，脳機能に還元してしまう今日的風潮を考えれば，フロイトの姿勢に学ぶところは大きい。しかし，彼はそこで終わらない。精神分析的知見を臨床の領域で理解しようと徹底すればするほど，そこに治療にまつわる「関係」がみえてきたのである。結果として，彼は，治療関係を利用した治療を提唱することはなかったにもかかわらず，むしろ逆説的に「転移」という，精神分析を一変させるような出来事を発見したのである。

　メンタライジングの提唱者たちも，このフロイトの姿勢を踏襲しているのである。そして，本書は，この前書きで簡単に触れたような意味での理論的・臨床的文脈が，前2冊の著作に比べ，より明瞭に描かれているので，メンタライジング概念を自分の中で精緻化するために大いに役に立つであろう。

　本書の翻訳は，決して容易なものではなかったはずである。ある程度定められた期限内で作業を完成させた上地先生のリーダーシップは見事としかいいようがない。そしてそれに協力した3人の先生方の努力にも頭が下がる思いである。4人の先生の素晴らしいチームワークによる翻訳完成の喜びを共有するとともに，4人の先生に心から感謝する次第である。

2014年5月16日
監修者　狩野力八郎

訳者前書き

● 本書の紹介

　本書は，J. G. Allen, P. Fonagy, & A. W. Bateman の著書である Mentalizing in Clinical Practice（Washington,D.C.:The American Psychiatric Publishing, Inc.，2008）の日本語訳である。英文タイトルをそのまま訳すと「臨床実践におけるメンタライジング」となるが，本書は，メンタライジング／メンタライゼーションの視点を，基礎から応用まで体系的に解説したものであるから，日本語タイトルは『メンタライジングの理論と臨床』とし，「精神分析・愛着理論・発達精神病理学の統合」というサブ・タイトルを付けた。サブ・タイトルは，本文中にある表現を借用した。本書は，メンタライジング／メンタライゼーションの視点の提唱者であるフォナギー（Fonagy）が関与した書籍の日本語訳としては4冊目であり，「メンタライゼーションに基づく治療」（MBT）の解説書の日本語訳としては3冊目となる。ちなみに，MBT に関する既刊の訳書は，『メンタライゼーションと境界パーソナリティ障害』（狩野力八郎・白波瀬丈一郎監訳，岩崎学術出版社，2008）と『メンタライゼーション・ハンドブック：MBT の基礎と臨床』（狩野力八郎監修，池田暁史訳，岩崎学術出版社，2011）である。

　上記のような既刊書があるのに，本書を付け加えたいと願った理由は，以下のとおりである。メンタライジング／メンタライゼーションは，すでに欧米ではポピュラーな視点となっているが，わが国では，まだ十分に普及しているとは言いがたい。しかし，この視点は，境界性パーソナリティ障害の治療に起源を有するとはいえ，それ以外の問題に対する個人精神療法，（精神健康増進・対人関係改善のための）心理教育，子育て支援や親教育，学校における暴力やいじめへの対応などにも適用することができる優れた視点である。この視点は，愛着理論と強く結びついており，発達心理学・認知心理学や脳科学の最新の研究成果を取り入れている。そもそもメンタライジングとは，自己および他者の心理状態（思考，感情，願望，欲求，信念など）を，その行動と関連させて捉えること（理解すること）を指している。メンタライジングがこのような行為であるのに対して，メンタライゼーションとは，メンタライジングと同義ではあるが，より静的・学術的な用語である。メンタライジングの重要な点として，メンタライジングを通して獲得される認識・理解は，様々な手がかりに基づいて構成されたものであり，ある種のナラティヴだということがある。つまり，どのような認識・理解も，絶対唯一のものではなく，常に多重的な複数の認識・理解が存在しうる。

当然，精神療法家が患者やクライエントに対して示す認識や理解も，このような相対性・多重性を前提としたものでなくてはならない。特定の理論や視点を教条的に当てはめるだけの解釈は，メンタライジングではなく，真の理解ともいえない。患者・クライエントの心理状態の不明瞭さを認め，絶対に正しい唯一の認識・理解があるとは考えず，多重的な複数の認識・理解の可能性を前提として，好奇心と探究心にあふれた，虚心坦懐な姿勢で患者・クライエントに向き合うことを，「メンタライジング的姿勢」または「無知の姿勢」(not-knowing stance) と呼ぶ。この姿勢は，ナラティヴ・セラピーで推奨される「無知の姿勢」と共通する点があるが，患者・クライエントの心を「共同で」構成する作業には，このような姿勢が不可欠なのである。本書の特色は，このようなメンタライジングの視点を，境界性パーソナリティ障害の治療に特化したものではなく，幅広い精神医学的障害および多様な精神療法の様式に適用可能なものであると考える「ジェネラリスト」の視点に立っていることである。したがって，本書は，多様な領域の精神保健専門家に関係する内容を含んでいる。第Ⅰ部では，まず，上に述べたジェネラリスト的視点を明確にし（第1章），メンタライジングの概念を，類似の概念と比較することを通して浮き彫りにし（第2章），その発達過程をたどり（第3章），脳機能と結びつけて説明している（第4章）。第Ⅱ部では，まず，メンタライジングの視点から精神療法における適切な応答のあり方を探り，次に，様々な臨床的問題や臨床場面にこの視点を適用する試みが紹介されている。このような内容であるから，本書は，精神療法に関心がある人なら誰でも，メンタライジング／メンタライゼーションの視点を基礎から体系的に学ぶことができるのである。

　訳者の上地は，以前に手がけた訳書でメンタライジング／メンタライゼーションの視点を知り，この視点に強い関心を抱いた。折しも，本書の監修者である狩野先生を中心とする臨床家グループがこの視点のわが国への紹介を開始され，日本精神分析学会の教育研修セミナーにメンタライゼーションに関する分科会が設けられるようになった。訳者も，このセミナーに出席しながら，この視点の学習を続けてきたが，その学習の際に，本書が大きな助けとなった。そこで，僭越を承知のうえで，狩野先生に監修者をお願いし，訳出させていただくことにした次第である。

● 著者の紹介

　本書の著者は，読者にはすでになじみのある方々であろうが，以下に，情報を簡潔に要約して紹介する。
　ジョン・G・アレン（Jon G. Allen, Ph.D.）は，米国テキサス州にあるベイラー医科大学のメニンガー精神医学・行動科学部門の精神医学教授，および，ヘレン・マルシン・

訳者前書き

パレイ助成・精神保健研究の代表である。同時に，メニンガー・クリニックの上席精神療法家（心理臨床家）でもある。メニンガー・クリニックでは，精神療法，診断面接，心理教育プログラム，実証研究に携わっており，とくトラウマと関連する障害やうつ病を専門にしている。著書で日本語訳されたものとしては，『トラウマへの対処：トラウマを受けた人の自己理解のための手引き』（一丸藤太郎訳，誠信書房，2005），『メンタライゼーション・ハンドブック：MBTの基礎と臨床』（狩野力八郎監修；池田曉史訳，岩崎学術出版社，2011），『トラウマを乗り越えるためのガイド：マインドフルネスとメンタライゼーションの実践』（神谷栄治訳，創元社，2012），がある。

ピーター・フォナギー（Peter Fonag, Ph.D., FBA）は，ロンドン大学のフロイト記念・精神分析学教授であり，臨床健康心理学部門の責任者である。また，ベイラー医科大学のメニンガー精神医学・行動科学部門のコンサルタントでもある。同時に，英国にあるアンナ・フロイト・センターの所長であり，英国精神分析協会の訓練・監督分析家でもある。フォナギーの関心領域の中心は，境界性パーソナリティ障害，暴力，早期愛着関係であり，精神分析と実証研究を統合する作業をしている。日本語訳された著書としては，『愛着理論と精神分析』（遠藤利彦・北山修監訳，誠信書房，2008），『メンタライゼーションと境界パーソナリティ障害』（狩野力八郎・白波瀬丈一郎監訳，岩崎学術出版社，2008），『メンタライゼーション・ハンドブック』（狩野力八郎監修；池田曉史訳，岩崎学術出版社，2011），『発達精神病理学からみた精神分析理論』（馬場禮子・青木紀久代監訳，岩崎学術出版社，2013）がある。

アンソニー・W・ベイトマン（A. W. Bateman, M.A., FRCPsych）は，英国にあるバーネット‐インフィールド‐ハーリンゲイ精神保健信託・聖アン病院のコンサルタント精神科医であり，ロンドン大学の客員教授でもある。また，メニンガー・クリニックおよびベイラー医科大学メニンガー精神医学・行動科学部門の客員コンサルタントでもある。フォナギーと共に，境界性パーソナリティ障害に対する『メンタライゼーションに基づく治療』（MBT）を考案し，その効果性を検証する臨床的実証研究を行っている。日本語訳された著書としては，『メンタライゼーションと境界パーソナリティ障害』（狩野力八郎・白波瀬丈一郎監訳，岩崎学術出版社，2008），『臨床家のための精神分析入門：今日の理論と実践』（館　直彦・増尾徳行訳，岩崎学術出版社，2010）がある。

この3人の著者をつなぐものは，米国にあるメニンガー・クリニックである。フォナギーとベイトマンが創始したメンタライゼーションの視点が米国のメニンガー・クリニックに取り入れられたことにより，彼らとメニンガー・クリニックのスタッフとの交流が生じたのである。このあたりの経緯については，本書の監修者の狩野先生が，

訳者前書き

『メンタライゼーションと境界パーソナリティ障害』（岩崎学術出版社）の「監訳者あとがき」に記しておられるので，参照されたい。そして，そのメニンガー・クリニックにおいて，メンタライゼーションに基づく治療の旗頭となっているのが，本書の第一著者のジョン・G・アレンである。本書の原書には，この3人の著者の役職や著書などについての詳細な紹介があるが，この訳書では重要な事項のみを抜粋して紹介した。

● 訳者の紹介

本書の内容は，精神分析だけでなく，愛着理論，発達心理学，認知心理学，臨床心理学，神経生物学など，幅広い学問領域を包括しているので，訳出には，専門領域の異なる4人で当たることにした。訳者紹介を兼ねて記すと，林 創（はやし・はじむ）さんは，発達心理学・認知心理学の研究者であり，心の理論やメタ認知を専門にしておられるので，第2章（メンタライジング）の訳出と第3章（発達）の訳文査読をお願いした。大澤多美子さんは，児童臨床に携わってこられた精神科医であり，自閉症を専門にしておられるので，第4章（神経生物学）と第7章（愛着トラウマの治療）の訳出をお願いした。鈴木康之さんは，開業心理臨床家であり，通常の個人療法のほか，発達障害のある人たちに対するスキル・トレーニングや心理教育も手がけておられるので，第8章（子育てと家族療法）と第10章（心理教育）の訳出をお願いした。その他の章を担当した上地は，大学に勤務する心理臨床家であり，自己愛性パーソナリティ障害や境界性パーソナリティ障害に対する個人療法への関心からメンタライジング／メンタライゼーションの視点に注目するに至った。

訳出の進め方は，まず各訳者に担当章を訳していただき，提出された訳稿に上地が手を入れて訳語・訳文の統一を行い，それを各訳者に戻して再検討していただいた。上地自身の担当章については，他の訳者に査読していただくとともに，自分でも再検討を行った。こうして集まった全訳稿を，心理臨床家の神谷真由美さん（信州大学）に，訳者以外の目から見直していただき，神谷さんから読みにくさや誤訳を指摘された箇所を，上地がさらに修正した。こうして完成した訳稿を，監修者の狩野先生に査読していただいた。このように，時間的制約の範囲内で，訳語・訳文の推敲に努めたが，まだ不備な点も残っているであろうから，今後も見直しを続けていきたい。

なお，本書の原書には，著者以外による前書きと後書きが付けられているが，どちらも本書の意義についてコメントしたものであり，内容が重複するため，訳書では，本書が成立するきっかけを作ったYudofskyによる前書きのみを掲載した。

訳者前書き

● 訳出の方針

　訳出にあたって心がけたことは，できるだけ原文に忠実に訳すということ，そして，できるだけ滑らかで自然な日本文にするということであった。しかし，この二つの原則を両立させるのが困難な箇所も多かった。原文が非常に長く，そのまま訳したのではわかりにくい日本文になる場合には，複数の文章に分けて訳した。原文中の節や句の順序を多少入れ替えて訳した箇所もある。関係詞節が長い文章では，関係詞節を先に訳してから，それを修飾する語につなげる方式ではなく，関係詞節を後から説明として加える方式で訳した箇所が多い。また，原文の含意を正しく理解してもらうために，原文にはない言葉を添えて訳した箇所もある。さらに，いくつかの事項が列挙される箇所では，切れ目をわかりやすくするために事項に①，②，③というように（原書にはない）番号を振った。ただ，全体として，原文から大きく離れる意訳は慎んだ。そのため，全体として文章が硬いと感じられるかもしれないが，ご容赦いただきたい。なお，第10章の『付録』は，心理教育グループの参加者に配布するものであるから，原文への忠実さを多少犠牲にして，専門家でない人にもわかりやすい訳文にした。なお，本書には他の文献からの引用が多数あり，そのなかには日本語訳が存在するものもあるが，本書では，基本的にはすべて訳し直した。

● 訳語の選定

　専門用語については，基本的にはそれぞれの学問分野の定訳語を使用した。それ以外の単語についても，同じ単語にはできるだけ同一の訳語を使用するようにしたが，文脈によって訳し分けた場合もある。訳語に関する付加説明が必要と判断した箇所では，本文中に「訳注」を設けて解説した。いくつかの訳語については，明確な方針に基づいて訳語を採用し，既刊書と異なる訳語を使用しているので，主要なものをここで説明しておく。

attachment〔愛着〕

　この用語は，既刊書では「アタッチメント」という訳語も使用されているが，本書では，日本語に近似的な言葉がある場合にはそれを使用するという方針から「愛着」と訳した。この訳語は，「愛着人物」や「愛着関係」といった成語になる場合にも，その含意が伝わりやすい。

　訳語として「アタッチメント」がよいとする研究者たちのなかには，"attachment"をネガティヴな情動の制御と関連した適応・制御システムと考え，愛情の絆とは切り離そうとする人たちがおり，この人たちは「愛着」という訳語が愛情を連想させるこ

とを問題視している。しかし，本書における愛着理解はそのような見解とは異なるし，この後に述べるように英単語の"attachment"自体が愛情を連想させる言葉であるから，「愛着」という訳語を避ける理由は見当たらない。愛着は子どもだけに限られた現象ではないが，ここでは子どもと養育者との愛着に限定して述べると，本書の著者たちの愛着理解は以下のようにまとめられるであろう〔本書以外に Allen（2013a, b）も参照した〕。愛着は，不安，恐怖，苦痛などを体験したときに安心と慰めを求めて養育者に接近しようとする行動システムであり，親側の養護システム（caregiving system）と連動するものである。愛着による養育者との関係（愛着関係）は，愛情の絆（affectional bond）を伴っており，そのことは，養育者と親密でありたいという願い，養育者から分離した際の苦痛と再会した際の喜び，養育者の喪失に伴う悲嘆，をみれば明らかである。また，愛着関係は，内的ワーキングモデルに基づいてパターン化される。そして，安定した愛着関係は，Bowlby（1979, 1988）も述べているように，「外的世界」の探索だけでなく，「内的世界」の探索をも可能にする安心基地となる（後者の「内的世界の探索」という点は，臨床的にはとくに重要である）。進化的観点からみると，愛着の役割は，人を他者と協働・協調する存在にするための社会脳（その働きとしての社会的認知）の発達を保証することである。

　日本語の「愛着」と英語の"attachment"の一般的語義についても，ずれはそれほど大きくないと思われる。まず，英語の"attachment"であるが，付着という語義の他に「愛情」（affection）に関する語義があり，例えば，"Longman Dictionary of Contemporary English"（2011）では，第一語義として"a feeling that you like or love someone or something and that you would be unhappy without them"が記載されている。この語義は，日常会話でも使用される（Schaffer, 2006, pp.160-161.）。次に，日本語の「愛着」であるが，「広辞苑」（第6版：2008）によれば，「人や物への思いを断ち切れないこと」である。また，「大辞林」（第3版：2006）によれば，愛着とは，「①慣れ親しんでいる人や物に心をひかれ，はなれがたく感ずること／②『心』アタッチメント②に同じ」である。そして，この「アタッチメント②」の語義は，「『心』特定の人物に対する心理的な結びつき。多くは，乳児が母親との接近を求める行動に現れるような，母子間の結びつきをいう」となっている。このように，大辞林においては，Bowlbyのいう"attachment"の訳語としての「愛着」が語義として採択されているわけである。「広辞苑」にみられるように，愛着の語義がやや否定的なニュアンスを帯びることがあるのは，この言葉が過去に仏教用語として人や物への執着を表していた名残であるかもしれない。なお，この仏教用語の「愛着または執着」（に相当する各国語）も，英語では"attachment"と訳される。

訳者前書き

<引用文献> Allen, J. G. (2013a). *Restoring mentalizing in attachment relationships*. Washington, D. C. : American Psychiatric Publishing. ／ Allen, J. G. (2013b). *Mentalizing in the development and treatment of attachment trauma*. London: Karnac Books. ／ Bowlby, J. (1979/1989). *The making and breaking of affectional bonds*. London: Loutledge. ／ Bowlby, J. (1988). *A secure base*. New York: Basic Books. ／ Schaffer, H. R. (2006). *Key concepts in developmental psychology*. Los Angels: Sage.

mind-mindedness〔心理‐志向性〕

　この言葉は，母親が子どもを心的主体として扱い，子どもの心理状態に注意を向け，会話の中で心理状態を表す言葉を使用する傾向を意味する。既存の文献では，「子どもの心を気づかう傾向」，「子どもの心に目を向ける傾向」，「心に関心を向ける傾向」などと訳されている。これらの訳語が不適切というわけではないが，本書においては，この言葉の形容詞形 "mind-minded" が他の形容語を従えて名詞を修飾する文章がいくつかあるので，短い「漢字熟語」で訳すのが好ましいと判断した。加えて，この用語が Meins の「造語」であることがわかるようにしたいと考えた。"minded" は，その前に名詞をハイフンでつないで使用する場合，英英辞典や英和辞典によれば，「(特定の物・事)に興味[関心]を抱いている」，「～志向の」といった意味を帯びる。上に述べたように，本書では，訳語を漢字熟語にするという方針から，"minded" を「志向的」，"mindedness" を「志向性」と訳すことにした。問題は，minded の前にある "mind" である。"mind" をそのまま訳せば「心」であるが，志向性と結びつける場合の語呂の良さを考慮して「心理」と訳すことにし，"mind-mindedness" を「心理‐志向性」，"mind-minded" を「心理‐志向的」と訳した。なお，本書のドイツ語訳において，"mindedness" に相当する部分が「傾向，志向」を意味する "geneigtheit" と訳されていることも参考にした。

Pretend mode〔プリテンドモード〕

　既刊書の一部では「ごっこモード」と訳されているが，本書では，「プリテンドモード」と訳した。"pretend" 自体は，文脈によって「ふりをする」や「ふり」と訳し分け，第3章に出てくる「見立て遊び」の箇所では，「見立てる」や「見立て」という訳語も使用した。「プリテンドモード」と訳した理由は，以下のとおりである。まず，このモードは，本書に紹介されているように，従来「知性化」と呼ばれていたような，実感を伴わない知的洞察，心理学用語の濫用，見かけだけの精神療法的変化の陳述にみられるような心の動きである。また，このモードは，「疑似メンタライジング」(pseudo-mentalizing) と呼ばれる現象とも関わりが深い。疑似メンタライジングとは，表向きはメンタライジングのように見えるが，現実とつながりがなく（現実や他者の

実際の感情などを否認している），他者の心を知ることに不可避に伴う不確実性を考慮せず，自分の認識や洞察が絶対に正しいかのように考えるあり方である。このような心のあり方を言い表すには，「ふりをする」とか「かのように振る舞う」といった言葉が適している。しかし，"Pretend mode" が先述のように広範な意味を含有することから，「ごっこモード」や「ふりをするモード」ではなく，「プリテンドモード」と原語をカタカナ語で表記する訳し方が適切であるという理解が関係者によって共有されるようになり，本書の新版でもこのように訳した。

　さらに，発達心理学において，"pretend play" は，「ふり遊び」や「見立て遊び」と訳されている。一方，「ごっこ遊び」は，「共同ふり遊び」（joint pretend play: Fonagy et al., 2002）とも表現されるように，どちらかといえば複数の子どもたちが一定の役割を演じ合う遊びを意味している。加えて，精神療法中の子どもの遊びに表れる "pretend mode" は，発達的に正常なふり遊び（見立て遊び）を指すこともあるが，子どもがパターン化された単調な遊びや感情表出の乏しい遊びを続けるような場合を含んでいる（Zevalkink, Verheugt-Pleiter, & Fonagy, 2012）。つまり，後者のような遊びでは，子どもは，本当の意味で「遊ぶ」ことができておらず，遊んでいる「ふりをしている」のである。

　　＜引用文献＞ Zevalkink, J., Verheugt-Pleiter, A., & Fonagy, P. (2012). Mentalization-informed child psychoanalysis In A. W. Bateman & P. Fonagy (Eds.) *Handbook of mentalizing in mental health practice*. Washington, D.C.: American Psychiatric Press. pp.129-158. ／ Fonagy, P., Gergely, G., Jurist, E. L., & Target, M. (2002). *Affect regulation, mentalization, and the development of the self*. London: Karnac Books. p.47.

reflective functioning（function）〔省察機能〕

　既刊書の一部では，原語をカタカナ書きした「リフレクティヴ機能」という訳語が使用されているが，本書では，含意がわかりやすいように「省察機能」と訳した。心理学などにおいて，特定の構成概念に「操作的定義」（operational definition）を与えて測定可能なものにすることを「操作化」（operationalization）という。操作的定義というのは，ある構成概念をその測定方法と関連させて定義したものである。Fonagy と共同研究者たちは，「成人愛着面接」（AAI）を利用してメンタライジングを測定する方法を考案し，その方法で測定されるメンタライジングを "reflective functioning" と呼んだわけである。つまり，"reflective functioning" は，メンタライジングを操作化した概念であるから，そのように断れば，これを特殊なものとして扱う必要はない。実際，"reflective" は日常語であるため，これを聞いた欧米人は，"reflective functioning" が何らかの形で「省察」と関連する機能であることを即座

訳者前書き

に理解するであろう。そして，その後に，この言葉が「メンタライジングを操作化した概念」であることを知るわけである。したがって，日本語訳においても，"reflective functioning" を「省察機能」と訳し，これがメンタライジングを操作化した概念だと断れば，とくに問題はないと考えられる。

情動・感情に関する言葉：emotion〔情動〕／ affect〔感情〕／ feeling〔感情〕／ affectivity〔感情認識〕

まず，"emotion" と "affect" の訳し分けが問題となる。本書における用法としては，著者によると，"emotion" の体験的側面，つまり体験された "emotion" を "affect" または "feeling" と呼ぶとのことである。また，心理学の世界では "emotion" を「情動」，"affect" を「感情」と訳してきた歴史がある。そこで，これらの二つの観点から，本書では "emotion" を「情動」，"affect" を「感情」と訳した。"feeling" は，文字通り「感じられたもの」を意味するので，「感情」と訳した。"affectivity" は，洗練された情動調整（emotion regulation）を意味している認識を重視した概念なので，「感情認識」と訳した。形容詞の "emotional" と "affective" も，この方針に添って訳したが，"emotional" は，ときに「情緒的」と訳したほうが日本語としてなじむ場合があるので，そう訳した箇所もある。

情動・感情の調整と関連した言葉のなかで，"regulation（regulate）" は，情動調整を広く言い表す言葉として使用されているので，「調整（する）」と訳した。"modulation（modulate）" は，より具体的に，情動を上方または下方に調節することを指しているので，「調節（する）」と訳した。"control" は，「制御（する）」と訳した。

mental〔精神（的），心理（的），心的〕

後に続く言葉に応じて「精神（的），心理（的），心的」に訳し分けた。なお，"mental states" については，「精神状態」と「心的状態」という訳語も存在するが，メンタライジングにおける "mental states" は，哲学者ブレンターノの用語で，志向性（〜について，〜に向けられた）を有する心の状態なので，その含意がわかりやすい「心理状態」という訳語を採用した。一方，例えば，"mental representation" については，「心的表象」という訳語が一般的なので，このように訳した。

psychotherapy, therapy〔精神療法〕／ treatment〔治療〕

"psychotherapy" は，医師と非医師（心理臨床家など）によって行われており，医師や医療関係者は「精神療法」，心理臨床家などは「心理療法」と訳すことが多い

言葉である。これを行う人である"psychotherapist","therapist"も，医師の場合と非医師（心理臨床家など）の場合がある。両者を総称することと，本書の読者のかなりの部分を医療関係者が占めるであろうことを予想し，"psychotherapy"は「精神療法」と訳した。これとほぼ同義である"therapy"も，"client-centered therapy"〔クライエント中心療法〕などのような成句の場合を除き，「精神療法」と訳した。それに合わせて，"psychotherapist, therapist"は「精神療法家」と訳した。"therapeutic"も，「精神療法的」とした。一方，"treatment"は，一貫して「治療」と訳した。また，精神療法と関連して使用される"work"は，「作業」または「治療作業」と訳した。

人名・地名などの表記

本文中で引用されている文献の著者（研究者）については，基本的にアルファベット表記とした。歴史上の著名な人物（例えば，デカルト），映画やテレビ番組の登場人物（例えば，刑事コロンボ），事例挿話に登場する人物の人名（患者や精神療法家など）については，カタカナ表記とした。地域・都市の名称や機関・施設の名称などについても，カタカナ表記とした。

● 訳注と付録

本書には，精神分析，精神医学，臨床心理学に関する専門用語のほか，発達心理学，認知心理学，神経生物学，研究法（実験法や調査法），統計法に関する専門用語がたびたび登場する。本文を理解するうえで重要と思われる用語や概念については，訳注を付して解説した。また，引用されている学術文献についても，本書における説明だけでは不十分な場合には訳注を付した。さらに，第4章については，初学者は大脳の領域図がないと内容を十分理解できないと思われるので，付録として大脳の略図を入れた。しかし，訳注や付録で解説できる内容は限られているので，解説が不十分な場合には，当該文献や関連書等をご参照いただきたい。

● 括弧の使用法

本書中にある「括弧」は，以下のように使い分けた。まず，原文での引用符" "は，訳書では「　」で表記した。（　）や［　］は，原書中で著者が記載しているとおりに転記した。また，（　）は，訳語の隣に原語を付する場合にも使用した。〔　〕は，原文にはなく，訳者が挿入したものである。本文中に簡単な訳注を入れる場合や，カタカナ表記で訳した言葉に意味説明を付する場合に使用した。例えば，エフォートフル・コントロール〔努力を要する制御〕やリエナクトメント〔再演〕などが，その例

訳者前書き

である。これ以外に，言葉のまとまりを明記したり，特定の単語を強調したりするために，原書にはない‘ ’を付加した箇所がある。

● 謝　辞

　まず，本書の筆頭著者のジョン・G・アレン先生に感謝申し上げます。アレン先生は，日本語版への序文の執筆を快諾してくださっただけでなく，訳者が理解できない原語・原文の含意や文脈について，電子メールで懇切丁寧に教えてくださいました。その文面からは先生の聡明さと温かい人柄が感じられました。次に，監修者の狩野力八郎先生に感謝申し上げます。狩野先生は，本書の監修者になっていただきたいという不躾なお願いに快く応じてくださり，また既刊書からの訳語の変更についても暖かく理解してくださいました。先生の革新性と寛容性に助けられました。

　訳者を取り巻く人たちに話を移すと，まず各訳者の家族や同僚の皆様に感謝申し上げます。訳者が訳出にかかりきりになれたのは，家族や同僚の方々の理解と助力のおかげです。訳出の最終段階で，初学者として訳文を検討してくださった心理臨床家の神谷真由美さん（信州大学）に感謝申し上げます。神谷さんは，誤字・脱字や転記ミスのチェックはもとより，訳文のわかりにくい点，誤訳，訳し落としなどを発見して，本書の出版に貢献してくれました。

　最後になりましたが，本書出版の意義を理解してくださり，企画化と翻訳権取得の段階から印刷の段階まで，迅速かつ丁寧に作業を進めてくださった北大路書房編集部の皆様，とくに薄木敏之さんに，感謝申し上げます。薄木さんとは，3冊目の共同作業となりましたが，いつもながらの迅速で親身なご対応に助けられました。

2014年4月吉日

訳者を代表して　上地雄一郎

● 再版における修正と訂正

　MTBを含むメンタライジング・アプローチで用いられる用語については，初版の刊行後に訳語が変化したものがある。そのため今回の再版では初版における訳語の一部を現行のものに修正した。また，初版で発見されていた数箇所の校正ミスや誤訳を訂正した。

2022年4月吉日

訳者を代表して　上地雄一郎

前書き

● 牛車

　古い哲学的難問は，次のように問いかけている。「牛車の最も重要な部分は何か」と。たいていの人の答えは，「車輪」「牛」「荷車」「運転者」「車軸」「牛を荷車につないでいる装置」などである。一人の熟練した精神分析家は，機知を働かせて，冗談半分に「ムチ」とさえ答えた。この難問に対して，私が好む答えは，「牛車という**概念**」である。これは，その難問に対する，ずばぬけて良い答えであると，私は信じている。なぜなら，概念というものが——見ることもできず，触診することもできず，MRI画像にすることもできないとはいえ——いかに重要かつ強力なものでありうるかを，その答えは示しているからである。

　関連する問いとして，「無数にある概念の広大な宇宙のなかで，特定の概念が有力なもの，または価値あるものになるのはどうしてか」という問いがある。ある概念の利点を測る指標としては四つの要素があると，私は提唱している。1）定義の明瞭性，2）有用性，3）永続性，4）将来の概念への精緻化，である。これらの4要素を牛車に適用するなら，次のようになる。一組の車輪を一組の車軸に取り付け，これらを木製のボックスに固定し，それから車輪の付いたそのボックスを牛と結びつけるという概念が明確に定義されている（要素＃1）。人や物の運搬という明らかな用途がある（要素＃2）。それが最初に概念化されてから3000年も経過しているのに，今日でも世界の多くの地域で使用され続けている（要素＃3）。さらに，牛車は，より有力な概念へと深化した（要素＃4）——例えば，自動車やトラックがその例であるが，それらは，牛車のように人間や荷物を運搬するための4輪の乗り物であり，前部に動力源があり，席に座った人間が誘導の責任を負う。注目してほしいのは，ここで私は「独創性」や「新奇性」が概念の有力性や価値を測るのに必要な指標であると，提唱しているのではないということである。むしろ，上でも示唆したように，偉大な概念は既存の概念から発展する——後者の例は，車輪，ボックス，くびき，運搬と労働に動物を使うことなどである。実際に，私はそう信じているのであるが，最も価値ある概念は，既存の概念の派生物なので，初めて精緻化されるときには，独創的あるいは新奇であるようにはまったく思えないのである。

● 何が新しいのか

　私が精神科の研修医としての訓練を受け始めたのは30年以上も前のことになるが，

前書き

それ以来，出席した部局の症例検討会は約1500くらいになるであろう。私が記憶しているかぎりで最も傑出していたプレゼンテーションの一つは，私がコロンビア大学ニューヨーク州精神医学研究所の研修医だったときに，Aaron T. Beck博士によって行われた講話である。これは，『抑うつの認知療法』という彼の記念碑的著書が出版される1979年の数年前に行われたものである。この症例検討会のときに，Beck博士は，認知行動療法について述べ，それが多くの利点を持つ新しい精神療法アプローチであると断定したのであり，そして，その利点の一つは効果性が検証できるという事実であった。要するに，Beck博士は，大胆不敵に，新しくて，より良い牛車を発明したと主張したのである。この出来事についての私の記憶の基軸になっているのは，Beck博士の見事なプレゼンテーションの主題の独創性や幅広い適合性ではなく，多くの参加者たちの熱い反応であり，それは互いに正反対のことを主張するものであった。例えば，「これは，実際には，新しいものなんかじゃないよ。臨床実践では，私たちは誰でもそういう『もの』をこれからもずっとやっていくんだよ」「Aaronがしたことはすべて，古いワインを新しい瓶に移しただけのことさ」「認知的治療は，すべての精神療法にとって基本的なものだよ」「彼は，基本的にはきわめて単純なものから，とても複雑なものを創り出そうとしていると，私は思うな」といった具合である。

興味深いことであるが，私が数年前にヒューストンで行われたシンポジウムで，Jon Allen, Peter Fonagy, Anthony Batemanの3氏が「メンタライゼーション」について発表するのを聞いたときに，聴衆の中の熟練した臨床家たちの情緒的反応と発言は，ずっと以前にBeckによって引き起こされたものと不気味なほど一致していたのである。Beck博士の仕事は，精神保健の専門家たちや私たちが奉仕する人たちを変容させるほどの影響力を持つことになったので，前述のような臨床家たちの反応は，次のような可能性に私の注意を引きつけた。それは，「メンタライジング」という概念に取り組んでいるAllen博士, Fonagy博士, Bateman博士, そしてその他の方々が，非常に重要なものに行き着くのではないかという可能性である。Beck博士の新しい概念が，新しい「牛車」でありうるかどうかを判断する私の基準の四つすべてを充たしたことは，明らかである。それでは，Allen, Fonagy, Batemanの新しい著書で明らかにされているメンタライジングに，これらの基準を適用してみよう。

● 基準＃1：定義の明瞭性

新しい概念の持つ力と価値を判断する際の私の最初の基準は，定義の明瞭性である。本書の著者たちは，本書中の早い段階でメンタライジングについての簡潔明瞭な定義を発展させている。そして，その同じ文章の中で，以下のようなぜいたくな提案をす

ることによって議論へといざなっている。つまり，「私たちは，大雑把に以下のことを提唱する。メンタライジング——自分自身と他者の心理状態に注意を向けること——は，精神療法的治療の最も根本的な共通因子であり，したがって，精神保健専門家が，メンタライジングについての十分な理解と，その実践への応用例のいくつかになじむなら，実りある成果が得られるだろうということである」。著者たちは，こうも主張している。つまり，「メンタライジングの性質と意味を理解すれば，臨床家も患者も，精神保健におけるあらゆる治療法を最もうまく活用できるのだという［のが］私たちの見解［である］。本書全体が先に述べた主張を裏づけようとするものである」。言い換えれば，著者たちは，新しくて，より良い牛車を発明したと，大胆にも述べているのである。

すでに見てきたように，誰かがそのような主張をするときに，他者の側が反射的に起こす反応は，疑心暗鬼，挑戦，そして，しばしば憤りといったものである。私も含めて本書の読者たちは次のような疑問を抱くのではないかと，私は思う。つまり，「著者たちは，愛着を形成し，抽象化し，理性的に考え，客観的であることができるといった患者の能力よりも，メンタライジングの概念を理解し，適用することのほうが，精神療法にとって，より基本的で重要であると言いたいのであろうか。メンタライジングは，治療同盟，愛着，中軸的認知能力の本源的要素と言ってもよいほど基本的なものだと，著者たちは言いたいのであろうか」。そのような挑戦的問いかけを予想して，著者たちは，修飾を最小限にとどめながらメンタライジングについての彼らの定義を再記述することによって，読者の抵抗に立ち向かうのである。

> メンタライジングの要点は，心で心を思うことである。……私たちが自分自身や他者の心理状態を認識しているとき——たとえば，感情について考えているとき——私たちはメンタライズしている。……より精緻な言い方をすれば，行動を，内的な心理状態と結びついているものとして，想像力を働かせて捉えること，あるいは解釈することというのが，メンタライジングについての私たちの定義である。

明らかに，このような定義は，読者による徹底的な考察と，著者たちによるさらなる巧みな明示化を必要とする——後者のほうは，このテキストの第Ⅰ部『メンタライジングの理解』において，見事に，そして成功裏に成し遂げられている。そのような理解に到達する過程で，読者は，メンタライジングを構成する不可欠の**面**という魅惑的な大地をめぐる贅沢な旅に連れ出されるのである。ちなみに，そこでは，想像，マインドフルネス，マインドブラインドネス，マインドリーディング，メタ認知，情動知能，洞察，主体性，心的表象，愛着，世代間伝達といった，互いに関連しており，

前書き

啓発的であり，そうしなければ見逃してしまうような景色が鮮明に浮かび上がり，またそれらが探索される。彼らの著書の強みは，メンタライゼーションに基づく精神療法の中軸的要素を，証明となる臨床例と結びつける際の巧みさである。そして，その臨床例は，すぐに読者の精神療法的素養を洗練し，拡大してくれるものである。

私は，（アメリカ神経精神医学会の）資格を有する熱心な神経精神医学者なので，私が第4章『神経生物学』を嬉しく思っていることは，驚くにあたらない。私の見方では，この章の考察は，発達認知神経科学の実証研究における最新の進歩に負うところが大きく，メンタライジングについての彼らの命題と定義の非常に重要な構成要素である。著者たちは，現代進化論，構造的神経生物学，神経生理学，神経化学のレンズを通してメンタライジングの概念を臆することなく検討・批判している。このような俯瞰にまったくなじみのない読者は，生物科学の最も刺激的で有望な領域のうちの一つについての，珠玉のような，魅惑的なレビューの恩恵に浴するであろう。加えて，古くから，神経病理学が，規範的な脳機能を解明するうえで重要である（例えば，神経発火は，局所的な脳機能についての理解を促進してくれる重要な手がかりであることがわかった）。そして，情動の機能不全，社会化の不全，愛着，対人関係についての——とくに自閉症や精神病質のような「メンタライジング障害」に焦点を合わせての——彼らの調査は，新たな理解の地平を切り開くものである。結果をまとめると，著者たちは，彼らの著書の第Ⅰ部において，有力で価値のある新概念を確立するために私が設けた「基準#1」，つまり概念の明瞭性を立派に充たすことに成功したのである。

● 基準#2：有用性

新しい概念の力と価値を測るための私の第二の基準は，公表された有用性である。第Ⅱ部『メンタライジングの実践』は——本書『メンタライジングの理論と臨床』の約40％を占めるが——わざわざこの目標のために割り当てられている。幸いなことに，Allen博士，Fonagy博士，Bateman博士は，活躍中の熟練した臨床家であるから，メンタライゼーションに基づく治療を特徴づけるような最近の適宜な臨床経験の宝庫から引用を行うことができる。この部分における彼らの目標は，「……理論を実践に移す方法を見出す」ことができるよう読者を助けることであり，彼らは，見事に，この願いを実現することに成功している。彼らは，「ある特定の瞬間に**それを行うこと**は技芸であり，科学ではない」という告白から話を始める。しかしながら，科学は確かに教えるのに苦労するが，スキルを「技芸」に変容させようとする際の教示は，さらに難しいものになるということを，私たちは誰でも理解している。そのような理由

で，この考察に捧げられた最初の章，第5章は，「技芸としてのメンタライジング」という表題を付けられている。彼らは，精神療法の実践における科学と技芸の相違を以下のように特徴づけている。

> 精神療法を行う際にシステム化が一定の役割を果たしていることは，疑う余地のないことである。もし知識・原則・方略がなければ，方向性が欠けるために精神療法のプロセスは頓挫してしまうであろう——実証研究を通して私たちの有効性を改善することもできないであろう。しかし，時々刻々と変化する関わり合いのプロセスは，共感を必要とするのである。

精神療法的設定において共感を最適の形で実践することは「技芸」に近いものになるということに関して，私はまったく同感である。その後に続いているのが，技芸としてのメンタライジングについてのきわめて巧みな解説であり，Daniel Sternの著作が実り多い形でそれに花を添えているが，私は，研修医のときに彼からスーパーヴィジョンを受けるという栄誉に恵まれた——それは，本当に技芸の達人である精神療法家を垣間見る機会を得るという体験であった。油絵のキャンバスにはフレームがあり，競技エリアを持つたいていのスポーツには区画表示があるように，あらゆる技芸は境界線の内側で行われる。著者たちは，以下のようにして，メンタライジングについての説明にそのような構造を付け加えている。つまり，①精神療法家たちに，一般的な「メンタライジング的症例定式化」を行うことを強く勧めることによって，②メンタライゼーションに基づく治療の技法的側面をふんだんにレビューすることによって，③メンタライジングの概念をどのようにして「日常的な」精神療法の実践に適用するかについての実用的秘訣を提供することによって，構造を付け加えているのである。

本書には，メンタライゼーションに基づく治療を受けた体験について，実際にそのようなケアを受けた境界性パーソナリティ患者が自ら書いた説明が含まれているが，それはユニークで，感動的で，説得力のあるものである。著者たちが本書や他の著書や査読付き科学誌における数多くの論文の中に公刊している入念な結果データとともに，メンタライゼーションに基づく精神療法を受けた体験についてのこの患者の説明は，私が設けた「基準＃2」(この新概念は有用性があるか)を十分に充たしたのである。メンタライゼーションに基づく精神療法の有益さについてのさらなる確証は，以下のことに関する章からも簡単に拾い集めることができる。それらの章は，愛着トラウマの治療に関する章，子育てと家族療法に関する章，境界性パーソナリティ障害の人の治療に関する章，心理教育に関する章である。ちなみに，心理教育とは，精神療法と教育を統合して，精神医学的障害のある人の家族成員に治療的働きかけを行うもので

ある。科学と技芸という二つの文化についてのさらなる考察を求める読者に、私が心からお薦めしたいのは、以下の2冊の書籍である。C. P. Snow の『二つの文化と科学革命』(The Two Cultures and the Scientific Revolution) と、Edward O. Wilson の『符合』(Consilience) である〔★訳注1〕。

〔★訳注1〕前者の邦訳タイトルは『二つの文化と科学革命』(みすず書房, 2011) であり、後者の邦訳タイトルは『知の挑戦』(角川書店, 2002) である。

● 基準#3と基準#4：将来性

　Freud によって提唱された精神分析的諸概念は、100年以上にもわたって応用され、かつ受け入れられ続けており (「基準#3」)、また他の堅実で派生的な概念応用を産み出してきているのであり (「基準#4」)、そのことに疑いを差し挟む余地はない。これらの派生的応用のなかに含まれるのが、すでに論じたように、Beck の認知行動療法と、本書でさらに前進した'メンタライゼーションに基づく精神療法'である。後者は登場したばかりなので、その持続性と派生的影響力に関しては、まだ結論が出ていない。とはいえ、メンタライゼーションに基づく精神療法が持続的な力と価値を示すことを確実視させる前駆的徴候が存在する。

　私が詳細を示すことができる多くの実例のなかの一つは、ベイラー医科大学のブラウン人間神経画像研究所 (Human Neuroimaging Laboratory; HNL) が出所である。ちなみに、Fonagy 博士と私は、この部門の共同研究者である。強力な磁気共鳴画像装置と新しいコンピューター・プログラムを駆使するので、HNL はかなり高度な脳機能画像応用研究を専門とする研究所である。『ハイパースキャニング』と呼ばれる技法のおかげで、科学者は、相互に交流しながら特定の実験課題をこなす2人以上の人たちの脳の画像を記録することができる。このような技術のおかげで、私たち科学者は、相互に交流しながら行う課題と関連した意思決定に関与する脳領域の画像を記録することができているのである。HNL の科学者たち——主として、神経科学者、数学者、多分野の行動科学者、放射線学者——は、メンタライジングの概念やメンタライゼーションに基づく精神療法に魅せられている。なぜなら、これらの助けを借りるなら、いわゆる「健常者」にみられるきわめて特別の重要な機能も、関係性を基盤とする障害つまり自閉症からパーソナリティ障害に至るまでの人々にみられる主として脳を基盤とする障害のモデルも、簡潔な形で示すことができるからである。以下の二つのことに対して、幅広い関心が共有されている。一つは、メンタライゼーションに関与する脳領域や脳システムを特定することである。そして、もう一つは、関係性の不全を抱える患者がメンタライゼーションに基づく精神療法で改善する場合に脳を

基盤とする変化があるかどうかを確定することである。もしそのような発見が起きたならば，これらの諸条件の遺伝的，細胞的，分子的，神経生理学的な付随物についてのさらに進んだ理解がもたらされる可能性がある。

　メンタライジングのような，きちんと定義された，有益で，検証済みの概念が利用可能になれば，これまで人間である限り避けることも変えることもできない災いとみなされてきた関係性および対人関係の障害に苦しむ人々に対する，私たちの理解および根拠に基づく治療が大きく前進するであろう。これは様々な例の一つにすぎないが，この例のように，来たるべき将来には，メンタライジングの概念およびメンタライゼーションに基づく治療の応用形態が活用され，適用されるであろうし，修正されることも大いにありうる。さあ，もうそれは乗る価値のある牛車である。

Stuart C. Yudofsky, M.D.
ベイラー医科大学

序　文

　メンタライジングとは、思考や感情のような心理状態と関連させて、行動を理解する活動のことをいう。メンタライジングへの関心は三つの波となって広がってきたと、私たちは考えている。第一波は、Uta Frith, John Morton, およびその共同研究者たちが、メンタライジングの障害を自閉症における中核的な心理的問題とみなしたときに生じた。そのすぐ後に、Peter Fonagy, Mary Target, およびその共同研究者たちは、境界性パーソナリティ障害に現れているような、トラウマと関連した発達病理にまで、メンタライジングの適用範囲を広げたことで、第二波を作り出した。そして、この臨床的文脈で、Anthony Bateman と Peter Fonagy は、メンタライジングを高めることを目標に掲げた入院治療プログラムおよび集中的外来治療プログラムを開発した。最近になって、メンタライジングの臨床的応用範囲が、より広範な障害、治療様式、理論的アプローチに拡大したことと関連して、第三波が形成されつつある。この関心の第三波は、無数のカンファレンスが行われていることに加えて、2006 年に刊行された『メンタライゼーションに基づく治療のハンドブック』（邦訳名『メンタライゼーション・ハンドブック』）に代表されている。本書の願いは、メンタライジングをあらゆる精神療法の基盤とみなす方向に臨床家をいざなうにおいて、この第三波を頂点に導くことである。本書の全体を通して私たちが明らかにしたいのは、この一見無謀な提案が単純に自明の事実に基づくものであること、つまり、臨床家は精神療法を行う際にメンタライズするのが当然であり、また患者をそうすることに引き込むのが当然だということである。本書の願いは、急速に増加しつつあるメンタライジングに関する知識の幅広い基盤に臨床家をなじませることによって、精神療法の土台を強化することである。

　私たちが驚いているのは、メンタライジングに関するカンファレンスやワークショップの参加者が本当に熱狂していることであり、おまけにこの関心が広く世界的規模に——アメリカ大陸、英国、ヨーロッパ、アジアからオーストラリアやニュージーランドまで——及んでいることである。もちろん、精神療法家たちが境界性パーソナリティ障害患者の治療につきものの問題に対応するのに、役立つものなら何でも学びたいと願っていることについては、私たちは驚いてはいない。この領域では、メンタライゼーションに基づく治療がすでに確立している。しかし、様々なオリエンテーションの精神保健専門家がメンタライジングのより広い意味を把握し始めるにつれて、熱狂はすでにこの問題の範囲を超えているように思われる。とはいえ、私たちが仲間た

ちにメンタライジングの概念を用いることを推奨するにつれて，熱狂と並行して，多少の抵抗に出会うことにも，私たちは慣れている。Mary Target は，この抵抗を次の二つの形に集約した。まず，「メンタライジング」を異質でよそ者的だと思う臨床家が多い――私たちの共同研究者である Jeremy Holmes は，いみじくも，それを「さまにならない」言葉であると特徴づけている。本質的に人間特有の能力であると思うものを特徴づけるのにそのような専門用語を使用することに対しては，私たちにも躊躇の気持ちがある。その言葉を私たちの自然な語彙の中に取り入れるには一定の時間を要するが，多くの臨床家たちと患者たちがそうしつつあるし，それは正当な努力である。というのは，後に私たちが明言するように，その概念には独自の守備範囲（boundaries）があるからである。そのようなわけで，――私たちはあなたにもそうするように促したいのであるが――その概念を十分に理解し，それを臨床実践に応用することが，その最初のよそ者的感覚を打ち消してくれるであろう。

　第二に，最初の抵抗を克服し，その概念について多少の表面的理解を獲得したとしても，臨床家は，ここには何も新しいものがなく，すでにそれをすべて知っていると確信しがちである。本書の末尾の引用文献のページを急ぎ足でめくってみれば，そのような結論は雲散霧消し始めるであろう。私たち著者でさえ，メンタライジングについて知るべきことをすべて知っていると主張することはないであろう。まして，私たちが臨床実践において――ついでに言えば，日々の生活において――一貫してメンタライジングに成功すると主張することなど毛頭ないであろう。実際に，私たちの興奮は，これが比較的新しい領域であり，学ぶべきことがまだたくさんあるという事実に支えられている。私たちは，本書の全体を通して，その点を明確にしようと努めた。

　私たちが『ハンドブック』を完成させた後に，ベイラー医科大学のメニンガー精神医学・行動科学部門の部長である Stuart Yudofsky は，次のように示唆した。経歴の異なる臨床家たちがメンタライジングの概念とその様々な応用について理解するのに役立つ読みやすいガイドがあれば，それはこの領域での有益な文献になるだろうということ，そして，American Psychiatric Publishing が出版社として最もふさわしいであろうということを示唆したのである。そして，私たちは同意した。『ハンドブック』は，編集された一巻本であるから，多くの人の声を代表しているという利点があるけれども，現在の知識を整理し，それを一つの声に（あるいは三つの単位を一つに）して提示することも有益であろうと，私たちは確信した。関連する学術文献は多岐にわたり，また続出しているが，それを一つにまとめ，その学術文献を知らない仲間の臨床家に提示することを，私たちは企てたのである。メンタライジングの実践は一般常識化しており，私たちが本書の多くの部分に会話体の文章をさしはさめたほどであ

序　文

る。しかし，メンタライジング自体がしばしばそうであるが，その概念とその周辺の科学的基盤の詳細な部分を理解するためには骨の折れる心的作業が必要である。したがって，私たちは，メンタライジングの実に深い含蓄を正当に評価し，一定の知的努力が求められる専門的話題をも避けて通ることはしなかった。確かに，初期段階で2，3のきつい上り坂に出会うだろうが，その後は全般的に歩くのが楽になることを，私たちは読者に保証することができる。また，私たちは他の著者たちのすばらしい仕事を紹介しており，読者は，その著者たちの著作からの無数の長い引用文に出会うことになる——もっとも，これらの著者たちの多くは「メンタライジング」という言葉を聞くことはなかったのであるが。

　本書の全体的構成は単純である。メンタライジングが効果的な心理社会的治療の最も基本的な共通因子であるという私たちの見解を提示する『序論』に続いて，第Ⅰ部ではメンタライジングについて掘り下げて説明し，第Ⅱ部では臨床的応用の数々を網羅している。もちろん，メンタライジングの一般的定義を手にするだけで，それを実践に応用しようと試み，第Ⅰ部を素通りして，いきなり第Ⅱ部に進む臨床家もいるであろう。しかし，メンタライジングの概念を徹底的に理解し，その科学的基盤についての確固とした知識をもつことは，その応用をも大いに促進してくれると，私たちは信じている。この企ての重要性は，いくら強調しても強調しすぎることはない。私たちは，人間らしい心がどのようにして誕生するかを見極めようとしているのである。さらに，メンタライジングを促進したり台無しにしたりする発達的条件は，精神療法の実践に直結するものである。このようなわけで，私たちは，メンタライジングと関連した学術的文献の包括的レビューを提供するために，一つの書物に含まれるもう一つの書物のようなものとして第Ⅰ部を執筆したのであり，それは，メンタライジングの多くの面や類似概念との関係，愛着関係におけるその発達的起源，その神経生物学的基盤を網羅している。第Ⅱ部の最初の章では，メンタライジングの背後には多くの科学があるけれども，精神療法におけるメンタライジングの活動は技芸なのだということを提唱している。この精神は，精神療法におけるメンタライジング的介入法に関する次の章の基調となるものである。その後に続く諸章は，先述した介入法がトラウマ治療，親-子精神療法，境界性パーソナリティ障害，心理教育，社会システムにおける暴力予防，に適用可能であることを例示するものである。

謝　辞

　本書は，一つの声で語るものではあるが，熱心な臨床家と研究者で構成される大規模な国際的チームおよび以下のような支援機関の連合体の思考を反映している。その連合体を構成するのは，アンナ・フロイト・センター，ユニバーシティ・カレッジ・ロンドン，エール・子ども研究センター，メニンガー・クリニック，ベイラー医科大学メニンガー精神医学・行動科学部門，ベイラー人間神経画像研究所である。このように，私たちは，心を同じくする多くの共同研究者たちと協力して，本書に示されているような臨床的思考を発展させてきたのである。その共同研究者たちに含まれるのは，Efrain Bleiberg, Pasco Fearon, Eliot Jurist, George Gergely, Jeremy Holmes, Linda Mayes, Richard Munich, Lois Sadler, John Sargent, Carla Sharp, Arietta Slade, Howard & Miriam Steele, Helen Stein, Mary Target, Stuart Twemlow, Laurel Williams である。

　さらに，私たちは，患者たちを含めることによって，メニンガー・クリニックのメンタライジング・チームを拡大した。私たちが何年も前に発見したことであるが，臨床的問題を理解する最良の方法の一つは，心理教育グループにおいて，試みにそれらを患者に対して説明すること——そして，その過程で学ぶこと——である。このように，私たちは，探究心と洞察力のある多数の患者たちとメンタライジングについて議論することから恩恵を受けてきた。そして，Efrain Bleiberg, Toby Haslam-Hopwood, Noelle McDonald, April Stein を含む多数の共同研究者たちが，この教育的プロジェクトに重要な貢献をしてくれたのである。

　さらに，私たちは，本書の原稿の様々な部分を批判的に査読してくれたことに関して何人かの共同研究者たちに感謝している。それは，Susan & Yvonne Allen, Melvin Berg, Throstur Björgvinsson, Norma Clarke, John Hart, Toby Haslam-Hopwood, Leonard Horwitz, Lisa Lewis, James Lomax, Noelle McDonald, Richard Moran, Richard Munich, Carla Sharp, Roger Verdon といった方々である。また，文献検索と引用素材の入手を助けてくれたことに関して Cassandra Shorter に感謝しており，オックスフォード英語辞典でメンタライジングという言葉の系譜をたどってくれたことに関して Katherine Connor Martin に感謝している。最後に，本書の発案の段階で支援してくれ，本書が完成を見るまで支援し続けてくれたことに関して American Psychiatric Publishing, Inc. の編集主任の Robert Hales と編集長の John McDuffie に感謝している。そして，最終的な出版作業において練達な編集上の指示を与えてくれたことに関して上級企画編集者の Roxanne Rhodes に感謝している。

著者一同

目次

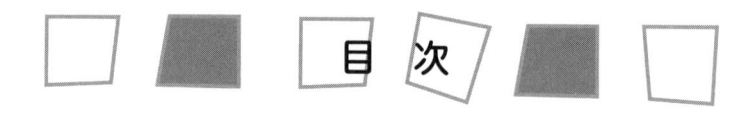

日本語版への序文　　i
監修者前書き　　iii
訳者前書き　　vi
前書き　　xvii
序　文　　xxiv
謝　辞　　xxvii

第1章　序　論……1

1．基本的な問い　2
　（1）メンタライジングとは何か　2
　（2）何が新しいのか　7
2．精神分析および愛着理論における起源　9
　（1）精神分析　9
　（2）愛着理論　12
3．確立された治療法におけるメンタライジング　14
　（1）認知療法　16
　（2）対人関係療法　18
　（3）クライエント中心療法　20
4．まとめ　22
5．臨床的重要点　25

第Ⅰ部　メンタライジングの理解

第2章　メンタライジング……28

1．メンタライジングの面　28
　（1）明示的 対 黙示的　29
　（2）自己 対 他者　33
　（3）時間枠と範囲　40
2．心的過程とメンタライジング不全　42
　（1）注意と想像　42
　（2）メンタライジング不全とコスト　46
3．重なり合う用語　49
　（1）マインドブラインドネス　50
　（2）マインドリーディング　51
　（3）心の理論　52
　（4）メタ認知　59
　（5）省察機能　64

（6）マインドフルネス　65
　　（7）共感　66
　　（8）情動知能　68
　　（9）心理的思慮性と洞察　69
　4．情動のメンタライジング　70
　　（1）情動の要素　71
　　（2）情動の志向性　72
　　（3）メンタライズされた情動の適応性　73
　　（4）情動のさなかでのメンタライジング　76
　　（5）情動のメンタライジングにおける主体性　81
　5．まとめ　83
　6．臨床的重要点　85

第3章　発　達……86

　1．発達的前進　87
　　（1）心的表象　88
　　（2）随伴的応答性と情動の調整　93
　　（3）共同注意　95
　　（4）言語　99
　　（5）伝承的関わり合い　103
　　（6）前メンタライジング・モード　106
　　（7）臨床的示唆　108
　2．愛着とメンタライジング　109
　　（1）安定した愛着　110
　　（2）愛着の世代間伝達　116
　　（3）愛着トラウマ　120
　　（4）前提条件　124
　　（5）臨床的示唆　127
　3．まとめ　128
　4．臨床的重要点　131

第4章　神経生物学……133

　1．進化　134
　2．メンタライジングの神経生物学的基盤　139
　　（1）社会的手がかりの知覚　141
　　（2）情動的共鳴　145
　　（3）情動のメンタライジング　150
　　（4）対人的関わり合いのメンタライジング　155
　　（5）愛着のパラドックス　158
　　（6）疲弊したメンタライジング　161
　3．メンタライジング障害　163
　　（1）自閉症　163
　　（2）精神病質　170
　4．まとめ　175
　5．臨床的重要点　176

目　次

第Ⅱ部　メンタライジングの実践

第5章　技芸としてのメンタライジング……180
1．共感とシステム化　181
2．私たちの人間性　183
3．まれにみるほど巧みなメンタライジング　185
　(1) Hans Loewald　185
　(2) Daniel Stern　186
　(3) Iris Murdoch　188
4．科学から得られる助け　192
5．まとめ　193
6．臨床的重要点　194

第6章　メンタライジング的介入法……196
1．あなたはもうそれを行っている　200
2．治療目標の焦点を定め直すこと　203
3．メンタライジング的症例定式化　205
4．プリテンドモードの同定　212
5．あなたの技法の微調整　214
6．メンタライジング的姿勢の維持　218
7．介入を患者のメンタライジング能力に適合させること　222
8．転移のメンタライジング　225
9．秘訣　232
　(1) 特定の単語や言い回しに注意を向けておきなさい　232
　(2) より積極的になり，受身的にならないようにしなさい　234
　(3) 反対の動きをしなさい　236
　(4) 普通でいて，常識を使用しなさい　237
　(5) 「メンタライジングの手振り」で感情を鎮めること　240
10．自己査定　241
11．ある患者の見方　241
　(1) メンタライゼーションに基づく精神療法とは何か　241
　(2) メンタライジングと思考することとの相違は何か　245
　(3) メンタライゼーションに基づく精神療法を受けるとは，どのようなことなのか　246
　(4) それは効果があるのか　247
12．まとめ　249
13．臨床的重要点　251

第7章　愛着トラウマの治療……253
1．愛着トラウマ再考　255
　(1) 虐待　256
　(2) ネグレクト　258
　(3) メンタライジング不全　259
2．トラウマと関連した精神病理　260
　(1) 侵入記憶　260
　(2) リエナクトメント　263
3．トラウマのメンタライジング　265

4．認知行動的トラウマ治療におけるメンタライジング　276
　　　（1）エクスポージャー療法　276
　　　（2）認知的再構成　278
　　　（3）眼球運動による脱感作と再処理法（EMDR）　279
　　5．まとめ　280
　　6．臨床的重要点　282

第8章　養育と家族療法……283

　　1．リエナクトメント再考　284
　　2．赤ちゃん部屋のお化け　289
　　3．乳児-親精神療法　293
　　4．児童-親精神療法　296
　　5．メンタライゼーションに基づく家族療法（MBFT）　301
　　6．まとめ　303
　　7．臨床的重要点　304

第9章　境界性パーソナリティ障害……306

　　1．発達的枠組み　306
　　2．BPDになりやすい脆弱性を作り出す発達過程　310
　　　（1）感情調整　310
　　　（2）注意のエフォートフル・コントロール　313
　　　（3）社会的認知　316
　　3．BPDにおける愛着阻害とメンタライジングの機能不全　317
　　　（1）BPDにおける愛着阻害の根拠　318
　　　（2）愛着と関連するメンタライジング欠損とBPDとの関連づけ　322
　　4．BPDにおける不安定なメンタライジング　326
　　　（1）愛着の活性化とメンタライジングの機能不全　326
　　　（2）前メンタライジング・モードの体験と投影同一視　327
　　　（3）自己の無秩序化　330
　　　（4）臨床的示唆　332
　　5．治療　332
　　　（1）BPDの経過と医原性の害が生じる可能性　332
　　　（2）BPDに対する，メンタライゼーションに基づく精神療法　334
　　　（3）MBTの有効性に関する実証研究　339
　　6．まとめ　342
　　7．臨床的重要点　343

第10章　心理教育……345

　　1．省察的養育ワークショップ　346
　　2．成人の精神科入院患者を対象とするコースの構成要素　347
　　　（1）メンタライジングとその発達についての理解　349
　　　（2）メンタライジングと精神病理　351
　　　（3）治療におけるメンタライジング　355
　　　（4）メンタライジング・エクササイズ　357
　　　（5）家族ワークショップ　363
　　3．まとめ　363

目　次

　　4．臨床的重要点　　364

付録　メンタライジングとは何か・なぜそれを行うのか……366
　　1．メンタライジングの側面　　369
　　2．メンタライジングのための条件　　372
　　3．巧みなメンタライジング　　374
　　4．メンタライジングの恩恵　　376
　　5．メンタライジング的姿勢　　378

第11章　社会システム……380
　　1．メンタライジングと暴力　　381
　　2．学校における暴力防止　　383
　　　（1）トラウマ心理教育　　383
　　　（2）平和な学校プロジェクト　　389
　　3．世界的規模の争い　　393
　　4．まとめ　　399
　　5．臨床的重要点　　399

用語解説　　401
引用文献　　407
推薦書籍　　444
索　　引　　447

第1章 序論

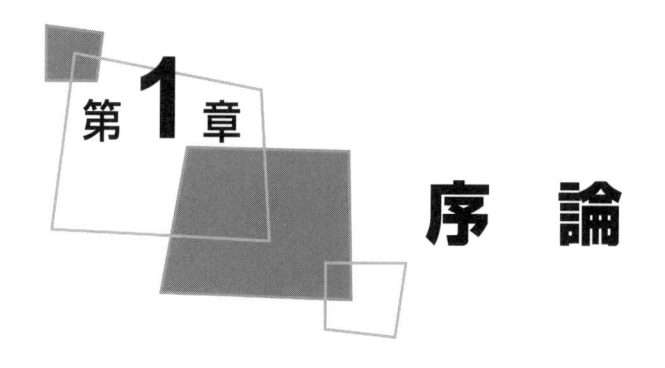

　Jerome Frank（1961）が数十年前に彼の古典的著作である『説得と治療』において述べたことは，現在でも真実である。つまり，「異なる形態の精神療法の有効性の，すべてではないにしても多くは，互いを区別している特徴というよりも，すべてに共通している特徴に起因するだろう」（p.232）ということである。例えば，治療同盟を築くことは，臨床家の理論的志向に関わりなく，どのような治療にとっても決定的に重要である（Bordin, 1979; Roth & Fonagy, 2005）。私たちは，大雑把に以下のことを提唱する。メンタライジング——自分自身と他者の心理状態に注意を向けること——は，精神療法的治療の**最も根本的な共通因子**であり，したがって，精神保健専門家が，メンタライジングについての十分な理解と，その実践の応用例のいくつかになじむなら，実りある成果が得られるだろうということである。この主張をさらに発展させることにおいて，私たちは，新しいものよりも重要なもののほうに力を入れていることを，自ら認めている。

　私たち臨床家は，効果的であるためには——例えば，治療同盟を築く際には——巧みにメンタライズしなくてはならない。また，同時に，私たちは患者をメンタライジングに引き込むこともしなくてはならない。かなり巧みにメンタライズできる患者たちと治療作業を進める臨床家は，メンタライジングを当然備わっている前提条件とみなして素通りすることができる——しかし，メンタライジングに注意を向けることは常に妥当なことだと，私たちは信じている。メンタライジング能力が著しく損なわれている患者，例えば境界性パーソナリティ障害の患者と治療作業を進める臨床家は，メンタライジングを促進することのほうに，より専念しなくてはならない。

　なじみのあるプロセス——自分自身や互いを理解すること——に対して，メンタライジングというなじみのない概念を使用しているという事実があるので，多少の導入説明が必要である。まず初めに，メンタライジングという概念と，それが治療におい

第 1 章 序　論

て担う役割についての私たちの見解を紹介する。次に，精神分析と愛着理論におけるメンタライジングの概念の起源を述べることから，メンタライジングという概念の豊かな含意を詳述するという，本書全体にわたる大仕事を開始する。それから，不動の地位を確立している少数の治療法（認知療法，対人関係療法，クライエント中心療法）をメンタライジングの視点から考察することによって，メンタライジングが精神療法の中核的共通因子であるという私たちの仮説を例証する。そして，メンタライジングの性質と意味を理解すれば，そのおかげで臨床家も患者も精神保健における**あらゆる形の治療法**を，最もうまく活用することができるだろう，という私たちの見解を再び述べることによって，この序論を締めくくることにする。言い換えれば，本書全体が先に述べた主張を裏づけようとするものである。

1. 基本的な問い

　本書への導入を行うために，まずメンタライジングに十分な定義を与えることにする。メンタライジングは私たちの人間性の中核に位置するものであるが，その概念が属する領域は恐ろしいほど厄介なところである。論理実証主義（positivism）と行動主義の支配下で，20世紀中盤の数十年においては，多くの哲学者や心理学者が心について理解することを断念した。そして，メンタライジングに関心を抱くとき，私たちは心について理解しなければならないだけでなく，**心についての私たちの理解について理解**しなくてはならない。しかし，私たちは，臆することなく前進する。

　第 2 章（『メンタライジング』）では，メンタライジングの様々な面について詳細に説明する。そして，本書全体で，その概念と無数の応用例を詳しく解説する。この『序論』では，まず多少の下準備を行う。つまり，この節で導入的定義を手にしたうえで，治療においてメンタライジングに焦点を絞ることの全般的趣旨を伝え，その後に，当然生じるはずの疑問，つまり，もし新しいものがあるとすればここでは何が新しいのかという疑問に立ち戻るつもりである。

（1）メンタライジングとは何か

　私たちが自分自身や他者の心理状態（mental states）を認識しているとき——例えば，感情について考えているとき——私たちはメンタライズしている。メンタライジングについての議論を円滑に開始できるように，私たちと共同研究者たちは，表 1-1 に記したような，いくつかの簡便な言い回しを使用する。

　メンタライジングの要点は，**心で心を思うこと**（holding mind in mind）〔★訳注 1〕

表1-1 「メンタライジング」の簡便な定義

- 心で心を思うこと（holding mind in mind）〔★訳注1〕
- 自己と他者の心理状態に注意を向けること
- 誤解を理解すること
- 自分自身をその外側からながめることと，他者をその内側からながめること
- （〜に）精神的性質を付与すること，あるいは，（〜を）精神的に洗練させること

〔★訳注1〕"hold mind in mind"は，何かを心にとどめておくことを意味する"hold 〜 in mind"に，目的語として"mind"を入れた成句である。著者のJon G. Allenによれば，"mindful of mind"とも言い換えることができ，含意としては，他者および自分自身の心理状態に注意を向け，その心理状態についての認識を心にとどめておくことである。また，この認識は，感じられた情動（感情）を含むものであり，さらにその心理状態の意味や理由についての省察も含んでいる。このような含意を簡潔な訳語で伝えることは困難であるが，日本語の「思う」は「感じる」ことを含む様々な形の思慮を含意していることから，"hold mind in mind"を「心で心を思う」と訳した。

である。多くの人の耳には，「メンタライズ」(mentalize) は聞き慣れない響きを奏でる——それは現代の辞書の多くに収録されてはいないから，無理もないことである。『序文』に記したように，その言葉のまったくの異質性は，その概念を採用する臨床家にとっては障碍である。それでも，この異質感はあらゆる新語に本来つきまとうものであり，Mikhail Bakhtinが以下のように明言しているとおりである。

言語における単語は，半分は自分以外の他者のものである。それが「自分自身のもの」になるのは，話者がそれを自分自身の意図，自分自身の語調と同居させるときであり，その単語を自分自身の意味的・表出的意図に合わせて自分のものにするときである。……多くの単語は頑なに抵抗し，他の単語はそれらを自分自身のものにし，今やそれらを話している者の口においても，よそ者のままであり，異質な響きを奏でる。……言語は，話者の意図という私有財産の中に自由かつ容易に入り込む中性的な手段ではない。それは，他者の意図と同居している——過剰なほどに同居している。それを自分のものにし，自分自身の意図と語調に服従させることは，困難で複雑なプロセスである。　　　　（Wertsch, 1998, p.54からの引用）

まさにそのとおりである。「メンタライジング」という言葉を自分のものにすることが，とりわけ患者をそうすることに引き込みたいと願うときには，他に類をみないほど困難で複雑なプロセスだということに，私たちは気づいた。「メンタライズ」という言葉の歴史を駆け足で眺めてみることは，そのよそ者的な響きへの嫌悪を克服するための出発点になるかもしれない。「メンタライズ」という言葉は，まだ多くの辞書には登場しないが，新語というわけではない。「メンタライズ」は，1世紀前の

第1章 序論

1906年に,『オックスフォード英語辞典』に初めて登場した。『オックスフォード英語辞典』に記載された語源が示すところでは,この単語の使用が最初に記録された年号は,2世紀前の1807年である。OED〔★訳注2：オックスフォード英語辞典の略称〕の引用によると,アメリカの心理学の創始者であるG. Stanley Hallは,1885年に,「大衆の支持を受けている私たちの学校システムを崩壊させうるものをただ一つあげるなら,それは,学校システムが子どもたちをメンタライズすることもなければ道徳的にすることもないという疑念である」と書いたそうである。そのようにして,この言葉の初めての専門的使用が始まったのである。今日では,OEDはメンタライズに次の二つの意味を付与している。第一に,心の中で構成すること,または思い描くこと,または想像すること,または（～に）精神的性質を付与すること。第二に,（～を）精神的に発展させること,または洗練させること,あるいは（～の）心に刺激を与えること。

メンタライジングについての私たちの用法は,OEDの定義と一致する。ただし,私たちは,メンタライジングの内容を心理状態（mental states）に限定している。つまり,すべての心的活動がメンタライジングというわけではなく,むしろメンタライジングは心理状態に関するものだということである。私たちは,一般に,「メンタライズ」という言葉を,「（～に）精神的性質を付与すること」（例えば,しかめ面は非難を示すものと解釈すること）という第一の意味で使用する。しかし,その一方で,臨床的作業においては,「（～を）心的に洗練させる」（例えば,精神療法を行う際にそうしたいと願うように,自己認識を育てること）という第二の意味でメンタライズしようと試みる。より精緻な言い方をすれば,**行動を,内的な心理状態と結びついているものとして,想像力を働かせて捉えること,あるいは解釈すること**というのが,メンタライジングに対する私たちの定義である。私たちがしばしば言うことであるが,メンタライジングは,行動を心理状態に**基づく**ものとして解釈することを伴う。言い換えれば,「行動」と「心理状態」があたかも常に分離可能であるかのようにみなして,顕在的行動の**背後にある**心理状態を推測することを伴うのである。メンタライジングについてのこのような考え方は,次のような状況にあてはまる。ある患者が沈黙して物思いにふけりながら座っている。そして,涙が頬を伝って流れ落ち始め,彼は拳を握りしめ始める。精神療法家は,何が心に浮かんできたのかについて尋ねなくてはならない。実際には,どのような心理状態が涙と拳を握りしめることを促したのかということを,である。しかし,よくあることだが,心理状態と行動は不可分に**結びついている**。つまり,あまりに完全に結びつけられているので,一方を他方から切り離すことができないのである――苦痛の叫びを発する場合とか,注意を磨ぎ澄ましてテンポの速い会話に没頭しているときに,前に身を乗り出している場合がそうである。

1. 基本的な問い

　心理状態は，本来，**志向的**（intentional）なものである〔★訳注3〕。つまり，それらは表象的なもの，言い換えれば何か**についての**（about）ものである。ある感情は，物事の状態に関するものであり，それに対して，石のような物体は，何かに関するものではない——それはただ**ある**（is）だけのものである。私たちは，心理状態の表象的性質についての，この決定的に重要な点について，最後まで強調し続けるであろう。ここでそれを強調しておくなら，Bogdan（2005, p.190）は，「心を理解することの中核」を以下のように解釈するのであるが，それは正しいのである。Bogdanによれば，「表象上の状態や態度，例えば願望や信念は，それが何か表しているという，それと何かとの関係（または，それが何かに向けられたものであるという指向性 diretedness）がある形で保持されているものであるが，そのような表象上の状態や態度を〔★訳注4：自己または他者に〕帰属させること」が，心を理解することの中核である。彼は，この関係を「表象性」（representingness）とも名づけている。Bogdan は，次のような微細で重要な点を指摘する。私たちは，最適の状態では，心理状態に関する表象性の感覚，つまり，ある心理状態は，常に，ある状況に対する特有の**捉え方**（take）であるという潜在的認識，を持っている。私たちはいつも患者に対して心理状態のもつ様々な意味について省察するよう促すわけであるが，そのような省察の能力は，表象性の感覚があるかどうかに左右される。私たちがこれから述べるように，心理状態をそのようなものとしてとらえるこの感覚の獲得は，発達的達成の最たるものであり，精神病理の多くはこの能力の喪失を伴っている。

〔★訳注3〕「志向的」(intentional)，「志向性」(intentionality) という概念は，古くから哲学において議論されてきたことである。『哲学・思想事典』（岩波書店，1998）によれば，考えるということは常に何かについて考えることであり，喜ぶということは常に何かについて喜ぶことである。このように，心理状態が示す，何らかの対象＜について＞，あるいは，何らかの対象へ＜向かっている＞という特徴を「志向性」という。なお，この "intentional, intentionality" とほぼ同義に使用される "directed, directedness" という単語がある。本書では，後者を「指向的，指向性」と訳して区別したが，こちらの方は，対象や目標に「向けられている」というニュアンスがより強い言葉である。

　より具体的に言うと，臨床実践は，患者と臨床家の双方による継続的なメンタライジングを必要とする。表1-2は，治療過程において患者と臨床家がメンタライズする場合，加えて日常的状況においてメンタライジングが不可避である場合，の実例を示すものである。

　これらの日常的な実例のおかげで，二つの点が即座に明らかとなる。まず，効果的治療が可能かどうかは，臨床家にメンタライジング・スキルがあるかどうかに左右される。第二に，効果的治療が可能かどうかは，患者にメンタライジング・スキルがあるかどうかに左右される。私たちは，臨床家にはメンタライジング・スキルがある

5

第 1 章　序　論

表1-2　メンタライジングの日常的実例

患者にとって
- なぜ治療を求めているのかについて説明し，症状歴を提供すること
- 現在の問題に対する配偶者の見方を述べ，現在の問題が子どもの幸福感に与えている影響を考えること
- 原家族における関係が現在の関係に及ぼす影響について考えること
- 臨床的面接において，苦痛や気がかりの根底にあるものを言葉にすること
- 臨床家の観察の正確さを評価し，臨床家の誤解を修正すること
- 投薬治療の効果について報告すること

臨床家にとって
- セッション中に，患者が安全感を感じられるようにすること
- ストレスを引き起こすライフ・イベントの意味を，トラウマの既往と関連させて理解すること
- 診断的理解を定式化し，それを患者に説明すること
- 特定の治療的アプローチがどのように役立つのかを患者に説明すること
- 治療における進展や後退のサインを患者が認識できるように援助すること
- 患者自身の体験や行動から生じる患者の苦痛を処理すること

非臨床的交流
- おびえている子どもを安心させること
- ダイエットへのこだわりを阻止してくれるものを突きとめること
- ある要求に対して不合理なほどの怒りの反応が生じた理由を理解すること
- 急かされて焦っている指導者に休憩を求めること
- 子どもたち同士，友人同士，家族成員同士の対立を仲裁すること

のが当然だと考えているわけではない。精神療法過程に関する研究が示すところでは，臨床家のメンタライジング能力は，例えば，相手にする患者が違えば異なっている（Diamond et al., 2003）。このように，メンタライジングに焦点を合わせることは，臨床的訓練に対して重要な貢献をする可能性がある（第6章『メンタライジング的介入法』を参照のこと）。決して臨床家を無視するわけではないが，治療が主として取り組むのは患者におけるメンタライジングの欠損であり，その目的は日常生活におけるメンタライジングの増進である。

　私たちは，本書の多くの部分を割いて，治療においてメンタライジングへの焦点合わせが行われる様々な場合を紹介する（第Ⅱ部『メンタライジングの実践』を参照のこと）。そこで紹介される数々の方法は，その背景が様々に異なるとはいえ，主に一つの目標を念頭において発展させられたものである。その目標とは，**治療に関与する人のメンタライジング能力を高めること**である。率直に言うと，メンタライジング能力を高めることの要点は，精神科の患者である際に必要なスキルを育てることではな

い。むしろ，私たちが目指しているのは，生活の質を高めることである。本書がそれを解明することになるのであるが，日常生活ならびに精神医学的障害にみられる諸問題においては，メンタライジング能力の機能不全が大きな役割を演じている。反対に，レジリエンス，つまり――精神医学的疾患を含む――逆境に対処する能力においては，メンタライジングの増進が中心的役割を果たしている（Stein, 2006）。

　治療においてメンタライジングに焦点を合わせることは，「ジレンマ」に直面する。治療に関与し，治療から恩恵を受けるためには，患者はメンタライズしなくてはならない。しかし，治療を求めている患者の多くは，メンタライジング能力における本質的な機能不全を抱えている。このジレンマを切り抜ける際には，臨床家のメンタライジング・スキルが大きな役割を演じる。メンタライジング能力の機能不全を抱える患者を治療するコツは，次に述べるような自動実行過程（bootstrapping process）〔★訳注5〕においてメンタライジングを促進する精神療法的条件を整備することである。その自動実行過程とは，そのおかげで，患者が，すでに形成しているメンタライジング・スキルを頼りにして前進し，とりわけ情動的負荷の大きい愛着関係において，さらに一貫した効果的な形でメンタライズする方法を学ぶことができるような，自動実行過程である。

〔★訳注5〕"bootstrapping" という言葉は，"Pull yourself up by your bootstraps"（自分の努力で自分の状況を改善せよ）という常套句に由来する（bootstrap は，編み上げ靴のひものこと）。"bootstrapping" は，一般的には，人がすでに持っている力や資源を用いて自力で自分をより好ましい状況におくことを意味するが，メンタライジングの文脈では，メンタライジングにとって試練となるような状況に，すでに保有しているメンタライジング能力を用いて自力で対処することを学ぶ過程を指している。

　本書が示しているとおり，メンタライジングは，様々な異なる治療様式において，どちらかといえばそれだけで治療の焦点となりうるものである。しかし，私たちが次に説明することであるが，メンタライジングがあらゆる形の精神療法的治療において基本的役割を演じていることを考慮すると，メンタライジングに注意を向けることは，臨床家と患者に全般的な利益をもたらす可能性がある。

（2）何が新しいのか

　出だしから混乱するのを防ぐために，臨床家は次の点を把握しておかなければならない。つまり，メンタライジング焦点化治療は，想像しうる限りで**最も新しくない**精神療法アプローチだということである。理由は簡単であり，それは人間の基本的能力――実質的に，私たちを人間たらしめている能力――を中心にして展開するものだからである（Allen & Fonagy, 2006b）。治療におけるメンタライジングの一般的役割が私たちの解釈どおりであるとすれば，私たちは，すでに多くの精神療法がひしめき合

っている所で，メンタライジング的介入法を，また別の新しいブランドまたは新しいタイプの精神療法として「売り出す」気にはならない。むしろ，既存の精神療法においてメンタライジングを増進させることに細心の注意を払うことを，私たちはお薦めする。しかし，メンタライジングの機能不全が主要な臨床的問題であるときには，メンタライジング促進的介入が主要な精神療法的課題となるであろう。それを実行することには数々の困難がつきまとうが，メンタライジング焦点化治療の目標はつつましいものであると，私たちは言い添えたい。メンタライジングの上達は，それだけでは問題を解決することや障害を解消することにはつながらず，むしろ治療に関与する人たちの，そうすることができる能力を高めるだけである（Williams et al., 2006）。

　メンタライジング焦点化治療において——「メンタライジング」という用語を使用することも含めて——私たちが行うことの多くは，ただメンタライジングに**注意を向けさせる**ことを目標にしている。Meinsとその共同研究者たち（2006）は，能力を**獲得すること**と能力を**活用すること**を区別しているが，私たちはこの区別に賛同する。彼女らの考察によると，**心理-志向性**（mind-mindedness）（第3章『発達』を参照のこと）〔★訳注6〕の測定に彼女らが用いた尺度は，「潜在的な認知能力の指標であるのと同程度に，動機およびパーソナリティの個人差の尺度であることがわかるだろう」（p.194）とのことである。多少のメンタライジング能力を当然備わっているものとみなし，それを活用しようとする動機に働きかけるとき，私たちが，患者に対しても精神療法家に対しても，**メンタライジング的姿勢**を促進していることは明らかである。つまり，その姿勢とは，自己と他者の心理状態に対する，探求的で，好奇心を伴い，開放的な——そして，遊び心さえ伴った——関心である（Allen, 2006b; Haslam-Hopwood et al., 2006）。このメンタライジング的姿勢をモデルとして提示することによって，臨床家は患者をメンタライジングに引き込む。注目に値するのは，メンタライジングを志向するこの姿勢には——それ自体が心理的健康の指標である——**曖昧さへの耐性**の高さが必要だということである——つまり，それは，「構造化されていない，あるいは際限のない刺激状況に対処する能力」（Foxman, 1976, p.67）である——そして，メンタライジングを必要とする状況とは，常にそのようなものである。

〔★訳注6〕心理-志向性（mind-mindedness）とは，母親が子どもを（独自の心を持つ）心的主体（mental agent）として認識し，子どもの心理状態に関心を向け，発言中に心理状態を表す用語を使用する傾向である。心理-志向性という訳語を使用する理由については，『訳者前書き』で触れている。

　要約すると，メンタライジングに焦点を合わせることは**革新というよりも洗練**であると，私たちは考えている。つまり，私たちは，精神療法的治療に本来的に含まれている共通因子に対する注意を，研ぎ澄まそうとしているだけなのである。ありがたい

ことに，私たちは今やこの中核的因子への理解を磨ぎ澄まされたものにしてくれる膨大な科学的資料を有している——つまり，それは，愛着理論と発達精神病理学における，中身の濃い実証研究文献であり（第3章『発達』を参照のこと），それらの文献は社会認知神経科学において急増しつつある実証研究に裏打ちされている（第4章『神経生物学』を参照のこと）。メンタライジング能力を促進したり妨害したりする発達的・認知神経的条件を徹底して理解することは，決して小さな洗練ではない。これが，本書の第Ⅰ部の課題である。

2. 精神分析および愛着理論における起源

　現実化するとは，何かを現実のものにすることを意味する。メンタライズするとは，何かを心的なものにする——あるいは，より心的に**精緻**なものにする——ことを意味する。メンタライジングのこの根源的意味については，私たちはFreudに負うところが大きい。こうして，私たちが以下に描写するように，メンタライジングという概念の起源は，依然として精神分析の中にある。ただし，それが開花したのは，愛着理論の枠組みにおいてである（Fonagy, 2001a; Fonagy et al., 2002a; Holmes, 2006）。

(1) 精神分析

　メンタライジングが精神分析に深く根ざしたものであることは，驚くにあたらない。Loewald（1970）が書いたように，「精神分析の過程は，個人の心の組織化，維持，成長に関与する根源的な心的活動を探求するための**格好**の場面である」（p. 61）。Freudは「メンタライジング」という用語を使用することはなかったが，心的過程を次のように解釈したことにおいて，土台となる考えを生み出したのである。つまり，心的過程とは，身体的欲動エネルギーを思考へと**拘束すること**，言い換えれば，心的でないものを心的なものに変容させることだというのである（Freud, 1895; Pribram & Gill, 1976）。したがって，衝動的に行動する前に立ち止まって考えるということは，メンタライジングの典型例である。実際，考えるということは抱えの行為（holding action）であり，その抱えの行為は，欲動に駆り立てられるのを感じたときから満足の対象を見出すまでの現実的な道筋を提供する。トラウマを負った患者に，強い情動への対処について教えるときに，私たちは，メンタライジングによって「一時停止ボタンを押す」という比喩をよく使用する（Allen, 2005）。そうするとき，私たちは，Freudの初期の理論の要点を述べているだけなのである。

　このフロイト的な見方では，心は，待つ必要があることに本来つきまとう欲求不満

から発達していくということになる。欲求を充足させてくれる対象の不在への反応として思考が生じるという Freud の着想を，Holmes (2006) は次のように簡潔に要約している。「乳房はない，それゆえ乳房を想像［メンタライズ］せよ」(p. 36)。もちろん，Freud は，満足の第一の発生源が他者であることを認識していたし，メンタライジングについての私たちの理解を先取りして，「ある人間が認識することを学ぶのは，仲間の人間との関係においてである」と書き記した〔Pribram & Gill (1976) からの引用〕。

　エネルギーを思考で拘束するという Freud の見解に似ているのが，思考の**コンテインメント**機能という，Bion (1962a, 1962b) の有益な着想である。ちなみに，この機能のおかげで，突き上げてくる内的衝動は，耐えやすく，考えやすい体験に変容する。「このように，欲求不満に耐える能力のおかげで，心は思考を発達させることができるのであるが，この場合の思考は，それ自体で，耐えている欲求不満をさらに耐えやすくする手段である」(p.307) と，Bion (1962b) は洞察力に満ちた提言を行った。このように，欲求不満についての Bion の基本的洞察は，私たちがメンタライジングの適応機能を理解するうえでも，きわめて重要である。つまり，メンタライジングそれ自体が，強い欲求や情動を調整するのに役立ち，そのため，それらの欲求や情動をさらに耐えやすくするのに役立つのである。そのうえ，Freud も明言していたことであるが，強い衝動や感情を抱えておき（contain），併せて満足を得るための現実的道筋について考えることは，適応の本質である。このコンテインメント過程は，私たちが解釈しているようなメンタライジングを必要とする。

　同じく Freud の流れに沿って進み，1960 年代の後半に初めて**メンタライゼーション**という用語を精神医学の文献の中に導入したのは，フランスの精神分析家たちであった。Lecours & Bouchard (1997) は，この思考の流れの発展経過を追跡し，また，それを洗練させた。私たちもそうすることになるが，彼らはメンタライジングを**心的精緻化**のプロセスであると解釈した。彼らによれば，「私たちは，メンタライゼーションを，表象化や象徴化を含む心的操作の一般的類型を指すものとして説明することを提唱する。そして，それらの心的操作は，とくに，欲動 - 感情体験を，次第に組織化されていく心的現象と心的構造に**変容**かつ精緻化させることをもたらす」(p.858, 強調は原典のとおり)。彼らは，感情耐性と感情調整においてそれが主要な役割を演じることを強調し，メンタライジングを「心の『免疫システム』」として特徴づけている (p.857)。Lecours & Bouchard は，重要な点として，メンタライジングが全か無かという現象ではなく，「表象の多重化と組織化を通して生じる，心的内容の継続的で終わりのない変容」であることをも強調している (p.857)——実際，それは，「ゆっくりした漸進的なプロセスであり，おそらく生涯にわたって続く冒険的営みである」

表1-3 心的精緻化のレベルの高低

レベル	実例
破壊的衝動（Disruptive impulse） どちらかといえば，抱え（contain）られておらず，メンタライズされていない体験であり，しばしばみられる特徴は，何かをしようとする抑えがたい衝動である。	暴力的行動，自傷行為，突然生じる頭痛や吐き気の発作
調節された衝動（Modulated impulse） 多少はうまく抱えられており，適応的でもある感情表出のことである。	短時間の説明不可能な号泣や誰かをなぐるという空想
外在化（Externalization） 願望や感情状態の心的表象化を伴うが，投影によって，またはそれを外的状況のせいにすることによって，自分のものと認めないことがある。	怒りを他者の挑発のせいにする。あるいは，より一般的に，ある特定の状況では誰でも同じように感じるものだと頑なに主張する。
引き受け（Appropriation） 欲望と情動を主体的な——主体として耐えうる——体験として十分に引き受けることを伴う。	心理的覚醒状態を不安によるものとみなし，より全般的に，特定の感情状態を認識し，それに名称を与える。
意味連合（Meaning associations） 抽象化と省察が行われる段階であり，複雑な言語表象を必要とし，その表象を通して心的体験が深みを増すような段階のことをいう。	洞察——知性化ではなく，純粋な感情と結びついた省察の実例であり，その省察において患者は新しい見方を獲得する。

（p.865）。そういうわけで，彼らは，メンタライジングの増進と関連して生じる欲動 - 感情コンテインメントと心的精緻化の五つのレベルを描写しており，それは表1-3 に示すとおりである。

メンタライジングのフロイト派における起源を振り返るにあたり，私たちが描写したばかりの精神分析的思考は，基本的には身体に関する（身体的かつ運動的な）プロセスが心的体験に変容することを強調している。繰り返しになるが，厳密に言えば，メンタラ - **イジング**（mental-*izing*）とは，心的でないものを心的なものにすることを伴う。このことから，何かに**心的性質を付与する**，または**心的に洗練させる**という，メンタライジングについての OED の定義は，基本的にはフロイト派の概念なのであり，私たちは本書の随所でそれを使用するつもりである。

しかし，メンタライジングは，個人の脳の中だけで生じるものではない。Bion (1962b) および Lecours & Bouchard (1977) と彼らの先人たちもこの点を主張し

ているが，メンタライズされた自己感（sense of self）の発達において母親のミラリングが演じる役割について最も明確に発言したのは，Winnicott（1971）であった。Fonagyと共同研究者たち（2002a）が要約したように，「心理的自己は，考えたり感じたりする自分自身が他者の心の中にいるのを知覚することを通して発達する」（p.28）。第3章（『発達』）で詳述される考え方を予告しておくと，心は内部からだけ発達するのではなく，大部分が**外部から内部へ**と発達するのである。実際に，乳児は養育者の心の中に自分の心を見出すのである。このように，メンタライジングは，メンタライズされることに，つまり養育者のメンタライジングに，依存している。同じことが精神療法にもあてはまるのであり，この点が私たちを愛着へと導くのである。

（2）愛着理論

Winnicott（1971）は自己の発達において養育者のミラリングが担う中心的役割を突きとめたのであるが，このことは愛着理論がメンタライジングの発達の理解に貢献することを予見するものであった。とくに，メンタライジングは，**安定した愛着**関係という背景があるときに，最適の発達を示す。Bowlby（1973,1982）は，**安全な逃げ場**（つまり情緒的な慰めや安心感）だけでなく，探索のための**安心基地**を提供することを，安定した愛着の特徴とみなした。そして，その典型的な現れは，定期的に振り返って母親か父親がそばにいることを確かめながら自信をもって遊び場に出かけていく，始歩期の子どもである。そのようなわけで，Bowlby（1988）は，精神療法家の役割が，「周囲の世界を探索するための安心基地を子どもに提供する母親の役割と似ている」と解釈した（p.140）。しかし，Bowlbyは，愛着という安心基地が，外的世界を探索するためだけでなく，内的世界，言い換えれば心の世界を探索するための基盤を提供することを認識していた。つまり，精神療法家の仕事は，

> 患者に，過去も現在も含めて彼の人生における種々の不幸で苦痛な側面を探索することができるような安心基地を提供することである。ちなみに，患者にとって，そのような側面について考え，再検討することは，支持，励まし，同情を，そして，ときには導きを提供してくれるような，信頼のおける同伴者なしには困難であるか，おそらく不可能であると思われる。
> （Bowlby, 1988, p.138）

トラウマについての心理教育グループにいたある患者が，Bowlbyの論点を見事に具体化する発言をした。リーダーが「心は恐ろしい場所になることもありえます」と提言したときに，彼女は「そうよ——そこに一人で入り込みたいなんて思わないでしょうよ」と叫んだのである。

2. 精神分析および愛着理論における起源

　メンタライジングの提唱者として，私たちは，Bowlby（1988）の次のような主張に賛同する。つまり，「愛着の枠組みの中で，安心基地の概念ほど，発達精神医学にとって中心的な概念はないのである」（pp.163-164）。以下のように，Grossman と共同研究者たち（1999）は，彼らが**探索の安心性**と言い換えたものの重要性を把握していた（ただし，私たちなら**心的**探索という言葉を最も重視するであろう）。

> 安定した愛着は，緊張のない，遊びのような探索のための，最もよく知られた心理的前提条件を提供する。それだから，適応を阻まれたとき，安定している子どもたちは，探索の間にも安心感を維持しながら，可能な解決策または見方を柔軟に探し求めることができる。そして，もし有能性が枯渇するなら，彼ら／彼女らは社会的資源をあてにし，社会的資源を呼び寄せることができる。私たちは，これを「愛着についてのより広い見方」と呼んできたが，この見方によれば，逆境に直面しても探索を行う自由と，援助を求めてそれを受け入れる自由が，両方とも，安全というものの必要かつ重要な側面なのである。
>
> 　　　　　　　　　　　　　　　　　　　　　　　　　（Grossman et al., 1999, p.781）

　Bowlby の先例に倣って，Fonagy と共同研究者たちは，治療の根拠を発達精神病理学におきながら，精神分析と愛着理論を統合するための支柱としてメンタライジングという概念を使用した（Fonagy, 2001a, 2006; Fonagy et al., 2002a）。Fonagy の研究は，1990 年代の始めに英語の臨床的用語集の中に「メンタライジング」という言葉を導入した二つの思索の流れのうちの一つであった。Fonagy（1991）は，発達心理学に由来する実証研究が心的表象に関する精神分析理論の中に吸収されるべきであると提唱したのであるが，その際に，「簡略化のために，自分自身と他者の意識的・無意識的な心理状態を思い描く能力に**メンタライズ**する能力という名称を与える……」（p.641, 強調は原典のとおり）と提唱した。これと並行して最も深刻な愛着の不全と関連した思索の流れがあり，そこでは，Frith と共同研究者たち（1991）が次のように提唱した。「自閉症の症状複合の全体は，単一の認知的欠損から発生する」（p.437）――それは，固定的な神経生物学的機能不全によるメンタライジング能力の欠如ということである。自閉症という文脈で，Morton（1989）は，メンタライジングをもっと狭義に一組のスキルとして定義した。そのスキルとは，「出来事の外的状態と他の人々の心の内的状態との関係を予測する能力」（p.46）を発揮できるようにするものである。

　自閉症と関連した，メンタライジング能力のどちらかといえば固定的な機能不全については，本書のもっと後（第 4 章『神経生物学』）で考察することになるが，私たちは，ここでは，Fonagy と共同研究者たちが精緻化したとおりのメンタライジング，つま

り，より可変的な力動的スキル（Fonagy & Target, 1997a）としてのメンタライジングに集中する。この思考の流れに添って考えると，メンタライジングにおける機能不全は**背景依存的**（context dependent）であり，愛着関係が背景となってメンタライジングが損なわれることが最も多い——これは偶然ではないのであり，愛着関係は，メンタライジングが程度の差はあれ適切に発達する際の背景なのである。

　精神分析理論と，愛着理論による臨床実践と，発達精神病理学との，この統合のおかげで，精神療法的治療における心理状態への一見するとありふれた注目が，今や理論と実証研究という，より確実な根拠に基づいたものになる。そして，最近になって獲得されたこの知識は，私たちの日々の実践を磨き澄まされたものにする潜在力を持っていると，私たちは信じている。さらに，すでに確立された治療法をメンタライジングの観点からみるとき，それらもこの新しい基盤に基づいているとみることが可能である。精神療法の実践に関しては，私たちは，ブランドへの忠誠を邪魔する気はない。次に例をあげて示すように，メンタライジングはすべての「ブランド」の垣根を越えるものである。そして，メンタライジングに対して知的な注目がより増大すれば，それは全体の利益のために役立つものとなりうる。

3. 確立された治療法におけるメンタライジング

　メンタライジングの概念が精神分析において初めて登場した経緯については，すでに言及した。つまり，Freud は，心の発達についての初期の神経生物学的理論の中で，黙示的にメンタライジングの概念を使用した。そして，フランスの精神分析家の1グループが初めてその概念を明示的に使用し，そのようなものとして洗練させた。メンタライジングのための発達的坩堝（るつぼ）を提供するものとしての愛着という背景が徐々に認識されるようになったことを考えると，精神分析の内部で，とくに対象関係論が治療におけるメンタライジングへの焦点合わせと相性が良いのは，偶然とはいえない（Fonagy, 2001a）。メンタライジング焦点化治療において精神療法関係が最も重要であることは，明らかである。

　精神分析は，現時点まで発達した心についてのおそらく最も徹底した探求であり，**卓越した**メンタライジング的治療とみなすことができよう。しかし，メンタライジングに対する臨床的焦点合わせの応用例は，精神分析や精神力動的精神療法の範囲をはるかに超えて拡大している（Allen & Fonagy, 2006a）。そのうえ，メンタライジング**自体**に焦点を合わせることは，微妙に——かといって，きわめて微妙にというわけでもなく——精神分析の実践に影響を与えている（Holmes, 2006; Munich, 2006）。二つ

の大幅な移行が顕著である（Bateman & Fonagy, 2004, 2006）。第一に，メンタライジング的介入は，体験に近いものとなる傾向があり，いま・ここに加えて，どちらかと言えば意識的な（そして前意識的な）心理状態を重視する。第二に，メンタライジングへの焦点合わせは，Lecours & Bouchard（1997）も観察したように，内容よりもプロセスを優先している。つまり，「このモデルは，普通なら臨床実践において，より考慮の対象になりやすい体験内容ではなく，体験がどのように変容するかということやどのような形で表出されるかということと関連している」（p.861）。本書全体を通して詳細に説明することであるが，このようなプロセス志向は，治療についての以下のような解釈と一致している。その解釈とは，メンタライジングへの**注目**を促進し，それによってメンタライジングにおける**スキル**を増進することが治療であるとする解釈である。そうはいうものの，私たちは，心的内容の重要性を避けて通ろうとは思わない。すべてのプロセスは内容を必要としているのであり，ある心的内容との絡みでメンタライジング・スキルが損なわれている場合，私たちはその心的内容――とりわけ，愛着関係における意識的・無意識的葛藤と関連の深い心的内容――を気にかけておかなくてはならない。

　繰り返しになるが，その起源という観点からみると，私たちのメンタライジングへの焦点合わせは，焦点が精神療法家と患者の関係および相互交流に絞られている限り，他のどのような学派の治療よりも精神分析および精神力動的精神療法に近いように見える。しかし，どちらかといえば意識的ないま・ここでの心的過程を強調するおかげで，私たちは，精神分析以後の様々な精神療法アプローチと，より密接に結びつくことになる。例えば，本書で私たちが示す治療作業のいくつかは，精神力動的精神療法と認知療法から等距離にあるもののように見えるであろう。相違点よりも類似点をもっと認識し，すでに確立された治療アプローチをメンタライジングというレンズを通して眺めてみるのも有益だと，私たちは思う。メンタライジングを増進させる技法を発展させるには，メンタライジングを**促進する**ような，異なる精神療法に由来する介入法を，私たちがもっと認識することが必要である。そして，それだけでなく，意図せずにメンタライジングを**台無しにしてしまう**介入法のタイプに敏感になることも必要である。さらに，理論的アプローチに関わりなく，メンタライジング・スキルのレベルは（精神医学的条件に左右される部分があるため）個人ごとに異なるのだから，介入法は，患者の能力に合うように注意して作成されなければならない。

　あらゆる学派の臨床家にとって，メンタライジングについてさらに深く理解することから得られるものは多いと私たちは確信しており，その確信が，本書の存立基盤である。その例を示すために，私たちはここでメンタライジングの観点を，精神療法の

第1章 序　論

表1-4　ある認知療法家から提言されたメンタライジングの秘訣

- 不安は致命的なものではない。
- 不安は個人的な弱さと同一ではない。
- 考えは考えであり，事実ではない。
- 情動は現実を直接反映したものではない。
- 不安になると，私は不安な考えをより多く持ってしまう。
- もし私がより不安であっても，それが世界をより危険なものにすることはない。
- 不安を制御することは，さらに不安を生じさせる。
- 不安を下げるためには，私は進んで不安を体験しなくてはならない。

有力な諸学派の広い範囲に適用する。その有力な諸学派とは，認知療法，対人関係療法，クライエント中心療法である。

(1) 認知療法

　認知療法（Beck et al., 1979）の技法は――意図的にではないが――積極的かつ体系的にメンタライジングを促進する（Björgvinsson & Hart, 2006）。**自動的な**否定的思考とそれらが気分に及ぼす影響に患者の注意を向けさせるという，Beckと共同研究者たちの基本的な介入は，明らかに自己に関するメンタライジングの実例である。要するに，認知療法は，自分の心がどのように機能しているかについての認識を高めるのである。瞬間的で習慣的な思考パターンについて省察することは，心的精緻化という意味でのメンタライジングの実例である――実際，それは前意識的なものをさらに十分に意識化させる。根拠を重視する態度で自分の考えの妥当性を検討し，全面的に否定的な思考に対して異議を唱えるということは，好奇心および探求心と――とりわけ――思考における柔軟性を促進するという意味でのメンタライジング的姿勢の実例である（Allen, 2006a）。Björgvinsson & Hart（2006）が記しているように，自動的な否定的思考の引き金となる状況を感情と結びつけて文章化する思考記録表は，「出来事についての代替的思考法を促進し，結果的に多重的な複数の心的観点があるという体験を強化する」（p.163）。こうして，彼らが要約しているように，「認知療法は，メンタライジングを実践する非常に構造化された方法を提供するのである」（p.169）。実例を示すなら，表1-4は，私たちの共同研究者で認知療法家のJohn Hartが，不安に駆られている患者の一人のために書いた，いくつかの備忘録（reminder）のリストである。これらの備忘録は，メンタライズするための手がかり刺激（prompt）である。

　うつ病に対する認知療法に比較的最近起きた変革は，治療過程にマインドフルネス

訓練を取り入れたことによって，メンタライジングへの明確な焦点合わせにさらに近づいている（Segal et al., 2002）。マインドフルネスは，メンタライジングと同一ではないけれども，概念的には重なり合う部分がある（第2章『メンタライジング』を参照のこと）。マインドフルネス訓練は，内容よりもプロセスを強調する。つまり，それは，抑うつ的思考の内容を変えることを目指すのではなく，患者と思考や感情との**関係**を変えることを目指す——Bogdan（2005）の用語を用いるなら，考えや感情についての表象性の感覚を養うということである。具体的に言えば，患者は，「厄介な考えや感情がただそこにあるのを『許す』ように，それらを優しく認識するように，それらに対して『解決する必要がある』という姿勢ではなく，もっと『歓迎』の姿勢をとるように」（Segal et al., 2002, p.55）励まされる。マインドフルネスは，考えと感情への認識を高めるという意味でのメンタライジング・スキルを促進し，また，それは，心理状態における絶え間ない変化に注意を向けさせることによって，メンタライジング的姿勢を促進する。重要なことは，心理**状態**が変化するものだということである——それは，うつ病患者が注意を向けることのない現象である。例えば，「私が‐自分自身を‐まったく無価値と‐見ている‐心理‐状態」（Segal et al., 2002, p.31）を患者が確認するようになるにつれて，マインドフルネスは，いくらかの離脱（detachment）を提供することができる。

　心強いことに，認知療法（Segal et al., 1999），とくにマインドフルネスに基づく認知療法（Segal et al., 2002）が，再発予防という形でレジリエンスを促進することを示す多少の実証がある。私たちの観点（Allen, 2006a）から見ると，この治療アプローチは，抑うつ**感**から抑うつ性**疾患**への連鎖が起きる可能性を防止することによって，うつ病につながる認知的脆弱性を改善するのである。メンタライジングは，ある状況について多重的な複数の見方を採用するように患者を助けることによって，いくらかの離脱をもたらす（例えば，「私は，最初，彼女が私を無視しているから私に挨拶しないのだと思いましたが，その後に，彼女は間近に迫っている試験に心を奪われていたのかもしれないという考えが浮かびました」）。このように，メンタライジングは反芻思考傾向を抑制するのであるが，この反芻思考傾向が人を抑うつ気分に浸らせやすく，やがて，抑うつ性疾患を生じさせやすいのである（Ingram et al., 1998）。

　次の章で詳しく述べるように，認知療法は，**メタ認知**，つまり思考について思考すること（Wells, 2000）に関心を向ける点では，メンタライジングに最も近いのである。この領域やその他の領域において，認知療法は，非常に構造化された，実証に基づく技法を提供できるという利点を有しており，そして，それらの技法は，私たちの観点から見ると，メンタライジングを促進するのである（Björgvinsson & Hart, 2006）。

第1章 序　論

安定した愛着においてはメタ認知能力が中心的役割を担っており，その逆もまた真実であるということは，偶然のことではない（Main, 1991）。このようなわけで，愛着理論の観点から見れば，認知療法におけるメンタライジング過程にとって，患者 - 精神療法家関係の質は中心的なものなのである。さらに，発達精神病理学の観点から見ると，うつ病において顕著な認知の歪みは，しばしば外傷的愛着関係に由来している（Allen, 2006a）。

（2）対人関係療法

　対人関係療法は，そもそも，うつ病に対する，根拠に基づく治療（evidence-based treatment）として開発されたが（Klerman et al., 1984），その後，より広い範囲の精神医学的障害に適用されるようになった（Weissman et al., 2000）。対人関係療法は，精神医学的障害が生じる際の対人的背景およびこれらの障害が対人関係に与える影響に焦点を合わせる。対人関係療法は，とりわけ愛着関係に焦点を合わせながら，対人関係における積極的な問題解決を促進する。要するに，対人関係療法は，「問題のある対人関係における患者の考え方，感じ方，行動の仕方を変化させようとする」（Klerman et al., 1984, p.15）。それだから，対人関係療法は，いま・ここでの対人的問題解決に目を向けることで**自己認識**をも促進しつつ，黙示的に**他者**の心理状態に関するメンタライジングに注意を向けさせるのである。

　対人関係療法の技法の中核領域のいくつかは，メンタライジングを促進する。これらの領域には，感情の奨励，明確化，コミュニケーション分析，精神療法関係の活用が含まれている（Weissman et al., 2000）。わかりきったことの繰り返しになる恐れはあるが，私たちは，表1-5に示すように，このような技法がメンタライジングを促進する点に注目している。

　夫婦間の争いを主訴とする患者に対する合同治療は，対人関係療法の自然な発展形である。夫婦療法における標準的介入法と思われるものの実例のいくつかをみると（Weissman et al., 2000, p.239），その精神療法の最中にメンタライズする必要性，および精神療法がメンタライジング能力を高める可能性が浮き彫りにされる。

・「奥さんがいま言ったことを理解しましたか？……そうですか，私も理解できませんでした。」
・「あなたは，『はい』とおっしゃいますが，同意しているようには見えないのですが」。
・［夫に向かって］「このせいであなたが不機嫌になることを，奥さんは知っていますか．… 奥さんにはどうしてそれがわかるんですか。［妻に向かって］それがご主人

3. 確立された治療法におけるメンタライジング

表 1-5 対人関係療法におけるメンタライジング促進的介入

介入の目標	個々の技法とコメント
感情の奨励は，自分の感情を理解し，調整し，表出することができるように患者を援助する方法の総称であり，精神療法には**情動学習**が伴われているという仮説に基づくものである。	患者は，ずっと苦痛であった感情，確認されていなかった感情，あるいは抑制されていた感情を直接的に表現することを奨励される。精神療法家がそのような感情を暗に，あるいは率直に受け入れることが，そのような表現を促進する。さらに，情動を抑制しがちの患者は，対人関係において広い範囲の感情をもっと直接的に表現するように援助される。それに対して，情動が不安定な患者は，感情を抱えたままでいるか，感情がより穏やかになるまで，その表出を遅らせるように援助される。対人関係療法の技法のこの領域は，とくに，私たちが**情動のメンタライジング**と呼ぶものと関連が深い。
明確化は，患者の語る話題を再構成することを伴い，そして，患者が伝えていることへの認識を高めるようなフィードバックを患者に与えることを伴う。	明確化は，次のようなことを含んでいる。患者が語ったことを言い換えること，または，そうするように患者に要請すること。語られたことの論理的意味に患者の注意を向けさせること。患者が気づいていない矛盾または相違に注意を向けさせること。明確化のプロセスは，精神療法中の随所にみられるものであり，意味について協議することを伴う。したがって，明確化のおかげで，患者は精神療法家の心の中にあるものを認識する。そして，その結果，患者は，精神療法家に適切に理解してもらうためには，しばしば彼自身／彼女自身の心の中にあるものについて明確化しなくてはならない。このようなわけで，明確化のプロセスは，精神療法家の側からの積極的で相互的なメンタライジングの努力を必要とする。
コミュニケーション分析では，患者は，重要な他者との間で交わされた，問題のある会話の詳しい記録を振り返ることによって，より効果的なコミュニケーションの仕方を学ぶことができる。	一般に，コミュニケーションにおける問題は，片方または両方の当事者が歪んだ知覚と誤った想定——私たちの用語では**メンタライジング不全**（mentalizing failures）——を修正できないことから発生する。コミュニケーション不全は，しばしば明示性あるいは明瞭性の欠如から発生する。直接的でない非言語的コミュニケーションは，何かを相手に効果的に伝えたとか，相手に適切に理解してもらったという誤った思い込みを生じさせることが多い。精神療法家は，沈黙にも焦点を合わせ，コミュニケーションを遮断する他のやり方にも焦点を合わせる。これらの介入はすべて，相手の視点を考慮することに患者を誘い，また，その過程で自己認識をも促進する。
精神療法関係の活用は，対人関係療法との関連がとくに強いものであり，患者の対人スタイルが他者に与える影響のモデルとされる。とりわけ，精神療法関係は，ネガティヴな情動を率直に表現することを学ぶ機会を提供する。	精神療法初期に，患者は，精神療法家または精神療法過程に関して生じるどのようなネガティヴな感情をも表出するようにと明示的に励まされる。そのような感情の表出は，歪んだ知覚や解釈について協議し，明確化するための下準備となる。この精神療法過程は，私たちが**転移のメンタライジング**と呼ぶものの実例である。

第1章　序　論

にとっては腹立たしいことだというのがわかっていましたか。」
・「そのことについて，彼（彼女）がそれほど強い感情を持っているのを知っていましたか。」
・「私には気になっていることがあるんです。誰だって，そんなことがあると怒るでしょう。あなたは，怒っていないと言うんですね。あなたがそう感じるのを妨げているものは何でしょうか？」

　これらはすべて，メンタライジング的介入としても妥当なものだと思われる。私たちは，ただ，メンタライジングへの明示的注目がそのプロセスに対する有益な枠組みを提供すると，主張しているだけである。メンタライジングへの意識的注目は，精神療法家としての私たちの焦点合わせを鋭敏なものにしてくれると，私たちは思う。さらに，治療参加者にメンタライジングについて教育することは，そのプロセスにおける共同作業をはかどらせる（第10章『心理教育』を参照のこと）。

（3）クライエント中心療法

　1940年代に，Rogers（1951）は，精神分析に代わる関係焦点化療法として「非指示的」療法あるいは「クライエント中心」療法を開発し始めた。当初Rogersがクライエント中心療法を開発し，推進したのは，一つには次のような願いがあったからでもある。それは，幅広い実践家に比較的速やかに習得してもらえる治療法，つまり精神分析の実践が要求するような極端に長い徒弟期間なしに習得してもらえる治療法を作り上げたいという願いであった。Rogersは，また，治療過程の研究を強く擁護する発言をしたこと，そして，非常に大胆にも，とりわけ精神療法家の共感的特徴に焦点を当てたこと——事実上，私たちならメンタライジング能力と呼ぶことができるものを研究したこと——において，精神療法の分野に大きな貢献をしたのである。

　私たちも同じであるが，Rogers（1951）は，「言語化された洞察」の価値を控えめに評価し，その代わり，①精神療法家のスキル，②関係が醸し出す雰囲気，③相互交流過程，に注目した（p.15）。よく知られているように，クライエント中心療法の礎石のようなものは**共感**であり，中心的な介入は**明確化**である。つまり，「話題がクライエントから提供されるとき，彼の感じている感情を認識でき，明確化できるように彼を助けるのが精神療法家の機能である」（p.27）。このようなことはすべて，私たちがメンタライジングと解釈しているものを必要とする。

　この定式化が述べようとしていることは，以下のようになるであろう。つまり，可能な限り

クライエントの内的判断基準を前提として，世界をクライエントが見ているとおりに捉え，クライエント自身を彼自身が見ているとおりに捉え，そうしている間は外的判断基準によるすべての捉え方を脇に置いて，この共感的理解のなかの何かをクライエントに伝えることが，カウンセラーの機能だということである。 (Rogers, 1951, p.29)

このような具合に話を続けながら，Rogers (1951) は，以下のように提唱した。つまり，精神療法家は，「ただ一つの目標に意識を集中しなくてはならない。それは，クライエントが意識化するのを拒んでいる危険な領域を少しずつ探索する際に，クライエントがこの瞬間に意識的に保持する態度に対して，深い理解と受容を提供するという目標である」(p.30)。Bowlby に——そして，心の中の恐ろしい場所に一人で入りたいとは思わないだろうと述べた患者に——先駆けて，Rogers は，以下のことを認識していた。つまり，「危険な領域」のこの探索を可能にするのは，①関係に伴う情緒的温かさであり，②精神療法家によるクライエントの体験の受容であり，③この関係に伴う雰囲気がもたらす安全感なのだということである。Rogers は，精神療法家の態度の重要性をも強調した。メンタライジング的姿勢と一致することであるが，彼は，共感的コメントが，暫定的なものであるという感じを伴って伝達されること，つまり「もし私があなたを正しく理解しているなら……」(p.28) というように伝達されることを推奨した。

Rogers は，次のような，よくある誤解に反論した。その誤解とは，彼の「非指示的療法」には精神療法家側の受身性が伴われているという誤解である。逆に，彼は，精神療法家の課題の大変な**困難さ**を強調した。共感する能力が精神療法家の中核的スキルであるという Rogers の見解に異を唱えることは，困難であろう——そして，共感はメンタライジングの礎石のようなものである（第2章『メンタライジング』を参照のこと）。しかし，共感はメンタライジングの一側面に過ぎない——他の側面は自己認識であり，それもまた精神療法の効果的な実施にとって重要なことである（ただし，それは，精神分析が逆転移の文脈で前面に押し出したものである）。

要約すると，クライエント中心療法では，安全な関係風土を築き上げ，クライエントの体験をクライエントの視点から捉え，その認識をクライエントに伝え返すためには，共感が必要であるとされている。その過程で，クライエントも，より優れたメンタライジング能力を発達させる。Rogers が結論として「最良の精神療法関係は，良い対人関係一般と関連しているであろう」(p.53) と述べたことは，驚くべきことではない。私たちの観点からみれば，メンタライジングを促進するような安定した愛着関係は，事実上，親密な関係の最良のモデルである。

私たちが本書で詳しく説明することであるが，共感することは単純なことではな

く，そして，Rogersも認めたように，それは容易なことではない。メンタライジングは，例えば，温かくて慈愛に満ちた同情と同じものとみなされてはならない。例えば，ある患者が，見るからに苦しそうな状態で，精神療法家に対して，その日の前日，夫が別の女性と寝ているところにうっかり入ってしまったと告げたとしよう。精神療法家は，患者に対して，とても優しい口調で，「あなたは，きっと，ひどく裏切られた，傷ついた，そして悲しいと感じたことでしょう」と言うかもしれない。この非常に同情的な応答は，**メンタライジングとはいえない介入であり**，「きっと……でしょう」がその手がかりである。患者は，憤然として，「いいえ。私は激怒し，そして自分が正しいと感じました。私は，ついに，大嘘つきのろくでなしを現行犯で捕まえたんです」と言うかもしれないが，それはもっともなことである。精神療法家は，探究的で好奇心を伴うメンタライジング的姿勢を維持し，憶測をしないほうがよかったであろう。第3章（『発達』）で詳しく論じることであるが，愛着研究が示すところでは，感情調整は，正確にメンタライズしてもらうことから生じるのであり，温かさや善意だけから生じるのではない。ひょっとすると，精神療法は，温かい湯船に浸かるようなものではなく，冷えていて水晶のように澄んだ湖を泳ぐようなものとして思い描くべきであるかもしれない。温かくあることはより容易であるが，明晰であることはより難しい。

　このように，メンタライジングの観点からみると，ロジャーズ派がいう意味での正確な共感は，メンタライジングを最大限にする刺激としては必要であるが，十分とは言えない基盤である。共感的で非指示的な精神療法家は，メンタライジングが発達できるような信頼できる環境を作り出す。しかし，精神療法家の共感的姿勢は，メンタライジング的姿勢の一構成要素に過ぎず，メンタライジングが開花するために必要な，一連の，より積極的な介入のための舞台に過ぎない（第6章『メンタライジング的介入法』を参照のこと）。私たちは，メンタライジングを促進するような，精神療法のより直接的な側面を，伝統的な非指示的要素と混ぜ合わせているのであるが，それは，急増している実証研究文献の知見と一致している。つまり，実証研究文献が示唆するところでは，より大きな効果に結びつくのは，より焦点を絞った介入なのである（Roth & Fonagy, 2005）。

4. まとめ

　私たちは，メンタライジングの要点を心理状態に注意を向けること——心で心を思うこと——と解釈する。メンタライジングは，自己**および**他者に関するものである。

つまり，メンタライジングは自己認識の一部であり，そのため強い情動への対処を含む自己調整にとって重要なものである。他者に関するメンタライジングは，健康な対人関係にとって重要であり，そして，とりわけ，安定した愛着関係を発達させ，維持するために重要である。加えて，私たちは，メンタライジングが**あらゆる**形の精神療法的治療にとって根本的なものであり，結局，どのような治療の成功も，患者と精神療法家双方のメンタライジング能力に依存するということを論じた。そのため，私たちは，以下のようなジレンマをも認めた。つまり，メンタライジング能力の機能不全が著しく，かつ持続的である患者たちは，治療を利用することが困難であり，そのような場合には，とりわけメンタライジング能力を築き上げることに焦点を合わせることが重要になるだろうということである（例えば，第9章『境界性パーソナリティ障害』を参照のこと）。

メンタライジングはあらゆる形の精神療法にとって根本的なものであるから，メンタライジングを強調する治療アプローチは斬新なものとはいえない。しかし，メンタライジングはそのように根本的に重要なものであるから，精神保健的治療の期間中，メンタライジングに細心の注意を払うことは当然必要なことである。したがって，**あらゆる流派の精神療法家**がメンタライジングについての確かな理解から恩恵を受けることができ，さらに，**患者もまた——関与している治療のタイプにかかわらず——**この理解から恩恵を受けることができるのだと，私たちは信じている。そのような理解を促進するために，私たちは本書を執筆したのである。

私たちは，革新性を主張するわけではないが，臨床家にとっても患者にとっても，メンタライジングとその意味についての理解を**洗練させること**から得られるものは大きいと，確信している。メンタライジングはありふれたものであろうが，それは単純なものではないし，容易なものでもない。私たちは，メンタライジングが全か無かという現象ではないことに言及した。つまり，それは程度の問題だということである。そして，次の章で論じることになるが，メンタライジングは，程度の問題であるだけでなく，多面的な概念でもある。したがって，その様々な面を明確にするには，まだ行わなければならない作業がたくさんある。ありふれた例をあげるなら，ある人は，自分自身についてよりも他者についてメンタライズするほうが得意であろう——そして，その逆もまたありうるだろう。また，ある情動状態やある関係において，他の場合よりもうまくメンタライズできる人がいるであろう。

メンタライジングの観点は精神分析を超えて幅広い精神療法アプローチに適用できること，その実例としては認知療法，対人関係療法，クライエント中心療法があることを，私たちは確認した。しかし，そのような集合体の中に新しい概念を投げ込むだ

第1章 序　論

けなら，本書は焦点の定まらないものになるであろう。メンタライジングへの焦点合わせは，その根拠が発達的実証研究や発達精神病理学——精神分析と愛着理論を起源とする遺産（第3章『発達』を参照のこと）——にあるという理由により，それだけで純粋に実りの多いことであると，私たちは信じている。一つだけ例をあげると，Rogersは共感することを中心的なものと位置づけたが，彼の治療作業は，今なら自由に参照できる発達的実証研究，つまり人がどのようにして共感を行うかを例証する発達的実証研究よりも，はるか以前に行われたものである。しかし，今後は，メンタライジングを抑制したり促進したりする関係性条件（relationship conditions）についての理解を洗練させようと思えば，発達精神病理学の知識を活用することができる。この発達的研究は，治療におけるメンタライジングの促進に到達するための，私たちの最良の手引きである。そして，それは，臨床家の理論的立場に関わりなく，そうなのである。

　また，メンタライジングに焦点を合わせるなら，実証研究を通して私たちの治療的努力を洗練させることが可能になると，私たちは信じている。それは，本書のもっと後に要約が示される，異なる複数の応用例において（第Ⅱ部『メンタライジングの実践』），私たちが行いたいと願っていることである。Roth & Fonagy（2005）が述べているように，私たちは次のような原則に従っているのである。つまり，「治療は，臨床的問題の始まりや経過と直接関連した諸過程についての知見を反映しているべきだ」（pp.507-508）という原則である。私たちがさきほど論じたばかりであるが，この点では発達過程についての知識がとくに貴重である。そして，現在の人生の問題を引き起こした幼年期の起源に深入りしない治療においても，この知識は有効に活用することができる。無数にある現代の治療研究のレビューからRoth & Fonagyが導き出した結論は，以下のとおりである。「鍵となる変化促進的な心理的過程を同定できる見込みがあることは，とりわけ魅力的なことである。なぜなら，それは，現在急増中の数々の治療アプローチに秩序をもたらし，学派を超えて効果的・共通的なものとそうでないものを同定する可能性を秘めているからである」（p.508）。

　要するに，私たちは，もう一つ新しい精神療法のブランドを創り出したいという願望を抱かず，治療におけるメンタライジングへの焦点合わせを，必要不可欠な**発達支援**を提供するための，実証研究に裏づけられたアプローチ，と解釈しているわけである（Fonagy & Target, 1997a; Hurry, 1998）。私たちの見方では，安定した愛着関係の中で進む最適の発達がそうであるように，成功したメンタライジング治療は，少なくとも，一人でいようが親密な関係の中にいようが**自由に考えたり感じたりすることができる程度を高める**のである。

5. 臨床的重要点

- **メンタライジング**は，自分自身と他者における心理状態に関心を向けることを伴っており，次のような黙示的または明示的な認識を併存させている。その認識とは，このような心理状態が，考えうる多くの見方のうちの一つに基づく'現実の表象'であるという認識である。
- **メンタライジング的介入**が目指しているのは，1) 自己と他者における心理状態に，より以上の注意を向けるように促すこと，2) 多重的な複数の見方があるのだという認識を育てること，3) とくに情動喚起という条件下で，メンタライジング能力を高めること，である。
- **メンタライジングはメンタライジングをもたらし**，非メンタライジングは非メンタライジングをもたらす。患者のメンタライジングを向上させようと努めるかたわら，精神療法家も，自分自身のメンタライジングに対して，そしてとくに，意図せずに患者のメンタライジングを台無しにしてしまうメンタライジング不全に対して，同じくらい注意していなければならない。
- **メンタライジングは**，精神療法の介入における**共通因子である**。様々な理論的志向に基づいて行われる，異なる治療様式は，すべてメンタライジングを促進することができる。そして，一番そうすることが容易なのは，臨床家が自分自身と患者におけるメンタライジングに注意を向けているときである。メンタライゼーションに基づく治療は，伝統的な精神力動的アプローチと認知行動論的アプローチの中間のどこかに位置するものと考えられるであろう。

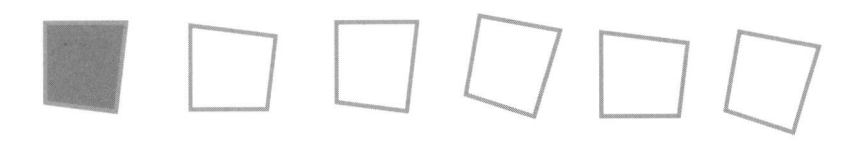

第 I 部

メンタライジングの理解

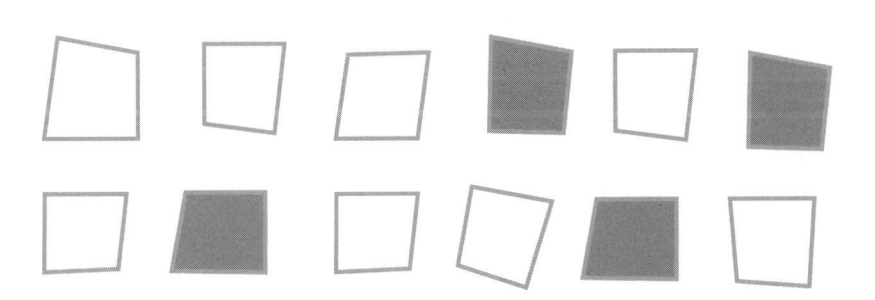

第2章 メンタライジング

　読者はもう察し始めているであろうが,「メンタライジング」は,様々な心的過程を反映している。そして,私たちは,その多くの面を明確にすることから,この章を始めることにする。その後に,私たちはメンタライジングをいくつかの関連用語と比較する。それは,一つには,**メンタライジング**の他にメンタライジングを表わす他の概念がないことを主張するためである。最後に,メンタライジングにとっては情動がまさに中心的なものであることから,情動のメンタライジングについての議論で本章を締めくくることにする。

1. メンタライジングの面

　一点だけ述べれば,メンタライジングが本当に複雑であることが浮き彫りになる。つまり,私たちは,メンタライジングを「心理状態」(mental states)に注意を向けることとして解釈する。そして,その際に,心理状態の広大な領域を含めており,その領域は,欲求,願望,感情,思考,信念,空想,夢といった通常の現象から,パニック発作,解離状態,幻覚,妄想といった病理学的過程まで,あらゆるものを含んでいる。しかし,これは序の口に過ぎない。表2-1は,これから議論するメンタライジングの様々な面(facet)をすばやく概観できるように整理したものである。とくに,①明示的メンタライジングと黙示的メンタライジング,②自己に関するメンタライジングと他者に関するメンタライジング,③範囲の異なる様々な時間枠でのメンタライジングを,私たちは区別する。私たちは,メンタライジングと関連する二つの中核的な心的過程——注意と想像——についても,それぞれに対応する不全とともに考察する。

表2-1 メンタライジングの面

面（facet）	側面（aspects）
心理状態の内容	欲求, 願望, 感情, 思考, 幻覚, など
表象のレベル	より明示的（ナラティヴ）〈対〉より黙示的（直観的）
対象	自己〈対〉他者
時間枠	過去か現在か未来
範囲	より狭い（現在の心理状態）〈対〉より広い（自伝的文脈）

(1) 明示的 対 黙示的

　精神療法において私たち臨床家が奨励することの多くは，明示的に（explicitly）メンタライズすることである。例えば，感情を言葉で言い表すことであり，「彼女がそう言ったとき，彼女が私を出し抜こうとしているのだと私は思い，そのことが私を悩ませた」といった具合である。明示的（explicit）なメンタライジングは象徴を伴うものであり，ある心理状態を表すために絵を描いたり歌を作曲したりすること——芸術療法において行うであろうこと——もまた，明示的にメンタライズすることに含まれる。しかし，典型的な場合，明示的メンタライジングにとっては言語が選り抜きの媒体であり，ほとんどのメンタライジングはナラティヴ（narrative）——物語（stories）——という形をとる。Holmes（1999）は，物語る機能を育てるのが精神療法であると解釈しているが，この解釈は適切である。さらに，心理的健康の特徴は「物語を作ることと物語を壊すことの間の弁証法，つまり，ナラティヴを形成する能力と新しい経験の視点からナラティヴを拡散させる能力との間の弁証法」（p.59）に依存していることだと，彼は述べた。最も望ましい場合，明示的メンタライジングは，正確さ・豊かさ・柔軟性が組み合わされたものという特徴を示す。精神療法の実践が証明しているように，安定した愛着は心理状態を理解可能にするための源である。

> 　安定した愛着は，納得できて矛盾のない筋の通った物語を特徴としている。その物語では，詳細な部分と全体の筋が一致し，語り手は，感情が欠如しているほど無関心でもないし，物語の内容から解離しているわけでもないし，感情が混沌とした形で対話の端々に流れ込むほど圧倒されているわけでもない。これに対して，不安定な愛着は，念入りすぎて纏綿とした（enmeshed）物語か，軽蔑的で肉づけの乏しい説明を特徴としている。　　　　　　　　（p.58）

　不安定な愛着という文脈において，Holmes（1999）は，ナラティヴの能力における三つの病理を区別した。それらは，すべて明示的メンタライジングにおける機能不

第2章　メンタライジング

全を反映しており，「①硬直した物語に固執すること，②物語化されていない体験に圧倒されること，③トラウマ的苦痛を抱えて（contain）おけるほど強力なナラティヴを見出せないこと」（p.59）である。Holmes（1999）が述べているように，安定した愛着は，トラウマを癒すのに必要なナラティヴの能力を育てるうえで重要なものである〔★訳注1〕（第7章『愛着トラウマの治療』を参照のこと）。

　　〔★訳注1〕このような記述には，私たちが語る自己は，事実や体験を素材にして構成された，筋の通った「物語」であるとする「ナラティヴ」（narrative）の視点が取り入れられている。この用語は，「語り」「物語」「物語り」と訳されることもあるが，最近では原語をカタカナ書きした訳語が使用されることが多い。なお，私たちが自己を語るときには，ナラティヴの形をとらざるをえないのであり，筋の通ったナラティヴを有することは自己の健康さの証と言ってもよい。

　前述のことが示唆しているように，明示的メンタライジングは，どちらかといえば意識的・熟慮的・省察的なものである。しかし，明示的メンタライジングは氷山の一角である。対人的関わり合いにおいて，私たちは，ほとんどの場合，黙示的に（implicitly）——自動的・非省察的に——メンタライズする。例えば，共感は，ある程度まで非意識的に〔★訳注2〕表情や姿勢を映し出すこと（mirroring）を伴っている。言い換えれば，もし治療者が明示的な推論に基づいてこのミラリングを行おうとするなら，結果はぎこちなく，大げさなものとなるであろう。やつぎばやな会話の中での話し手と聞き手の交代もまた，視点取得〔★訳注3〕のように黙示的（implicit）なメンタライジングを必要とする。つまり，誰かが，私たちの知らない第三者について，私たちが知らないということを考慮せずに，必要な文脈を提供することもなく話し出したとすれば，私たちは苛立ちを覚えるが，それは当然のことである。私たちが代わる代わる話をし，他者の視点を心に留めておいて，そうすることについて明示的に考える必要がないというのが理想的である。こうするために必要とされる心的活動は，気が遠くなるほど複雑なものである（Barker & Givon, 2005; Malle, 2005）。

　　〔★訳注2〕「非意識的に」（non-consciously）や「非意識的」（non-conscious）というのは，脳内で意識的自覚なしに行われる情報処理と関連して使用される用語であり、いわゆる「抑圧」が関与する「無意識」（unconscious）とは区別される。

　　〔★訳注3〕ここで言う視点取得とは，心理的な視点取得のことである。「もの」を対象にした認知の場合には，あるものが他者からどのように見えるかということの認知であるが，メンタライジングの場合には，ある事象が他者にはどのように体験されるかということの認知である。

　明示的にメンタライズすることと黙示的にメンタライズすることの相違は，記憶の領域での，それに対応する区分によって捉えることができる（Eichenbaum, 2002）。つまり，宣言的（顕在）記憶と手続き的（潜在）記憶との区別〔★訳注4〕，あるいはもっと単純にいうと，**内容**を知っていること（knowing *that*）と，**方法**を知っていること（knowing *how*）の区別である。顕在記憶は，私たちが運転免許を取得するため

の試験の筆記部分に正答するのに必要なものであり，潜在記憶は運転の試験そのもののために必要なものである。黙示的にメンタライズすることは手続き的なノウハウであり，明示的にメンタライズすることは象徴的な形で明言されうることである〔★訳注5〕。

〔★訳注4〕長期記憶または知識は，「宣言的」（declarative）なものと「手続き的」（procedural）なものに大別することができる。「宣言的な記憶（知識）」とは，ある対象に関する事実についての記憶・知識であり，意識的にアクセスすることができ，言語で表現することも容易である。例えば，自転車を用いて説明するなら，自転車とはどのようなものかという概念の記憶（意味記憶）や，その自転車で昨日サイクリングに出かけたなどというエピソードの記憶（エピソード記憶）は，「宣言的記憶（知識）」である。これに対して，「手続き的な記憶（知識）」とは，ある活動を実行するために必要な記憶・知識であり，意識的にアクセスすることが困難で，その活動を実行することによって，はじめてその存在が明らかになる。自転車については，自転車に乗る技能が「手続き的記憶（知識）」である。また，宣言的記憶は，それが存在することを意識または想起できる記憶なので「顕在記憶」（explicit memory）ともいう。それに対して，手続き的記憶は，意識したり想起したりせずに使用されるので「潜在記憶」（implicit memory）ともいう。

〔★訳注5〕明示的メンタライジングは，言語やイメージなどの「象徴」を用いて表現することができるということである。

　私たちは黙示的メンタライジングを**直観**と解釈しており，それは Lieberman (2000) が「潜在学習を通して得られた知識と現象的・行動的に相関関係にあるもの」（p.110）と定義しているものである。そして，それは「他の社会的な目標や状況に対して人々が抱く感情，判断，予感であり，しばしば明確な理由なく体験されるもの」（Satpute & Lieberman, 2006, p.89）を含んでいる。潜在学習は，報酬と結びついた刺激のパターンに繰り返しさらされることに基づいている。つまり，潜在学習は，自覚なしに生じるものであり，何が学習されたのかという明示的知識なしに，まして，それが**どのように**学習されたのかという明示的知識など毛頭なしに，生じるものである。直観は，潜在学習に基づくものであり，非言語的な情動的コミュニケーションに適切に反応する能力の土台となるものである。そして，この反応性の多くもまた，明示的な自覚の領域外で生じるものである。

　私たちが行う明示的‐黙示的という区別は，社会認知神経科学における知見の数々によって強く支持されている。Lieberman (2007) は，社会的認知の二重過程モデル（dual-process model）を支持する広範な証拠を総合的に記述している。そして，そのモデルでは，自動的‐反射的過程（例えば，こちらを怯えさせるような相手の表情の閾下知覚〔★訳注6〕に対する情動的反応）は，制御された‐省察的過程（例えば，自分の怯えの感情に気づくようになること，および，省察後に，その状況を比較的無害なものとして解釈すること）から区別できるとされている。メンタライジングの異なる面と関連している多数の脳領域については，第4章（『神経生物学』）で議論することにして，ここでは，黙示的メンタライジングと明示的メンタライジングでは異な

る脳領域が活動していること（Satpute & Lieberman, 2006）に注目するだけにとどめる。

〔★訳注6〕人の知覚は，その知覚を生じさせる刺激が特定のレベル（強度や持続時間など）に達しないと自覚可能な体験にはならない。しかし，自覚的な知覚体験が生じない場合でも，ある刺激が認知や行動に影響を与える現象を「閾下知覚」（subliminal perception）という。

　直観的・自動的なことと意識的・省察的なことを明確に区別するのが難しいように，黙示的メンタライジングと明示的メンタライジングの間に明確な境界線を引くことは困難である。序論（第1章）で述べたように，Lecours & Bouchard (1997) は，精神的精緻化の程度によって，メンタライジングの階層を表現した。Karmiloff-Smith (1992) は，**表象の書き換え**（representational redescription）〔★訳注7〕という独自の概念の中で，似たような点を指摘している。ここでいう表象の書き換えとは，「**心の内部にある**黙示的情報が，その後に，**心に向けられた**明示的知識になるというプロセス」（p.18, 強調は原典のとおり）のことである。私たちがメンタライズしているときは，より黙示的なプロセスと，より明示的なプロセスの間を，絶えず行ったり来たりしている。典型例は，次のような場合である。物事が順調に進んでいる際には，私たちは明示的になる必要はない。しかし，何かがうまくいかないときには——それは，私たちが自分自身の行動または他の誰かの行動に困惑するときであるが——「私はどうしてあんなことをしてしまったんだろうか」とか「彼女はいったい何を考えていたんだろうか」といった具合に，明示的にメンタライズすることが適切である。

〔★訳注7〕「表象の書き換え」という訳語は，Karmiloff-Smith (1992) の邦訳版（A. カミロフ-スミス, 小島康次・小林好和訳，『人間発達の認知科学』，ミネルヴァ書房, 1997）に倣った。

　精神療法の作業が良い見本であるが，私たちは，対人関係および個人内での問題解決のために，明示的にメンタライズすることに患者を引き込む。明示的メンタライジングに取り組む際には，意識の適応機能という，より一般的な現象を活用することになる。黙示的メンタライジングは，心的なものの領域にあるので，意識的なプロセスではあるが，低水準の意識〔★訳注8〕と呼ばれてきたもの，つまり原認識（basic awareness）を反映している。対照的に，明示的メンタライジングは高次の意識〔★訳注9〕を伴っており，その高次の意識は自己認識（self-awareness）を伴うのである（Edelman, 1989）。高次の意識により，私たちは新しいことに対処し，柔軟に問題を解決することが可能になる（Baars, 1988）。

〔★訳注8 & 9〕ここでの意識の分類は，基本的に神経生物学者 Gerald M. Edelman の説に基づいている。彼の言う「低水準の意識」（lower-level consciousness）とは，現在という時間枠の中で，外界の事象に気づいている状態（何かについての心像を抱いている状態）である。それに対して，「高次の意識」（higher-order consciousness）とは，何かを意識している自分というものを意識することができる状態である。

「談話療法」(talk therapy) に携わる際には，私たち臨床家と患者は，自己を意識しながら明示的にメンタライズすることに注意を傾注する。つまり，私たちは，日常的に，メンタライジングによって，より意識的でないものを，より意識的なものにしているのである。しかし，私たちは，精神療法を，明示化だけに貢献するものとして解釈すべきではない。それとは逆に，私たちは，明示的過程（高次の意識）を利用して黙示的次元に注意を向けることもある。なかでも，最も重要なのは，自己と他者の感情に注意を向けることである。そして，そうするときには，省察的過程が次第に反射的過程へと変容するのと同様に，この注意がますます自動的・直観的なものになってくれることが期待されているのである (Satpute & Lieberman, 2006)。Karmiloff-Smith (1992) が述べているように，発達は，黙示的から明示的へという道筋とその逆の道筋の両方によって進行する。

> こうしてみると，発達と学習とは，二つの相補的な方向性をとるものであるように思われる。一方で，それらは徐々に手続き的にするプロセス（つまり，行動をより自動的で意識しにくくさせること）を伴う。もう一方で，それらは「明示化」と意識しやすさが増すプロセス（つまり，行動の構造を支えている手続き的表象の中の黙示的情報を明示的に表象化すること）を伴う。どちらも認知的変化と関わりが深い。
> (p.17)

(2) 自己 対 他者

明示的・黙示的にメンタライズすることと，自己・他者に関してメンタライズすることを結びつけると，確かに，私たちはとても広い領域にわたる心的活動を含めることになる。適応には自己認識と他者認識の両方が必要とされることは，明らかである。この節で議論することであるが，自己認識と他者認識の間には重要な相違があるものの，基本的な類似性もある。そして，その類似性は「メンタライジング」を両方の領域に当てはめることの正当性を示している。

個人精神療法においては，私たちは，自己認識または自己についてのメンタライジングを強調しがちである。しかし，精神療法が対人関係の広い範囲に焦点を合わせているなら，私たちは頻繁に他者についてのメンタライジングを促進しているのである（例えば，「あなたがそう言った後，彼がどんなことを感じた可能性があると思いますか？」という質問）。この二重の，自己‐他者への焦点合わせを，例えば共感と比較した場合の，メンタライジング概念の主要な臨床的利点であると，私たちは考えている。つまり，その二重の側面のおかげで，私たちは，次のようなことを心に留めておくことができる。つまり，治療上の注意を自己と他者にバランスよく振り分ける必要があるということであり，しかも，ある瞬間に患者が最大の困難を示す領域が何であ

るかによって，そのバランスを変える必要があるということである。カップル療法，家族療法，集団療法は，他者に関するメンタライジングを促進する自然発生的な対話の場を提供する。個人精神療法における転移への焦点合わせも，例えば，精神療法家が感じていることを患者がどう知覚したのかを検討する際には，そのような議論の場を提供してくれるのである（第6章『メンタライジング的介入法』を参照のこと）。

　他者をメンタライズする私たちの能力の基礎となるものは，他者の心の存在を知ることという問題として，何世紀にもわたって哲学者の関心を惹きつけてきた（Stueber, 2006）。また，それは，最近の数十年間を通して，主として「心の理論」（theory of mind）という標題のもとで，心理学者が関心を抱いてきたことでもある（Goldman, 2006; Malle, 2004）。心の理論については，この章の次の節で議論しようと思う。第3章（『発達』）で議論することになるが，私たちが他者の心をどのようにして知るようになるのかという問題に対して，心理学は，発達的研究を通して大きな貢献をしてきた。この節では，同じくらい挑戦しがいのある問題，つまり私たちが自分自身の心をどのようにして知るのかという問題——自己をメンタライズすること——に焦点を合わせる。この議論は，哲学者 Richard Moran（2001）が自己認識（self-knowledge）に関して行った，洞察力に富む研究に負うところが大きい。そして，その研究は，精神療法において，私たちがメンタライジングを促進する経過——そして，意識せずにメンタライジングを台無しにする経過——の核心に迫るものである。メンタライズされた自己感の初期の発達については，後に議論することにしよう。ここでは，私たちは，メンタライジングによる自己の精緻化の進行に関心を向けている。しかし，最初に，私たちは，「メンタライジング」という同じ用語を自己と他者に当てはめる理論的根拠について述べることにする。

　私たちが自己と他者に関してメンタライズすることができるのは，基本的な'同類意識'（like-mindedness）があるからである。Moran（2001）が説得力のある形で論じたように，「ある心の状態を記述する用語は，当事者（first-person）の場合であれ，第三者（third-person）の場合であれ〔★訳注10〕，意味が変化することなく当てはまるものでなければならない」（p.160）。私たちは，ある信念を，自分が抱いている場合であれ，あなたが抱いている場合であれ，正しいものか，または誤ったものとして理解する。私たちは，恥というものを，私が感じる場合であれ，あなたが感じる場合であれ，社会的違反に対する反応として理解する。きわめて重要な点であるが，後に議論するように，私たちの'同類意識'は，私たちの心的発達に本来的に備わる対人的性質に基づいている。そして，それが私たちの'同類意識'の社会的基盤なのである。私たちが自己と他者に対して同じような心理状態の概念や言語をあてはめることがで

きるのも，メンタライジングという社会的基盤のおかげである。第4章（『神経生物学』）でもっと長く議論することになるが，注目すべきことに，神経科学から得られた証拠もまた次のようなことを示唆している。つまり，少なくとも関与する脳領域が重複していることから，自己に関するメンタライジングと他者に関するメンタライジングには，ある程度の共通性があるということである。例えば，Lieberman（2007）は，自己と他者の行動を解釈する際に，内的な焦点合わせが行われるプロセスと外的な焦点合わせが行われるプロセスを区別している。**内的な焦点合わせ**のプロセスは，自己と他者の「内面の心理的世界」に対する注意を伴っている。これに対して，**外的な焦点合わせ**のプロセスは，「他の人，自分自身，あるいは両者のやりとりの外的・物理的な特性，なかでもとくにしばしば視覚的な特性」に対する注意を伴っている（p.18-21）。脳活動の全体的パターンは，自己に注意を向けるか他者に注意を向けるかに応じて変化するのではなく，むしろ内的世界に注意を向けるか外的世界に注意を向けるかに応じて変化する。つまり，自己に向けられるものであれ，他者に向けられるものであれ，内的な焦点合わせは，内側前頭頭頂葉（medial frontoparietal）のネットワークでの活動がより高まることと関連している。その一方で，自己または他者に向けられる外的な焦点合わせは，外側前頭側頭頭頂葉（lateral frontotemporoparietal）のネットワークでの活動がより高まることと関連している。しかし，そうした自己-他者の重なりがあるにもかかわらず，私たちが自己認識を獲得する手段と他者に関する認識を獲得する手段が根本的に異なることがたまにある。それは，メンタライジングに焦点を合わせる精神療法の実践と直接的に関係する相違である。

〔★訳注10〕ここから頻出するfirst-person（またはfirst person）は「一人称」，third-person（またはthird person）は「三人称」という訳語も可能であるが，文意の伝わりやすさを重視して，first-person（first person）は「当事者」，third-person（third person）は「第三者」と訳した。

Moranは，どのような自己認識の源も絶対に正しいとはいえないことを認めているが，それは，精神分析の1世紀にわたる実践が証明しているとおりである。この教訓を前提にして，彼が客体的（objective）と主体的（subjective）という二つの形の自己認識を区別しているのは，有益なことである。それは，第三者的視点を反映しているか，当事者的視点を反映しているかということである。他者の心に関する私たちの認識——つまり'心の理論'能力を用いて他者をメンタライズすること——は，観察と推論に基づいている。私たちは，行動（冷蔵庫を開けること）を観察し，心理状態（空腹を満たすための食べ物を得ようとすること）を推論する。これらの'心の理論'能力は，次のようにすれば，**自己**に関する認識を獲得するためにも使用することができる。つまり，第三者的視点から，例えば，行動の意味を省察し，自己について

の推論を行うこと（例えば，あなたが，身震いして，ふだんより速く話している自分に気づき，それを根拠に，自分は自覚している以上に不安であるに違いないと推論すること）によって，自己に関する認識を獲得するということである。

　客体的で第三者的な視点から行われる，他者についてのメンタライジングと自己についてのメンタライジングには，重なる部分があるが，ここで私たちが関心を向けているのは，そのことだけではない。主体的で当事者的な視点から行われる，自己についてのメンタライジングは，かなり異なるプロセスであるという点にも，私たちは関心を向けているのである。この違いは，精神療法上かなり重要な意味を持つ。というのは，客体的視点から行われる自己についてのメンタライジングが，比較的表層的なものになりがちであるのに対して，主体的視点からのメンタライジングは，本当の意味でのメンタライジングとなるからである。Moran（2001）は，自著の一つの章のタイトルを「あなたの心の思いを言葉にすること」（Making up your mind）としたが〔★訳注11〕，それは適切である。私たちの見方では，精神療法におけるメンタライジングは，理想的な場合，心の思いを言葉にすること——つまり積極的に心を構成すること——を伴うのである。この名言は，第1章（『序論』）で議論したように，その概念の初期の精神療法的真髄をとらえている。つまり，メンタライジング（mental*izing*）〔★訳注12：精神**的なものにすること**〕は，心的でないものを心的なものに変容させることを伴い，そして，これを超えて心的精緻化をも伴っている。メンタライジングは，心を作り上げる心的活動が開花したものとして描写することもできよう。

　　〔★訳注11〕Moranと親交のある本書の著者Allenによると，make up one's mindは，口語的には「決心する，決定する」という意味であるが，文語的には「心を構成する」，つまり自分の思考，感情，動機，欲求などを理解し，それを言葉にするという意味合いをもち，自分の心の状態についてのナラティヴを構成することともいえる。このような意味合いを表現するために，「心の思いを言葉にする」という訳語を使用した。

　他者についての認識に対応する客体的な形の自己認識，つまりMoranが自己についての**帰属的**認識と呼んだもの，を詳述することによって，主体的‐客体的の比較を始めてみよう。Moranが明言したように，あなたは，他者を知る方法と似た‘第三者的視点’から眺めているかのように自分自身を知ることができる。つまり，あなたは——知覚・根拠・推論を通して——傍観者のように，要するに，事実を検証することによって，自己認識を獲得することができる。例えば，あなたが現在タバコをやめようという強い願望を抱いていたとしても，過去にそうしようとして何度も失敗したという経験的認識があると，あなたは，タバコをやめることができる見込みについては悲観的になるであろう。もっと私たちの臨床的関心に関わりがあるものとして，次のようなシナリオについて考えてみよう。

1. メンタライジングの面

　精神力動的精神療法を受けている患者が，社会的孤立感の高まりについて省察している。彼女は，「無条件に崇拝している」友人のことを語っているが，避けているようでもあり，それについて罪悪感を抱き始めている。彼女が言うには，友人が，かなり長い間，「実際にストレスでまいっていて」，自分にたくさんの「頼み事」をしてくるのであるが，そのうちのいくつかは，きわめて厄介なので自分には応じることができないとのことである。
　精神療法家の推測では，両者の関係が一方的になっていて，患者は——精神療法家の知る限り，典型的なほど自己犠牲的であり——うまく利用されていて，恨みを抱いていると思われる。そのため，精神療法家は，その恨みを彼女が抑圧しているのだと信じ，それについての知的に説得力のある解釈を与える。それに対して，その患者は，ただ肩をすくめて，「きっとあなたの言うとおりでしょう」と言って，すぐに話題を変える。精神療法家が根気強く解釈し続ければ，その患者は，たとえ自分では恨みを感じることができなくても，精神療法家が揃える証拠の強力さに基づいて，その解釈を信じるようになるかもしれない。

　そのような解釈は何かの助けになるのであろうか。患者がそういう恨みを感じていないのに自分は恨んでいると信じるとき，患者は，自分の心の状態に対して理論的あるいは推論的な姿勢を取っており，その心の状態について自分自身の思いを言葉にしないまま，それを自分に帰属させているだけであろう。患者の推定上の恨みは，個人的でなく，よそ者的なものになるであろう——つまり，メンタライズされないか，あるいはおそらくかなり表面的な方法でメンタライズされるか，であろう。客体的・外的なデータは，確かに，その多くが他者にも自分にも接近可能であり，自己認識の重要な領域を含んでいる。しかし，先述の抑圧された恨みの例が示すように，当事者の主体的視点が欠けると，根本的な何かが見過ごされる可能性がある。
　Moran が説明しているように，客体的な自己認識に加えて，私たちは，知覚・推論・証拠に基づくものではない，直接的で透明性のある自己認識をも有している。あなたにお金を貸し，返済の確約を求めている知人に対して，あなたが，客体的根拠に基づいて，まるで第三者的視点から答えるように，「私はお金を返すと思うよ。だって，過去にはいつも借金を返してきたからね」と答えたとしても，その知人は安心しないであろう。あなたの知人は，本気での関与を求めているのであり，証拠に基づく予測を求めているのではない。あなたは，それについては自分の心の思いを言葉にしなくてはならないのである。そうすれば，その過程で，あなたは自分の心を知るであろう。
　この最も完全で主体的な意味でのメンタライジングにおいては，人はどのようにメンタライズしているのであろうか。省察についての私たちの常識的な考え——つまり内面を見るということ——は，ここでは誤解を生じさせる。「自己認識を自分自身に適用された一種のマインドリーディング，つまり，たまたま他方ではなく一方に向けられただけの一機能とする描写」(p.91)を避けるべきだと，Moran (2001) は主張する。マインドリーディングは安易すぎるのである。十分にメンタライズすることは，骨の

第2章　メンタライジング

折れる心的作業の形での主体性の発揮を伴っている。つまり，思案し，熟慮し，省察し，議論し，決定することである——しばしば精緻化や葛藤との格闘を伴う情動的困難に満ちた領域において，そうすることである。心の思いを言葉にするという Moran の着想を尊重するなら，メンタライジングとは，自己生成（self-creation）の過程を通しての自己発見であると考えてもよいであろう。この視点からみると，あなたの心的生活は，部分的には自己によって構成されたものである。そして，あなたは，自分がどう感じているかを決める際に，自分がどう感じているかに影響を与えるのである。つまり，「誰かが，自分自身の反応を，例えば，正当な憤りか単なる不機嫌さのどちらかとして解釈するということは，それぞれ自分の状態を違う種類のものとして**構成しているのである**」（Moran, 2001, p.38; 強調は原典のとおり）。

　直観と食い違うことであるが，Moran が説明しているように，自分の心を知る際に，あなたはしばしば内面ではなく外面に目を向けている。程度は様々であるが，あなたの態度・信念・感情・関与といったことについての認識は，第1章（『序論』）で述べたように，心理状態の志向性から生じる。つまり，心理状態は，何か**についての**ものである。あなたは，省察によってではなく，むしろ自分の信念の'対象'に注意を向けることによって，自分が何を信じているのかを知る。省察によってではなく，窓の外を見ることによって，雨が降っていることを信じるかどうかを，あなたは決定する。あなたの感情が何についてのものであるか——ガレージのドアが故障で動かず，時間通りに仕事に行けなくなること——に注意を向けることで，自分が何を感じているかを，あなたは知る。あなたは，ローンを返済することへの関与のレベルを判断するときに，あなたが最後まで返済しようとする理由に基づいて，とくに，そうすると約束したということに基づいて判断する。

　　　人は，自分がしようと思うことを知るための，純粋に予測に役立つ根拠をもっていることもあるが，自由な行為を行う通常の状況では，自分の決定を根拠にして，自分が'**何をしようとしているのか**'**を知る**。一方，'何をすべきか'を決定する際には，彼の視線は「外面」に向けられ，ある一連の行為を支持するような考慮，つまり，何をするのが当然なのか，に向けられる。そのとき，「私はいま何をしようとしているのか」という問いに対する彼の姿勢は，'**何をすべきか**'という問いにとって透明（transparent）となる〔★訳注13〕。ちなみに，後者の問いは，何をするのがよいのか，望ましいのか，もっともらしいのかという「外向きの」考慮によって答えが得られる。

　　　　　　　　　　　　　　（Moran, 2001, p.105；強調は原典のとおり；' 'は訳者による強調）
　〔★訳注13〕この「透明」という概念は，Moran (2001) が Edgley (1969) の概念を借用したものである。Edgley (1969) によれば，主語が一人称の「私はPを信じているのか」という問いは，P自体の真実性に関する問い，つまり「Pは真実なのか」という問いと同じものとして扱われ，前者に答えれば後者にも答えていることになる（同じように答えることができる）。そのため，これらの二つの問いを区別する

ことはできなくなる。Edgley（1969）は，このような関係を「透明」と呼んでいる。Moran（2001）に戻ると，人が「私は何をすべきか」を「外向きの」考慮または「外的な根拠」に基づいて決定するときには，「私はいま何をしようとしているのか」という主体的な問いが透明になり，区別できない。Moran（2001）からの引用を含めて，この文脈で，本章の著者（Jon G. Allen）が言おうとしているのは，（当事者的・主体的な視点から）省察によって心を理解する私たちの能力には限界があるということである。なお，著者は，当事者的・主体的な見方を重視してはいるが，第三者的・客観的な見方が不要であると考えているわけではない。参考文献：Edgley, R.（1969）. *Reason in theory and practice*. London: Hutchinson.

　もう一度繰り返すが，主体的視点から自己認識を獲得することは自己-構成的である。つまり，確信し，かつ感じるようになるプロセスには，本来的に自己認識や当事者意識（sense of ownership）が伴っている。言い換えれば，役に立たない知的洞察の言語化——第三者的視点からの帰属——は，最も表面的な意味でのメンタライジングを示すものにすぎない。Moran（2001）は，治療的に「教育された神経症者」の特徴を，「抑圧された態度を自信たっぷりに自分自身に帰属させる」（p.86）ことができる人と述べている。しかし，彼は，以下のことも付け加えている。

　　彼がもし，その……態度を意識的に認めることができず，証拠に基づいて自分に帰属させることしかできないのであれば，何かがおかしいことは明白である。……それについて報告できるその人の能力をもってしても，恨みという本来の態度は**抑圧された**ままであると言うほうが，まだ理にかなっている。……この見解に関して，欠けているものは何かというと，その人が自分自身に帰属させている態度についての彼自身による是認（endorsement）であり，自分自身を明言する当たり前の能力である。（p.86）［Moran は続けて，次のことを指摘している。］'解釈の単に知的な受容'はそれ自体が抵抗の一形態とみなされるのに対して，'徹底操作過程'はある態度についての十分に内在化された認識をもたらし，その認識が被分析者の心的生活の残りの部分に実感的な違いを生み出すのであるが，この両者の決定的な精神療法的相違……。しかし，この治療目標を達成するには，いま議論中の態度が，理論的自己解釈の過程を通してではなく，自分がどう考え，どう感じているかについての自認（avowal）によって，その人の知りうるものになる必要がある。　　（pp.89-90, 強調は原典のとおり）

　要約すると，私たちは，心の思いを言葉にする際に現れる自己-構成的な主体を，最も完全な意味での自己のメンタライジングであると解釈する。第三者的な「知的洞察」から当事者的な「情動を伴う洞察」に移行することは，この章の最後の節で，私たちが**情動のメンタライジング**と呼ぶものである。「教育された神経症者」の知的洞察は，私たちが**疑似メンタライジング**，あるいは，プリテンドモード（pretend mode）〔★訳注14〕でのメンタライジングと呼ぶものである。以上のように，患者の心がどのように機能しているかについての精神療法家の単なる説明を，私たちは，非メンタライジング的介入とみなしている（第6章『メンタライジング的介入法』を参照

のこと)。

> 〔★訳注14〕"pretend mode"は、既刊書の一部では「ごっこモード」と訳されているが、本書では、「プリテンドモード」と訳した。"pretend"については、文脈によって「ふりをする」や「ふり」と訳し分け、第3章に出てくる「見立て遊び」の箇所では、「見立てる」や「見立て」という訳語も使用した。"pretend mode"を「プリテンドモード」と訳した理由については、『訳者前書き』に記載した。

　もし無意識的な心的内容についての精神療法的解釈が、メンタライズされていない自己帰属という結果しかもたらさないのであれば、それは有害で、自己疎外を助長するものとなりうる。自己についての歪んだ第三者的視点は、親から内在化されるものであれ、精神療法家から内在化されるものであれ、自己の中に統合されていないよそ者的存在——Moranが**疎隔**（estrangement）と呼ぶ自己疎外のプロセス——をもたらす可能性があることを、Fonagyと共同研究者たち（2002a）は示した。一方、患者は、メンタライジングを通して、例えば、①前意識をより十分かつ透き通るほど意識的なものにすることによって、②当事者性を発揮することによって、そして、③その過程で、**実際に考えることや感じることを変化させることによって**、まさに心の思いを言葉にするのであり、精神療法家はそれを助けることができるのである。これが、私たちの言う心的精緻化という意味でのメンタライジングである。そして、Moranの議論は、その過程における患者の積極的役割を強調しているのである。主体性が精神療法の本質である。つまり、人は、心の思いを言葉にする際に自分の心を変化させるのであり、その逆もまた真実なのである。

（3）時間枠と範囲

　主として、メンタライジングは——自己に関するものであれ他者に関するものであれ——今、つまり現在の心理状態に関係している。他者との関わり合いと自己調整（self-regulation）は、現在におけるメンタライジングに依存している。しかし、精神療法の多くが示しているように、後知恵が優れていることも稀ではないことを考慮すると、過去の心理状態の意味を理解することもまた有益である。例えば、患者は、衝動的な自己破壊的行動につながった自分自身の心理状態を省察したり、感情の爆発につながったやり取りにおける当事者双方の心理状態を省察したりすることから、実りある成果を得ることができる。精神療法においては、私たちはこのプロセスを「巻き戻しと探索」（Rewind and Explore）と名づけている。それは、メンタライジングが失われた時点に戻ることである。もちろん、そのような省察の価値は、後知恵を先見の明に変容させることである。つまり、過去から学ぶことによって、将来においては自己と他者の現在の心理状態についてもっと上手にメンタライズできるようになるこ

とである。

　さらに，私たちは，未来に関してメンタライズすることもできる。例えば，配偶者が別居の提案にどのように反応するかを予想しようとすることが，その一例である。また，私たちは，自分自身の心理状態を予想する際に未来に関してメンタライズする（例えば，自分が何かをするときにどう感じるだろうかと考えること）。ただし，正確にそうする能力は，私たちが一般的に想定しているよりも大きな制約を受ける（Gilbert et al., 2002）——比較的落ち着いた状態を基準にして，情動をかきたてられた状態で自分がどのように反応するかを予想しようとするときは，とくにそうである（Van Boven & Loewenstein, 2005）。

　最も狭い範囲のメンタライジングとは，ある特定の瞬間の心の状態に焦点を合わせることといえよう。つまり，「私が今言ったことがあなたを悩ましているようですが，何を考えておられますか」と聞くような場合である。しかし，精神療法においては，私たちは，ある特定の瞬間を超えてメンタライジングの範囲を広げようと努めることが多い。そして，その際には，現在の心的内容と関連した精神内的・対人的な周辺領域を明らかにする。私たちは，信念・感情・行為の理由を明らかにすることで，心理状態をさらに詳しく検討する。また，私たちは，他の感情が潜んでいる可能性を探ることで，特定の情動状態をさらに詳しく検討する——例えば，罪悪感の背後に恨みがあるのを探したり，怒りの背後に恐怖がある可能性について考えたりする。実際，「それで，**他にどんなことを**感じたのですか？」という精神療法的質問は，広範な文脈において適切であることが多い。しかし，この質問をする際に，私たち精神療法家は，自分自身のメンタライジング能力を維持し，単に患者の心の中のこと，あるいは心に関することを理解するだけでなく，その患者の現在のメンタライジング能力や心の状態をも理解しなければならない。したがって，患者が他に何も感じなかったと答えるときには，現在の省察能力の限界を示しているのであり，いま述べている出来事が起きたときの心の状態を示しているのではないかもしれない。患者はその瞬間をメンタライズすることはできるが，より広い時間枠においては詳しく述べることができないのかもしれない。そうだとすれば，心の状態が変化したときにのみ（例えば，関係の中で，より安全であると感じるとき），もっと広範囲の省察が可能になるであろう。

　感情とそれを取り巻く物語は階層を成しており，情緒的に重要な出来事は，しばしばその自伝全体に深く達するナラティヴである。Wittgensteinは，自伝という比喩を用いることで，ある瞬間の心の状態から私たちが知ることはわずかであるということを次のように言い表した。「たとえ私が今,彼のひとりごとをすべて聞いたとしても，私には彼の言葉が指し示していることが何であるかほとんどわからないであろう。そ

れはあたかも，ある物語の途中にある**一文**だけを読んだところで，私には何もわからないのと同じことである」(Monk, 2005, p.105 より引用．強調は原典のとおり)．実際，私たちは，現在の心理状態を——自分の心理状態であれ他者の心理状態であれ——広さの程度が異なる様々な文脈において理解しているにすぎない．精神療法で私たちが行うことの多くは，文脈を広げることに役立つ——要するに，一つの文章からもっと広い自伝的な物語に向かうこと，つまり，多面的な表象を徐々に発達させることである．そして，その多面的表象は，象徴に助けられて，その経験を，広がり続ける個人的理解と関連づけるのである．

2. 心的過程とメンタライジング不全

　臨床実践において，私たちは「メンタライゼーション」という名詞よりも「メンタライジング」という動詞の方を好むが，それは**活動性**を強調するためである．つまり，メンタライジングは心的行為（mental action）であり，私たちが程度の差はあるが上手に，または巧みに**行う**何かである（Allen, 2003）．黙示的なレベルと明示的なレベルでのメンタライジングの真の複雑さをさらに強調するなら，そこには多数の認知的操作が関与している——例えば，知覚すること，認識すること，反応すること，ミラリングを行うこと，想起すること，解釈すること，説明することが，その例である．ここでは，メンタライジングにおける認知活動の二つの重要な領域である「注意と想像」に焦点を合わせることで，これら二つの心的過程に共通するメンタライジング不全について考えてみたい．

(1) 注意と想像

　進化的観点から，de Waal (2006) は，次のような観察を述べた．

> 同種個体の行動状態に対する反応性には幅があり，群れの中の一羽の鳥が捕食者に驚いたので群れが一度にすべて飛び立つということから，類人猿の母親がすすり泣く子どものところに戻り，自分の体で2本の木の間に橋を架けることによって，子どもが木から木へと移るのを助けるということにまで，及ぶのである．　　　　　　　　　　　　　　　　(p.25)

　そのような観察から，「**他の個体に注意を払うという淘汰圧**（selection pressure）は，相当なものだったにちがいない」と de Waal は結論した（p.25; 強調は後から付加）．
　メンタライジング——私たちの最も簡潔な定義では，心理状態に注意を向けること——における注意の役割をどれだけ強調しても，しすぎることはない．そして，私た

ち臨床家が精神療法や心理教育で行うことの多くが，注意に影響を与えようとすることなのである。メンタライジングが心的行為である限り，注意は主要な影響力を有している。黙示的にも明示的にも，私たちは，患者に対して，自分や他者がしていること，考えていること，感じていることに**注意を向ける**ように絶えず促している。つまり，精神療法家が眉毛を上げることは，どちらか一方がいま話したことの含意に注意を向け，それについて考え，精緻化するように——要するに，メンタライズするように——という暗黙の勧めのことがある。

　Fonagy（2006）が強調しているように，メンタライジングが容易でないことがよくある。Posner & Rothbart（1998）がその特徴を述べているように，それは注意の**エフォートフル・コントロール〔努力を要する制御〕**（effortful control）〔★訳注15〕を必要とする。私たちは，努力を伴うメンタライジングの性質をとらえる際に，耐え難い情動状態の苦しみの中で「一時停止ボタンを押すこと」という比喩を用いる。そして，それは，情動調整と建設的対処のために自己認識を高めることによって可能になることである（Allen, 2005）。しかし，もっと微細で広範囲にわたる形の正確なメンタライジングにおいては，エフォートフル・コントロールが不可欠である。他者の心理状態を解釈する際の私たちの初期設定モードは，自己中心性である。つまり，私たちは，深く考えずに，自分の視点・認識・態度を他者も共有してくれると想定してしまう（Decety, 2005）。これについては，「3歳児や脳の前頭葉に損傷のある人に見られる自己中心性は，正常な大人にも存在するものである」（Barr & Keysar, 2005, p.273）とする謙虚な見方がある。つまり，私たちは，努力せずに，ステレオタイプ化によって安易な道を選ぶことも可能なのである（Ames, 2005）。このように，別の人の異なる視点を考慮するということは，**努力**を必要とする。つまり，これは，自己中心的またはステレオタイプな見方を抑制し，別の見方に注意を向け，ワーキングメモリ〔★訳注16〕の中で異なる複数の見方を巧みに処理するということである。これらが，認知的な実行機能〔★訳注17〕なのである。

　　〔★訳注15〕エフォートフル・コントロールとは，子どもの発達において出現する制御（control）の水準を記述するために，Mary Rothbart が 1989 年に初めて使用した用語である。日本の文献では，原語をそのままカタカナ表記した「エフォートフル・コントロール」という訳語が使用されている。しかし，初めてこの用語に接する人には意味がつかみにくいので，当該ページの初出箇所には，並列的に日本語訳を付し，エフォートフル・コントロール〔努力を要する制御〕とした。Rothbart は，エフォートフル・コントロールを「潜在的（subdominant）反応を実行するために，顕在的な（dominant）反応を抑制する能力」または「顕在的反応を抑制し，および／あるいは劣位な反応を活性化する能力，計画する能力，誤りを検出する能力を含む，実行注意（executive attention）の効率性」と定義している。参考文献：Eisenberg, N. et al., (2007). Effortful Control. In R. E. Baumeister & K. D. Vohs (Eds.) *Handbook of Self-Regulation*, pp.259-282. New York: Guilford Press.

　　〔★訳注16〕記憶には，情報の一時的保持である短期記憶と，短期記憶が反復的なリハーサルを受ける

なとして長期的に保持されるようになった長期記憶がある。ワーキングメモリ（working memory）とは，短期記憶の概念が発展したものであり，Baddeley & Hitch（1974）によれば，情報の一時的な保持とその情報に対する処理を同時に行う複合的システムである。Baddeley & Hitch（1974）は，ワーキングメモリの概念を提唱し，その存在を実験によって確かめたが，それ以来，ワーキングメモリは記憶研究における重要な領域となっている。

〔★訳注17〕実行機能（executive function）とは，目標に応じて意識的に行動を制御する能力であり，大脳皮質の前頭前皮質が関与することがわかっている。この実行機能が飛躍的に発達するのは4～5歳と言われている。例えば，2～3歳児は，行動を柔軟に切り替えることができず，「すべきこと」よりも「したいこと」を優先してしまうが，4～5歳児になると，「したいこと」を我慢して「すべきこと」ができるようになる。

　このようなわけで，発達研究者は，メンタライジング能力が実行機能に依存する（Moses, 2005）のか，あるいはその逆（Perner & Lang, 2000）なのかについて議論している。その二つが関連し合っていることは，明らかである。メンタライジングは，心的作業である。つまり，メンタライジングにおいては，例えば，私たちは'何かを考え感じることが，それを現実のものにするわけではない'という認識を保ち続けなければならない。Bogdan（2005）は，この黙示的認識に「自己-表象性の心的感覚」（*mental* sense of self-representingness）という適切な名称を付与している（p.203, 強調は原典のとおり）〔★訳注18〕。したがって，メンタライジング・モードにおいては，私たちは，少なくとも次のような黙示的感覚を持っている。その黙示的感覚とは，世界は必ずしも私たちが体験しているとおりのものではないし，私たちは往々にしてこの区別（「これは本当のことなのか，それとも私の単なる想像なのか？」）に積極的に取り組まなければならないということである。このように，メンタライジングにおいては，私たちは自分の体験を再査定するのであり，精神療法がこの再査定能力を育てるのである。

〔★訳注18〕Bogdan（2005）は，この感覚を「自分自身の考えはそれらが表しているものに関するものであるという感覚」と述べている。また，「自分自身の心理状態を表象的なものとして，つまり何かについてのものとして理解すること」であるとも述べている。「表象とは，現実を特定のあり方で存在するものとして表象化」したものだというPerner（1991）の見解も考え併せると，私たちが現実と思っているものは，現実自体ではなく，現実を特定のあり方で存在するものとして表象化した結果である。Bogdan（2005）の言う「表象性」（repesentingness）とは，このような心理状態の表象的性質への認識を意味している。

　愛着とメンタライジングの間に関連がみられるのに加えて，注意とメンタライジングとの間に関連がみられることから，愛着と注意も直接的に関連しているのであり，それは注目に値する。つまり，ストレスは注意の機能を損ない，愛着はストレスを調整するのである。さらに，第3章（『発達』）で議論することになるが，乳児と養育者の間での共同注意は，メンタライジングにおいて中心的役割を果たしており，実

証研究の結果，子どもの頃の安定した愛着と注意との結びつきが明らかになっている。例えば，Belsky & Fearon の観察によれば，初期の愛着関係と注意システムの組織の間には特有の結びつきがある（Belsky & Fearon, 2002; Fearon & Belsky, 2004）。約1,000人の子どもを対象とした彼らの研究により，生後14ヶ月での乳児 - 母親の愛着の質と，生後54ヶ月での「持続処理課題」（Continuous Performance Test）における注意の成績との間に，正の関係が見られることが明らかになった。不安定な愛着を形成している子どもと比較して，安定した愛着をもつ子どもは，累積した社会的背景上のリスク（および男性であること）が注意の成績に与える影響を受けないですむようであった〔★訳注19〕。愛着を注意と結びつけている他の研究も存在する。例えば，無秩序型の愛着〔★訳注20〕を形成している乳児は，養育者との関わり合いにおいて社会的注意を協応させることが困難である（Schlomerich et al., 1997）。また，胎児の時にコカインにさらされ，生後12カ月において母親に対して無秩序型の愛着を示す子どもは，社会的注意の協応〔★訳注21〕に関する機能不全を示す——それは，愛着人物（attachment figure）〔★訳注22〕だけでなく実験者との関わり合いにおいても顕著であるから，般化している機能不全である（Claussen et al., 2002）。最後になるが，養子になるのが遅くて愛着が深刻なほど無秩序なルーマニア人の孤児たちには，注意における重度の障害が観察されている（Chugani et al., 2001; Kreppner et al., 2001）。

〔★訳注19〕社会的背景上のリスク（social contextual risk）とは，先行研究の結果から，注意欠如／多動性障害（ADHD）にみられるような注意の障害と関連しているとされる背景要因である。例えば，家族の経済状態，父親の不在，母親の抑うつ，母親が得るソーシャル・サポート，母親の言語的IQなどである。注意の障害の要因として「男性であること」があげられているのは，先行研究から，注意に関する課題においては男子のほうが女子よりも劣るという性差がみられ，注意の障害に関しては男子であることがリスクを高めると考えられるからである。

〔★訳注20〕無秩序型の愛着（disorganized attachment）とは，無秩序 - 無方向型（disorganized-disoriented type）の愛着とも呼ばれ，Ainsworthのストレンジ・シチュエーション法で分類されるA群（回避型），B群（安定型），C群（アンビヴァレント型）のどれにも分類できないタイプ（D群）である。このD群は，A，B，C群に比べて愛着行動に一貫性がなく，短時間にタイプの異なる愛着行動が出現する，つまり行動の方向性が定まっていない。このタイプの子どもの養育者は，トラウマなど，心理的に未解決の問題を抱えており，心理的に不安定で，突然に表情や言動に変調をきたし，子どもをひどく怯えさせることがわかっている。

〔★訳注21〕ここでいう社会的注意の協応（coordination）とは，いわゆる共同注意（joint attention）とほぼ同じ意味であり，何らかの対象（玩具など）をめぐって乳児と実験者との間で共同注意が成立することを意味する。つまり，子どもが自分の注意の対象に実験者の注意を引きつけたり，実験者の注意の対象に自分も注意を向けたりすることを指す。

〔★訳注22〕愛着人物（attachment figure）とは，養育者など，子どもの愛着の対象になる人物のことである。

想像もまたメンタライジングにとって中心的なものである。ただし，私たちにとって，自分の想像を現実に根ざしたものにすると同時に，想像力を働かせて可能性を楽

しむということは，困難な課題である（Allen, 2006b）。この章の後の部分で議論するように，共感には，どちらかといえば自動的な情動的共鳴だけでなく，記憶に依存する能動的想像も必要とされる。そして，能動的想像において，人は，当該の感情を呼び起こすのに適した体験を思い出すのである。もっと一般的な言い方をすれば，別の人が何を信じ，考え，感じているかについて異なる複数の見方を思い浮かべる場合には，'想像'が必要とされる。実際，自分自身の情動について異なる複数の見方を思い浮かべる場合でさえも，'想像'が必要とされるのである。精神療法では，例えば，私たちは，患者に，所定の状況で，もしそうしてもよいなら他にどんな感情を持っただろうかということを想像させようとする（例えば，怒りを感じることに加えて，恐怖を感じること）。

（2）メンタライジング不全とコスト

　大雑把に言うと，メンタライジングは，三つの異なる形で損なわれる可能性がある。一つめとしては，メンタライズできない可能性がある。二つめとしては，不備な形または歪んだ形でメンタライズする可能性がある。三つめとしては，例えば他者を操作したり，利用したり，苦しめたりするためにメンタライジングを悪用する可能性がある（Sharp, 2006）。私たちは，ここでは最初の二つの機能不全について言及し，三つめについては精神病質の文脈で言及する（第4章『神経生物学』を参照のこと）。

　メンタライジング不全は，心理状態に注意を向けることの失敗を含むだけでなく，必要とされている想像活動を行う上での不本意さや無力さをも含んでいるであろう。Fonagyと共同研究者たち（1997c）は，メンタライジング能力（省察機能）を測定するために行った面接から，印象的な例を紹介している。それは次のようなものである。「**面接者**：あなたは，なぜご両親がそのようにしたのだと思いますか？　**回答者**：どうして私が知っていると期待するんですか？　あなたが言ってください，あなたは心理学者でしょう！」(p.17)。次の例は，想像活動の欠如が明らかなものある。「**面接者**：あなたは，自分の幼年期の経験が何らかの形であなたに影響を与えていると思いますか？　**回答者**：私には何も思いつくことはありません……幼年期の経験から私が何を学んだというんですか？　その時のことで思いつくことなんか何もありません」(p.20)。

　しかし，パラノイド的過程が最も良い例であるが，想像が抑制されていないときには，メンタライジングもうまくいかない。パラノイド的投影——最悪の場合，相手を悪魔視すること——の場合には，それを通して他者の意図についての知覚や解釈が全面的に歪むことがあり，しかも，その歪んだ知覚や解釈がまったくの現実として取り

2. 心的過程とメンタライジング不全

扱われる。それほどひどく歪んでいないレベルでは，抑うつ的思考が，自分自身および他者の心理状態についての知覚や解釈を歪ませる（Beck et al., 1979）。抑うつ的思考の印象的な一例によって，私たちは，歪んだメンタライジングを表す新たな口語表現を用語集に取り入れるように促された。本書の第一著者とその家族は，『サイドウェイ』という映画を見に行ったのであるが，主人公の一人であるマイルス（配役ポール・ジアマッティ）が新しい小説を出版し損なったことを嘆いている場面に全員が目を奪われた。仲間と一緒に橋の下に座って，マイルスは「人生の半分が過ぎた今も，俺には成果といえるものが何もないんだ——何一つないんだぜ！」と嘆き悲しむ。マイルスは，自分の無意味さについて，「俺なんて，高層ビルの窓についた指紋みたいなものだ」と心の中で思った。その後の次のようなセリフが，私たち全員の注意を引きつけた。「俺なんて，100万トンの下水と一緒に海に吐き出されるティッシュについたクソの染みだ」。映画館から車で帰宅する間に，この記憶に残るセリフを振り返って，著者の娘である Yvonne Allen（言語病理士）は，「マイルスは**エクスクレメンタライズしていた**（excrementalizing）」〔★訳注23〕と言い切ったのである——つまり，それはメンタライズすることではあるが，やり方が自嘲的だということである。私たちが，歪んだメンタライジングをとらえるために，とくに，抑うつ状態で自分自身を軽蔑するという文脈で，この用語を使用するとき，患者ならばその要点が容易にわかるのである。

〔★訳注23〕「糞便」を意味する excrement と mentalizing を結びつけた造語であり，自分を糞便のようにみなすメンタライジング，つまり自嘲的なメンタライジングということである。

歪んだ，あるいは不適切なメンタライジングの現象は，次のような共通した問い，つまり「メンタライズしすぎることはありうるか」という問いと関連している。患者が心理教育グループの中でこの問いを発するときによくみられることであるが（Haslam-Hopwood et al., 2006），患者は，メンタライジングを反芻思考（rumination）と，つまり，まったく非生産的な形の自己注目的思考（Nolen-Hoeksema, 2000）と混同している〔★訳注24〕。しかし，行き過ぎたメンタライジングには他の形もある。それは，心理状態についての過剰警戒（hypervigilance）である。過剰警戒は，例えば，親が虐待行為をする可能性があることに対する子どもの警戒や，たえず抑うつ気分に陥る寸前の親を元気づけようとする子どもの持続的努力から，生じるものである。第3章（『発達』）で注目することになるが，安定した愛着関係がもたらす主な利益の一つは，安心感がメンタライジングを不要にしてくれる間に，メンタライジングを**寛いだものにする**機会が与えられるということである。

〔★訳注24〕近年，抑うつやうつ病患者についての研究から，自己への注目あるいは自己に関する反芻

47

第2章 メンタライジング

思考には不適応な性質のものがあることが指摘されている。例えば，自分のネガティヴな面に対する過度の注目や反芻思考は，かえって抑うつを強めてしまう効果がある。このような自己注目的反芻思考は，適切なメンタライジングとはいえない。

私たちは正確なメンタライジングを推奨しているわけであるが，次のような警鐘をも紹介しておくべきである。その警鐘とは，正確なメンタライジングが，メンタライズする人にとって常に明らかな利益をもたらすわけではないということである。Ickes と共同研究者たち（2005）は，「ときに真実は人を傷つける」（p.310）という真理を提示している。この研究者たちが集めている証拠によると，パートナーの思考や感情が好意的で，こちらを脅かさないときには，共感の正確さは親密な関係を安定させる。他方，その関係を脅かす恐れのある考えや感情をパートナーが抱いている（例えば，他の誰かに異性としての魅力を感じている）ときには，正確な共感はその関係を不安定にする可能性がある。Ickes と共同研究者たちが述べているように，

> 私たちのモデルによれば，関わり合うパートナー同士がある状況に入りこむと，個々人が最初に，現在の状況がその関係にとって**危険地帯**を生じさせる可能性があるかどうかについて見定める。もしその特定の状況でパートナーが実際に抱いている，その関係を脅かすような思考や感情を，個々の受取手（perceiver）が正確に推測するなら，その洞察は二人の関係を脅かすことになるであろう。関係にとっての危険地帯とは，そのような洞察のことである。
> (Ickes et al., 2005, p.312；強調は原典のとおり)

そうした文脈では，メンタライジングのスイッチを切ること，あるいは Ickes と共同研究者たちの言葉を借りれば「動機づけられた不正確さ」（motivated inaccuracy）がその関係を維持するのに役立つこともある。その選択肢は，その著者たちが述べているように，「より悲しいが，より賢明な」（p.316）ことなのである。メンタライジングが苦痛なものになりうるという認識が失われることは，精神療法家の場合には，ほとんどないであろう。情緒的に苦痛な背景条件のもとで患者がメンタライズする際に患者を助けることは，まさに私たちの臨床的作業にしばしば伴われているものである。そして，**治療**関係における多少の安心感は——それ自体，メンタライジングによって育成されるものであるが——この作業が行われるために不可欠なものである。

このようなわけで，精神療法を次のようなものとして解釈してもよいであろう。つまり，精神療法は，一方では注意を向けさせ，柔軟な思考を促進し，想像を奨励することによって，他方では想像的思考を現実に根ざしたものにしておこうとすることによって，メンタライジング不全に立ち向かうものだということである。精神療法は，また，精神療法家という人の中にあるもう一つの心を関与させることによって，客観

性を促進し，このようにして想像を抑制するのである――例えば，情動の影響で歪んでしまった解釈に疑問を投げかけることによって，そして，最も重要なことであるが，直接的コミュニケーションを奨励することによって，想像を抑制するのである（例えば，「彼女が考えていることがわかると決めてかかるのではなくて，彼女のその発言がどういう意味なのかはっきり言ってくれるように彼女に頼んでもいいのではないですか」という応答）。もちろん，'より悲しいことだが，より賢明なことになる'場合も，常にありうる結果である。繰り返すなら，メンタライジングは，私たちの人間性にとって基本的なものではあろうが，それは，決して単純で，容易で，苦痛を伴わないものではないということである。

3. 重なり合う用語

　私たちがメンタライジングと呼んでいるものが私たちの人間性の基盤である限り，それは少しも新しい概念ではない。多くの用語がこの領域の様々な側面をカバーするために適切に使用されてきている。ただし，どれもメンタライジングと全く同じ守備範囲を有しているとはいえない。この章のはじめの部分で，私たちはメンタライジン

表 2-2 「メンタライジング」と重なり合う用語同士の区別

用語	相違
メンタライジング（Mentalizing）	自己と他者の心理状態に注意を向け，それに基づいて行動を解釈すること
マインドブラインドネス（Mindblindness）	メンタライジングの反対概念。本来は自閉症の特徴を述べるために用いられる。
マインドリーディング（Mindreading）	他者に適用されるもので，認知に焦点を合わせている。
心の理論（Theory of mind）	認知発達に焦点を合わせており，メンタライジングに概念的枠組みを与えてくれる。
メタ認知（Metacognition）	主として自己における認知に焦点を合わせている。
省察機能（Reflective functioning）	メンタライジングの全般的レベルを操作化している（operationalizes）。
マインドフルネス（Mindfulness）	現在に焦点を合わせており，心理状態に限定されていない。
共感（Empathy）	他者に焦点を合わせており，情動状態を強調している。
情動知能（Emotional intelligence）	自己と他者の情動のメンタライジングに関係する。
心理的慮性（Psychological mindedness）	メンタライズする生来的傾向の特徴を述べているが，広い定義である。
洞察（Insight）	メンタライジング過程の産物である心理的内容

グという複雑な概念の様々な面を詳しく描写することで，それを明らかにすることに着手した。ここでは，「メンタライジングは……とはどう違うのか」という，よく尋ねられる質問に答えながら，類似の概念との関係を明確にすることによって，引き続きメンタライジングを明らかにする。さらに重要なことであるが，これらの関連用語の標題のもとで行われた豊富な学術的研究は，私たちがメンタライジングと呼んでいるものを浮き彫りにするのに役立つであろう。表2-2は，一連の重なり合う用語とメンタライジング固有の特徴の一覧であり，これから私たちが議論するものである。

(1) マインドブラインドネス

メンタライジングの概念は，その反対概念である「マインドブラインドネス」(mindblindness) との比較によって鮮明にすることができる。マインドブラインドネスは，Baron-Cohen (1995) が自閉症の中核欠損を強調するために導入した用語である。

> もしあなたが，物理的な物事には気づいても，心理的な物事の存在に気づかないとしたら，世界がどのようなものになるか想像してみてほしい。もちろん，私が言おうとしているのは，思考，信念，認識，願望，意図のようなことに気づかない場合のことであり，これらは，私たちの大部分にとって行動の基盤であることが自明なものである。もし，行動主義者にとってそうであるように，心理主義的 (mentalistic)〔★訳注25〕な説明が永遠にあなたの能力の限界を超えたものであるなら，はたして人間の行為（さらに言えば，あらゆる生命あるものの行為）を理解できるのだろうかということまで，想像を逞しくして考えてみてほしい。(p.1)
>
> 〔★訳注25〕心理主義的 (mentalistic) とは，行動の動機や背景として「心理状態」を考慮できるような心のあり方である。

自閉症は，障害の重篤さはまちまちであるが比較的不変のマインドブラインドネスを伴っており，それは神経生物学的な機能障害に由来するものである（第4章『神経生物学』を参照のこと）。しかし，「マインドブラインドネス」という用語を，発達的精神病理と関連した機能的・背景要因依存的・一時的なメンタライジングの機能不全を含むところまで拡大解釈するほうが有益な場合もある。私たちはすべて，程度の違いはあるが，ある環境では**力動的なマインドブラインドネス**に陥りがちである（Allen, 2006b）。

> アンは，トラウマ・うつ病・物質乱用の治療のための入院プログラムから退院する直前に，最後の精神療法のセッションを受けに来たが，電話を通して父親と変なやりとりをしたところだと語った。それ以前の2週間にわたって，彼女は，父親との境界を確立することに生産的に取り組んでいた。彼女は，父親が彼女の行動を過度にコントロールしていると感じたときには，それを父親に直接伝えていた。そして，父親は，彼女の自己主張に対して思慮深く反応していた。彼女は，父親の視点がわかり，父親の心配に注意を向けることができたが，

それは重要なことであった。しかし，そのセッションの直前に，父親は，アンが薬物所持で逮捕される一因となった犯罪活動に関与していた友人に近寄らないようにと，厳しく彼女に警告した。

　アンは，父親の「まったく不適切」で「コントロールする」行動に激怒して，セッションにやって来た。そして，彼女は，プログラムからの退院後すぐに友人に会うことを正当化する，たくさんの理由を並べ立てた。彼女は，父親の心配の根拠に対して注意を向けることができず，すぐに友人と再会するという彼女自身の主張の根拠に対しても注意を向けることができなかった。精神療法家がアンの友人との関係の歴史を探求するにつれて，その関係に潜在する重大な危険と父親の警告の理由が明らかになった。さらに，アンは，友人に会いたいという衝動的傾向のなかに敵対的反抗心があるのを認めることができた。それに加えて，彼女は，父親に対する現在の敵意には，父親との青年期特有の関係に起因する部分があることを知ることができた。それに加えて，彼女は，自分の自己破壊性の起源が，長い既往をもつ母親の無謀な行動との同一化にあるのだということも，認識することができた。

　アンは，情動状態のさなかでさえ高い省察力をもつ人の典型例であるが，父親および彼女自身の動機について一時的にマインドブラインド状態となった。ただし，セッションの経過のなかで，彼女はメンタライズすることができた。しかし，特筆すべきことであるが，最初にそのやりとりを「変だ」と認め，議論のためにそれを表現したことにおいて，彼女はメンタライジング能力の芽生えを示したのであり，その後に精神療法がその能力を育てたのである。

(2) マインドリーディング

　Baron-Cohen（1995）の用語では，マインドブラインドネスは，**マインドリーディング**（mindreading）の不全であり，マインドリーディングとは，「単純に言えば，他者の行動の意味を理解する最良の方法」（p.21）である。Baron-Cohenは，心の理論の発達に関するモジュールという概念において「マインドリーディング・システム」の様々な要素を明確にしたが，それは次節で紹介するような一連の研究である。「マインドリーディング」という用語は，「他者の心理状態を推論する人間の活動」（Malle, 2005, P.26）を指すために，心の理論に関する文献（Ames, 2005; Barr & Keysar, 2005）のいたる所で使用されている。とくに，Goldman（2006）は，心の理論に関する文献を見事な形で統合する際に，「マインドリーディング」と「メンタライジング」という用語を明確に同義語として使用している。しかし，メンタライジングは，二つの点でマインドリーディングとは異なっている。第一に，メンタライジングは自己と他者の双方に関係するが，マインドリーディングは他者に関して使用されている。第二に，Baron-Cohen（2005）が観察したとおり，マインドリーティングは，暗黙の前

提として情動を除外しているが，情動はメンタライジングの中心的な面である。おそらく精神的テレパシーという言外の意味と結びつくからであろうが，私たちは，しばしば患者に（疑問を寄せつけない仮定に基づく，他者の心理状態についての歪んだ解釈に示されているような）「マインドリーディング」には気をつけるように警告する。このようなわけで，私たちは，メンタライジングを，虚心坦懐（open-mindedness）と探究心という姿勢によって柔軟なものにされた，**慎重さを伴うマインドリーディング**と考えてもよいであろう。

(3) 心の理論

　私たちは第1章（『序論』）で，愛着理論におけるメンタライジングの起源を探究した。ここでは，発達心理学におけるメンタライジングの同じくらい深い起源について，「心の理論」（Theory of Mind）の標題のもとに考察する——心の理論は，皮肉なことに，チンパンジーにおける社会的認知を理解するという文脈の文献（Premack & Woodruff, 1978）で紹介された用語である。この実証研究の領域は，乳児や幼児が心理状態およびそれと行動との関係を理解するようになる過程や段階——メンタライジングの領域——を解明してきた。発達については，次の章で，より幅広く考察することになるが，ここで心の理論の研究の重要部分を捉えておきたいと思う。ちなみに，心の理論の研究は，メンタライジングと関連する**認知**の発達に主として焦点を合わせている。心の理論の獲得についての諸理論を発展させる原動力の多くは，自閉症を理解しようとする努力に由来するものであるが，自閉症においては心の理論の発達の不全が最も顕著なのである（Baron-Cohen et al., 2000）。

　幼年期に一人前の心の理論を発達させていることを示す指標は，誤信念課題に正答することである（Wimmer & Perner, 1983）。したがって，Sharp（2006）は，この発達的道標を，「心の理論の卒業日」（p.105）と呼んでいる。当該の行動を誤信念に基づくものとして解釈する子どもの能力は，心理状態の表象的性質（Perner, 1991）の明示的理解を意味するという点で，記念碑的な重要性をもっている。その識別実験は，以下のとおりである。

　　　マキシは，お母さんが買い物袋の中身を出すのを手伝っています。彼はチョコレートを**緑色の戸棚**に入れます。マキシは後で戻ってきて取り出せるように，チョコレートを入れた場所を正しく覚えます。それから，彼は遊び場に出かけます。彼がいない間に，お母さんはチョコレートが必要になります。彼女はチョコレートを**緑色**の戸棚から取り出し，ケーキを作るために少し使います。それから，お母さんはチョコレートを**緑色**の戸棚ではなく，**青色の戸棚**に入れます。お母さんは卵を取りに出かけますが，マキシはおなかをすかせて，遊び場か

ら戻って来ます。
テスト質問:「マキシは，チョコレートを食べようとして，どこを探しますか？」

(Perner, 1991, p.179)

　表象的な心の理論を発達させていない子どもは，その状況でのマキシの信念と自分自身の知識を等しいものとみなす。したがって，そのような子どもはマキシが青色の戸棚を探すと答えてしまう。しかし，心の理論を獲得した子どもは，マキシが誤ってチョコレートは今でも緑色の戸棚の中にあると思っていると推論するので，マキシが緑色の戸棚を探すだろうと予想する。この基準による測定では，ほとんどの子どもが3歳以前では不正解であるが，4歳までには正答するようになる（Wellman & Lagattuta, 2000）。もちろん，心の理論は4歳で**初めて**芽生えるわけではない（Baron-Cohen et al., 2005; Wellman & Lagattuta, 2000）。明示的（言語的）メンタライジングに依存しない非言語形式の誤信念課題に関する諸研究では，生後15ヶ月の乳児が，行動の決定因としての正信念と誤信念を潜在的には区別していることが示されている（Onishi & Baillargeon, 2005）。

　心の理論の研究は，メンタライジング能力の発達だけでなく——例えば，私たちが精神療法を行うときのように——成人期において私たちにメンタライズを可能にさせてくれる心理的過程にも，取り組んでいる。研究者たちは，心の理論の発達と使用を説明する対照的な理論を提唱してきた。表2-3に，競合する三つの主要な見解の概要を示す。その三つの見解は，モジュール説，理論説，シミュレーション〔模擬体験〕説である。

表2-3　心の理論の発達についての諸理論

理論	命題
モジュール説 （Modularity theory）	心の理論の能力は，生得的な認知モジュール・セットの活動に基づいて逐次的に発達し，各モジュールは要素的能力を媒介する（要素的能力とは，例えば，意図的行動や視線の方向を検知すること，注意を共有すること，最終的には心的表象に基づく行動の理論を構築することである）。
理論説 （Theory theory）	子どもは，科学者に似た実証主義者あるいは生まれながらの心理学者なのであり，心理状態概念のセットを発達させ，行動を説明するためにそれらの規則的関係を学ぶ。このように，子どもは観察不可能なもの（心理状態）に基づいて観察可能なもの（顕在的行動）を説明することを学ぶ。
シミュレーション〔模擬体験〕説 （Simulation theory）	子どもは精神的概念のセットを発達させ，現象としての体験に基づいて，それらの規則的関係を学ぶ。子どもは，投影と想像を用いて他者の心理状態を模擬体験することによって他者を理解する。

第2章　メンタライジング

　モジュール説（Modularity theory）によると，心の理論は，様々な要素的脳基盤能力（モジュール）の逐次的接合（articulation）から発達するという。例えば，Baron-Cohen（1995）は，四つのモジュールを区別する。それらは以下のとおりである。

1) 「意図検出器」（Intentionality Detector; ID）：「目標と願望という原始的・意志的な心理状態と関連づけて運動刺激を解釈するための知覚装置」（p.32）。
2) 「視線方向検出器」（Eye-Direction Detector; EDD）：「眼の存在や眼に似た刺激の存在を検出し，……眼がそれに向けられているか，それとも他の何かに向けられているかを計算し，……自分自身の場合に基づいて，他の個体の眼が何かに向けられているなら，そのときその個体はその物を見ているのだと推論する」（p.38-39）。
3) 「共有注意メカニズム」（Shared-Attention Mechanism; SAM）：「行為主体・自己・（第三の）対象の関係を特定する」三項表象（triadic representations）を形成する（p.44）。
4) 「心の理論メカニズム」（Theory-of-Mind Mechanism; ToMM）：「行動からすべての心理状態を推論するためのシステム……それは，認識としての心理状態一式を表象化することと，この心理主義的認識のすべてを有用な理論に翻訳すること，という二重の機能を持っている」（p.51）（Baron-Cohen, 1995; Baron-Cohen & Swettenham, 1996）。

　もっと最近になって，Baron-Cohen（2005）は，彼のモジュール説の視点に情動性（emotionality）を統合することの必要性を認め，さらに二つのモジュールを付け加えた。それらは，情動状態を表象する「情動検出器」（The Emotion Detector; TED），および，知覚された他者の情動に対する適切な情動反応の媒介となり，それに一致した行動（例えば，他者の苦痛を緩和すること）をしようとする動機の媒介となる「共感システム」（The Empathizing System; TESS）である。このモジュール説の見方は，メンタライジングに含まれる多重要素過程（multiple component processes）についての神経生物学的研究を先導するものとして強い影響力を持ち続けている。そして，私たちは，第4章（『神経生物学』）で，この一連の研究の流れを追うつもりである。
　心の理論の獲得についての**理論説**（Theory theory）の見解によれば，子どもは，行動を説明するために心理状態についての理論を徐々に発達させるという点で，科学者に似ている。したがって，子どもは生まれながらの心理学者であり，観察可能な行為を説明するために観察不可能なこと（心的表象や，それを支配する法則）を想定するという「素朴心理学的」（folk-psychological）な理論を発達させる。発達が進む間に，子どもの理論はますます改善され，洗練されたものになる（Carruthers, 1996）。そのため，Gopnik & Meltzoff（1997）は，明白に，理論説を科学的知識の獲得になぞ

らえている。つまり、「子どもの認知発達の過程は、科学者の認知発達の過程と似ていて、実際はおそらく同一とさえいうことができるであろう」(p.3)。さらに、「子どもが小さな科学者なのではなく、科学者が大きな子どもなのである」(p.32)。Gopnik & Meltzoff の見方と一致するのであるが、Goldman (2006) は、理論説の鍵となる前提を次のように定式化している。

(1) 心理状態の概念は因果法則を用いて概念化されており、その因果法則は心理状態を周辺事象（行動や外的刺激）および他の心理状態と結びつけるものである。
(2) 第三者的帰属も当事者的帰属も、観察された周辺事象からの、法則に則った推論を媒介として進行する。
(3) 推論のための法則は、汎用的な科学法則化手続きによって「実証的に」獲得される。(p.26)

理論説に対する代替説として直観的に魅力をそそられるのが、**シミュレーション〔模擬体験〕説**（Simulation theory）〔★訳注26〕である。他者の心を理解するために、私たちは理論に基づいて推論するのではなく、むしろ他者の心を自分自身のそれと類似したものとして想像するという説である。

〔★訳注26〕この説は、既刊書では「シミュレーション説」と記載されているが、含意がわかりやすくなるように、当該ページの初出箇所には、シミュレーションの隣に〔模擬体験〕という説明を付加した。なお、"simulation" の動詞形 "simulate" が使用される箇所では、一貫して「模擬体験する」と訳した。

> 子どもの理解は、心理主義的概念の体系、つまり信念、願望、意図などの体系に依存しているけれども、その……概念は、子ども自身のそのような状態の直接的体験から生じたものである。この見方では、幼児でさえ自分自身の心理状態を省察することができ、自分自身の現象的体験を直観的に認識していることになる。そのため、子どもは、シミュレーションのプロセスによって、つまり就学前の年齢の早期に発達する、「ふり」をする能力を使うことで、他者を理解する。言い換えれば、子どもは、他者が持っている信念や概念を自分自身が持っていると想像し、もしそのような想像された信念や願望を自分が持っていたとすれば自分自身ならどうするだろうかと想像する。……これらは、**観察不可能な状態ではなく**、子どもが何らかの方法で仮定として設けなければならないようなものではない。子どもはこれらの状態自体を認識しており、それらを「理論的仮説」として構成する必要はないのである。
> （Astington, 1996, pp.184-185; 強調は後から付加）

シミュレーション説が心の理論の**発達**をどれぐらいうまく説明できるかという問題については、今後も議論が続いていくであろう。しかし、私たち大人は、ひとたび確固とした心の理論を獲得した後には、メンタライジングの際にシミュレーションを用

いるのであり、そのことに疑問をさしはさむ余地はほとんどない。さらに、メンタライジングにとってシミュレーション（模擬体験）——共感——は基本的に重要なものであると、強く主張することができる（Stueber, 2006）。したがって、シミュレーション説から得られる洞察は、精神療法という行為と関わりが深いのである。

　Goldman（2006）は、心的シミュレーションの概念、つまり「ある心的過程についての、別の心的過程によるシミュレーション」(p.37) に基づいて、シミュレーション説の包括的ヴァージョンを発展させた。シミュレーション説の模範例は、一人の人が別の人の決定を予測するプロセスである。ここにその一般的モデルを示す。

> 帰属を行う者は、対象である他者の立場に想像的に身を置くことで、この課題に取り組む。帰属者は、対象と同じ初期状態——例えば同じ願望や信念——を持っているふりをして、その結果、そうした初期の、ふりをしている状態を前提として、決定を下す。プリテンドモードにおいて、ある決定を下すことで、これが対象の下す決定であろうと帰属者は予測するのである。
> (p.19)

　Goldman（2006）が説明するとおり、これは**シミュレーション＋投影**（simulation-plus-projection）のモデルである。つまり、「心を読む者は、共通して自分自身の第一次的な（ふりをしている）諸状態から一つを取り出し、それを（本当の状態として）対象に帰属させる」(p.40)。シミュレーション＋投影モデルが、メンタライジングに影響を与える遍在的な自己中心的バイアスを考慮に入れていることは、有益なことである。つまり、模擬的に体験される（ふりをしている）状態は、主体自身の心理状態によって過度に色づけされる危険性が常に存在する。したがって、この章で先述したように、正確なシミュレーションは、次のような認知的努力を伴う過程を必要とする。それは、「標的（target）の状態と一致しない純粋に自分だけにあてはまる状態を**隔離しながら**、つまり、そのような状態がシミュレーションに侵入しないようにしながら」（Goldman, 2006, p.41, 強調は原典のとおり）、自分自身の心理状態とは異なる標的の心理状態を想像するという過程である。この隔離の過程は、「自己-視点を抑制する」(p.170) ことを伴う。そうした抑制がないと、シミュレーションは不正確なものになるであろう。つまり、「漏れ出し、あるいは隔離不全が野放しにされると、自己中心的バイアスもまた野放しになるであろう」(p.41)。　このように、他者についての正確なメンタライジングは、二つの異なるプロセスを伴う。第一は、自分自身の視点を抑制することである。第二は、他者の視点を推論することである。Samsonと共同研究者たち（2005）は、メンタライジングにおける、これら二つの面が、異なる神経学的過程に依存していることを示す神経心理学的証拠を提示している。

私たち臨床家は，自己中心性が私たちすべてにとって初期設定モードであることを心に留めておくべきである。したがって，潜在的な隔離不全に注意を向けていることは，精神療法家としての責任の一部である——ちなみに，隔離不全とは，私たち自身の心理状態が患者の心理状態についての推論を過度に色づけするのを防げないことである。この隔離の問題は，逆転移と生産的につきあうという課題についての一つの解釈のあり方である。つまり，逆転移を効果的に利用するためには，次のような，人間の生まれつきの傾向を抑制しつつ，その両者の区別を心に留めておかなくてはならない。その生まれつきの傾向とは，精神療法家が，自分自身の心理状態と患者の心理状態を自動的に同一視し，それにしたがって推論を行うことである。「無知」（not knowing）というメンタライジング的姿勢を意図的に維持することは，この生まれつきの傾向に立ち向かうことである（第6章『メンタライジング的介入法』を参照のこと）。

　注目すべきことに，Goldman（2006）は，低水準（自動的）と高水準（制御された）のシミュレーション〔模擬体験〕を区別しており，それは私たちの明示的 - 黙示的という区別と類似している。自動的なミラリング過程については，第4章（『神経生物学』）で議論する。ここでは高水準のシミュレーションに焦点を合わせることにするが，それは，Goldman（2006）が**実演的想像**（enactment imagination; E-imagination）と呼ぶものを必要とする。「私が気分の高揚を感じていることを想像するときには，私は単に自分が高揚している**のだと**仮定しているのではなく，むしろ，私が，高揚そのものを**演じる**（enact），あるいは演じ**ようとするのである**」（p.47；強調は原典のとおり）。Goldman は次のように詳述している。「もし，高水準のマインドリーディングが本質的に模擬体験者的なものであるとすれば，メンタライズする人たち……信念，欲望，計画，希望を含む心理状態の多くのタイプについて実演的想像を行わなければならない」（p.151）。Goldman（2006）は，他者の心理状態を模擬体験する際の黙示的過程と明示的過程の統合について重要な点を指摘している。つまり，黙示的シミュレーションが，必ずしも明示的シミュレーションを導くわけではないということである。「あるミラリングの出来事は，（正確な）マインドリーディングの行動のための**潜在的な**起点であるが，そうした起点が実際にマインドリーディングに利用されるかどうか，そしてどの程度利用されるかは，未知数である」（p.133）。例えば，逆転移とつきあうことは，明示的なメンタライジングを伴う。つまり，精神療法家は，患者の心理状態を想像し，最善の応答法を決めるときには，自分の黙示的な情動反応を明示化し，隔離しなければならない。この過程は，まさにエフォートフル・コントロール〔努力を要する制御〕を必要とするのである。

　様々な統合への努力が証明しているように（Carruthers & Smith, 1996; Goldman,

2006).心の理論獲得に関するこれらの対照的な諸理論は,完全に相互排除的というわけではなく,それぞれが洗練され続けている。これらの諸理論は,多くの関心を集め続けるであろう。というのも,これらの理論は,どのように私たちがメンタライジングを**発達させる**かだけでなく,どのように**メンタライジングを行う**かをも扱っているからである(Goldman, 2006; Malle, 2004; Malle & Hodges, 2005)——それは,私たち精神療法家にとっても,私たちの患者にとっても,決して重要度が低い問題ではないのである。さらには,心の理論のこうした文献は,社会心理学において**社会的認知**という標題のもとに一括される膨大な研究と重なり合っている。社会的認知とは,「私たちの社会的世界において人を知覚し,人に注意を向け,人を想起し,人について考え,人を意味づけることに含まれる心的過程の研究」(Moskowitz, 2005, p.3)と定義される。

　専門用語を明確化するという当面の目的のために,「メンタライジング」と「心の理論」の間の三つの相違に注目してみる。第一に,心の理論の文献は,もっぱらメンタライジング能力の**認知的**発達に取り組んでいる。ちなみに,それは,乳児期の後半に展開し始め,幼児期初期に実を結ぶようになるのであり,この幼児期初期までには,心の表象的性質の明示的な理解に基づいて行動を解釈する能力が発達している。繰り返し注目してきたとおり,私たちは,メンタライジングの認知的側面とともに**情動的**側面にも関心を向けている。したがって,Baron-Cohen(2005)は,「マインドリーディング」と「心の理論」という用語があまりに狭すぎることを見出した点で,私たちと同じ道を選んだのであり,彼は,情動検出器および共感システムを含めるために,心の理論のモジュール説の見方を修正したのである。第二に,心の理論の研究は,本来,認知にねらいを定めていることに加えて,主として自己ではなく他者についての解釈に焦点を合わせており,その点ではメンタライジングよりも狭いものとなっている。ただし,Goldman(2006)は,自己帰属過程をも,心の理論の文献と結びつけている。第三に,心の理論は——獲得され,構成されたものであるとはいえ——発達中のメンタライジング**活動**の,絶えず進化する**産物**であるが,私たちは,そもそも,メンタライジング活動のほうに関心を持っているのである。Malle(2004)と一致するのであるが,行動を心理状態と関連させて説明するための素朴心理学的な**概念的枠組み**が心の理論であると,私たちは解釈している。したがって,メンタライジング活動は,心の理論という枠組みを**利用する**のであり,それとともにその発達と洗練に貢献してもいるのである。

（4）メタ認知

　「メンタライジング」という言葉に最初に触れたとき，多くの人々は，それを思考と同一視する。もちろん，メンタライジングは，明らかに思考・熟慮・省察を伴っている。しかし，私たちは，メンタライジングの範囲を**心理状態**について考えること（および感じること）に限定している。さらに，黙示的にメンタライズすることは，省察的思考を伴ってはおらず，むしろ直観的で，どちらかといえば自動的なものである。したがって，明示的メンタライジングは思考の一領域だけに関係しており，黙示的メンタライジングは，熟慮という意味での思考の範囲を超えている。メタ認知（metacognition）は，メンタライジングの範囲内に収まる特定領域の思考であると，私たちは解釈している。ここで，私たちは，メタ認知の研究の四つの流れを要約することにする。それらは，①認知過程の理論，②認知療法への応用，③パーソナリティ障害の精神療法的研究，④ナラティヴに表れる愛着，である。

　メタ認知は，端的に「認知についての認知」（Smith et al., 2003, p.318）あるいは，「知識についての知識」（Koriat, 2000, p.149）と定義することができる。Wells（2000）は，より詳細に，メタ認知を「認知についての評価（appraisal），モニタリング，コントロールに関わるあらゆる知識または認知過程」（p.6）と定義している。メタ認知は，有り体に言えば実用的な機能を有している。簡単に言うと，「ある人たちの心には，思考または問題解決がどのように進行しているか，そしてどのようにすればそれが促進されるかを知るために，それを覗き見るという認知的実行が含まれている」（Smith et al., 2003, p.318）ということである。これは，自分の心がどのように動いているかを知るという意味でのメンタライジングである。

　「メタ**認知**」は思考についての思考を意味するけれども，Jostと共同研究者たち（1998）は，思考についての思考だけでなく，自己および他者の情動や動機についての思考をも含める「拡張論者」（expansionist）の見方を力説している――これは，「メタ認知」を「メンタライジング」と一致したものと考える見方である。さらに彼らは，メタ認知が，素朴心理学の一部であるとし，本来社会的なものであると主張しているのであるが，これは，第3章（『発達』）において，私たちがメンタライジングとの関連で詳しく述べようと思っている点である。

　より狭い意味でのメタ認知を理解する上で重要なのは，対象レベルとメタ・レベルの処理の違いである（Nelson, 1996）。**対象レベル**の処理は，当面の課題（例えば，会話を続けること）への焦点合わせを伴っている。他方，**メタ・レベル**の処理は，当面の課題と関わりのある認知的処理（例えば，重要な点を理解できないことについて考えること）への焦点合わせを伴っている。加えて，メタ認知は，知識と調整の両方を

含んでいる (Fernandez-Duque et al., 2000)。メタ認知的**知識**は，自分の認知能力についての知識（例：数学より言語の方が得意だ）や，認知方略についての知識（例：しなければならないことを確実に覚えておくためにメモを取る必要がある）を含む。メタ認知的**調整**は，認知を協応させるのに役立ち，二つの絡み合った面を含んでいる (Koriat et al., 2006)。その二つの面とは，認知的**モニタリング**（例えば，会話において要を得ていないことに気づくこと）と認知的**制御**（例えば，考える時間を取り，自分の主張をより詳細に提示すること）である。

　メタ認知は，意識の省察的性質を利用するものである。そのため，認知とメタ認知の区別は，私たちが行ってきた黙示的メンタライジングと明示的メンタライジングの区別に相当する。メタ認知モードで意識的制御を働かせることは，明示的にメンタライズすることから得られる適応上の柔軟性を重視することと一致する。私たちがメタ認知モードに移行するのは，不確実性，新奇性，間違い，葛藤，情動に直面するときである——対人的関わり合いには，これらのすべてがつきものである。したがって，メタ認知は，抑制制御（私たちが一時停止ボタンと呼ぶもの）と努力を要する注意 (effortful attention) を必要とする (Fernandez-Duque et al., 2000; Posner & Rothbart, 1998)。注意の焦点を合わせたり注意を移行させたりすることは，情動調整にとって不可欠であるが，それは臨床的にとくに重要なことである。

> 情動の急速な変化を体験した，ある患者は，精神療法家が自分のことを好きではないのだと確信し，わめき始め，こんなひどい扱いをされるなら精神療法にとどまる気はないと語った。患者が起き上がって去ろうとしたとき，精神療法家は，すぐさま，患者に急にこのように感じさせるようなことを精神療法家である彼女がしたかどうかを尋ね，そうすることによって患者の現在の心的体験に焦点を合わせようとした。そうする際に，精神療法家は，その急な気分変化を誘発したかもしれない対人的文脈に焦点を合わせていた。そして，それだけでなく，精神療法家は，もっぱら内面に焦点が向いている体験から，もっと明示的または外的な焦点に，注意を移そうとしたのである——それは，衝動の短絡性からその体験の評価への移行である。内的・外的な明示化と心理状態の理解との間のこのような移行は，メンタライジングに焦点を合わせる精神療法においてはきわめて重要である。

　注意においてそのような移行を引き起こすことが容易でないのは，明らかである。何度も繰り返すが，そのようにするためには，エフォートフル・コントロール〔努力を要する制御〕——および実践——が必要とされる。メタ認知の研究を認知療法に適合させようとして，Wells (2000) は，基本的な注意のトレーニングと注意の焦点の定め直しのための介入法を発展させた。注意の焦点の定め直しが臨床的に必要だということは，メンタライジングの促進に関する次のような重要な警鐘を浮き彫りにするものである。つまり，**自分自身の心理状態に注意を向けることが逆効果をもたらすと**

きがありうるということである。Wells（2000）がレビューしているように，不安障害の患者についての広範な研究は，自己に焦点を合わせる注意が不安を増大させやすいことを示している。例えば，社会的場面で心拍数の増大または赤面に焦点を合わせる社交恐怖の人は，不安が昂じてパニック発作に至るという体験をしがちである。さらに，社交不安の患者は，不適応に終わるようなやり方でメンタライジングするなら，自分が他者にどのように見えるかを想像すること（例えば，自分が他者の注意の的になっていると想像すること）にのめり込んでしまうかもしれない。注意の焦点の定め直しは，メンタライジング方略における変化，つまり外的状況に注意を向けることを伴う。ここでいう外的状況とは社会的課題のことであり，自分自身の心理状態ではなく**他者**の心理状態に注意を向けることを含んでいる。

> 外的な焦点合わせは，ネガティヴな信念の反証となる社会的情報へと注意を移行させる可能性がある。とくに，もし患者が自分はすべての人の注意の的になっていると信じているなら，他者に焦点を合わせた外的な注意に移行することが，この信念に反証する手段を提供する。さらに，外的な注意は，不安症状を意識しにくくさせ，また他の無益な自己注目的コーピング方略を中断させることもありうる。ちなみに，そのようなコーピング方略は，課題遂行に有害な影響を与え，信念の変化を妨害する可能性がある。　　（Wells, 2000, pp.149-150）

全般性不安障害——主として過度の心配を特徴とする疾患——の治療に対するWells（2000）のアプローチは，認知療法の焦点を，認知内容（例えば，認知の歪みの修正）からメタ認知的過程（例えば，メンタライジング）へと移すことの潜在的価値を証明している。Wellsは，心配についての心配（例えば，「心配のせいで，私は頭がおかしくなってしまうだろう」）に介入の焦点を合わせているが，この心配には，心配についてのネガティヴなメタ認知的信念の二つの広い形態が含まれている。つまり，それらの信念とは，心配は制御不能だということと，心配は潜在的に危険なものだということである。そのような信念は，不安を増大させ，注意の資源を枯渇させてしまうが，その注意の資源は，本来なら問題解決に注がれるほうがよいのである。注目すべきなのは，心配についてのポジティヴなメタ認知的信念（例えば，「心配するおかげで，私は心の準備ができ，安心していられる」）もまた心配を煽り，それによって不安を煽るということである。メタ認知的介入は，心配することの有利・不利に患者の注意を向けさせるものであり，心配を阻止する方略（例えば，心配を特定の時間まで延期すること）をも含んでいる。メタ認知的レベルで患者とつきあうことは，心配への効果的コーピングを促進し，そうすることで，患者が反芻思考から問題解決へと自由に移行できるようにするのである。この治療の効果についての最初の報告は，有望性を感じさせるものである（Wells & King, 2006）。

第2章 メンタライジング

　Wells（2000）の臨床実践が良い例であるが，メタ認知的アプローチは，メンタライジングの領域に認知療法をそのまま持ち込んでおり，示唆に富んでいる。つまり，適応的および不適応的な認知方略が，きめ細かいレベルで詳細に説明されている。そして，そのアプローチは，メタ認知的な知識と制御を高める数多くの実践的方略を含んでいる。メタ認知に関する多くの研究が認知過程（例えば，学習と記憶方略）に焦点を合わせているのに対して，メタ認知についての「拡張論者」の見方（Jost et al., 1998）は，感情を含んでいる。また，Wells（2000）の臨床の応用は，情動調整を促進することを意図したものである。しかし，Wellsが奨励しているように，メタ認知的介入は，人が不安や心配に苦しんでいないときに行われる。これとは対照的に，私たちは，情動状態のさなかでのメンタライジング（メタ認知）を推奨したいのである。

　ローマの，ある精神療法研究者グループは，パーソナリティ障害の治療に携わりながら，メタ認知の個人差に関する先駆的研究を行っている（Semerari et al., 2003）。このグループの「メタ認知査定尺度」（Metacognitive Assessment Scale）〔★訳注27〕は，メタ認知の異なる面を解きほぐして作られている。つまり，その尺度は，これらの面を，自己と他者という二つの領域において別々に評価する。また，それは，統御力（mastery）という三つめの領域を含んでいる。自分自身の心理状態と他者の心理状態を理解するものである二つの領域において，この「メタ認知査定尺度」は，メタ認知的活動の四つの面を区別している。その四つの面とは，第一に，心理状態を**認識すること**とその中で区別を行うこと，第二に，主観的な心的表象を客観的現実から**分化させること**，第三に，心理状態同士を，また心理状態と行動を**関連づけること**，第四に，メタ認知的知識を抽象的ナラティヴへと**統合すること**，である。他者の心理状態という領域は，**脱中心化すること**という，さらにもう一つの面を含んでいる。それは，他者の心理状態が自分自身のそれから分離されていることについての認識である。三つめの領域である**統御力**は，個人のメタ認知的な調整と制御の方略（例えば，注意・抑制・省察によって自分の心理状態を改変する能力）の複雑さを査定するものである。精神療法の過程における個人のメタ認知の成功と失敗についての多面的査定は，以下のことへの見通しを与えてくれる。つまり，①異なるパーソナリティ障害を区別すること，②精神療法の進展と結果を追跡すること，そして③——最も重要なことであるが——精神療法的介入を形作ること，が可能であるという見通しを与えてくれるのである（Dimaggio et al., 2007）。Dimaggioと共同研究者たちの精神療法アプローチがもつ独特の強みは，特定のパーソナリティ障害に表れている，メンタライジングの機能不全の特定の面に，体系的に焦点を合わせることである。

[★訳注27] Semerari et al.（2003）のメタ認知査定尺度の測定内容

領域	メタ認知の面
1) 自己	①心理状態を認識することと，その中で区別を行うこと。②主観的な心的表象を客観的現実から分化させること。③心理状態同士を，また心理状態と行動を，関連づけること。④メタ認知的知識を抽象的なナラティヴへと統合すること。
2) 他者	上記の①～④に加えて，⑤脱中心化すること（他者の心理状態が自分自身のそれから分離されていることの認識）
3) 統御力	個人のメタ認知的な調整と制御方略における複雑さ

　私たちは，本書のいたる所で，メンタライジングと安定した愛着との強固な結びつきに幅広い解釈の余地を残そうとしている。そして，Main（1991）が愛着と関連した論説の中で，「メタ認知的モニタリング」の標題のもとに，このような思考の流れを導入したことは，歴史的に興味深いというだけにとどまるものではない。第3章（『発達』）で詳細に議論することになるが，Mainは，次のようなことを示す実証的文献をレビューした。それによると，患者と自分の親との安定した愛着は，患者の赤ん坊と患者との安定した愛着につながっており，さらに患者の赤ん坊のその後の表象（メンタライジング）能力にもつながっている。認知療法の文献と符合するのであるが，Main（1991）は，表象的過程とメタ表象的過程を区別し，それを「**思考することか - 思考について思考することか**，もしくは，もっと深いレベルでは，体験の心的表象を持つことか - その体験の妥当性・性質・原因を省察できることか」（p.128，強調は原典のとおり）の違いとみなした。親の愛着の安定性は，「成人愛着面接」（Adult Attachment Interview）（Main & Goldwyn, 1994）によって測定されるものであるが，それは，親とそのまた親との幼年期の関係の'実際の性質'に基づいているわけではない。むしろ，親の愛着の安定性は，その大人になった親が自分の親との関係について**筋の通った物語的説明**をすることができる能力に基づいているのである。詳しく言うと，筋の通った談話（discourse）とは，事実に即しており，簡潔であるが完結しており，適切であり，それとともに明瞭で整然としている（Main, 1991）。このようなわけで，外傷的な幼年期を過ごして親になった人であっても，もし「成人愛着面接」においてその経験について筋の通った説明ができるなら，その人は安定型とみなされるだろうということである。そして，そうすることができる能力は，メタ認知的モニタリングを必要とするのである。さらに，Mainが仮説として提起しているように，安定愛着型の親をもつ子どもたちは，安定した愛着という媒介を通して，メタ認知的スキルを発達させる可能性がより高いといえそうである。

(5) 省察機能

　愛着と関連したメタ認知能力についての Main の先駆的研究は，Fonagy と共同研究者たち（1997b）による，実証研究を目的とするもっと洗練された操作化（operationalization）〔★訳注28〕，つまり**省察機能**（reflective-functioning; RF）尺度を生み出した。この尺度は，「成人愛着面接」でメンタライジングの質を査定する際に用いられる。評定は，ネガティヴRF（メンタライジングへの反感）から並外れたRF（特別に洗練された，一貫性のあるメンタライゼーション）までの1尺度上で行われる〔★訳注29〕。表 2-4 に，RF の様々なレベルの全般的記述を示す。「メタ認知査定尺度」（Semerari et al., 2003）とは対照的に，RF 尺度は，多様な面についての査定を，愛着のナラティヴという特定の文脈におけるメンタライジングの質についての一つの全般的評定へとまとめ上げる〔★訳注30〕。

表 2-4　省察機能（RF）のレベル

レベル	特徴
ネガティヴ RF	メンタライジング的姿勢に対する積極的，敵対的な抵抗。省察の蔑視。奇妙な，または露骨に妄想的な帰属——あらゆる省察の完全な欠如という背景のもとでみられるもののすべて。
RF の欠如	省察は完全に，あるいはほとんど完全に欠如している。陳腐で簡単に割り切りすぎるメンタライジング。過度の具体性。省察の失敗を示す明らかに不正確な帰属。
問題のある RF あるいは低い RF	心理状態についての考慮の芽生え。どちらかといえば表面的で人間味に欠ける。全般的に，心理状態やそれらと行動との関係への言及が個別的でなく，明確でもない。あるいは，その個人の体験とつながっていない，過度に分析的で，まとまりのない洞察。
通常の RF	非臨床群の人々によくみられる。その個人が，自分と愛着人物に対して一貫性のある心のモデルを維持していることを示す，多くの省察の例。思考や感情と関連させて体験を理解する能力。複雑さや繊細さは，やや欠けている。ある重要な関係に関しては省察の限界を示す徴候がみられるが，それと並行して他の関係では適切な省察がみられること。
顕著な RF（marked RF）	行動の背後にある心理状態を探り出そうとする努力の証拠である，一貫して維持される省察性。登場人物の考えと感情についての詳細な理解。行為と関連する心理状態について考える際の独自性。発達的かつ世代間伝達的な見方を維持する能力。
並外れた RF	省察的姿勢が終始一貫して維持されることと併せて，並外れた洗練性を示す稀なケース。省察のいくつかの例を，統一された斬新な視点に統合すること。話し手のライフ・ストーリーの広い範囲についての十分かつ自発的な省察。

3. 重なり合う用語

〔★訳注28〕心理学などにおいて特定の概念(構成概念)に「操作的定義」(operational definition)を与えることを「操作化」(operationalization)と呼ぶ〔動詞は「操作化する」(operationalize)である〕。操作的定義というのは、ある概念をその測定方法と結びつけて定義したものである。例えば、「空間的把握能力」という構成概念があるとして、この能力を測定するために作成された課題でどのような判断を示せば空間的把握能力が高いのかを定義すれば、それが操作的定義になる。メンタライジングに関していえば、いわゆる成人愛着面接の手続きを使用してFonagyとその共同研究者たちが考案した基準に基づいて算出される指数は「省察機能」(reflective-functioning)と呼ばれるが、この「省察機能」は「メンタライジング」を操作化したものである。言い換えれば、省察機能は、メンタライジングを操作的に定義した概念ということができる。

〔★訳注29&30〕省察機能尺度においては多様な面が査定されるが、それらの査定は、最終的なスコアリング(評定)においては、表2-4に示されているような6段階の全般的評定のいずれかに分類されるのであり、1次元の尺度であるということである。

(6) マインドフルネス

マインドフルネス(mindfulness)は、仏教の文献で最も綿密に説明されているものであるが(Hahn, 1975)、近年は研究目的のために、「現在の体験または現在の現実に対する磨ぎ澄まされた注意と意識」(Brown & Ryan, 2003, p.822, 強調は原典のとおり)であり、「とりわけ**開放的、あるいは受容的な**意識と注意」を特徴とするものと定義されている。したがって、注意はマインドフルネスにとって中軸的なものであるが、それはメンタライジングにとっても同じである。しかし、マインドフルネスは、思考がそうであるのと同様に、ある特定の対象に限定されるわけではない。花に対して、あるいは呼吸に対してマインドフルであることも可能である。二つの概念の結びつきを強めようと思えば、メンタライジングを**心についてのマインドフルネス**(Allen, 2006b)と解釈してもよいであろう。実際、マインドフルネスについての実証研究上の指標(measure)、つまり「心理状態に対する受容的注意」と「進行中の心理過程への感受性」(Brown & Ryan, 2003, p.823)のなかには、私たちならメンタライジングと呼ぶだろうと思われるものの一部が含まれている。

マインドフルネスは、メンタライジングよりも広いものである(つまり、心理状態を超えたものと関連している)けれども、現在を中心にしている点では、メンタライジングよりも狭いものである。対照的に、メンタライジングは、過去と未来の心理状態に向けられることもありうる。加えて、明示的にメンタライズすることは比較的熟慮を伴うものであるが、マインドフルネスは「前省察的」(pre-reflective)であり、「知覚しているが評価的ではない」(Brown & Ryan, 2003, p.843)と解釈されている。最後に、マインドフルネスは、その仏教的起源にふさわしく、どちらかといえば、情動を分離した意識を意味していることがあるが、それに対して、私たちは、激しい情動状態のさなかでメンタライズすることを重視している。こうした概念的区別にもかか

わらず,「マインドフルネス」という用語は,それ自体で,きわめて有用なものであるだけでなく,メンタライジングの**注意深さという真髄**——つまり,心理状態について**マインドフルであること**——を適切に捉えている。

(7) 共感

第1章(『序論』)で述べたように,Rogers (1951) は,共感をクライエント中心療法の土台に据えたのであり,共感を伴わない形の精神療法は,思い浮かべることができない。共感の領域は,共感が他者の心理状態についての認識を指すものである限り,メンタライジングの領域よりも狭い。しかし,Baron-Cohen (2003, 2005) が定義しているように,共感は他者の情動状態に**ついての**ものであるだけでなく,それに対する情動的応答性をも伴っている。

> 共感は,他の人の情動や考えを認識し,それらに対して適切な情動を伴わせて反応しようとする動因(drive)である。他の誰かが考えていることや感じていることをただ冷徹に推測すること(マインドリーディングと呼ばれることがあるもの)は,共感とはいわない。精神病質の人は,それをふんだんに行うことができる。適切な情動反応,つまりその他者の情動が**引き金になって**生じた情動を私たちが感じているとき,共感が生じる。そして,共感が生じるのは,他者を理解するためであり,その行動を予測するためであり,情動を交えて他者と関わる,つまり他者に共鳴するためである。(Baron-Cohen, 2003, p.2, 強調は原典のとおり)

大雑把に言えば,共感はメンタライジングの半分である。患者にメンタライジングを奨励する際に,私たちは,しばしば他者に対する共感とともに,自己に対する共感を推奨する。しかし,他者に関してさえ,共感がメンタライズされたものへの適切な情動反応(通常,同情または慈愛を伴う情動反応)を含んでいるなら,共感はメンタライジングを超えたものとなる。これらの二つの概念をまとめて言うと,私たちは,しばしば,自己と他者について共感的にメンタライズしようとすることを推奨しているのである。

Preston & de Waal (de Waal, 2006; Preston & de Waal, 2002) は,メンタライジングと関連する点の多い,共感の包括的モデルを提唱した。詳しく述べると,彼らは,知覚 - 行為モデル(Perception-Action Model)というものを提唱しており,そのモデルでは,共感は,主体 - 対象間での状態の一致に基づくとされている。このモデルは,注意ということを取り入れている点で注目に値する。つまり,「対象の状態についての**注意を伴う**知覚は,その状態についての主体の表象を**自動的に**活性化するのである」(Preston & de Waal, 2002, p.4; 強調は引用者による)。これらの自動的に活性化する表象は,共感の基盤である。そして,第4章(『神経生物学』)で議論するように,(他

3. 重なり合う用語

者の行為を観察するときだけでなく，同じ行為を実行するときにも活性化される）ミラー・ニューロンに関する実証研究は，共感に神経生物学的基盤があることを示している（Gallese, 2001; Rizzolatti & Craighero, 2004）。

黙示的メンタライジングと明示的メンタライジングという区別や，メンタライジングが心理的精緻化（Lecours & Bouchard, 1997）を伴うという私たちの見方と似ているのであるが，Preston & de Waal（2002）は，共感的な反応の階層を提唱している。まず，共感の前駆体である情動感染（Hatfield et al., 1994）は，主体-対象間での状態の一致を含んでいるが，真の共感に不可欠の主体-対象の区別が欠落している。次に，厳密な意味での共感は，自己認識と他者認識を結びつける点で，また情動調整を含む点で，メンタライジングを伴っている。この意味で，共感は，黙示的（直観的・自動的）なものでありうる。しかし，Preston & de Waal が**認知的共感**と呼ぶものは，明示的メンタライジング，つまり，共有された体験の想像表象〔★訳注31〕との積極的連携を必要とする。de Waal（2006）は，より詳細に，以下のことに言及している。つまり，より高いレベルの共感は，「他者の情動の理由を理解すること」という意味での認知的共感，および「十分に他者の視点を採用している」（p.39）という意味での心理状態の帰属を必要とする。先に述べた要点を繰り返すなら，共感についてのこのような見方は，メンタライジングにおいて注意と想像が演じる基本的役割を例示している。

〔★訳注31〕外界の対象を知覚することによって心の中に形成される対象表象を「知覚表象」といい，外界の対象が現存しなくても，記憶された知覚表象が心の中に再び現れる場合を「記憶表象」というが，これらの表象と区別して，人の思考作用によって心の中に現れる表象を「想像表象」（imaginative representation）という。

Preston と共同研究者たち（2007）は，神経画像検査による知見を用いて認知的共感のプロセスを明らかにしたが，その方法は，精神療法におけるメンタライジングの課題と直接関連するようなものであった。広範な先行研究のおかげで，情動体験と連動して活性化する脳領域の範囲がよく知られている。前記の研究者たちは，次の二つの条件における，これらの領域の脳活動のパターンを比較した。第一の条件は，研究参加者が自分の個人的情動体験を鮮明に想像し，関連する感情（怒りや恐怖）を再喚起するというものであった。第二の条件は，他者が体験した状況に自分自身がおかれていると想像し，同様にして強い感情を喚起しようと努力するというものであった。このように，この研究は，個人的状況〔自分が体験した状況〕と非個人的状況〔他者が体験した状況〕への反応を比較した（そして，統制条件として，情動的にニュートラルな状況も含んでいた）。さらに，ある実験条件では，研究参加者は，**最も自分と関わりがあるように思える**非個人的状況を選ぶように求められた。また，別条件では，

最も自分と関わりがないように思える非個人的状況を選ぶように求められた。

　Prestonと共同研究者たちの研究への参加者は，最も自分と関わりがあるように思える他者の情動状態を想像しているときに，そのときの情動の強さが，個人的情動体験を想像している間に感じた情動のレベルと一致した。そのうえ，この二つの条件での脳活動のパターンは，ほとんど完全に重なった——したがって，自己と（想像上の）他者という条件の間で，情動体験と脳活動が一致したのである。しかし，最も自分と関わりがないように思える非個人的状況を想像しているときには，情動体験がそれほど強くならなかっただけでなく，脳活動のパターンにかなりの違いがみられた。つまり，研究参加者が非常に異なる他者の立場に身をおかなければならないときには，さらに別の脳領域が動員されたのである。

　他者の，異なる体験に共感しようとすることは，より高度な視点取得と積極的な想像（つまり，高いレベルの認知的共感）を要求するのだと，Prestonと共同研究者たちは提唱した。情動が生じる状況についての私たち自身の表象が，患者を含む他者の，同じ状況についての表象と厳密に一致するときには，私たちは，比較的十分に，そして努力することなしに，共感することができる。Goldman（2006）のモデルを用いるなら，'シミュレーション〔模擬体験〕＋投影'が正確な共感を引き起こすのである。しかし，私たちが他者の持つ表象と厳密に一致する個人的表象を持っていないときには，私たちは，もっと自分自身の体験を「隔離」し，自己 - 視点を抑制する必要がありそうである。この場合，私たちは，努力を要する注意深い作業をする必要があり，その作業においては，異なる視点を採用することが求められる。さらに，私たちが類似した体験を持っていないときには，私たちの共感に伴う感情は，良かれ悪しかれ，より控えめなものになるようである。

(8) 情動知能

　共感（および，情動のメンタライジングの標題のもとにこの章の後半部分で議論すること）と密接に関連しているのが，情動知能（emotional intelligence）である。狭義の知能と同様に，情動知能は多面的である。とくに，MayerとSaloveyと共同研究者たち（Mayer, 2001; Mayer et al., 2000）は，情動知能の次のような四つの広い領域を強調している。第一は情動を知覚し，表出することであり，第二は情動に接近し，思考の中に吸収していくことであり，第三は情動を理解し，分析することであり，第四は情動を調整することである。伝統的な知能検査と同様の巧みにデザインされた尺度が発展することで，多数の研究が生まれてきた（Barrett & Salovey, 2002）。共感とは対照的に，情動知能は，自分自身と他者に関する情動的有能性（competence）

を含む。したがって情動知能はメンタライジングにより近いものになるが，ただし，それは情動を伴う心理状態に限られている。それに対して，メンタライジングは，心理状態のすべての範囲を含んでいる。もちろん，情動を伴う心理状態は，臨床家と患者にとって第一の関心事である。そして，メンタライジングを促進することは，関係と自己調整を向上させるために情動知能を向上させること，と同じである。

(9) 心理的思慮性と洞察

　ここまで考察してきたすべての用語とは対照的に，心理的思慮性（psychological mindedness）は，もともと，患者になる予定の人の，洞察志向的精神療法に対する順応性を査定する目的で使用されていた。したがって，心理的思慮性は，狭い意味では「力動的（精神内的）要素を特定し，それらを個人の困難と関連づける能力」（McCallum & Piper, 1996, p.52）であり，やや広い意味では「自分の体験や行動の意味と原因を知ることを目的として，思考，感情，行為の間の関係を理解する個人の能力」（Appelbaum, 1973, p.36）を指している。案の定，心理的思慮性の査定は，心理的思慮性と，生産的に精神療法に取り組む能力との間に多少の関連がみられることを明らかにした（Conte et al., 1996）。

　心理的思慮性は，その初期の定式化においては，精神力動的精神療法または精神分析に取り組むのに不可欠な明示的メンタライジング能力のことであると解釈してもよいであろう。そうだとすれば，心理的思慮性は，自己に関するメンタライジングのほうを重視するものであろう。ただし，その広い定義（Appelbaum, 1973）であれば，他者の行動のメンタライジングにも，あてはめることができるであろう。ところが，心理的思慮性の概念もまた，精神療法という文脈を超えて，明らかに他者を含むところまで拡張されてきている。つまり，「要するに，心理的思慮性とは，自分自身と他者における行動，思考，感情の意味や動機を省察する傾向性（disposition）を中核とする特性とみなされるであろう」（Farber, 1985, p.170）。さらに，この拡張された定式化は，明示的メンタライジングだけでなく，もっと黙示的なメンタライジングをも含んでいる。つまり，個人の「対人的および精神内的な力動に対する直観的感受性……と，自分自身の感情を用いて他者を理解し，援助する能力」（Farber, 1985, p.174）を含む体験-感情のモードなのである。

　広義に解釈された（つまり，メンタライジング能力と同等のものと解釈された）場合，心理的思慮性は，心の健康や適応機能（Beitel & Cecero, 2003; Beitel et al., 2004, 2005）と結びついた広い範囲の現象と関連することが明らかにされてきた。心理的思慮性の拡張された概念は，メンタライジングの領域の多くを含むとはいえ，心理的思

慮性は，特性または広義の傾向性として解釈されている。対照的に，メンタライジングは，心理的活動（つまり心的行為）である。このように，心理的思慮性は，とくに精神療法的文脈においてメンタライズする傾向性であると解釈してもよいであろう——つまり，心理的思慮性を有する個人にとっては，メンタライジングが行いやすいのである。さらに，第3章（『発達』）で概観する発達過程は，個人がどのようにして大なり小なり心理的思慮性を働かせるようになるのかを浮き彫りにする。精神療法は，心理的思慮性を要求するが，同時に，それを養うこともするのである。

その最初の定式化では，心理的思慮性は，精神力動的精神療法において**洞察**を生み出す能力と密接に結びついていた。精神療法的文脈の中でも外でも，巧みなメンタライジングが洞察を生み出すことに，疑いの余地はない。しかし，個々の洞察は，メンタライジングに焦点を合わせることの目的というよりも，その副産物である。私たちは，内容よりもプロセスを強調する。つまり，注意を向けさせ，想像を奨励することで，私たちはメンタライジング**活動を**——とくに情動の喚起のさなかで——高めることを目指している。心理的思慮性の拡張された定義は，メンタライジング**能力またはメンタライズする傾向性**についての私たちの理解と，本質的には同じである。

4. 情動のメンタライジング

「メンタライジング」という言葉には認知的・知的な活動という含意があるので，臨床的に最も興味深いメンタライジングは情動に満ちたものだということを，私たちは絶えず思い起こさなければならない。比喩的に表現すると，メンタライジングは，単に心で心を思うことではなく，'感じ考える心（heart and mind）で，感じ考える心を思うこと' だと考えてもよいであろう。さらに，激しい情動状態のさなかでは，巧みにメンタライズすることは最も困難である。このように，情動のメンタライジング——Fonagyと共同研究者たち（Fonagy et al., 2002a; Jurist, 2005）が**メンタライズされた感情認識**（mentalized affectivity）〔★訳注32〕と呼んだもの——は，自分の情動に対して距離をおいた知的な姿勢をとることを意味するのではない。それは，情動体験において明瞭さを達成すること——心理教育グループに参加していた一人の患者が賢明にも表現したとおり，明晰に考えるのではなく，**明瞭に感じること**——を伴うのである。

〔★訳注32〕"mentalized affectivity"について，Fonagy et al.（2002a）やJurist（2005）は，洗練された感情調整（affect regulation）であり，メンタライゼーションの一面であると述べている。それは，単に感情を調節することだけでなく，感情を再査定することを伴っている。また，本章でも述べられているように，"mentalized affectivity"は情動の認識，調整，表出を含む包括的概念である。以上のことから，

より洗練された高次の感情認識というニュアンスを持たせるためと、"mentalized emotion"〔メンタライズされた情動〕と区別するために、"mentalized affectivity"を「メンタライズされた感情認識」と訳した。

　本書の残りの部分で私たちがメンタライジングを論じるときには、かなりの程度まで、暗に情動のメンタライジングのことを述べているであろう。ここで私たちは、下準備を行うことにする。第一に、私たちは、情動の多面的性質を考察し、そして、情動の面が異なればメンタライズされる程度も異なるであろうということを考察する。第二に、私たちは、焦点を狭めて「感情」を特定することにとどまらず、情動の複雑で志向的な構造——つまり、それらの情動が何**についてのものなのか**——を評価する方向に進むことを推奨する。第三に、私たちは、情動が適応的なものになるためにはメンタライジングが何よりも重要であるということに注意を向ける。第四に、私たちは、精神療法的作業に目を向けることで、情動状態のさなかでメンタライズすることの重要性を強調する。最後に、情動の志向的構造とも一致することであるが、私たちは、情動を活動方略として提示することによって、情動における主体性の役割を強調する。哲学者 Robert Solomon (2007) の著作がメンタライジングに対する私たちの関心と密接につながっているので、私たちは、この節のいたる所で、情動を理解することに貢献した彼の見事な著作から多数の引用を行う。

(1) 情動の要素

　最も基本的（フロイト的）な意味では、メンタライジングは、心理的でないものを心理的なものに変容させることを伴う。**情動**は時間とともに展開する諸要素からなる複雑なパッケージ（Keltner et al., 2003）を指す包括的用語であることを考慮すると、**メンタライズ**されるのは、この力動的なパッケージの一部である。つまり、情動を伴うエピソードがそのようなものとして体験され、認識されるといっても、その程度は様々なのである。とくに、情動は、認知的評価、生理学的喚起、行為傾向、（例えば、姿勢や表情における）運動的表出——様々な種類の主体の体験に付随して生じる可能性があるもののすべて——を伴っている。私たちは、一般的に情動の体験的側面を、**感情**（feeling または affect）と呼ぶ。臨床的には、私たちは、情動体験の様々な面を指すために、黙示的に「感情」という語を使用しており、その様々な面には、感覚、衝動、感じられる情動、そして、これらすべてに伴う様々な情動的思考が含まれている。私たちの日常的な常套句である「それについてどう**感じますか？**」は、こうした情動体験の様々な面をメンタライズするように、という誘いである。このように、情動の体験という複合体の全体を指して「感情」という言葉を使っているのだという

ことを,私たちは心に留めておくべきである。

そもそも情動を**感じること**——それ自体——が,黙示的メンタライジングだということができるだろう。そこでは,身体的 - 運動的活性化が,外的な事象についての解釈と結びつけられて,情動を伴う心理状態に変容している。しかし,Lecours & Bouchard（1997）が明言したように,メンタライジングは,心理的でないものを心理的なものに変換することにとどまるものではない。情動を感じることは,幅広いプロセスの始まりに過ぎない。メンタライジングは,かなりの程度,心理的**精緻化**を伴っているのであり,心理的精緻化は情動のメンタライジングの本質である。

（2）情動の志向性

志向性（intentionality）は,メンタライジングの一形態としての情動理解の中心部分に位置する。もし情動を単にばらばらな「感じ」だけを抱くこととして解釈するなら,私たちは大事な点を見失ってしまう（Solomon, 2007）。Sartre（1948）は,「情動は世界についての特定の捉え方である」（p.52）という一文によって,私たちをまさに大事な点に立ち戻らせてくれる。情動体験は,志向的な心理状態であるから,何か**についての**ものである。したがって,認知は,情動の本質的部分である。情動の認知的基盤についてのこのような理解は,古代ローマにさかのぼる。ストア哲学者のエピクテトス（Epictetus）は,「人々を悩ませるものは物事ではなく,物事についての判断である」（Long, 2002, p.213）と述べた。このように,情動は,人の目標や計画にとって重要な状況への評価的反応であり,その意味では判断の一形態であると考えられるようになった（Nussbaum, 2001; Solomon, 2004）。繰り返すと,これらの判断は,距離をおいた認知的評価ではない。それどころか,Solomon が言うように,「情動は,単に世界**についての**（あるいは世界「に向けられた」）ものではなく,それと積極的に絡んでおり,……**情動は世界への主体的関与であり**……認知的に世界と**取り組む**方法である」（Solomon, 2004, p.77）。

Sartre（1948）と Solomon（2007）は,認知を情動から分離しようとする誘惑的傾向に抵抗しているのである。ここでいう認知と情動の分離とは,例えば,認知的評価がその評価とは別の情動反応を誘発すると主張するような場合に,私たちが誤ってそうしてしまうことである。認知的評価は,情動の不可欠の要素であると解釈したほうがよい。なぜなら,情動は,その情動が関係する状況における力動的過程だからであり,それに加えて情動自体が絶えず**再査定**されているからである（Ellsworth & Scherer, 2003）。さらに,「認知的」評価（あるいは判断）という用語は,もしそれが意識的・省察的な過程を含意するものであれば,誤解を招く恐れがある。初期の

情動的評価は，しばしば急速で非意識的な評価反応である。そして，私たちは，「認知」が情動的なものだということを心に留めておくべきである。William James が主張したように，「認知が生じるのではなく，感情がそこにあって認知に注釈を付け，認知に価値の高いものか低いものかという烙印を押すのである」(Richardson, 2006, p.183)。私たちは，情動の**メンタライジング**を次のように解釈する。つまり，それは，情動を誘発する状況だけでなく情動反応に対しても，持続的に行われる情動再査定の力動的過程である。メンタライジングは，主体の感情の維持と拡大に関係しており，そして，最も重要なこととしては，それらの意味——それらは何についてのものなのか——を詳細に説明することに関係している。さらに，私たちは，共通して，自分の情動に対する情動反応（例えば，怒りを恐ろしいと感じる）を体験するのであり，その情動反応は，自分の情動についての情動的判断（例えば，恐れるのは悪いことだと感じる）を含んでいる。

Solomon (2007) は，情動が**志向的構造**を持つと解釈した時点で，完全に認知を情動に統合した。

> 情動のタイプとは，情動の特定の一例または複数例というよりも，情動の**種類**のことである。そして，あらゆる情動のタイプはその**正式対象**（formal object）によって定義することができる。一言でいえば，これは様々な情動に備わる志向的構造である。恐怖の正式対象は**何か危険なもの**，怒りの正式対象は**何か不快なもの**，といった具合である。もちろん，危険または不快なものが何であるかということは，状況や環境，および個人の心理的構造と主観的状態に依存する。しかし，情動がそのような構造，言い換えれば正式対象を有しているということは，情動の概念自体に組み込まれていることである。そして，正式対象とは，情動が環境において選択したり捉えたりするものの**種類**という観点から定義されるものである。
> (p.161, 強調は原典のとおり)

Solomon が明言しているように，情動の志向的構造は，狭義に解釈された「認知的評価」以上のことを含んでいる。つまり，「情動は，現実を特定の形で**構成する**力をも備えている。情動は，価値を**付与し**，価値を評価する」ということである。したがって，彼はさらに次のように言う。「憎い人は，**憎たらしく見える**。最愛の人は，**愛らしく見える**」(p.162, 強調は原典のとおり)。

(3) メンタライズされた情動の適応性

苦痛な感情と取り組む多くの患者たち，とくにトラウマを体験した後に耐えがたい情動状態の再体験と格闘する患者たちは，当然のことながらその情動を回避したい，あるいは少なくとも沈静化したいと願うものである。情動のメンタライジングを重視

することは，この回避的傾性に逆らうことである。情動は苦痛なものでもありうるということを考慮すると，トラウマを受けた患者と治療作業を進める際に，私たちは，情動をメンタライズすることを，強力な根拠に基づいて擁護しなくてはならない。そして，ここでいう根拠とは，煎じ詰めれば，情動は適応的であり，それだから情動は回避されるべきではなく，掘り起こされ，洗練されるべきであるということを裏づける根拠である（Allen, 2005; Solomon, 2007）。

1世紀以上前，Darwin（1872）は，情動が道具的価値〔★訳注33：他のことの役に立つことによる価値〕をもつという命題を発展させ始めた。そして，その命題とは，具体的には闘争-逃走反応〔★訳注34：動物が自分を脅かすものに対して闘争または逃走の反応を示すこと〕における怒りと恐れの適応的価値ということに帰着するものであった（Cannon, 1953）。他の多くの人たちと同様に，Damasio（1999）は，方法をますます巧緻化させながら，この命題を精緻なものにし続けている。例えば，彼は，直観がどのようにして行動を適応的に方向づけるかを証明している。したがって，直観の科学が出現しつつある（Lieberman, 2000）。しかし，私たちによる情動のメンタライジングの重要性の強調は，その直接的な道具的価値を越えている。情動は，知覚に基づいて適応的反応を促進するだけではない。情動は，その志向的構造のおかげで，知覚と判断を組織化することもある。さらに，情動は実存的価値を持っている。それは，Grayling（2002）が雄弁に表現した精神であり，Graylingは，ストア学派が心の平安を促進するために情動的判断を再考しようと目論みながらどこで間違いを犯したのかについて明言したときに，このことを表現したのである。

> この（ストア学派の）教えは，人間が勇敢にも人生の栄枯盛衰に耐えるのを助けるように仕組まれており，その着想においては，哲学のなかで最も鋭敏で，最も思慮深いものの一つであるが，とても重要な点を見逃している。これは，もし人が情動を節約している——苦痛を避けるために愛を制限しており，満たされることの代償を避けるために欲望や願望の息の根を止めている——ならば，人は，成長を妨げられた人生，押し殺された人生，味気ない人生だけを生きるということである。それは，事実上，実存の衝撃的性質——その快楽，その恍惚感，その苦悩に見合った豊かさと彩り，そのみじめさ，その惨劇と悲嘆——を最小限にするための，部分的な死に等しいのである。人生を両腕いっぱいに抱えることや，人生を抱擁し，受けとめることや，エネルギーと好意を持って人生に身を投じることは，当然，おなじみのあらゆる種類の災難を招き寄せる。しかし，災難を避けることの代価は，恐ろしいほどのものである。それは，人間に割り振られた千ヶ月にも満たない寿命の間，本当に生きるということなしに大地を踏みつけることの代価である。 (pp.167-168)

しかし，その道具的かつ実存的な価値を強調する際に，私たちは情動の適応的機能を理想化してはならない。明らかに個人差が大きいのであり，また——私たちすべて

にとって——情動は，メンタライジングを通して精緻化され，調整される程度に応じて，適応的な**部分がある**に過ぎない（Parrott, 2002）。

　Goldie（2004a, 2004b）は，感じられた情動の志向性を真剣に取り上げて，次のように提唱している。つまり，私たちは，対象または状況を知覚する際に，狭義の情動のような特性を有するものとして知覚するというのである。例えば，腐りつつある肉は嫌悪すべきもの**であり**，人の尊大な行動はうっとうしいもの**である**。知覚や判断（つまり，評価に基づいたもの）のように，情動は理由を正当化することと関連がある。そのような判断が適切である程度に応じて，私たちは感じられた情動——その性質や強さ——をより妥当であるか，より妥当でないものとして，解釈するのである。Sartre（1948）の哲学やDamasio（1999）の神経生物学的研究と符合することであるが，Goldie（2004b）は，情動が認識論的役割を演じていると主張する。

> いわば，私たちの情動的性向（disposition）のおかげで，私たちは，周囲の世界に対する波長合わせを行うことができる。そのおかげで，私たちは，素早く確実に物事をあるがままに理解することができ，そして，だから，すべき反応をすることができるのである。簡潔に言うなら，情動のおかげで，私たちは，物事を正しく理解することができるのである。
>
> （p.255, 強調は原典のとおり）

　ここで，Goldieは，感情を適応的シグナルとみなす精神分析的見解を忠実に繰り返している。Rapaport（1967）が述べているように，「シグナルとしての感情は，思考とまったく同じくらい現実検討に不可欠の手段である。事実，それらは，知性化に成功している強迫的人物を除くすべての人にとって，現実検討のために不可欠なものである」（p.508）。しかし，明らかなことであるが，情動は，関連する評価の妥当性に応じて，何かを明確にすることもあれば歪めることもある。Goldie（2004a）が記しているように，良かれ悪しかれ，「ある人の感じられた情動は，その情動体験と一貫させようとして**認識的俯瞰**（epistemic landscape）**を歪める**傾向がある」（p.99, 強調は原典のとおり）。抑うつは，悪名高い実例である（Beck et al., 1979）。精神療法の作業——情動のメンタライジング——の多くは，情動の根拠となっている複数の知覚や，それらを正当化する複数の理由に対して行われる。そして，その際には，それらの合理性やそれらが判断に与える可能性のある歪曲的効果を考慮に入れる。このように，**合理性は，情動に内在する**ものであり，情動と対立するものではない。もちろん，情動が合理的構造を持つということは，私たちが常に巧みに推論することを意味するわけではない。「情動は判断によって構造化されているのであるが，その判断は，賢明な場合と愚かな場合，正当な場合とそうでない場合，適切な場合とそうでない場合，

正しい場合と誤っている場合がありうる」(Solomon, 2007, p.181)。私たちは，情動的に「正しく判断する」ことができるように患者を助けることに熱意を注ぐが，それが行われる主な舞台は，関係とくに愛着関係という舞台である。

(4) 情動のさなかでのメンタライジング

　私たちは，情動のメンタライジングが知的な離脱（detachment）と結びつくものであってはならないと考えており，その私たちの見解の要点は以下のとおりである。つまり，メンタライズされた感情のあり方は，「情動状態の**中にとどまり**」つつメンタライズすること，に基づいているのである（Fonagy et al., 2002a, p.96, 強調は後から付加）。それは，例えば，'感情について考えながら，感じていること' である。このように，情動のメンタライジングは，情動状態の維持や再活性化を伴う。そのプロセスにおける情動の中心性を強調するために，私たちは，メンタライジングを，**思考と感情について考え，感じること**，と解釈するのが最も適切であろう。

　Fonagyと共同研究者たち（2002a）は，メンタライズされた感情認識の三つの要素を区別している。それらは，感情を認識し，調節し，表出することであり，その核となる特徴を表2-5にまとめておく。

　最も単純なレベルでは，感情を**認識すること**（identifying），つまり恐怖・怒り・悲しみ・嫌悪のような**基本情動**（Ekman, 2003）に対する言語的名称の付与を伴うであろう。そうした認識を行うことは必ずしも容易ではないが，そうする必要性がある場合は稀ではない。きわめてよくあることだが，少なくとも情動の発生の前後では，情動は明確な形を成してはいない。人は単に「突き動かされている」とか「動転して

表2-5　情動のメンタライジングの3領域

領域	特質
情動を認識すること	基本的情動に名称を付けること。情動の綾を認識すること。情動の階層および情動の葛藤やアンビバレンスを明確にすること。現在および過去の諸関係と関連させて情動の意味を明らかにすること。
情動を調節すること	情動状態の強さを下方または上方へと調整すること，および，特定レベルの情動的覚醒を維持すること。持続的再評価の過程で情動を再評価することを伴う。
情動を表出すること	情動を認識すること，および（下方または上方へと）情動を調節することに基づいて，外側の他者に向けてだけでなく，内側の自分自身に向けて，情動を表出することができる。愛着関係での情動表出は，さらなる情動の認識と調整においても重要な役割を果たす。

いる」とか「苦痛である」と感じるだけかもしれない（Ellsworth & Scherer, 2003）。それは，Jurist（2005）のいう**困惑感**（aporetic feelings）を体験しているのであり，その場合，人は自分が何を感じているかを知らないのである。そのような例をみると，すべての精神療法家と患者が知っているように，基本情動に名前をみつけてやることは，決して小さな達成ではないであろう。

　しかし，基本情動は複数の群を成しており，情動について洗練された認識をもつためには，そのなかの一つの群において，正しい一つの情動をとらえることが必要である。「怒っている」と感じていることを否定する患者でも，「不満である」「憤慨している」「うんざりしている」「イライラしている」「気分を害している」と感じていることは認めるかもしれないし，「むかついている」と感じていることさえ認めるかもしれない。さらに，ある基本情動が，ある状況——とくに親密な関係における重要な出来事——に対する反応を包括的に示していることがたまにある。よくあるのは，例えば，怒りの背後に恐れがあり，怒りの結果として恥が生じるというような場合である。困惑した（つまり，あいまいで，明確な形がなく，混乱した）感じが起きる理由の一つは，互いに葛藤する感情の生起という，ありふれたことである。例えば，最も基本的なレベルにおいてさえ，私たちの患者の一人は，自分の母親に対する困惑感を明らかにするのに，精神療法家の助けを借りたのである。そのとき精神療法家が指摘したのは，愛と憎しみはしばしば混合しているものであり，憎しみの存在は愛があるという事実と矛盾するものではないということ——ありうることだが患者には一度も思い浮かばなかったこと——であった。一般に，感情は複雑に絡み合っており，階層を成している。そして，情動のメンタライジングは，絡み合った情動の微妙な綾を認識することを必要とするのである。

　しかし，すでに述べたように，情動のメンタライジングは，感情の認識をはるかに超えたものである。それは，情動の志向的構造を明らかにすること，つまり「自分の情動の**意味**と結びつく能力」（Fonagy et al., 2002a, p.15; 強調は引用者による）を伴うのである。意味を見出すことは，心理的精緻化の重要点である。基本的に，情動のメンタライジングは，情動を意味のあるものにすることを伴う。そして，このプロセスは，現在の体験の中で情動が生じた理由を詳しく説明することを伴うであろう。それとともに，このプロセスは，潜在的には，当該の関係において，また，先行する諸関係（つまり，最も広い意味での転移）との関連において，情動反応の発達歴を理解することを伴うであろう。情動反応の生育史的基盤を理解することは，一般にトラウマと連動して起きるような（Allen, 2005），かなり激しい反応の意味を発見するのに役立つことが多い。このようなわけで，情動のもつ意味は，その最も精緻なものの場

合には，複雑な自伝的ナラティヴの中に埋め込まれることになるであろう（Holmes, 1999）。

　メンタライズされた感情認識の第二の要素は，感情を**調節すること**（modulating）であり，それは情動状態における何らかの変化を伴う。たいていの場合，調節というと，私たちは，破壊的なほど激しい情動反応を鎮めることと関連づけやすい。実際に，この意味での調節は，情動のメンタライジングにとって決定的に重要である。なぜなら，過度に激しい情動——代表例をいうと憤怒，恐怖，闘争‐逃走反応——は，メンタライジングとは正反対のものだからである（Mayes, 2000）。したがって，精神療法家と患者は，安定した愛着を特徴とする安全な雰囲気を生み出すという課題を常に抱えている。というのも，そのような雰囲気は，メンタライジングが可能なくらい十分に，情動を下方へと調節するからである。

　しかし，情動を調節することが，ある情動状態を持続させることや，むしろ**増幅させること**を意味することさえある——患者がそうすることに私たちが手を貸すことがよくあるが，それは，患者が情動を過小評価したり，回避したり，抑圧したりしていると，私たちが確信するときである。そのような場合には，上方への調節も，情動のメンタライジングにとって不可欠であり，そのためには，患者がその情動の中にとどまりながらメンタライズすることが必要である。上方への調節も，やはり安定した愛着に依存している。つまり，感情がもう一方の他者によってメンタライズしてもらえそうなときにのみ，感じることは安全なのである。このように，一方では，患者が過度に激しい情動に苛まれていないときに理解しようと努めるという意味で，「鉄は'冷たい'うちに打て」という Pine（1984）の警句の中には，多くの英知が含まれている。しかし，他方では，鉄が冷た**すぎる**ときには，意味（と他の情動）を詳細に検討できる可能性が失われてしまうかもしれない。さらに，患者は，展開する対人関係の中で葛藤を解決することができるためには，情動のさなかでメンタライズする能力を発達させなければならない。'鉄は温かいうちに打つ'ということは，例えば，まだ不快を感じているうちに不快感を表出することであるが，それは，その事実が過ぎた後にその不快感に言及することよりも——あるいは，さらに悪いことに，恨みを募らせ，結果的に怒りを爆発させることよりも——他者に影響を与えやすいのである。

　私たちがすでに述べたように，情動は状況と対人関係に対する評価的反応である。同じく，私たちが先述したように，情動の調節は，持続的な再査定のプロセスの中で感情を**再評価**することを伴っている。

4. 情動のメンタライジング

　これは感情認識の過程のなかでも決定的な瞬間である。というのは，それが明らかにしていることは，人が同じ感情の意味を再解釈するということではあっても，必ずしも新しい感情を採用するということではないからである。だから，感情を再評価することを通して，人は自分の感情体験の複雑さを，それまで以上に実感するようになるのである。

(Fonagy et al., 2002a, p.438)

　最も大雑把な表現をするなら，感情の再評価のプロセスは，メンタライジング的姿勢を伴っている——ここでいうメンタライジング的姿勢とは，心理状態，その基盤，およびそれが自己と対人関係に及ぼす影響についての，探究心と好奇心を伴う探索的態度である。

　メンタライズされた感情認識の第三の要素は，感情を**表出すること**（expressing）である。感情を認識することが，それを表出することの前提条件であることは，明らかである。感情を明確に表出するうえでは，明確に感じることが重要である。同様に，感情を調節することも，それを効果的に表出するには不可欠である。強い感情の下方への調節が，その効果的な表出にとって不可欠であることは，明らかである。激しい怒りは，うまく受けとめてもらえないであろう。しかし，上方への感情の調節も，効果的な表出には不可欠である。軽い不快感として表出される抑制された怒りは，正当な憤慨の直接的表明に比べて，人の心を動かすのに必要な力を持つことはないであろう。

　感情を外側に向けて表出することが望ましいとはいえず，可能でもないことが，しばしばある（例えば，上司の急な要求によって気分を害したとき）。こうした場合について，Fonagyと共同研究者たちは，感情を**内側に向けて**，つまり自分自身に向けて表出することも可能だと，指摘している。しかし，そうするためには，情動的覚醒のさなかにいながら感情について省察するという意味での，情動のメンタライジングが要求される。

　　感情を表出するためには，その感情をこの世界に出現させなくても，それを自分に改めて感じさせることで十分な場合もありうる。例えば，ある患者は，妻が妊娠のことで彼を責めたので自分が妻に対してどれくらい怒っているかを認識していた。しかし，そのとき妻があまりにも傷つきを感じやすくなっていたので，妻は彼からこれを聞くことには耐えられないと，彼は確信した。大事な点は，彼にとって，それまでに体験したよりもずっと深いレベルで自分の怒りを体験することが有益だったということである。しかし，妻に対して直接的に自分の感情を伝えることはしないという選択肢を確認することも，同様に重要だったのである。私たちがここで強調したいのは，このような説明が，知的な立場から怒りを認識している場合の説明と，どれだけ異なっているかということである。メンタライズされた感情認識は，私たちが自分の感情を引き受けることを，さらに後押ししてくれる。感情を内側に向けて表

出できることは，外側に向けての表出が望ましくない状況における選択肢を一つ増やしてくれるのである。
(Fonagy et al., 2002a, pp.339-340)

　私たちは，次のように考える誤りに陥ってはならない。つまり，メンタライズされた感情認識は，感情を認識し，調節し，表出する（例えば，怒りを感じていることを認識し，自分自身を多少落ち着かせ，その後に，それに応じて自己表現を行う）という固定的な順序を意味するのだと考える誤りである。むしろ，ある対人関係における情動的エピソードは——それが精神療法的関係であれ，恋愛関係であれ，友人関係であれ——情動の認識・調節・表出の絶え間ない入れ替わりを伴うことであろう。理想的な場合には，例えば，相互的メンタライジングが生じている安定した愛着関係が背景にあれば，感情の表出が感情のさらなる明確化に貢献しやすいし，そして今度はそれが感情を下方または上方へと調節することに貢献しやすい。感情の表出と明確化の過程では，感情の新たな階層と絡み合いが白日の下にさらされることになりやすい。実際，感情のさらなる明確化のために（他者に対してでなくても，少なくとも自分自身に対して）感情を表出することの重要性は，いくら強調しても強調しすぎることはない。この章で先述したように，情動を相互に表出し，明確化するという，この全体的過程は，自己構成的である。つまり，情動のメンタライジングは，心の思いを言葉にすることを伴う。Solomon は，私たちなら'絶え間ない情動の流れの中で行われる自己構成的メンタライジング'として解釈するものの素晴らしい実例を示している。

　　緊張した状態で，私は，突然，自分が動揺していることに気づく（つまり，認識する）。私は興奮しており，汗ばんでおり，イライラしている。しかし，私は，自分がそうだと気づく前に，そうだったのである。そして，私の情動の乱れが，ちょうどそれに気づいたときに始まったのでないことは，明らかである。いまや私は自分の動揺に気づいているが，自分が何に動揺しているのかがよくわからない。その後，私は，職場から外に出る途中に，一人の同僚と短時間だけ対面したこと，そして私がドアをバタンと閉めた際の閉め方を思い出し，私は，自分が怒っていたに違いないことに気づく。しかし，何に対して怒っていたのか。その対面が短時間で，一見するとありふれたものであることを考慮すると，私はこれを究明できるかもしれないし，できないかもしれない。しかし，そのとき，私は，それよりも以前に起きた数々の対面を思い出す。そのうちのいくつかは，率直に言って不愉快なものであった。それで，いまや私は，現在の怒りを，この一回の束の間の対面というよりも，この同僚との対面の歴史全体を視野に入れて理解する。そして，その時よりも前に気づいていたことではあるが，その人の態度が自分の兄の行動に似ており，その似方が上辺だけにとどまらないことに，私は気づく。つまり，その態度は，こちらを無視しているようで，軽蔑的で，優越的なのである。
(Solomon, 2007, p.229)

Solomon は，そこで幕引きをしているわけではない。彼のその例では，その情動は，その後も異なる複数の経路を通って持続し，その過程で怒りの感情は強まったり弱まったりする。彼は，自分が怒っている人であることについて省察し，寛ぐことが困難であることに気づく。そのエピソード全体は，自分が'怒っていることについて怒っている'ことが判明するところでクライマックスを迎え，その怒りは，最終的には，この複雑なねじれを楽しむことで減少する。

(5) 情動のメンタライジングにおける主体性

　激しい状況によって誘発された情動の連鎖についての省察という Solomon の実例が示すように，情動のメンタライジングは，主体性の感覚——情動を自己の活力ある側面として引き受けること——を必要とする。情動は，「熱情」においてそうであるように，受動的な反応として理解されることが多い（Solomon, 2007）。人が突然怯え，激昂するときのように，ときどき情動が急速で反射的な場合があるのは，疑いようのないことである。しかし，初期に激しい感情が噴出した後に，情動体験が急に停止するということは，ありえない。情動との**取り組み**——理解すること・調整すること・表出すること——の過程が展開するのであり，少なくてもその過程では，主体性がはっきりと表れるであろう——それは，Solomon の実例が証明しているとおりである。情動のメンタライジングは，努力を伴う心的作業であるが，情動が激しく，好ましいものではないときには，とくにそうなのである。

　実存主義の精神に添って，Solomon は，情動における主体性を，私たちがここで要約したような情動との取り組みを超えたところまで拡張している。Solomon は，情動を**方略**として見ることを提唱している。人が他者を脅し，いじめて，自分の思い通りにするために怒りを手の込んだものにするときのように，情動的方略が意識的に目論まれたものであり，比較的意図的な場合もありうる。人が突然恐れから身動きできなくなるときのように，その方略がどちらかといえば自動的な場合もありうる。恨みを抱えた夫が抑うつな愁訴と引きこもりで妻を処罰するときのように，その方略が無意識的な場合もありうる。以前に，情動が適応的な場合も**ありうる**ことを指摘した。これらの例からもわかるように，情動的方略は，その有効性においては，ばらつきが大きい。ほとんどの情動は，合理的である程度に応じて，方略としての有効性が異なってくる。例えば，怒りは，道義的に正当な怒りもありうるし，不合理なほど些細なことでの怒りもありうるし，不適切なほど威嚇的な怒りもありうる。Solomon の主張によると，情動のなかでも羨望は，常に効果的でない方略であるという点で，尋常な

ものとはいえない。

> 「7つの大罪」〔★訳注35〕のリストの中にそれが含まれていることは，誤りではない。羨望は，単に他の誰かが持っているものをほしがることではない。それは，他の誰かが持っているものを，分不相応に，そして求める権利がないのに，ほしがることである。それは，ほとんど常に，自分自身を，憤慨させることはなくてもみじめな思いにさせ，欲求不満で不幸な気分にさせる方略である。要するに，それは悪い方略である。
> (Solomon, 2007, p.183, 強調は原典のとおり)

〔★訳注35〕キリスト教，とくにカトリック（旧教）において，人間を罪に導く可能性があるとみなされてきた7つの欲望や感情のこと。

　情動を志向的方略として見ることは，メンタライジングの価値を強調することである。そして，ここでいうメンタライジングは，①情動が何についてのものかに関するメンタライジングだけでなく，②情動の目的が何であるか，③これらの目的の適切さ，④それらの目的に対する情動の有効性，に関するメンタライジングでもある。主体性は責任性を含んでおり，メンタライジングは責任性を高める。Solomonは，情動についての，次のような自己模索的問いかけ（heuristic inquiries）を提唱しているが，これは精神療法家にはなじみ深いものであろう。それは，「私は，これを何のためにしているのだろうか。私は，このことから何を得ようとしているのだろうか」(p.199)という問いかけである。

　情動が主体性と責任性を示す方略であるとするSolomon (2007) の解釈は，情動の倫理的次元，つまり，良い生き方をした（あるいは悪い生き方をした）人生において情動が担っていた顕著な役割を明らかにする。この倫理的次元は，ダーウィン主義者的意味での「適応」を超えたものであり，志向的意味での「正しく判断すること」を超えたものである。ここで，情動の実存的価値に戻ってみよう。「私たちの情動が目指すものは，そしてそもそも私たちが情動を持っている理由は，人生を豊かにすることであり，人生をより良いものにすることであり，私たちが人生から得たいものを得ることができるようにすることである」(p.182)。人生を豊かにするという情動の潜在能力が発揮されるためには，メンタライジングが必要であることは，明らかである。そして，Solomonは，**情動的統合性**（emotionoal integrity）を提唱することにおいて，情動についてのこの倫理的視点を完結させている。ちなみに，情動的統合性とは，豊かで複雑な情動生活において，ある程度の統一性を達成することを意味している。Grayling (2002) の見方と一致するのであるが，Solomonは，葛藤のない人生を推奨しているのではない。彼が言うには，「私が考慮に入れたいのは，混在し，互いに葛藤しさえする感情・情動・省察のレパートリーであり，それは，①不満，②自

己批判，③満足の欠如，④現実の倫理的ジレンマ，つまり両立しない複数の選択肢や関与を含んでいる」(p.267)。彼は，情動的統合性を幸福に不可欠なものと解釈したが，幸福であることと幸福に感じることを同一視してはいない。それどころか，「情動的統合性を伴う幸福な人生は，葛藤のない人生ではなく，心の深奥にある価値と結びつけて情動的葛藤を賢く取り扱う人生である」(p.268)。そして，さらに一歩踏み込むなら，幸福は一種のメタ情動であり，私たちの情動生活全体についての査定を含んでいる。つまり，「幸福は，私たちの人生全体を，あるいは少なくとも私たちの人生の本質的部分を垣間見るという（たびたびあるかもしれないが，めったにないかもしれない），このような瞬間に依存している」(p.266)。しかし，Solomonが警告しているように，「これは，おそらく他のどのような情動的判断よりも，自己欺瞞となる危険性がある」(p.266)。

　私たちがSolomonの著作からふんだんに引用を行ったのは，'メンタライジングは情動的過程であり，またそうあるべきだ'という私たちの論点を補強するためだけではない。情動のメンタライジングにおける本当の複雑さを明らかにするためでもある。情動的統合性は，そしてSolomonが解釈するような意味での幸福は，メンタライジングにとって最も大変な課題を提起している。私たちは，精神療法に対して，それ以上の，どのような期待を抱くことができるであろうか。

5. まとめ

　メンタライジングは，自閉症スペクトラムの人を除くすべての人が，一般的に当然あるべきものと考えている，基本的な，人間らしい能力である。メンタライジングは，お互いに人間として——相手を思う存在として——関わり合う能力である。メンタライジングは，基本的なものではあっても，決して単純なものではない。私たちがメンタライズする心理状態の範囲は広大である（動機，感情，信念，意図，幻覚，そしてその他多数）。私たちは，意識的・意図的に明示的ナラティヴを生成することによってメンタライズするだけではない。黙示的な波長合わせと応答性においては，意識せずに自動的にメンタライズする。私たちは，他者と自分自身の心の状態をメンタライズする。そして，他者との関係の歴史にみられる，より幅広い文脈に基づいて，私たちは心理状態に意味を付与する。

　さらに，メンタライジングは，自然にできるようになることではあるが，決して常に容易であるというわけではない。巧みなメンタライジングは，心理状態とその意味を知覚し解釈する際の正確さ・豊かさ・柔軟性を伴っている。私たちは，多くの点や

第2章 メンタライジング

多くの文脈において,巧みにメンタライズすることができないかもしれない。私たちが一時的に心を読み取れない――心理状態に不注意であるか無自覚である――ときには,メンタライジングはうまくいかない。そして,私たちがメンタライジングに取り組んでいて,心理状態に注意を向けているときでさえも,私たちはしばしば投影(例えば,自己批判を他者に投影すること)あるいは防衛性(例えば,攻撃性を恐れるために怒りを認識できないこと)の結果として,歪んだ知覚と解釈に陥りがちである。皮肉なことに――共感にみられるような――豊かな想像は投影を必要とするのであり,その投影が防衛的歪曲につけいる隙を与えるのである。とりわけ,親密な関係における強い情動は,メンタライジングを最も困難なものにする。私たちは,メンタライジングに注意を向けることの重要性を強調してきたし,**努力を要する**注意に注目してきたのであるが,それは次のようなことがあるからである。つまり,とりわけ強い情動のさなかで多重的な複数の視点を心に留めておこうとするときには,心理状態に注意を向け,心理状態を省察するために大きな努力が求められるからである。

私たちのメンタライジング能力は古くからあるものなので,私たちはすでに素朴心理学(Bruner, 1990)のなかに豊富な言語を有しており,それは,心理状態を表す単語が多重的であることに最も顕著に表れている。メンタライジングに最も近似的な日常語的同義語は「共感」であり(Baron-Cohen, 2003, 2005),私たちは自分自身に対する共感をメンタライジングの一部とすることに賛同したいと思う。しかし,私たちはいまや,心の理論,メタ認知,マインドフルネス,心理的思慮性といったように,メンタライジングと重なる,一連の,より専門的な用語を有している。それでも,私たちには,別の用語――「メンタライジング」――が必要なのであろうか。

私たちは,私たちの人間性の最も中心的な心的活動を表す包括的用語として,「メンタライジング」を推奨する。そして,それは,複雑で多面的な障害を安定した愛着関係と自己調整にまで改善するという,私たちの臨床的努力に焦点を合わせた用語である。そのように多様な心理状態,つまり非意識的および意識的な諸過程を範囲として含み,そして自己と他者に関係している,この包括的用語に,何か統一性がありうるのだろうか。統一性は,次のような点である。つまり,私たちは,複雑ではあっても,多かれ少なかれ統一された自己によって構成されている人というもの――とりわけ自分自身――と関わるのである。さらに,私たちは,非意識的過程と意識的過程を分割するのではなく,むしろそれらを統一したいのである。それは,黙示的過程と明示的過程が相互促進的になるように,つまり黙示的なものが次第に明示化に役立つようになり,明示的なものが次第に手続き的で自動的なものになるように,統一したいということである。

おそらく，私たちがメンタライジングによって突破する最大の難関は，自己と他者の間にあるように見える大きな溝である。しかし，次章でたどるように，この自己と他者の境界は発達的に達成されるものであり，始めからあるものではない。つまり，メンタライズしてくれる人であり，メンタライズされる人でもある他者——とくに愛着人物——との関係におけるメンタライジングを通して，自己が創り出される。このように，統一化しようとする心的活動は，他者との関係のなかで自己を創り出すのに不可欠であるだけでなく，情動・想像・意味に満たされた関係を維持し，豊かにするためにも，不可欠である。そして，メンタライジングの概念は，この統一化しようとする心的活動を包括的に言い表すのに，他に類を見ないほど適しているのである。

6. 臨床的重要点

- **メンタライジングは多面的なものであり**，①自己と他者における心理状態，②明示的過程と黙示的過程における心理状態，③過去から現在および未来にわたる時間枠における心理状態，をすべて包括したものと関わりがある。介入は，個人が特定の時点で最も関わりの深い困難領域として体験していることに適合していなくてはならない。
- 一目でわかる**メンタライジングの二つの不全**は，1) 心理状態に注意を払わないこと，例えば，他者の心理状態に関心がないか，あるいは気づかないことである。そして，2) 他者の動機に対するパラノイド的解釈にみられるように，歪んだ形で，そしてしばしば侵入的な形でメンタライズすることである。
- **自己中心性はメンタライジングの初期設定モードであり**，共感することは，自己と他者の視点を区別するという，努力を要する作業を伴う。
- **メンタライジングは一般的に適応的であるけれども**，それは苦痛を伴うこともありうるし（例えば，苦難に対する共感），極端な（例えば，過剰警戒的な）こともありりうる。
- **精神療法の多くは，情動のメンタライジングを向上させる**。これは，以下の三つのことを伴う。つまり，1) 情動状態とその文脈および原因を認識すること，2) 情動を下方や上方へと調節すること，3) 他者に対してだけでなく自分自身に対しても，その意味についても考慮しながら情動を表出すること，である。最適の場合には，精神療法は，その情動状態にとどまりつつメンタライズすることを促進する。

第3章 発達

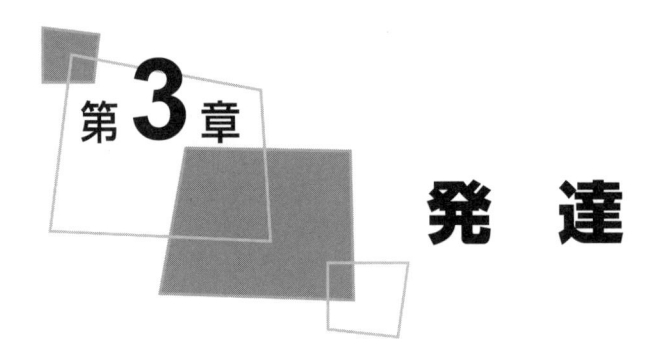

　私たちは，前章でメンタライジングの多面的性質を明確に表現した。そして，結論として，すべての日常言語と臨床的概念のなかで，**メンタライジング**が，自分自身を理解することと他者を理解することの本質的一体性をとらえるうえで他に類をみないほど適しているのだということを提言した。本章で詳細に述べることであるが，その一体性の基盤は，他者との関わりのなかで自己になるという発達過程である。

　もちろん，臨床家として，患者をメンタライジングに引き込むことを目的とするのであれば，メンタライジングがどのように発達するかを知っている必要はない。あなたは，患者をメンタライジングに引き込むことをずっとしてきているのである。しかし，私たちが目指しているのは，臨床実践においてメンタライジングに対するもっと洗練された関心を促進することである。そして，メンタライジングを向上させたり抑制したりする発達的諸条件について理解することは，そのような洗練に対する重要な貢献となる。したがって，私たちは，メンタライジングの発達に関する最近の実証研究で，臨床実践においてメンタライジングを促進する方法を理解するのに不可欠であると私たちが考える研究については，その要約を示すことにする。

　メンタライジングの発達を理解するためには，直観に頼らない思考が必要である。私たち大人は，はるか以前にメンタライジング能力を獲得したので，豊かで個人的な内的世界が存在するのは当然だと考えることに慣れている。私たちがデカルト（Descartes）の有名な格言である「我思う，ゆえに我あり」に共鳴するのは，当然のことである。さらに，私たちは，想像とシミュレーション〔模擬体験〕を介して他者に共感するために，日常的に自分の内的世界を活用している（Goldman, 2006; Stueber, 2006）。他者を理解するために内的体験を使用することは，心と心が一体であるという感覚を創り出し，内側から外側への推論を，つまり他者は自分に似ているという推論を伴っている。直観的に，私たちは，この推論の順序を発達に対しても適

用する。つまり，とにかく子どもは心を持つようになり，その後に，子どもは他者もまた心を持っていると推論するのだと，私たちは考えるのである。

　この自然なデカルト的考え方は，Peter Hobson（2002）が主張する，次のようなことを目立たなくさせてしまう。つまり，「簡潔に言うと，もし乳児が他の人々と関わらなければ，彼女は思考するようにはならないであろう」（p.xiv）ということである。彼が詳しく述べたように，「ある人の心を他の誰かの心と結びつけることのできる絆——とりわけ，まず情緒的な絆——は，まさに私たちを思考へと導く絆である」（p.2）。それだから，彼は，彼のすばらしい著書に『思考の揺りかご』という書名を付けたのである。このように，デカルトは成人の代表としては正しいことを語っていたのであるが，成長途上の子どもを代表して語るなら，私たちは違うふうに言うであろう。つまり「我ありと母思う，ゆえに我あり」なのである。したがって，私たちは，直観に頼らずに，心が'外側から内側へ'と発達するというVygotsky（1978）の見解を受け入れる。つまり，「**対人的過程が個人内的過程に変容する**。子どもの文化的発達におけるすべての機能は，二度出現するように見える。最初に社会的レベルで，後に個人的レベルで。また，最初に人と人との**間で**（間心理的 interpsychological），それから子どもの**内側で**（心理内的 intrapsychological）」（p.57, 強調は原典のとおり）。

　この章で，私たちは，まず対人関係においてメンタライジングが出現する際の発達段階を述べ，その後に，①親のメンタライジング，②愛着，③子どもにおけるメンタライジングの発達，の間にみられる複雑な相互作用を詳述する。私たちは，本書の主要な関心事の一つになるだろうと思われることも紹介するが，それは，愛着トラウマがどのようにしてメンタライジングの発達を台無しにし，それによって発達的精神病理に寄与するのかということである。

1. 発達的前進

　メンタライズする能力は，多くの段階がある発達的達成である。そして，それは，**社会的関わり**を促進するような，乳児期早期に顕著な，数多くの能力から発達する（Hobson, 2002; Klin et al., 2000; Stern, 1985）。心理状態の表象的性質は最終的な自己感（sense of selfhood）の構成要素になるのであるが（Fonagy et al., 2002a），この心理状態の表象的性質についての発展途上の認識を幅広く展望することから，この節を開始する。それから，表象的心を持つ者としての自己および他者という感覚に大きく寄与する四つの発達過程，つまり，①情動調整，②共同注意，③言語，④伝承的関わり合い，について詳しく述べる。読者がこの発達的複雑性を心に留めておくのを助

けるために，表3-1に，これらの主要な寄与の概要を示す。発達のあらゆる面が本章の中心的テーマの実例であるが，その中心的テーマとは，**養育者の側の随伴的応答として表出されたメンタライジングが，子どもにおけるメンタライジングの発達を促進する**ということである。この節の最終部分では，メンタライジング以前の三つの機能モード，つまり，①心的等価，②プリテンドモード，③目的論的モードについて論じる。ちなみに，これらのモードは，精神病理において退行として活性化することもありうる。

（1）心的表象

　メンタライジング能力の漸進的発達は，主体性（agency）と密接に結びついており，その主体性は，自己および他者という感覚と密接に結びついている。Fonagyと共同研究者たち（2002a）は，この発達の跡をたどり，それを表3-2に略述されている五つの段階に区分した。ここで，私たちは心的表象の出現に焦点を合わせているのであるが，心的表象については，第1章（『序論』）において，心理状態に付随する表象性の感覚という文脈で導入し，第2章（『メンタライジング』）において，心の理論の文脈で簡潔に再検討した。

　表3-2に描かれているように，乳児は，自分たち（そして他の人たち）が物理的・社会的な主体（agent）であり，外的対象や他者に影響を与えること——そして，影響を受けること——が可能であることを，すぐに学習する。それから，乳児は，生後約9ヶ月までには，目的論的（teleological）〔★訳注1〕な判断基準を採用し，主体の行動が合理的・目標指向的であることを予想する（Csibra & Gergely, 1998; Gergely & Csibra, 2003）。例えば，生後9ヶ月になると，乳児は，コンピューター・アニメ中の動作主が別の動作主に接触しようとするかのように直進することや，必要なら障害物を飛び越すことを，当然の成り行きと考える。しかし，ある動作主が，進路に何の障害物もないときに，他の動作主への到達に必要ではないジャンプをすると，この乳児たちは驚きの表情を示すのである。しかし，合理性についての認識が芽生えつつあるとはいえ，生後9ヶ月の乳児は，その動作主の目標指向的行動を心理状態に基づくものと考えるには至らない。むしろ，動作主が「合理的」行動をすることの予測は，観察可能な物理的現実（例えば，まっすぐな進路か障害物のある進路かということ）に基づいているのである。

　しかし，生後2年目の間に，乳児は**目的論的姿勢についてのメンタライジング**を開始する（Gergely et al.,1995）。そして，乳児は，目標指向的動作主についての心理主義的（mentalistic）〔★訳注2〕な理解を発達させる。乳児は，この時期に，萌芽的で

1. 発達的前進

表3-1 メンタライジングの発達における中核的過程の概要

プロセス	記述
心的表象の理解 (Understanding of mental representation)	目標指向的行為についての心理主義的理解が発達し，そこでは，多様な心的モデルや見方が比較の対象となりうる（例えば，現実か可能性か。過去と現在あるいは未来との区別）。そして，最終的には，メタ表象が可能となる（例えば，信念の正しさについて省察することや，思考・感情をそのようなものとして認識すること）。
情動調整 (Emotion regulation)	メンタライジングにおいて形成的役割を演じるのは情動の理解であるが，情動の理解はミラリングの過程から生じる。ミラリングの過程では，乳児の情動表出が，高度ではあるが不完全なレベルの養育者の応答性を引き出す。そして，その応答性は，養育者が表現しているのは乳児の情動状態である――養育者の情動状態ではない――ということを示す顕示的手がかりによって「標識を付けられて」いる。このプロセスのおかげで，乳児は，情動状態についての自己表象を発達させることができ，その自己表象が情動の調整と表出を促進するのである。
共同注意 (Joint attention)	自己に向けられた注意についての認識は，乳児期早期にはっきり表れているが，この認識に続いて，別の人と共に第三の対象に注意を向けることについての認識と，意図的に他者の注意を対象に向けさせるということが生じる。共同注意は，（社会的参照にみられるように）対象に関する黙示的な情動的批評を含んでいる。そして，この文脈において，自己に向けられる他者からの注意は，人々の中にいる一人の人であるという特別な意味の自己認識（および自己意識）〔★訳注3〕をもたらす。
言語 (Language)	言語習得には共同注意とコミュニケーション意図への理解が必要であるが，言語習得とメンタライジングは自動実行過程として展開する。そして，次には，言語的能力のおかげで，心理状態を表現・推測するための，洗練された概念的枠組み（つまりメタ表象）に加えて，明示的メンタライジングが可能になる。
伝承 (Pedagogy)	乳児の情動状態に対する養育者の随伴的応答性は，黙示的な教育の過程として解釈することが可能である。そして，メンタライジングの発達は，伝承への人間特有の適応の一部分，つまり――心理状態についての知識を含む――文化的情報を教え，かつ学ぶための効率的な手段である。言語と同様に，メンタライジングと伝承による学習は，自動実行過程として展開する。

〔★訳注3〕本書で，「自己意識」(self-consciousness) という用語は，自己認識 (self-awareness) のなかでも，とくに「自分が他者からどう捉えられているか」「自分が他者の心の中でどう思い描かれているか」についての認識を指すために使用されている。

第3章 発達

表3-2 メンタライジング能力の発達と洗練におけるレベル

レベル	記述
身体的 (Physical)	乳児は，最初，身体的**主体**としての，つまり身体的**対象**とは異なるものとしての，自己と他者という感覚を発達させる。そして，その根拠となるものは，自己と他者が自己推進力を持ち，動きを示すことである。身体的主体性は，行為（例えば，手足を動かすこと）の立案者としての自己という感覚と，外的対象に影響を与える（例えば，ボールを動かす）自己という感覚に寄与し，したがって自己-他者の分化を促進する。
社会的 (Social)	身体的主体性と並行して，乳児は社会的主体としての自己と他者という感覚を発達させる。社会的主体性は，コミュニケーションを意図した表出が他の社会的主体に影響を及ぼす（例えば，微笑が母親の微笑を誘発する）という認識を伴っている。
目的論的 (Teleological)	生後1年目の後半になると，乳児は，目的をもった，目標指向的な行為を示す目的論的主体としての自己と他者という感覚を発達させる。このレベルでは，乳児は，行為が合理的であること，つまり，外的現実の制約の範囲内で効率的に目標達成を指向するものであること（例えば，ゴールに向かうのに最も直線的な経路を選ぶこと）を期待する。
メンタライジング (Mentalizing)	生後2年目になると，乳児は，合理的で目標指向的な行為を，志向的な心理状態に支配されているものとして解釈するという意味で，目的論的姿勢をメンタライズし始める。そして，最終的には，行為を支配する心理状態が現実とは一致していないかもしれない可能性（例えば，誤信念）を考慮に入れるようになる。
自伝的 (Autobiographical)	生後6年目までには，子どもは，自分の行為と体験の記憶を因果論的・時系列的な枠組みのなかに組織化する。そして，その枠組みのおかげで，自伝的自己の発達と，筋の通った自伝的ナラティヴによる自己理解と他者理解が可能になる。

はあるが，適切な認知的有能性を発達させる（Fonagy, 2006）。つまり，乳児は，意図を持った動作主の行為を，願望・欲求・意図から生じたものと解釈する（Wellman & Lagattuta, 2000）。そして，乳児は，正しい信念と誤った信念についても，潜在的な理解を有している（Onishi & Baillargeon, 2005）。また，乳児は，共同での想像遊びに没頭するが，この遊びが協調性のスキルを促進する（Brown et al., 1996）。そして，乳児は，内的状態を表すための言語を獲得し始める（Repacholi & Gopnik, 1997）。それにもかかわらず，この早期段階では，乳児は，心理状態を外的現実から十分に分離することができない。内的と外的との間の区別は，不鮮明なままである（Fonagy, 2006）。

　　［★訳注1 & 2］「目的論的」(teleological) と「心理主義的」(mentalistic) という概念は，György Gergely（ジェルジ・ゲルゲイ）と Gergely Csibra（ゲルゲイ・チブラ）が提唱したものであり（Gergely & Csibra,

2003)．人の行動の目的を理解・推論する際のあり方である。まず，「目的論的」理解・推論は，子どもが人（動作主）の行為を「目的論」（teleology）という理論を用いて理解・推論するあり方である。つまり，人の行為は，何らかの目標がある「目標指向的行為」（goal-directed behavior）であり，「合理的行為の原理」（the principle of rational action）に従っている。合理的行為の原理とは，「動作主は状況の制約の範囲内で利用できる最も合理的な行為によって目的を達成する」という原理である。「目的論的」理解・推論では，動作主の行為の目的をそれが行われた状況（物理的現実）から理解・推測するのであり，その際に動作主の「心理状態」（例えば，欲求，信念，意図など）を考慮していない。これに対して，「心理主義的」理解・推論は，合理的行為の原理に基づいてなされる点では目的論的理解・推論と同じであるが，理解・推論の際に動作主の「心理状態」が考慮される。つまり，心理主義的推論では，動作主の目標指向的行為が心理状態（欲求，信念，意図など）に基づくものとして理解されるのである。

第2章（『メンタライジング』）において，心の理論に関する研究を論じた際に言及したように，3歳と4歳の間に，子どもは，表象としての心理状態についての成熟した明示的理解を発達させる。そして，その実例は，言語的表明を要求する誤信念課題に正答することである（つまり，ある子どもが何かを探す際，それが**実際**にある所ではなく，それがあると彼が誤って**信じている**所を基点にして探すだろうと予測することである）。要するに，心を表象的なものとして捉える明示的理解を発達させるに至ると，子どもの思考は，認知科学と一致するようになる。ちなみに，認知科学は，心についての表象理論を前提としている（Fodor, 2003）。Perner（1991）は，この移行の，記念すべき発達的重要性を以下のように述べた。

> 表象は，心の，数あるなかの一つの側面ではなく，心とは何かを説明するための基盤を提供する。言い換えれば，心を複数の表象のシステムとして概念化することによって，その子どもは，以下のような切り替えを行う。つまり，心理状態が行為を説明するための概念として役立つような，**行動についての心理主義理論**から，心理状態が表象的機能を担うものとして理解されるような，**心についての表象理論**への切り替えである。子どもが心とは何かについて概念化し直す際には，「表象」の概念が触媒的役割を演じると考えてよい。
>
> （p.11; 強調は原典のとおり）

Perner（1991）が概要を述べているように，表象能力の発達のおかげで，心は現実から自由になる。知覚表象の段階を越えると，生後2年目には，乳児は，同じ状況について多重的な複数のモデルを構成し，使用することができ，そのおかげで，手段‐目的関係（例えば，既存の状態を望ましい状態と比較すること）や時系列関係（例えば，過去・現在・未来を比較すること）を定式化することができる。したがって，現存しないものを思い浮かべること，それに加えて，異なる様々なあり方で現存しているものを体験することが可能になる。現実からの，心的表象のこのような分離を最も典型的に示しているのが，見立て遊び（pretend play）の能力である（Leslie, 1987）。見立て遊びでは，対象は，まるで何かそれ以外のものであるかのように表象

化され，それによって精神的実在性を獲得する。Hobson（2002）は，彼の息子がスプーンを自動車に見立てたことを実例としてあげた。それによると，「その自動車という考え（car-thought）は，スプーンという対象に適用することができ，その結果，そのスプーンは，思考上の自動車（thought-car）になったのである」（p.77）。しかし，心の最終的成熟は，**メタ表象**の能力（つまり，「我思う，ゆえに我あり」にみられるように，表象についての表象を持つこと）とともに到来する。そのとき，心は，それ自身とそれが世界の中に占める位置を認識するようになる。第2章（『メンタライジング』）で述べたように，このメタ表象のレベルへの移行のおかげで，メタ認知を通しての認知的・情動的な自己調整が可能になる。ここでのメタ表象についての私たちの探究は難解になりつつあるように思えるかもしれないが，この理解のレベルは，私たちの臨床的作業にとって決定的に重要である。というのは，抑うつ的な反芻思考や，パラノイド的な投影や，トラウマの後のフラッシュバックに苦しむ患者たちは，自分の心が心理的なものだという感覚——表象性の感覚——を失っているのである。それだから，メンタライズするために，この人たちには，自分の心理状態は自分の心の働きなのだということを認識しておくための私たちの援助が必要なのである。

　成人において，その人たちの機能を改善することを目的としてメンタライジングを育成する際に，私たちにとって頼りになるのは，確固とした発達的根拠である。子どもにおいては，メタ表象を目印とする一人前に成熟したメンタライジングは，以下のような広範な社会的‐発達的能力と深く関連している（Fonagy, 2006）。それらは，①共感的行動（Zahn-Waxler et al., 1992）および仲間との良い関係（Dunn & Cutting, 1999），②精緻な見立て遊び（Taylor & Carlson, 1997），③会話の流暢さの増大（Slomkowski & Dunn, 1996），④社会的有能性の向上（Lalonde & Chandler, 1995），である。もちろん，メンタライジングには，ネガティヴな側面もあることは，明らかである。つまり，誤信念が理解できるおかげで，子どもは人を欺いたり，いたずらや冗談で人をからかったりすることもできるようになる（Sodian et al., 1992）〔★訳注4〕。最後に述べることになったが，メタ表象には，行動が一時的な心理状態だけでなく永続的パーソナリティ傾向にも影響されることを理解する能力が含まれており，その能力は，出現しつつある自己概念の土台を提供する（Flavell, 1999）。表3-2で言及したように，複数の自己表象が，最終的には，一つの自伝的物語へと組織化される。それと対応することであるが，メンタライジングには，他者を理解する際に——私たちが精神療法を行う際に日常的にそうしているように——その人たちの自伝的自己に基づいて理解するという能力が含まれている。そして，その精神療法の実践が証明し

ているように，洗練度のレベルを——正確さ・豊かさ・柔軟さの点で——向上させながら自己と他者をメンタライズすることは，生涯にわたって続く営みである。

〔★訳注4〕ここでSodian et al.の論文の刊行年が1992年となっており，巻末の引用文献表にも1992年と記載されているが，正確には1991年である。

(2) 随伴的応答性と情動の調整

振り出しに戻ることになるが，Hobson（2002）の主張によると，「赤ん坊が人間と**はどのようなものなのかを発見するのは，情緒的絆を通してである**」（p.59, 強調は原典のとおり）。同様に，基本情動は普遍的・生来的なものであるから，「情動は，乳児が心に帰属させる（最初の，とは言わないまでも）最早期の心理状態の一つである」と，Gergely & Watson（1996, p.1183）は提唱した。この後者の研究者たちは，情動をメンタライズするための下準備をするメカニズムを突きとめた。それは，行動を予測するために情動的シグナルを用いるという行動主義的姿勢から，情動を自己と他者における心理状態として認識することへの前進ということであった。この発達的前進は，注意における選好（preference）の移行によって促進される。出生後の最初の2, 3ヶ月においては，乳児は，完全に随伴的な'反応→刺激'随伴性（Bahrick & Watson, 1985）を好み，例えば，手足を動かしながらそれを注視する〔★訳注5〕。生後3ヶ月目までには，自分自身の行為に恒常的かつ完全に随伴していないものは外的世界に属するものだ（例えば，私は手を動かしているが，手の届かないところにあるボールは置かれているものだ）ということを，乳児は知っている。

〔★訳注5〕この場合，手を動かすという反応をすれば手の動きという視覚刺激が得られるが，この随伴関係は即座に，かつ確実に生じる

Gergely（2001）は，**随伴的応答性における切り替え**が生後3ヶ月頃に生じることを確認した。つまり，その頃に，乳児は，完全な随伴性への選好から，高度だが不完全な随伴性，つまり**少しだけ**テンポがずれ，新奇で，予測不可能な随伴性へと，選好を切り替える。この切り替えは，心理社会的発達にとって，とりわけ心の発達にとって，記念すべき結果をもたらす。つまり，乳児は，自分自身の行為に注目することから，情動的随伴性を示す社会的環境に注目することへと，選好を切り替えるのである。乳児の情動状態への母親の表情による応答は，高度だが不完全な随伴的応答の典型例である——そして，まさに乳児が好むようになるものである。乳児は，初期に完全な随伴性に注意を集中させるおかげで，物理的な世界において自分の'身体的自己'を発見することができる。これに対して，その後に，高度だが完全に随伴的とはいえない応答性に注意を集中するおかげで，乳児は，社会的世界において自分の'心的自己'

を発見することができる。この発達的歩みは，母親 - 乳児関係での感情調整の性質において同時並行的に生じる移行につながる。随伴性における選好が切り替わる以前には，母親による直接的な身体的世話（例えば，慰めるために手で触れること）によって，慰めが与えられる。しかし，後になると，乳児における感情表象の発達を促進するような情動的コミュニケーションによって，慰めが与えられるのである。

　より詳しく言うと，乳児の覚醒状態を緩和すること，および下方に調整することを目指した，養育者と乳児の早期のミラリング的交流から，感情調整が生じるのである。ミラリング——乳児が表す内的状態に共鳴し，その内的状態について省察し，その内的状態を表現すること——は，すべての大人に普遍的・生物学的に備わっている（本能的な）応答である（Meltzoff & Moore, 1997）。しかし，感情のミラリングが表象的枠組みを支えるためには，母親は，赤ん坊に母親自身の感情を提示しているのではなく，赤ん坊の状態についての母親の'認識'を提示しているのだということを示さなくてはならない。このような形のミラリングは，**有標性**（markedness）を特徴としている（Fonagy et al., 2002a; Gergely & Watson, 1996）。つまり，'売り出し中'の札が付いている，またはタグが付いているのと同じような意味で，「有標」（marked）である〔★訳注6：標識が付いている〕。養育者は，正確な反映（reflection）を相容れない感情と混ぜ合わせることによって，あるいは，感情表現を誇張することによって，その表現に，'かのようである'，あるいは，'ふりである'（pretend）ことを示す標識を付ける。例えば，ある母親は，乳児の苦痛の反映と，それとは正反対の表情とを混合させることによって，乳児をなだめることに成功するであろう。また，乳児の不満な様子をまねて見せながら，もう一方では気遣いを示すであろう。より一般的に言うと，有標の情動の典型的特徴には，以下のようなことが含まれている。それらの特徴とは，①その情動の表現が誇張されているか，抑制されているか，部分的であること，②複数の情動が同時的または継時的に結びつけられた，混合した情動の表現，③例えば上げた両眉のように，情動表現を枠づけ，乳児の注意を引きつけようとする行動的手がかり（Gergely, 2007），である。

　このような情動のミラリングの過程は，情動に標識を付けそこなうか，随伴的応答が欠けるなら，そのためにうまく進まないことがありうる。つまり，赤ん坊の状態を正確に映し出していても有標性を欠く表現は，赤ん坊を圧倒してしまうであろう。例えば，母親は，乳児の欲求不満に対して有標的表現で応じるのではなく，怒りを感じ，その怒りを直接的に乳児に対して表出するかもしれない。乳児は，そのような情動表現を，母親自身の'現実の'情動であると感じる。それは，乳児に自分の体験が他に感染するもののように思わせ，そのため，それがより危険なものですらあると体験さ

れ，コンテインメントではなくトラウマをもたらす危険性がある。一方，母親は，赤ん坊に対して，有標ではあるが非随伴的な（つまり不正確な）反映で応じるかもしれない。例えば，乳児が興奮して乳房を噛んだことを攻撃性として映し出す母親は，「痛い！　あなたは，今日は，怒りっぽい嫌な子だわ！」と言うかもしれない。不適合なミラリングは，それが内在化される程度に応じて，よそ者的な内的体験を生み出し，その体験は，断片化した自己感の一因となる（Fonagy et al., 2002a）。

　要約するなら，自己を心理的（情動的）主体として理解することにおける成長は，乳児が原初的愛着関係を通して自分自身の感情を発見することから始まる。自分の情動（emotions）を**感情**（feelings）として体験する乳児の萌芽的能力は，養育者の随伴的で有標の情動表現を内在化することに基づいて生じるものである〔★訳注7〕。乳児の情動状態についての養育者の心的表象は，彼女の行動に典型的に表れる。彼女は，直観的に，このような表現を乳児に**提示する**。そうすると今度は，乳児が自分自身の情動状態を感情としてとらえた心的表象――情動に関する自己認識の初期形態――を発達させ始める。このような表象は，徐々に，**情動のメンタライジング**のための基盤を形成し，それによって情動調整と衝動統制のための基盤を形成する。つまり，その基盤とは，感情は認識できるのであり，行動化されなければならないことはなく，共有されうるものだということである。

〔★訳注7〕第2章で，著者らは，emotion の体験的側面を feeling または affect と表現すると断っている。また，第3章のこの箇所の記述によれば，emotion よりも feeling のほうがより心理的体験化されたものだということになる。この区別を日本語で適切に訳し分けるのは困難ではあるが，日本語において，より日常語であり，体験として思い浮かべやすいのは「感情」という語であること，また伝統的に心理学では emotion を「情動」と訳してきたことから，訳語としては，emotion を「情動」（文脈によっては「情緒」），feeling または affect を「感情」と訳した。

（3）共同注意

　メンタライジングという進行中の活動においてだけでなく，メンタライジング能力の発達においても，注意は基本的な役割を演じている。乳児期の共同注意に関する実証研究は，情動的ミラリングに関する実証研究と同様に，ヴィゴツキー派の見方（Vygotsky, 1978）の正しさを例証しているが，その見方では，自己感は'外側から内側へ'と発達するとされている。発達的実証研究（Eilan, 2005; Franco, 2005; Reddy, 2005）が明らかにした，共同注意行動の発展は，表3-3に列挙されているとおりである。

　「自己は，乳児が体験する他者の注意の最初の対象である」と Reddy（2005, p.106）は力説している。また，彼の主張によれば，「自己に向けられる注意は，考えうる最も直接的かつ強力な注意の体験であろう」（p.86）。自己に向けられる他者の注意への

第3章 発達

表3-3 共同注意の発達における節目

自己に対する他者の注意に情動を交えて反応すること
他者の注意を自己全体に向けさせ，後に特定の側面や行為に向けさせること
ものに対する他者の視線を追うこと
他者の注意を手元にあるものに向けさせること
指差しによって他者の注意を遠くにあるものに向けさせること
指差しの前に，他者の注意を引きつけているのを確認すること
ものや状況に対する他者の情動反応を確認すること（社会的参照）

認識は，乳児期の最初の数ヶ月間に，もうはっきりと表れている。まず，生後2〜4ヶ月の乳児は，自己に向けられた他者の視線に様々な形で**反応する**。乳児は，快感や興味から，アンビヴァレンス，苦痛や回避にまでわたる反応をみせるが，これは情動と注意との結びつきがいかに密接であるかを例証するものである。次に，乳児は，例えば，対面的関わりを引き起こす発声を行うことによって，他者の注意を自己に**向けさせる**こともある。また，このときに，乳児は，注意が途絶えると，もう一度注意を引きつけようとする。出生後の月数がもっと経過すると，乳児による他者の注意の誘導は，もっと洗練されたものになる。例えば，生後7〜8ヶ月になると，自己全体への注意を求める段階を越え，乳児は，自己の特定の側面（例えば，露出されたお腹）や特定の行為（例えば，見せびらかしやおどけ）に注意を引きつける。さらに後になると，乳児は，手元にあるものに（生後9〜11ヶ月），それから，遠くにあるものに（例えば，生後11〜12ヶ月なら，指差しによって）他者の注意を引きつける。Reddyの主張によると，注意による関わりへの関与には変化はないが，注意を向ける**ものと事柄**は，発達の経過とともに，より複雑になる。

乳児期早期における相互的注意への関与は，乳児に，他者の注意の対象になるという体験を与える。もちろん，注意による触れ合いへの早期の乳児の関与を考えるのであれば，内的で観察できない心の状態としての注意という概念は不要である（Gómez, 2005）。まして，乳児は，**自己を他者の心の中に表象化されているものとして表象化する**能力を持ち合わせているわけでは毛頭ない。Reddy（2005）が言及しているように，相互的注意の対象は，発達の経過とともに次第に複雑になる。早期乳児期における相互的注意は二者的であるのに対して，生後1年目の後半における共同注意は三者的であり，自己，別の人，第三の対象を伴っている。この三者的な自己‐他者‐世界の関係は，基本的なものである。そして，どれか一つについての知識は，三つすべてについての知識を要求する（Davidson, 2001）。したがって，Tomasello（1999）は，対象との関係における共同注意の特徴を，「生後9ヶ月における社会的‐認知的革命」

(p.11)と述べたのである。メンタライジングの本質でもある,心的観点の多重性の感覚〔★訳注8〕を発達させるために,この三項関係(triangulation)が重要であることを,Hobson(2002)は,以下のように美しく表現した。

〔★訳注8〕多重性の感覚とは,同じ事象に対する複数の見方が同時に存在しうるという感覚のことである。この感覚が存在すれば,事象に対する特定の捉え方は,複数ある捉え方のうちの一つであり,別の捉え方が可能であるという認識が保持される。そして,それは,特定の捉え方を生み出したのは自分の心であるという認識を伴っている。これは成熟したメンタライジングの特徴でもあり,例えば,メンタライジング以前の心のモードである「心的等価モード」においては,この認識が欠けている。

　三項関係が与えてくれるものは,一つの定点,一種の回転軸であり,その周りに異なる様々なものが配置される。その回転軸は,世界である。その世界では,二つの態度が同じ一つのものと関係している。一つのものが二つの意味を持っているように体験される。これこそ,乳児に自分自身の態度をもう一人の他者の態度から分離するよう促すものである。母親が反応して,乳児は新しいことを感じるというだけではない——母親と乳児がそのまったく同じ対象に反応しているということでもある。同じものに対して自分自身の態度と母親の態度を両方とも保有しているという,この体験を通して,乳児は,一方ではものについて,他方では態度について,何かを学ぶのである。ある玩具に対する母親の反応を読み取るときに,乳児はその玩具について何かを学ぶ。しかし,同時に,その玩具は,乳児に,母親に関する何かを告げるのである。それが乳児に告げることは,母親が独特の形で乳児自身とは異なるということである。それが乳児に告げることは,母親が,その玩具に対して,その同じ玩具に対する乳児自身の態度とは別の態度を有しているということである。　(Hobson, 2002, p.109)

　共同注意における三項関係は,複雑な発達過程を反映している(Eilan et al., 2005)。共同注意は,最初に他の誰かによって乳児の注意がある対象に向けられること(例えば,母親が見る所を乳児も見ること)を伴い,その次に乳児が別の人の注意をある対象に向けさせること(例えば,乳児が見る所を母親も見るように促すこと)を伴う。共同注意は,①視線を追跡することだけに関与するものではなく,②他者に向けて指差しやジェスチャーをすること,③他者に見せるためにものを持ち上げること,④あるものが見える特定の場所に他者をつれて来ること,⑤ものを差し出すことによって,それらを他者に与えること,にも関与している。したがって,Hobson(2002)が述べたように,乳児は,共同注意を通して,体験を他者と共有し,比較するという感覚の萌芽を発達させる。

　二つの形の指差しの相違は,乳児が行動主義的な姿勢から,より心理主義的な姿勢に移行し始めたことを示す実例である。乳児は,最初に,指差しが他の人に何かをするように促すという道具的効果をもつことを学習する(例えば,カップを指差すことによって,乳児は母親にそれをもってくるように促すことができる)。その後に,乳児は,他者の**注意**を何かあること(例えば,母親に猫を見てほしいこと)に向けさせ

るために指差すことを学ぶ——つまり，その対象との関係に共同で情動を伴わせて関与するという意味での注意の共有のための指差しを学ぶのである（Liszkowski et al., 2004）。共同注意の発達における重要な節目は，生後約18ヶ月目に明瞭になるのであるが，指差しの前に相手の注意が確かにこちらに向いているのを確認することである——それは，Franco（2005）が「メンタライジングの種子」（p.142）と呼んだものである。私たちは，そのような関わり合いの伝承的性質を簡潔に論じようと思う。ここで私たちが特筆するのは，共同注意における指差しが，疑問を投げかける機能をもつこと，つまり，注意の対象と関連した情報を要求する機能をもつことである（Fonagy et al., 2007）。

　共同注意は，乳児に周囲の世界についての学習を可能にするという点で，重要な認識機能を提供する。共同注意と密接に関連しているのが社会的参照（social referencing）であるが，その二つの現象の発達的前後関係は明らかでない（Reddy, 2005）。**社会的参照**においては，乳児は，音の出る機械じかけの玩具のような新奇な対象に対する母親の情動反応を確かめるのであるが，それは，乳児がそれをどのようにみなすべきか，例えば面白いものとみなすべきか危険なものとみなすべきかを決定するためである（Moses et al., 2001）。より一般化するなら，共同注意は，互いの関心の対象についての**黙示的な情動的批評**を伴っており，Eilan（2005）の主張によれば，そのような情動表出は，原始的な叙述文（primitive predications）として解釈されるのだという。つまり，「相互に交わされる微笑は，周囲の世界に対する相互的な批評である」（p.28）。私たちは，第2章（『メンタライジング』）でメンタライジングの適応的側面を論じた。私たちは，かなりの程度まで，周囲の世界についての情動的知識に依存しているのであり，その情動的知識を，以下に示すように社会的参照を通して獲得し始めるのである。

> 情動反応をこのように使用すると，ある点で**物事を正しく判断している**という感覚が引き起こされるのであるが，そのような，ある感覚が存在しているのは間違いない。物事は，恐ろしいものかそうでないのか，面白いものなのかそうでないのかのどちらかである。それが示唆していることは，社会的参照が始まるにつれて，良いか悪いかについてのこの原始的感覚が出現し始めるということである。そして，そこにおいては，［大人の］応答の適否は，まさに子どもが何についての保証を求めているかということにほかならない。感情の調整は，この段階になると，周囲の世界に対する反応の適切さの調整になるという，言い方も可能である。
> （Eilan, 2005, p.28; 強調は後から付加）

　これまで，私たちは，共同注意について，第三の対象に対する乳児の注意と母親の注意を含むものとして，三項目の形で記述してきた。しかし，Tomasello（1999）も，

1. 発達的前進

この三項目という文脈で**自己への注意**が新しい意味を帯びるありさまを記述した。複雑さにおいて新しい水準に達した自己認識は，以下のようにして出現する。

> 生後9ヶ月から12ヶ月にかけて，乳児が他者の注意に追従したり，他者の注意を外的存在に向けさせたりし始めると，乳児の観察対象になっている注意の主体である他者が，ときどき乳児自身のほうに注意を向けるということが起きる。すると，乳児は，**自分**に向けられたその人の注意を，それ以前，つまり社会的認知の9ヶ月革命の前にはできなかったような形で観察する。これ以後，乳児の他者との対面的関わり合いは――表面的には乳児期早期の対面的関わり合いと連続したもののように見えるが――急激な変容を遂げる。今や乳児は，自分の関わり合う相手が意図を持つ主体であり，その人が乳児を知覚しており，乳児に対して何かを意図しているのだということを知っている。他者が外界を知覚し，外界に対して何かを意図していることをその乳児が理解していなければ，他者が"私"をどのように知覚しているのか，"私"に対してどのような意図をもっているのかという問いは生じ得ないであろう。……この時期の乳児は，自分に対する，情動を交えた大人の態度を観察することも可能になる――これは，自分に対する他者の態度についての一種の社会的参照である。自分について他者がどのように**感じている**のかについての，このような新しい理解は，はにかみ，自己意識，自尊感覚が発達する可能性に道を開く。（Tomasello, 1999, pp.89-90; 強調は原典のとおり）

この節で，Tomaselloは，ある特殊な対象としての自己，つまり人々の中にいる一人の人としての自己という感覚の芽生えを捉えたのである。ここには一体性が存在する，つまり，他者からメンタライズされることにおいて他者と似ているという感覚が存在する。繰り返しになるが，まだこの段階では，（他者が有している認識についての認識としての）自己認識は，乳児にとって明示的にメンタライズされるはるか以前のものである。しかし，それは，情動的なミラリングと同様に，メンタライジングが発達するための土台の一部である。

(4) 言語

メンタライジングと言語は，自動実行（bootstrapping）の形で発達する。つまり，言語の獲得には，共同注意において顕著にみられる初期のメンタライジング能力が必要とされる。しかし，心についての本格的な表象理論が発達するためには，次第に洗練されていく言語能力が必要とされるのである。

> 幼い子どもたちが可能性の世界に足を踏み入れることは，他者の心に至る重要な通路である。さらに，それは，言語能力が発達するときにのみ開通する通路である。［どのようにして］言語は周囲の世界についての私たちの体験の媒介となるか――つまり，出来事を**再現する**（re-present）ことで，伝達されるものが周囲の世界にある（または，あった）ものと一致しなくてもよいようにするために，言語がどのように使用されうるか……。子どもたちは，言語を

第3章　発　達

習得するにつれて，可能性としての，再現されたシナリオについて考える能力を獲得し，そして，他の人たちが何を考え，欲し，感じているのかを想像することができるようになる。子どもたちが，人々の心は互いに別々であり，現実世界とは別のものであることに気づくとき，彼ら／彼女らの前に新しい世界が開ける。

（Astington & Filippova, 2005, p.210；強調は原典のとおり）

　ここで私たちはこの自動実行的発達過程を要約して示し，その後に，以下のことに言及する。つまり，自閉症スペクトラム障害に如実に表れているように，メンタライジング能力の機能不全がどのようにして言語使用の機能不全をもたらすのかということである。

　何かへの言葉による言及は，**共同注意場面**を背景にした場合にのみ理解することが可能であると Tomasello（1999）は論じており，彼はそれを「子どもと大人が一緒に第三の何かに，またその第三の何かに向けられた相手の注意に，ある程度の時間をかけて注意を注ぐという社会的関わり合い」（p.97）と定義する。さらに，これらの共同注意場面は，意図を伴うものとして定義されている。つまり，「それらが同一性とまとまりを獲得できるのは，私たちが関与する目標指向的活動という観点からみて『私たちが何をしているのか』を，その子どもと大人が理解しているからである」（p.98）。それに加えて，これらの共同注意場面の中では，子どもたちは**役割逆転**を行うことができなくてはならない。つまり，子どもたちは語りかけられ，そして語りかけるのである。言語習得が共同注意に依存していることと符合するのであるが，母親が子どもたちの注意に追従すること（つまり，両者がすでに注意を向けている対象について語ること）に巧みであれば，子どもたちは豊富な語彙を発達させる。また，母親と一緒に共同注意的諸活動に携わる時間の長い子どもたちは，その後に豊富な語彙を発達させる。

　他者の心が言語への通路であるだけでなく，Astington & Filippova（2005）が主張するように，言語は「他者の心への通路」である。なぜなら，言語は「コミュニケーションと表象という二つの目的に奉仕しているからである」（p.211）。より詳しく言うと，「人間の言語は，個人内的表象システムとしても使用されるが，個人間コミュニケーション・システムとしても使用される」（p.212）。コミュニケーションと表象とのつながりは，言語とメンタライジングとの関係についての実証研究をみれば明らかである。つまり，子どもたちは，心理状態を表す言葉を使用するようになると，明示的にメンタライズする能力を発達させ始めている。そして，（例えば，きょうだいや友人たちとの会話において）心理状態に言及する傾向における子どもたちの個人差は，心の理論課題におけるその後の成績を予測〔★訳注9〕しているのである（Brown et al., 1996；Hughes & Dunn, 1998)。

　　〔★訳注9〕心理学の数量的研究においては，ある特性や傾向を数値化して測定し，数値化された変数同士の関連を研究する。その際に，「変数Aが変数Bを予測する」というのは，AとBとの間に，「Aが高ければBも高い」とか「Aが高ければBは低い」というような関連（相関関係など）が認められるときに，Aの値からBの値がある程度まで予測できることをいう。そして，この予測は，AとBとの関連が強いほど，精度が高くなる。例えば，2歳段階の子どもの愛着の安定性を調べ，それから4歳段階で「心の理論」課題を実施したと仮定して，もし2歳段階の愛着の安定性と4歳段階の心の理論得点の高さに正方向の関連がみられたとすれば，「2歳段階で愛着が安定している子どもは，4歳段階で心の理論課題の成績が良い」と「予測する」ことができるわけである。

　言語的有能性の意味論的・統語論的な側面は〔★訳注10〕，明示的に誤信念を理解することと関わりがあるとされている（Astington & Filippova, 2005; de Villers, 2000）。子どもたちは，「周囲の世界で物事がどうなっているかということと，物事が心の中でどのように表象化されているかということを，区別することを学ばなくてはならない」（Tager-Flusberg, 2000, p.131）。そうするためには，子どもたちは，自分が解釈しようとしている行為をした人の態度を考慮しなくてはならない。心理状態を表す動詞，例えば「考える」「知っている」「想像する」「忘れる」などは，ある命題（例えば，クッキーが戸棚にある）に関して，解釈の対象になっている人の態度（例えば，知っているか，忘れているか）を限定するのに役立つ。こうして，言語の意味論と統語論は，心理状態についての，そのような推理を促進する——そして，誤信念課題においてそうであるように，心理状態と現実が葛藤するときには，両者についての知識を調整する能力を促進するのである（Astington & Filippova, 2005）。

　　〔★訳注10〕言語の意味論・統語論・語用論とは，いずれも言語学の分野の名称である。「意味論」(semantics)とは，言語を意味（言葉が表し，伝える内容）の側面に注目して考察する分野である。意味論では，語句・文が表す意味や別の語句・文との意味関係などについて考察する。次に，言葉で何かを表すには単語を連ねて文を作らなければならないが，単語どうしの結びつきの程度は一様ではなく，結びつきの強いまとまり（構造）が存在する。また，文においては，単語が一定の構造や文法に従って配列されており，このような規則の全体を文法という。「統語論」(syntactics)とは，文の構造や文法について考察する分野である。第三に，「語用論」(pragmatics)とは，語句や文をそれが使用される状況や文脈との関係で考察する分野である。語句や文は，それが使用される状況や文脈と結びついており，同じ文であっても使用される状況，文脈などが異なると意味が異なることがある。例えば，「雨がふってるよ」という発言は，今から外出する人に向けられている場合には「傘を持っていきなさい」という意味になるし，洗濯物を室外に干そうとする人に向けられている場合には「外に干さないほうがよい」という意味になる。

　言語を十分有能に使いこなすためには，メンタライジング能力が必要とされるのであり，多少の言語能力を発達させた自閉症の人たちは，この関連を示す実例である（Hobson, 2002）。Tager-Flusberg（2000）は，自閉症スペクトラムの全範囲にわたって，言語の語用論的使用に機能障害がみられることを指摘した。典型的な機能障害の実例には，①代名詞の逆転（例えば，「私」と「あなた」），②会話において新しい話題を提供することへの関心の乏しさ，③進行中の話題を持続させることの困難さ，④比喩

的会話を解釈することの困難さ，⑤冗談または皮肉を理解できないこと，が含まれている。自閉症の人たちは物語的会話も困難であり，登場人物の動機・信念・情動の点から首尾一貫した形で出来事を順序立てることができない。Tager-Flusberg（2000）が要約して述べているように，

> 自閉症における語用論的機能障害は，異なる複数の会話文脈をまたぐ場合に見出される……。これらの機能障害は，以下のようなことを含んでいる。①言語が担う機能の範囲が通常より狭いこと。②コミュニケーションは，表面的意味ではなく，意図された意味に関するものだということを理解するうえでの諸問題。③会話は話し相手の認知的環境を修正・拡大する手段であるという見方ができないこと。④語ることは出来事と心理状態の両方を伝える手段であるという見方ができないこと。コミュニケーションにおけるこれらの機能障害に関して衝撃的なことは，それらが自閉症スペクトラム障害の全範囲にわたって，ある程度は生じるということである。あらゆる年齢，能力レベル，言語レベルにわたって，語用論とコミュニケーションの，これらの側面の一部や全部に欠損が見出される。さらに，それは，自閉症のより広い表現型（phenotype）〔★訳注11：個人の持つ遺伝子型が形質として表れたもの〕の一要素であるとさえ考えられるのであり，自閉症である一親等の親族たちにおいて一定の割合で見出される。
> (p.127)

しかし，言語的コミュニケーションにおける，メンタライジングと関連した欠損は，決して自閉症だけに限られるものではない。何が根底にあるにせよ，メンタライズすること——例えば，必要な背景情報を提供するために他者の心を思い浮かべること——の失敗は，言語のそのような語用論的機能障害に結びつきやすい（Sperber & Wilson, 2002）。メンタライジングが言語と密接に絡み合っていることは，アレキシサイミア（Krystal, 1988; Taylor & Bagby, 2004）をみれば歴然としている——それは，文字通り，感情に対応する言葉を持たないのである。

> 情動的な自己記述のための語彙が表面的または貧困であるなら，表面的な情動生活が生まれることは，否定しがたい。そして，反対に，より豊かな概念の蓄えがあるなら，情動反応にはそれに応じて豊かな選択肢が生まれる。情動についての概念世界が，良い気分か，あまり良い気分ではないかという二つの選択肢に限定されているような人は，情動に関してHenry James〔★訳注12〕のような語彙を有する他の誰かに可能な反応の幅広さには，間違いなく追随できないであろう（そして，単に気づけないということでは終わらないだろう）。
> (Moran, 2001, pp.40-41)

〔★訳注12〕Henry James（1848-1916）は，米国で生まれ，後に英国で活躍した小説家であり，心理主義小説の先駆者といわれる。兄のWilliam Jamesは，米国のプラグマティズムを代表する哲学者・心理学者である。

私たち精神療法家は，Henry Jamesではない。しかし，私たちが行う最良の仕事

の一部は，患者たちが自分の感情にふさわしい言葉を見出すのを助けることであり，その過程で患者たちの感情を豊かにすること，であるだろう。

(5) 伝承的関わり合い

乳児の発達という視点からみると，随伴的応答性を伴う養育者側のメンタライジングは，乳児の心の状態——とりわけ情動状態——についての**黙示的教育**と解釈してもよいであろう。この教育と学習の過程は，主体的自己感と情動調整の発達にとって非常に重要である（Fonagy et al., 2007）。Gergelyと共同研究者たち（Csibra & Gergely, 2005; Gergely, 2007; Gergely & Csibra, 2005）は，もっと詳細に，メンタライジングの発達を，「『伝承』（pedagogy）〔★訳注13〕に対する人間特有の適応」という，より広いものの一面として説明した。ちなみに，伝承とは，「当事者と関わりのある新しい文化的知識を，博識の同種個体から無知な同種個体へと迅速かつ効率的に伝えることに特化した共通仕様の伝達システム」（Gergely & Csibra, 2005, p.463）である。心についての知識は文化的知識の主要部分であるが，私たちが関心を向けているのは，伝承的関わり合いが心についての教育を含んでおり，その心には学習者の心が含まれているということである。

〔★訳注13〕"pedagogy"の一般的な訳語は「教育」や「教育学」であるが，Gergelyと共同研究者たちは，この言葉に独自の意味を込めているので，その意味に添って「伝承」と訳した。

文化的情報を教え，かつ学ぶという，このような他に類をみない人間的能力は，試行錯誤学習または観察学習に比べて，きわめて効率的である。観察学習は，自然主義的目的のためには，わりあい効率的である。例えば，乳児は，蓋を開けて箱の中のものを取るということを，まず他者がそうするのを観察することを通して学ぶことができる（そこでは，その他者は，情報を提供することを意図しているわけではない）。しかし，**恣意的な**文化的知識を獲得するためには（例えば，スプーンのような道具がどう使用されるのかについての学習や，恣意的な象徴である言語〔★訳注14〕の学習のためには），伝承的学習が不可欠である。共同注意およびメンタライジングと言語の習得との関係について，私たちが述べた点と一致することであるが，**伝承的姿勢**で関わる能力は，言語や本格的なメンタライジングよりも早期に発達するのであり，実際には，言語とメンタライジングを促進する。しかし，言語とメンタライジングは，ひとたび獲得されると，もう一つ別の自動実行過程として，今度は伝承的学習の能力を促進するのである。

〔★訳注14〕何かを表すもの（能記）としての言語と，それが表す対象（所記）との結びつきは必然的なものではなく，「恣意的」である。例えば，〔りんご（実物）〕を指す「りんご」という言葉は，〔りん

ご〔実物〕〕と結びつかなければならない必然性はない。もし〔りんご（実物）〕に初めて名称を与えた人（たち）が，それを別の名称で呼んでいたとすれば，〔りんご（実物）〕は，現在「りんご」とは呼ばれていないであろう。このように恣意的な象徴である言語の体系を習得するためには，その言語文化を習得している他者との関わり合いが不可欠である。

　乳児にみられる，伝承的姿勢をとる能力は，新たに出現するのではなく，むしろ一連の生得的傾向性に依存している。その生得的傾向性には，視線合わせを好むことや乳児に向けられた発話（「母親言葉」）に特徴的なイントネーションを好むことが含まれている。これらの生得的行動傾向のおかげで，乳児は，情報を伝えようとする教授者の意図を示す**顕示的合図**（ostensive communication cues）受け入れる準備ができるのである。そのような合図には，①視線合わせをすること，②眉毛を上げること，③目を見開くこと，④乳児に名前で呼びかけること，が含まれている。その顕示的合図は，乳児のなかに，受容的に注意を向けて解釈しようとする態度，つまり伝承的姿勢を引き起こす引き金となる（Gergely, 2007）——それは，まるで，乳児が「わかったよ。何か教えたいんだね。いいよ，準備はできてるよ，さあどうぞ」と言うことのように思える。

　ひとたび伝承的姿勢が確立されると，コミュニケーションは，伝達されるべき知識の**指示対象**（referent）（例えば，その乳児にとって新奇なもの）を特定しなければならず，それとともに，その情報がその乳児と関わりがあるという**関連性**（relevance）（つまり，その乳児にとって新しい知識となるのだという関連性）を明示しなくてはならない。そのため，教授者にとって，伝承は，メンタライジング（その乳児が何を知っているかを知ること）を伴っており，またとくにメタ認知（自分自身の知識を乳児が受け入れやすい形で表現する能力）を伴っている。それと同時に，伝承的姿勢の前提となっているのは，教授者側の**善意**，つまり正確で役立つ情報を伝えようとする援助意図である。Gergelyが観察しているように，この伝承的努力は，教授者にとっても負担を伴うものである。教授者は，そのために必要な注意力・認知的努力・愛着的動機を動員しなければならないからである。要するに，伝承には，善意のある**乳児志向的な養育者**（Gergely, 2007）——安定した愛着関係に特徴的な属性——が必要である。安定した愛着の経過のなかで，乳児は教育に対する受容性を発達させるが，Gergelyと共同研究者たちは，それを，その特徴から**認識的信頼**（epistemic trust）と呼ぶ。つまり，それは，信頼できる情報源としての養育者に対する信頼のことである。反対に，不安定な愛着は，不適切な，または誤解を与える伝承的関わり合いと，誤った学習をもたらす危険性をはらんでいる——誤った学習には，自分自身の心の状態についての誤った学習が含まれている（Fonagy et al., 2007）。そのため，

認識的**不信**が発達しがちである。

　Gergely（2007）の見解によれば，私たちがメンタライジングの土台として議論してきた，あらゆる関わり合いの現象は，伝承的コミュニケーションの実例である。そして，そこに含まれるものとしては，①共同注意，②他者の注意を対象に引きつけることを目的とする指差し，③模倣学習，そして——軽視すべきでないものとして——④言語，がある。現在の目的にとって重要なことを言うなら，情動的ミラーリングは，伝承のあらゆる特徴を備えている。つまり，情動に波長を合わせている養育者は，乳児の主体としての情動状態を直観的に乳児に教えるのである。乳児自身の情動状態について乳児に教えるという，この伝承過程は，直観的なものであるとはいえ，きわめて複雑である。例えば，乳児である息子と関わり合っている母親を考えてみてほしい。母親は，その乳児の注意を引きつけるために顕示的合図を用いなくてはならないが，同時に，その子に対して，**彼が**彼女のコミュニケーションにおける指示対象なのだということを明示しなくてはならない。本章において先に論じたように，母親の表出の「有標性」は，彼女の情動表出が彼に関するものであり，彼女に関するものではないという重要な手がかりである。その結果，その乳児は，母親のコミュニケーションを用いて自分自身についての情報を得るのである——それは，自分の情動状態についてのメンタライズされた表象であり，彼は，自己表象を獲得するためにそれを用いることができ，それを自分自身の内的（例えば身体的）手がかりと統合することができる。こうして，彼は，自分の身体的・筋緊張的感覚を，母親の有標的情動反応から得られた心的表象と結びつけることによって，自分の情動状態をメンタライズする。情動をメンタライズし始めるという，この発達過程が，自己の内的状態を含むところまで，メンタライジングの対象範囲を拡大させる。そして，事実上，その乳児は，自分自身と自分の内的世界に注意を向けるように社会化されているのである。それに付随して，乳児は，情動調整の能力とともに，次第に強固になっていく主体的自己感を発達させる（Fonagy et al., 2007）。

　Gergelyと共同研究者たち（2007）は，私たちが共同注意の文脈で論じた社会的参照という現象に対しても，伝承的説明を適用した。例えば，乳児は，社会的参照を利用して，見慣れないものに対して向けるべき態度を選択する（例えば，新しい玩具がそれで遊んでも安全なものかどうかを知るために，母親の情動表出を確認する）。Gergelyと共同研究者たちは，以下のような実験的証拠を提示した。それによると，伝達者の（例えば母親の）顕示的合図に促されて，乳児は，その関わり合いを，教授者の心理状態ではなく，対象の性質についての情報を与えてくれる教育的出来事として解釈しているというのである。このことは，乳児が母親の心理状態自体を見極める

第3章 発　達

必要はなく，**対象**の性質についての情報を収集しているに違いないという意味で，社会的参照の中にメンタライジング活動が存在するという最小限主義的説明である。しかし，そのような伝承的学習は，教授者が世界についての正確で普遍的に共有された知識を伝えてくれているという初期設定的想定を伴っている。メンタライジングが機能し始めるのは，すべての他者が正確な，または信頼するに足る情報の持ち主というわけではないことを，子どもたちが学習するに至ったときである。この教訓を学ぶためには，すべての他者が全く同じ心を持っているわけではなく，すべての他者が心理的内容（例えば知識）の異なる別の心を持っているのだということを理解する必要がある。このように，Fonagyと共同研究者たち（2007）が述べたとおり，子どもたちは，メンタライズするようになるには，他者が心を**持っている**ことだけでなく，他者がそれぞれ**別の**心を持っていることを学ばなければならないのである。

(6) 前メンタライジング・モード

メンタライジングの発達にさらなる光を当てて，FonagyとTarget（Fonagy, 1995, 2006; Target & Fonagy, 1996）は，最終的にはメンタライジング・モードに統合される二つの体験モード，つまり心的等価モードとプリテンドモードを区別した。メンタライジング・モードが崩壊すると，人は，目的論的モードをも含む，これらの前メンタライジング・モードに後戻りしやすい。私たちは，本書のいたる所で，これらの四つの体験モードに言及するつもりなので，それらを表3-4に要約して示す。

心的等価モードは，非常に幼い子どもが，内的世界を外的世界と等しいものとみな

表3-4　体験のモード

モード	記　述
心的等価 (Psychic equivalence)	世界＝心。心的表象は，それが表している外的現実から区別されておらず，例えば，夢，フラッシュバック，パラノイド的妄想にみられるように，心理状態がそのまま現実として体験されることもある。
プリテンド（ふりをする）(Pretend)	心理状態は現実から分離されているが，現実と結びつけられていないか，現実に根ざしていないために，非現実感を抱えている。
目的論的 (Teleological)	欲求や情動のような心理状態が行為の形で表出される。言葉ではなく，行為と，その有形の効果だけが重要である。
メンタライズされた (Mentalized)	（目的論的モードとは対照的に）行為は心理状態と関連づけられて理解される。そして，（心的等価モードやプリテンドモードとは対照的に）心理状態は，誇大現実感をも，非現実感をも伴っておらず，現実に対する多重的な複数の見方を表すものとして認識される。

しているようなあり方である。つまり，世界は，心がそれを表象化するとおりのものであり，それに代わる見方が生み出されることはありえない。見かけと現実を等しいものとみなすので，4歳未満の子どもたちには，岩のような形状をしたスポンジが，岩のように見えても実はスポンジであるということがわからない（Flavell et al., 1987）。したがって，非常に幼い子どもたちは，潜在的に，自分の想像と結びついた恐れに苛まれる可能性がある。つまり，クローゼットに怪獣がいると**思う**なら，怪獣が実際にクローゼットに**いる**のである（世界＝心）。非常に幼い子どもたちは，考えること，知ること，想像すること，夢をみることのような精神現象が脳と心によって生み出されることを理解することができない（Estes et al., 1989）。私たち著者のなかの第二著者が，自分の息子の心的等価モードにおける苦痛を実例として提供する。

> 何年か前，第二著者の息子が4歳くらいの頃，彼は，著者の海外旅行からの帰りにバットマンの衣装を買ってきてほしいとせがんだ。著者は，息子を喜ばせたくて，かなり努力をして，舞台衣装を売る店でバットマンの衣装を見つけた。著者が帰宅するとすぐ息子はそれを試着したが，鏡に映った自分の姿を見て，大声で叫び，ただちにそれを脱がして片づけてくれるように要求した。それから，彼は，母親の古いスカートを肩のまわりにまとい，バットマンになったふりをして，幸せそうに走り回った。その高い衣装をまとうと，彼は，バットマンに**見えた**ので，バットマン**そのもの**だったのである。これが心的等価である。

プリテンドモードは，子どもたちを心的等価から解放する（Fonagy, 2006）。つまり，遊びの中では，内的現実と外的現実の分離が行われ，子どもたちは，自分たちの体験が外的世界を忠実に反映したものではないという認識を保持している（Dias & Harris, 1990）。しかし，内的なものと外的なものは，分離されたままでなくてはならないのである。

> 第二著者の息子は，2歳半のときに，逆さにした椅子が戦車で，椅子の脚が砲弾だということにして遊んでいた。彼は，「これは椅子，それとも戦車？」と尋ねられた。彼は，すぐに遊ぶのをやめ，その椅子を正しい向きに戻して，立ち去った。彼は，その物体が椅子であり戦車ではないことを知っていた。ただ，そのときの，プリテンドモードでは，遊びに外的現実を接触させたことが，想像を減退させたのである。

プリテンドモードも，心的等価モードも，正反対の理由によるとはいえ，心と外的世界との最適の関係を作り出すことはできない。つまり，'プリテンド'があまりに非現実的であるのに対して，心的等価はあまりに現実的だということである。通常の発達においては，子どもは，メンタライズするようになるときに，これらの二つのモードを統合する。つまり，心理状態は，（'プリテンド'とは異なり）現実を表して

いるが，(心的等価とは異なり) 現実と等しいものとはみなされない。表象的な心の本質は，同じ対人状況に対して**多重的な複数の見方**を採用できるということであり，このようにして心を現実に結びつける——縛りつけはしない——のである。Perner (1991) が述べたように，心は，現実を特定のあり方**で存在するものとして**表象化する。例えば，同じ父親が無謀な運転をしているとみられたり，急いでいるとみられたり，不満がたまっているとみられたりする。さらに，メンタライジング・スキルが十分に発達すると，そこには心と現実との，この表象的関係についての**認識**が伴われている——つまり，他の複数の見方がありうるということである。メンタライジングは，表象的な心と現実を結びつけるので，次のような認識を——黙示的または明示的に——可能にしてくれる。その認識とは，他者の行為は，その人たちの心理状態がわかれば，つまり，ある状況に対する，その人たち特有の捉え方がわかれば，理解できるという認識である。同時に，メンタライジングは，自分自身を他者はこのように解釈するという——黙示的または明示的な——認識を伴っている。この同時進行的認識は，心理的な主体としての自らの存在を確認するものであり，共同注意における自己と他者についての間主観的体験が完成形に達したことを示している。そして，それは，Tomasello (1999) が，社会的認知の9ヶ月革命において確認したことである。

　本章の後半で愛着と関連させて論じることであるが，心的等価モードとプリテンドモードをメンタライジング・モードに統合することは，それらを放棄されたものにするということではない。より年長の子どもも，成人も，これらの二つのモードに退行することがありうる。さらに，私たちはすべて，夢を見るときには毎日のように——心と世界は等しいものという——心的等価モードに退行する。そのうえ，**目的論的**モードが，メンタライジング以前の第三の退行可能態として常に控えている。そして，その際には，願望や感情のような心理状態は，間違いなく行為として表出される (Fonagy, 2006)。つまり，境界性パーソナリティ障害をもつ患者は，自分の情動をメンタライズできないので，言葉で表現できないことを行為として表出するために，自分の腕を切り，出血する腕を人目にさらすのである。

(7) 臨床的示唆

　黙示的なものを明示的に表現するなら，以下のとおりである。紛れもなく伝承的な企てである精神療法は，本節で概観した発達過程を再び生じさせ，患者がより一貫してメンタライジング・モードで機能できるように助ける力を秘めている。精神療法家の共感は，高度であるが完璧ではなく，随伴的で有標的な情動的応答性を伴うであろう。精神療法家が強烈で有標性を欠く (生のままの) 情動を表出し，結果的に情動感

染を誘発するか，患者の情動と一致しない情動を表出し，結果的によそ者的体験の内在化を誘発するなら，その程度に応じて，精神療法の過程は頓挫してしまう可能性がある。このような情動的関わり合いは，共同注意を背景にして生じ，そこでは患者が精神療法家の注意の的になる（そして，その逆のことも起きる）。理想的な場合には，黙示的・明示的な情動的批評が，他者との関係の中にいる自己についての情動的了解を促進する。しかし，変化をもたらす主体として効果的であるためには，このような関わり合いがメンタライジング・モードで生起するのでなければならない。つまり，その関わり合いは，あまりに強烈なほど現実的（心的等価）になることもなく，あまりに現実から遊離する（知性化や心理学用語の使用におけるように，プリテンドになる）こともなく，現実と柔軟に結びついていなければならない。

　私たちがこれからも引き続き述べることであるが，精神療法は，発達支援を提供するものとして解釈されるのが最も好ましい（Hurry, 1998）。さらに，私たちが高度だが完璧でない随伴性を強調することが示唆しているように，精神療法家の介入は，患者の体験とほんの少しだけ不一致であるほうがよい。幼児教育の文脈で，Vygotsky（1978）は，**発達の最近接領域**という概念において，体験に即した介入のモデルを提唱した。発達の最近節領域とは，「**独力での問題解決を指標にして決定される'実際の発達レベル'と，大人の指導または自分より有能な仲間の協力に助けられた問題解決を指標にして決定される'可能性としての発達レベル'に挟まれた領域**」（p.86; 強調は原典のとおり；' 'は訳者が付加）である。患者を前進させる際に，私たちは少しだけ患者よりも前方にいて，必要な足場を，私たち自身のメンタライジングによって提供しなくてはならない。

2. 愛着とメンタライジング

　もしメンタライジング能力が他者との関係を通して発達するのであれば，その関係の**質**がきわめて重要になるであろう。本節は，以下のような順序になっている。最初に，①親のメンタライジング，②子どもにおける安定した愛着，③子どものメンタライジング能力，の間の複雑な相互作用を記述する。次に，世代間伝達過程の文脈において，メンタライジングと愛着との諸関係を究明する。その後に，愛着トラウマがメンタライジング能力に及ぼす影響を考察する。そして，メンタライジングにとって最適なのは安定愛着という好意的関係の雰囲気であるとする私たちの一般的仮説に関して，いくつかの条件をその中に含める。そして，このような諸発見の臨床的意味に関する論評で本節を締めくくることにする。

第3章 発　達

(1) 安定した愛着

　実証研究の結果，①乳児と幼児・児童〔★訳注15〕についての親のメンタライジング，②幼児・児童のメンタライジング能力，③乳児期と幼児・児童期の愛着の安定性，の間の複雑な発達的相互作用が明らかになっている。幅広い実証研究が示唆するところでは，安定した愛着は子どものメンタライジング能力を育てる力があるが，子どものメンタライジングを促進する中心的役割を担っているのは，**愛着関係の中で親が行う，随伴的応答を伴うメンタライジング**である。

　　〔★訳注15〕ここでは，"infant" と "child" という単語が「年齢」を意識して使用されている。"infant" はだいたい2歳まで，"child" は2歳以降から青年期の始まり（およそ10～12歳）までを指すので（APA Dictionary of Psychology, 2007），"infant" を「乳児」，"child" を「幼児・児童」と訳した。

　Meinsと共同研究者たちが行った縦断的研究は，愛着関係という文脈でのメンタライジングの発達経路の理解に大きく貢献した。そして，彼女の研究プログラムは，私たちが膨大な文献について行うレビューの基軸として役立つであろう。Meins（1997）は，母親の**心理-志向性**（mind-mindedness）〔★訳注16〕という概念を提唱したが，それは，母親が「子どもを心的主体（mental agent）として認識すること，および，発言中に心理状態を表す用語を使用する傾向性」（p.127）を指している。Meinsと共同研究者たち（2001）は，遊び場面での母親と生後6ヶ月の乳児との関わり合いにみられる心理-志向性を測定したが，その際に，明示的メンタライジングを直接反映している評定目録を使用した。つまり，それは，乳児の行動に対する，**心と関連したコメント**であり，その瞬間の乳児の行動に適合した（つまり随伴的応答を伴う）ものである。実例をあげると，「あれが何だかわかる？」「考えてるの？」「私をからかってるのね」といった発言である。そのような心と関連した発言は，「その関わり合いを心理主義的文脈に収めるために言葉を使用する母親の傾向を反映しており，したがって，乳児の心理状態についての母親自身の心的表象に基づいて乳児に関わろうとする母親の傾向を示している」（p.641）。この画期的な研究において，子どもの生後6ヶ月時点での親子の関わり合いにおいてみられる母親の心理-志向性の査定結果は，それに続いて生後12ヶ月目に測定された乳児の愛着の安定性を予測するものであった。この発見は，直観的に理解できるものである。実験室的な分離-再会図式〔★訳注17：ストレンジ・シチュエーション法のこと〕（Ainsworth et al., 1978）においては，分離期間後に，乳児が慰めを求めて，信頼を込めて母親に近づこうとする程度によって，愛着の安定性が測定される。乳児は，苦痛を感じているとき，心理-志向的な養育者に慰めを求めて近づく可能性がより高いのである。

　　〔★訳注16〕Meinsの言う「心理-志向性」（mind-mindedness）とは，母親が子どもを独自の心を持つ

110

2. 愛着とメンタライジング

心的主体（mental agent）として扱い，子どもの心理状態に目を向け，子どもとの会話において心理状態を表す言葉を使用する傾向のことである。本書で，これを「心理 - 志向性」と訳した理由については，訳者前書きを参照されたい。

Lundy（2003）は，相互交流の**同期性**（interactional *syncrony*）〔★訳注18〕およびそれに続く愛着の安定性と関連させて，母親と父親における心理 - 志向性を測定することにより，Meins と共同研究者たちの発見についての解釈を拡大した。同期性のある親 - 乳児の相互交流とは，双方向的で相互に満足を与え合うものであると概念化されている。そして，この研究では，相互交流は，親と乳児の間でやり取りされる最低3回の随伴的ステップを含んでいれば同期的であるとみなされた。Lundy が見出した結果は，Meins と共同研究者たちの研究を再確認するものであり，母親であろうが父親であろうが，その心理 - 志向性は，愛着の安定性を予測するものであった。さらに，彼女は，以下のことを見出した。つまり，両親のどちらにおいても，心理 - 志向性が相互交流の同期性と関連していること，そして，相互交流の同期性は，心理 - 志向性とその後に発展する愛着とを媒介するものだということである〔★訳注19〕。

〔★訳注18〕相互交流の同期性（interactional syncrony）とは，乳児と母親の非言語的・言語的交流において，例えば，まず乳児が合図を送り，それに母親が気づいて応答し，その応答に今度は乳児が反応するというように，互いのコミュニケーションの連鎖がまるで波長のあったダンスのように続いていく現象である。

〔★訳注19〕親の心理 - 志向性は，直接的に子どもの愛着の安定性に影響するのではなく，まず親子の相互交流の同期性に影響を与え，これを媒介にして愛着の安定性に影響するということである。つまり，心理 - 志向性→相互交流の同期性→愛着の安定性という関連がみられるということである。

より早期の研究において，Meins と共同研究者たち（Meins, 1997; Meins et al., 1998）は，生後12ヶ月時点の愛着の安定性が，今度は，その後に続く一連の心の理論課題での成績を予測〔★訳注20〕することを発見していた。例えば，それ以前に安定した愛着を示していた子どもたちの83％が4歳で誤信念課題に正答したのに対して，不安定な愛着を示した子どもの場合には33％しか正答しなかったのである。しかし，その後の縦断的研究（Meins et al., 2002）は，この早期の発見を再確認することができず，その代わり，子どもの1歳時点の愛着の安定性自体**ではなく**，生後6ヶ月時点における母親の心理 - 志向性が子どもの4歳時点の心の理論課題の成績を予測していたのである。著者たちの結論によれば，「愛着と ToM［心の理論］との関係は，母親たちの心理 - 志向性における個人差を考慮に入れると，最もうまく説明することができる」（p.1723）とのことである。

〔★訳注20〕以前の〔訳注〕でも解説したが，心理学の数量的研究において，変数Aと変数Bの間に一定の関連が見出されたときには，変数Aの値から変数Bの値を，ある程度「予測」することができる。

第3章 発達

　この研究プログラムの拡張版（Meins et al., 2003）は，以下のことを明らかにした。つまり，子どもの生後 6 ヶ月時点での母親の心理 - 志向性は，生後 55 ヶ月時点での「意識の流れ課題」（stream-of-consciousness task）における成績を予測するものでもあった。ちなみに，意識の流れ課題とは，様々な活動性の状態にある（つまり，静かに座って待っている，壁に貼ってあるポスターを見ている，パズルを解いている）実験者に積極的な思考過程を帰属させる傾向を査定する課題である。子どもたちは，次のように質問される。「いま彼女の心はどんな状態なんだろうね？　彼女には**何か**考えていることがあるのかなあ，それとも彼女の心には何の考えもないのかなあ」。このようにすると，生後 6 ヶ月時点で心理 - 志向性のある母親がいた子どもは，生後 55 ヶ月時点では，他者に思考を帰属させる傾向がより高かったのである。注目すべきなのは，これらの研究者たちが，子どもの生後 48 ヶ月時点における母親のメンタライジングについても，以下のようにして査定していたことである。つまり，これらの研究者たちは，母親たちに自分の子どもについて記述するように求め，また彼女らの記述が子どもの心理生活の諸側面を述べている（つまり，行動的記述や身体的記述や非常に漠然とした記述とは正反対のものである）程度を判断していたのである。子どもの生後 6 ヶ月時点での関わり合いにおける母親の心理 - 志向性は，子どもが生後 48 ヶ月になった時点での母親の心理主義的記述と強く関連しており，それは，母親のメンタライジングの連続性を示す結果であった。しかし，子どもの心の理論課題および意識の流れ課題の成績と関連していたのは，生後 6 ヶ月時点での測定値であって，より現在に近い生後 48 ヶ月時点での測定値ではなかったのである。これは，以下のことを示唆している。つまり，子どもについての全般的な**記述**は，随伴的応答性を伴うメンタライジング的**相互交流**に比べて，子どもの発達を予測する指標にはなりにくいということである。

　Meins と共同研究者たち（2003）が下した結論によると，「乳児の心理状態についての母親の適切なコメントは，心理状態が行動を決定することを乳児が理解できるようにするための言語的・概念的な足場を提供する」（p.1208）。明らかに，このような関わり合いが起きるのは，乳児が言語を使う能力を発達させる以前であり，当然，メンタライズする能力を発達させるよりもずっと以前である。したがって，その発見が示唆しているのは，メンタライズし，乳児を随伴的相互交流に引きこむ母親の傾向性が，後のメンタライジング発達の基盤となる相互交流を提供するということである。

　　生後 6 ヶ月時点での心に関する適切なコメントは，心に対する母親と乳児の共同注意の始まりを示す指標である。そして，そこでは，乳児の現在の心理状態に対する母親の適切なラベ

リング〔名づけ〕に助けられて，乳児の注意は，心理状態と心的過程の存在（および機能的重要性）に向けられる。やがて，おそらく発達における少しだけ後の段階で，このような種類の関わり合いが，次のような機会を乳児に与える。その機会とは，乳児たちの心理状態に関する主観的情報を，これらの心理状態から生じる行動についての外部からの言語的コメントと統合する機会である。
(Meins et al., 2003, p.1208)

　Meinsと共同研究者たちの研究が証明しているように，安定した愛着とメンタライジングの関係に魔術的な点は何もない。安定した愛着は，メンタライジング的**相互交流**をもたらす関係風土を形成する。逆に言えば，本章のもっと前の部分で記述したように，随伴的メンタライジングを伴う応答性は，安定した情緒的絆を強めるような感情調整をもたらす。これも，Meinsと共同研究者たち（2001）の発見が示唆しているとおりである。

　子どもに安定した愛着とメンタライジングをもたらす親のメンタライジングについて，査定範囲の例を示していることから，その一部が注目に値する付随的研究がある。例えば，Oppenheimと共同研究者たち（Koren-Karie et al., 2002; Oppenheim & Koren-Karie, 2002）は，様々な文脈で関わり合う親子をビデオに記録し，その後に，自分の子どもおよび自分自身の考えと感情をどう捉えたかについて，親に面接調査を行った。この査定は，（例えば自由に遊んでいる）乳児たちにも適用可能であるし，（一緒に家を制作している）就学前児たちにも適用可能である。これらの研究者たちが焦点を合わせたのは，その関わり合いの間の子どもの行動の動機に対する母親の**洞察性**（insigtfulness）である。洞察性とは，以下のことをすべて含んでいる。まず，①子どもの動機についての理解と受容があること。次に，②ポジティヴな特徴もネガティヴな特徴も含めて，子どもについて情緒的に複雑で歪みのない見解を持つこと。最後に，③予期せぬ行動に対して開放的であり，それが子どもについての見解を常に最新の状態に保つことに貢献していること。この研究が明らかにしたのは，子どもとの関わり合いに関して'顕著に洞察的'と分類された母親の場合に，子どもの愛着が安定している割合が最も高いということである。注目すべきことは，母親の敏感さ，つまり相互交流における子どもへの応答性よりも，母親の洞察性が，愛着における相違を説明する要因だったということである（Koren-Karie et al., 2002）。

　すでに示したように，①子どもについての親のメンタライジング，②安定した愛着，③その後に起きる子どものメンタライジング能力の発達，の間には複雑な相互作用がある。Meinsと共同研究者たちの研究では，愛着自体の安定性と子どものメンタライジング能力との間に一貫した関係はみられなかったが，Fonagyと共同研究者たちは（1997a, 1997b），愛着の安定性とメンタライジング能力との間に，同時的関係および

第3章 発　達

予測的関係を見出した。彼らの研究プログラムは，3～6歳児における愛着の安定性を査定するものであった。そして，その査定では，様々な分離のシナリオを描いた投影法的刺激が用いられ，子どもたちは特定の手がかりに反応して物語を語ることになっていた〔★訳注21：「分離不安検査」(Separation Anxiety Test; Klagsbrun & Bowlby, 1976) のことであり，愛着の安定性を測定するもの〕。子どもたちは，信念 - 願望推理課題をも実施されたが，その課題は，誤信念と失望についての評価を求めるものであった〔★訳注22：「心の理論」を測定するもの〕。その投影法検査で測定された同時的愛着〔★訳注23：(過去ではなく)測定時点の愛着〕の安定性は，信念 - 願望推理課題における良い成績と関連していた。そして，それだけでなく，この良い成績を修めた子どものメンタライジングは，母親 - 乳児および父親 - 乳児の間の愛着〔★訳注24：子どもが乳児だったときの愛着〕の安定性から予測されるものだったのである。

　Sharp, Fonagy, および共同研究者たちは，メンタライジングにおける親 - 子の一致についての研究を，幼年期の，より後の時期にも適用した（Sharp et al., 2006）。彼女らが指摘しているように，年長の子どもたちは心に思い浮かぶことについて語ることができるので，年長の子どもたちを研究することは有益である。その研究は，7～11歳の子どもたちを雇い，漫画によるシナリオを用いたが，そのシナリオは，仲間に関係した苦痛なシナリオを含むものであった（例えば，遊技場に子どもが一人だけで座り込んでいる）。子どもたちは，その漫画の主人公の仲間たちが考えていることを想像することによってメンタライズするように求められた。そして，母親たちは，自分の子どもの反応を推測することによってメンタライズするように求められた――それは，自分の子どものメンタライジングをメンタライズすることである。母親の不正確なメンタライジングは，子どもにみられる不正確なメンタライジングと関連していた。子どもにみられる不正確なメンタライジングというのは，他の子どもが考えていることについての非現実的なほどポジティヴな見方であり，言い換えれば，仲間関係における障害と関連することが明らかにされている帰属バイアスである（Sharp et al., 2007）。さらに，母親の不正確なメンタライジングは，子どもにみられる精神病理の重篤さのレベルと関連していた。なお，子どもの精神病理の重篤さは，自己報告や親の報告によって測定されたものであった。

　Gottmanと共同研究者たち（1996）が研究してきたものは，私たちなら'より年長の子どもをもつ親における最適の情動メンタライジング'と呼ぶものである。彼らは，とりわけ，親の「メタ情動哲学」(meta-emotion philosophy) およびそれと子どもの機能との関係を研究した。メタ情動とは，情動に対する態度のことである――私たちなら情動に対するメンタライジング的姿勢と呼ぶものである。とりわけ，メタ情

動哲学は，①自分自身の情動および自分の子どもの情動についての親の感情や考え，②子どもの情動に対する親の応答，③前記の応答についての親の理由づけ」(p.245)と関連している。親のメタ情動を調べるうちに，彼らは，以下の五つの要素をもつ情動指導方略（emotion-coaching strategy）を用いる親がいることを観察した。

> 親は，(a) 自分自身およびわが子の微弱な情動にも気づいていると語った。(b) 子どものネガティヴな情動を，親密になるための，あるいは何かを教えるための機会であるとみなしていた。(c) 子どもの情動が妥当なものであることを保証した。(d) 子どもが自分の情動に言葉で名前をつけられるように援助した。そして，(e) 子どもと一緒に問題解決を図り，行動に制限を設け，ネガティヴな情動を生み出す状況に対処するための目標や方略を話し合った。
> (Gottman et al., 1996, p.244)

私たちなりにそれを解釈するなら，以下のとおりである。つまり，情動指導哲学をもつ親は，自分自身および子どもの情動をメンタライズしているのに加えて，子どもにおける情動のメンタライジングを促進しているのである。ただし，上記の研究者たちは，子どものメンタライジングをとくに詳しく査定していたわけではない。子どもについての，5歳から始まり8歳で終わる縦断的研究の中で，Gottmanと共同研究者たち（Gottman et al., 1996）は，以下のようなことを見出した。つまり，親のメタ情動と情動指導は，子どもの生理的覚醒の低下および情動調整能力の増大と関連しており，それに加えて，機能の改善という結果とも関連していた。ちなみに，機能の改善は，学業面での達成と仲間関係によって測定されたものであった。さらに，それに続く研究（Katz & Gottman, 1997）で示されたのは，親のメタ情動哲学が子どものレジリエンスに寄与しており，とりわけ，夫婦の不仲・別居・離婚がもたらす有害な影響から子どもを守る一つの要因だということであった。

私たちは，親-子の関わり合いに関する研究を詳細にレビューしたが，それは，このような研究が臨床的介入のための直接的モデルを提供してくれるからである。しかし，この節を締めくくるにあたり，私たちは，愛着とメンタライジングの関係に対する本当に幅広い実証的支持があることを強調するために，いくつかの付随的研究にも触れておくことにする。心の理論課題の成績に反映されるような幼年期の早熟なメンタライジングは，①親の育児実践がより省察的であること（Ruffman et al., 1999），②親の制御（control）の性質（Cutting & Dunn, 1999; Vinden, 2001），③情動についての親の語り（Denham et al., 1994; Meins et al., 2002），④親が感情を伴わせて行う議論の深さ（Dunn et al., 1991），⑤子育てについての親の信念（Baumrind, 1991; Vinden, 2001），と関連づけられてきた。私たちが主張し続けてきたことであるが，

そのような効果的な子育ては，行動を心理主義的に理解するための首尾一貫した概念装置の獲得を促進する可能性が高い。例えば，親が心理状態（例えば，被害者の感情とか，故意ではない性質の違反）に焦点を合わせた躾の方略を用いれば，その子どもが心理状態の重要性をすぐに認識するようになったとしても，それは驚くべきことではない（Sabbagh & Callanan, 1998）。さらに，私たちの予想では，ネガティヴな感情への耐性は，安定した愛着の特徴でもあるが，同時に，メンタライジングを促進する家族環境の特徴でもあると思われる。子ども自身の情動に触発されて生じることが多いネガティヴな感情についての家族全体での対話が，後に実施される情動理解検査における好成績を予測するということが明らかにされているが（Dunn & Brown, 2001），それは上記のような理由によるのである。そして，この知見は，激しい情動を，それに圧倒されることなく省察できることが安定した愛着の指標だという事実（Sroufe, 1996）とも符合する。同様に，思考と感情に言及する回数や，ネガティヴな情動についての実際の説明にみられる関係特異性（relationship specificity）〔★訳注25〕は，早熟なメンタライジングと関連しているのである（Hughes & Dunn, 2002）。

〔★訳注25〕自分が体験したネガティヴな情動を説明する際に，その情動を，特定の人との関係で生じたものとして説明すること。

(2) 愛着の世代間伝達

　一歩前に戻って考えてみると，そもそも親の心理‐志向性の起源は何であろうか。愛着の安定性はメンタライジングを媒介にしてもたらされるのであるが，その際の媒介手段に関するFonagyと共同研究者たちの研究プログラムは（Fonagy et al., 1991a, 1991b, 1994; Steele et al., 1996），愛着の世代間伝達についての生産的な諸研究（Fraiberg et al., 1975；Main, 1991; Main et al., 1985）の流れをさらに拡大させた。第一子を妊娠中の母親たちに対して，「成人愛着面接」を用いて母親自身の愛着の歴史を聞く面接調査が行われた（Main & Goldwyn, 1994）。96組の母親‐乳児に対するFonagyと共同研究者たちの最初の研究は，以下のことを明らかにした。つまり，母親とその両親との関係における愛着の安定性を，彼女の子どもが**誕生する前**に査定しておくと，それは，彼女の子どもが生後12ヶ月のときに母親に示す愛着の安定性を予測するものだったのである（Fonagy et al., 1991a）〔★訳注26〕。Fonagyと共同研究者たちは，その後に，父親‐乳児のペアについても同じパターンを見出した（Steele et al., 1996）。そして，これらの発見は，他の研究チームが研究した場合にも，一貫して再現されたのである（Benoit & Parker, 1994; van IJzendoorn, 1995; Ward & Carlson, 1995）。

2. 愛着とメンタライジング

〔★訳注26〕母親が第一子を妊娠中に，①「母親が自分の両親に対して抱く愛着の安定性」を測定しておく。彼女の子どもが生まれると，その子どもが生後12ヶ月に達した時点で，②「その子どもが母親に対して示す愛着の安定性」を測定する。そうすると，①と②の間に正の関連がみられ，①から②が予測できるということである。

愛着の安定性は，愛着の安定している母親のメンタライジング能力によって伝達される部分があると，Fonagyと共同研究者たちは提唱した。

> 私たちの仮説によれば，親に対する乳児の愛着の質は二つの要因と本来的に結びついているが，それらの要因は，その子どもの誕生以前に存在し，測定することも可能である。それらの要因とは，(1) 親の内的作業モデルと，(2) 次のような親の能力である。つまり，①子どもの現在の心理状態について省察する能力であり，②子どもとの関係に関する自分自身の期待が子どもに対する自分の態度に影響するので，それについて省察し，制御する能力である。……以下のような条件の**どちらか**があれば，子どもが安定した愛着を示す可能性が高い。その条件とは，(a) 対人関係についての両親の内的モデルが慈愛に満ちたものであり，好ましい体験で占められている，**あるいは**，……(b) 親の省察機能[メンタライジング]の質が十分に良く，子どもと養育者の関係の現状にふさわしくない不遇な体験に基づく作業モデルの活性化を未然に防ぐことができる，ということである。　　(Fonagy et al., 1995, p.258)

Sladeと共同研究者たち（Slade, 2005; Slade et al., 2005）は，さらに進んで，Fonagyと共同研究者たち（1995）の世代間伝達モデルの妥当性を，次のようにして検証した。つまり，①母親自身の愛着の歴史という点から母親の愛着の安定性とメンタライジング能力を査定しただけでなく，②（生後10ヶ月の）乳児に関してメンタライズする母親の能力を査定することによって，モデルの妥当性を検証したのである。そして，Sladeらは，その後の（生後14ヶ月の）乳児の愛着の安定性をも査定した。これらの研究者たちは，子どもについての母親のメンタライジングを査定した際に，90分間の「親発達面接」（Parental Development Interview）を用いた。その面接は，①乳児と乳児の感情についての母親の知覚，②乳児から離れることについての母親の考えや感情，③親としての自分自身についての見解，それに加えて，④自分自身の親との間でなされた経験が自分の育児にどう影響したかについての見解，といった事項を網羅したものであった。メンタライジングは，(a) 心理状態についての母親の認識，(b) 心理状態の発達的側面についての母親の認識，(c) 面接者と関連した心理状態についての母親の認識，に基づいて査定された。

それ以前の実証研究がすでに確認していたことではあるが，Sladeと共同研究者たちの研究は，母親の愛着の安定性と，その愛着に関するメンタライジング能力との間に，強い関連があることを確認した。それに加えて，母親が実の親との関係で示す愛着の安定性は，母親が自分の子どもに関してメンタライズする際の能力を予測するも

第3章 発達

のであった。さらに，子どもに関する母親のメンタライジング能力は，その子どもの愛着の安定性を予測するものであった。最終的に，その研究者たちは，以下のような示唆的証拠を見出したのである。つまり，妊娠中に測定された母親の成人期愛着の安定性と，彼女の子どもの生後14ヶ月時点の愛着の安定性との結びつきは，その母親のメンタライジング能力に媒介されたものだということである〔★訳注27〕。Slade(2005)が主張したように，「子どもの心の仲介者・反映者・解釈者・調整者としての親の重要性は，いくら強調しても強調しすぎることはない」(p.273)。

> 〔★訳注27〕(妊娠中に測定された)①母親の，実の親に対する愛着が安定していると，②(その母親の)子どもの生後14ヶ月時点での愛着も安定している，という関連がみられたが，これは，母親の愛着の安定性が「メンタライジング能力」を高め，その「メンタライジング能力」のおかげで，子どもの母親に対する愛着が安定するから生じる関連ということである。つまり，母親のメンタライジング能力は，①と②を媒介しているのである。

より詳しく言うと，

> 感情・願望・意図を持つ者としての自分の子どもの表象を自分自身の心に保持しておける母親の能力のおかげで，子どもは，母親が持つ表象を媒介にして自分自身の内的体験を発見することができる。この再現(re-presentation)は，子どもの発達および母子の関わり合いの異なる段階で，異なる形で生じる。敏感な養育の中心にあり，子どもが最終的に自分自身のメンタライジング能力を発達させるために重要なことは，母親が子どもの心理状態に刻一刻と生じる変化を観察することであり，そして，これらの変化を，最初は動作や行為で，後には言葉や遊びで再現することである。 (p.271)

Sladeと共同研究者たちの実証研究は，以下のことを明らかにした点が重要である。つまり，母親が自分自身の愛着の歴史に関してメンタライズできることと符合するのであるが，母親が自分の子どもにメンタライジング優位の姿勢で接することが，その子どもにおける愛着の安定性を促進するということである。しかし，愛着は，子どもに対する行動的関わり合いと関連して発達するものでもある。そこで，Arnott & Meins (2007) は，次のステップとして，このような流れの調査を行った。他の研究者たちがしたのと同様に，彼らは，(子どもが生まれる前に)母親と父親の自分自身の親に対する愛着の安定性と，自分の幼年期の愛着体験についてメンタライズする能力を査定した。それに加えて，Meinsと共同研究者たちは，以前の実証研究において行ったのと同様に，親のそれぞれ〔母親と父親〕が自由遊びの場面で生後6ヶ月のわが子に対して行った心-志向的コメントを査定した。そして，その後に，生後12ヶ月のその子どもが親のそれぞれ〔母親と父親〕に示す愛着を査定した。こうして，Meinsと共同研究者たちは，発達経路のすべての要素を一つにまとめることができた。

母親と父親とでは多少の違いがあるけれども，次のような一般的パターンがどちらの親にも当てはまっていた。①親の（自分の両親に対する）愛着の安定性は，（それらの愛着に関する）メンタライジング能力と正の関連を有していた。②愛着の安定性もメンタライジング能力も，生後6ヶ月時点の子どもに対する心理-志向的コメントと関連していた。③心理-志向的コメントは，生後12ヶ月時点の子どもの愛着の安定性を予測するものであった。親のどちらにもあてはまる，二つの一般的な発達経路が確認された。つまり，親の安定した愛着は，親の心理-志向性の高さを媒介として，乳児の安定した愛着につながっていた。そして，親の不安定な愛着は，親の心理-志向性の低さを媒介として，乳児の不安定な愛着につながっていた。このように，親の安定した愛着と心理-志向性の組み合わせは，乳児が両親に示す愛着を予測する強力な要因であった。

　私たちがレビューした実証研究のこの流れを要約すると，愛着関係のなかでメンタライズする能力は，安定した愛着の一部分だということである。Sladeと共同研究者たちの研究が示しているように，自分自身の幼年期の愛着に関してメンタライジング能力を示す親は，そのおかげで，乳児期のわが子について，豊かで，正確で，柔軟性のある心的表象を発達させる可能性がより高いと思われる。そして，Meinsと共同研究者たちの研究が示しているように，このメンタライジング能力は，乳児期のわが子との，心理-志向的で，随伴的応答を伴う関わり合いの中に，顕著に表れる。そして，次には，乳児のほうが，親と同様になり，安定した愛着およびメンタライジング能力を発達させるのである。この大まかな世代間経路は，図3-1に要約されている。Fonagy（2006）は，この発達過程の趣旨を以下のように明言した。

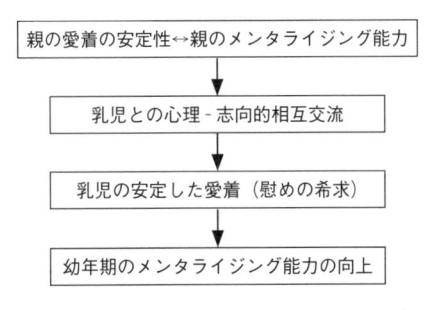

図3-1　安定した愛着とメンタライジングの世代間伝達

第3章　発　達

　私たちがいま定式化しているように，母親が安定した愛着を体験した歴史があると，そのおかげで，自分自身の心を探索する能力の発揮が可能になり，また，その能力が向上する。そして，その能力のおかげで，彼女の対人世界に入り込んできた，生まれたばかりの人の心理状態に対する，類似の探索的姿勢が促進される。この開放的で敬意を伴う探索の姿勢は，乳児期のわが子を理解するために，母親自身の心理状態についての認識を活用している──しかし，その母親の理解は，わが子を自律的存在とみなす純粋な認識をぼやけさせるには至らない〔★訳注28〕。乳児期のわが子についてのその認識が，今度は，次のような行動の頻度を減少させる。つまり，母親との相互交流という弁証法を通して自分自身の心的自己感を発展させようとする乳児の自然な前進を阻むような行動の頻度を減少させるのである。　　　　（p.70）

〔★訳注28〕母親は自分自身の心への認識を活用して乳児の心を理解するのであるが，自分自身の心と子どもの心を混同したり子ども独自の心を見失ったりすることはないということである。

（3）愛着トラウマ

　安定した愛着関係は，最適のメンタライジングを生成する坩堝(るつぼ)であるが，それとまったく同様に，愛着関係におけるトラウマは，メンタライジングに背くものである（Fonagy et al., 2007）。**愛着トラウマ**は，二つの意味を含んでおり，一つは愛着関係において負わされたトラウマであり，もう一つは，それと並行して，安定した愛着を形成する能力が浸食されることである（Allen, 2001）。虐待的で情緒的に無視する行動は，明らかに，養育者に共感が欠けていることの反映である。そして，トラウマを負わせることは，マインドブラインドネスの実例である（Allen, 2007）。その結果，幼年期の不適切な養育（maltreatment）〔★訳注29〕が生じるのであり，親のメンタライジングが安定した愛着を導くのに対して，幼年期の不適切な養育は，最も深刻な形の愛着の不安定性を，つまり無秩序型の愛着を生み出してしまう（Main & Solomon, 1990; van IJzendoorn et al., 1999）。無秩序型の乳児は，愛着人物と関わるための一貫した方略を発達させることができない。したがって，Main（1999）は，無秩序型の愛着の特徴を**解決のない怯え**と述べたのである。

〔★訳注29〕「不適切な養育」（maltreatment）は，「虐待」（abuse）と「ネグレクト」（neglect）を包括する概念である（APA Dictionary of Psychology, 2007; 最新心理学事典，平凡社，2013）。「虐待」は，養育者が子どもに「不適切な行為を行う」という作為の問題であり，「ネグレクト」は，養育者が子どもの成長発達にとって「必要なことを行わない」という不作為の問題である。

　Fonagy & Target（1997a, 2002）が提唱したように，幼年期の不適切な養育は，メンタライジング能力を衰退させ，そのため二重の負担を背負わせることになる。つまり，不適切な養育は，苦痛を引き起こし，それと同時に，感情調整能力の**発達**を台無しにしてしまう。より詳しく言うと，愛着トラウマは，心的世界からの防衛的退避を促進する──最悪の場合には，メンタライジングの恐怖症的回避を促進する（Fonagy et al., 2007）。虐待者の心に気づくことは，子どもにとって恐ろしいことで

2. 愛着とメンタライジング

ある。なぜなら，「子どもは，自分自身に向けられた次のような態度に直面するからである。その態度とは，認めるのにきわめて苦痛を伴うものであり，つまり憎しみ・狂気・無関心のことである」(Fonagy & Target, 1997a, p.693)。心的世界からのこの防衛的退避は，子どもの省察能力を衰退させてしまうが，それは，例えば，①心の理論課題における成績の悪さ，②ふり遊びの能力の減退，③内的世界に言及する言葉の相対的欠如，に示されているものである。メンタライジングの機能不全は，今度は，悪循環に陥っている虐待的関係への対処を台無しにするのである。

> 不適切な養育と結びついているものとして心理状態への思慮の乏しさがあるが，それは，苦痛を増大させ，その結果，愛着システムを活性化する。接近を求める欲求が持続し，その欲求は，虐待によって引き起こされる苦痛の結果として，おそらく増大しさえするであろう。心理的近接が耐え難いほど苦痛になり，親しさを求める欲求は'身体的レベル'で表出される。こうして，皮肉なことに，子どもは，虐待者に対して，身体的には，さらに接近するように駆り立てられる。子どもが加害者の行動に適応したり，それを修正したり，それを回避したりする能力は，メンタライジング・スキルが限られていることによって制約を受けてしまい，さらにひどい虐待にさらされる可能性が高くなる。被虐待児に一貫してみられる無秩序型の愛着の根幹には，心理的には回避しながら身体的レベルでは接近を求めるという矛盾が存在するのである。
> (Fonagy et al., 2000, p.111)

Main & Hesse (1990) が提唱した説によれば，親が子どもを怯えさせたり自分が怯えたりする行動は，無秩序型の愛着をもたらす重要な要因である。そして，そのような行動は，①子どもの空間を脅かすか侵害すること，②怖がらせるような遊びをすること，③臆病さ，④親の解離状態，を含んでいると思われる。Lyons-Ruth と共同研究者 (Lyons-Ruth & Jacobvitz, 1999) は，愛着の無秩序化と結びついている母親の行動に，二つのパターンを見出した。その二つとは，**敵意を伴う侵入性**と**無力な退避**である。そして，そのどちらも，子どもの愛着行動に対する波長合わせの誤りと回避を反映しており，それとともに，子どもに共感する能力の欠如を反映していた——つまり，愛着と関連した相互交流という文脈でメンタライズする能力が乏しいことを反映していたのである。

Slade と共同研究者たち (Grienenberger et al., 2005; Slade, 2005; Slade et al., 2005) の研究プログラムも，Lyons-Ruth のアプローチに基づいて研究を進め，愛着の有害な側面を考察するものであった。これらの研究者たちがとくに関心を抱いていたのは，「高揚した覚醒状態のときの子どもの感情を調整する母親の能力」であった。そして，彼女らが仮説として提起したのは，(全体的な感受性自体よりも) 母親が苦痛なときに示す行動やネガティヴな感情が，子どもの愛着の安定性の決定因として最も重要で

あろうということである (Grienenberger et al., 2005, p.300)。非メンタライジング的な母親の行動は，以下のようなものを含んでいた。①感情のコミュニケーションの誤り（例えば，乳児が泣いているときに，母親が笑っていること），②役割または境界の混乱（例えば，母親が愛情表現を要求すること），③恐ろしい行動（例えば，母親が甲高いキーキー声を出すといった行動），④侵入的行動（例えば，乳児の手を引っ張ること），⑤関係回避（例えば，離れた後は，乳児に見向きもしないこと）。この実証研究は，これらの非メンタライジング的行動が乳児の不安定性のレベルの高さ，とくに無秩序型の愛着に表れる不安定性と関連していることを示したのである。注目すべきことは，安定した愛着の場合と同じように，無秩序型の愛着の場合にも，世代間伝達過程が明らかにされたことである。親の無秩序型の愛着は，非定型的な母親行動と関連しており，乳児の無秩序型の愛着と関連していたのである (Goldberg et al., 2003)。さらに，愛着の組織化に変化を引き起こす能力は発達が進むにつれて衰退するという先験的根拠が存在するが，それが浮き彫りにしているのは，持続的なトラウマが長期にわたる愛着の無秩序化をもたらし，それに伴って社会的認知の発達が乏しくなり，実質的に精神病理に陥る危険性が高まるということである (Kobak et al., 2006)。

　Slade と共同研究者たちの実証研究は，トラウマとメンタライジングの機能不全との概念的結びつきを支持している (Fonagy & Target, 1997a)。この研究者たちが提起したように，一方には，「わが子の感情と意図について率直に省察することができた母親がおり，この母親たちは，自分自身の統合されていない恐怖や敵意に圧倒されることなく，乳児の傷つきやすさを取り扱う準備ができていたと思われる」。しかし，もう一方の，「RF［省察機能］を欠く母親たちは，自分自身の感情とわが子の感情を区別できないので，わが子の苦痛に触れると感情の調整ができなくなり，取り乱しやすいのであろう」(Grienenberger et al., 2005, p.308)。自己中心性――自分自身の心理状態を他者に帰属させること――を初期設定的な非メンタライジング・モード (Decety, 2005) とみなすなら，愛着トラウマは，その最悪の実例である。親自身がトラウマの既往を持っているため，結果的に，苦しむわが子に心的等価モードで関わりやすいのである。Slade (2005) が要約しているように，

> 精神障害を患う虐待的な親は，自分自身の憤怒・憎悪・恐怖・悪意でわが子の体験を抹殺してしまう。子ども（と子どもの心理状態）は，ありのままに理解されることがなく，親の投影と歪曲に照らし合わせて理解されてしまう。そのため，乳児は，親の憎悪や攻撃性を自分のものにしてしまうが，これは，原始的な形での，攻撃者との同一化である。　　　(p.273)

2. 愛着とメンタライジング

　先述のレビューと一致することであるが，膨大な実証研究が不適切な養育と発達的欠損とを結びつけている。そして，その発達的欠損は，私たちの予想ではメンタライジングの機能不全と関連しているものである。不適切な養育〔★訳注30〕を受けた子どものナラティヴは，親の表象についても，自己表象についても，混乱を示す（Macfie et al., 2001）。とりわけ，虐待〔★訳注31〕を受けた子どもの場合には，葛藤に満ちた場面で親について複雑な表象を生み出すことができる能力が，発達とともに衰退する。そして，同様に，子どもたちの自己表象は次第に単純化され，誇張される（Toth et al., 2000）。虐待を受けた子どもは，メンタライジングの認知的側面，例えば心の理論課題において機能不全を示すだけでなく（Cicchetti et al., 2003; Pears & Fishler, 2005），情動に焦点を合わせるメンタライジングにおいても機能不全を示す（Pears & Fishler, 2005; Rogosch et al., 1995; Smith & Walden, 1999）。例えば，実証研究についてのFonagyと共同研究者たち（2007）によるレビューが示しているように，虐待を受けた子どもたちは，①他の子どもたちの苦痛に共感的反応を示す可能性がより低い。②より情動の調整が欠けた行動を示す。③内的・情動的状態について語る頻度がより低い。④情動の表出を理解することが困難である。それだから，Fonagyと共同研究者たちは，情動調整がなされた会話こそメンタライジングへの王道であるとみなしたのであり，その際に，虐待の影響から感覚消失（sensory deficits）の影響までを喩えとして引用したのである。つまり，虐待や感覚消失の場合には，学習環境が，恐ろしいものであるのに加えて貧困である。そして，メンタライジングを育てるのに最も良いのは，心理状態についての率直かつ省察的なコミュニケーションであるにもかかわらず，それが欠けているのである。

　　〔★訳注30 & 31〕「不適切な養育」（maltreatment）と，その一部である「虐待」（abuse）が区別して述べられている点に注意すること。

　要するに，不適切な養育がメンタライジングの発達に与える有害な影響に関して，現時点で私たちが知っていることをすべて考慮すると，安定した愛着とメンタライジングを結びつける広範な実証的根拠を，以下の二つの観点から眺めてよいということである。つまり，安定した愛着は，メンタライジングを促進する行動（例えば，心理-志向性）の**存在**を伴うだけでなく，メンタライジングを台無しにする行動（例えば，敵意のある侵入性や無視）の**不在**を伴うということである。簡潔に言うと，メンタライジングはメンタライジングを生み出し，逆に，非メンタライジングは非メンタライジングを生み出すということである。それだから，（図3-1に描かれたような）安定した愛着にとっての世代間伝達過程は，図3-2に描かれたような，不安定な愛着にとっての有害な世代間伝達過程と，正反対の形で対応しているのである。

第3章 発　達

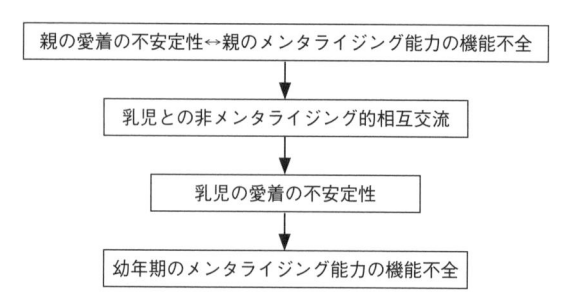

```
┌─────────────────────────────────────┐
│ 親の愛着の不安定性↔親のメンタライジング能力の機能不全 │
└─────────────────────────────────────┘
              ↓
    ┌─────────────────────────┐
    │ 乳児との非メンタライジング的相互交流 │
    └─────────────────────────┘
              ↓
        ┌─────────────────┐
        │ 乳児の愛着の不安定性 │
        └─────────────────┘
              ↓
    ┌─────────────────────────┐
    │ 幼年期のメンタライジング能力の機能不全 │
    └─────────────────────────┘
```

図 3-2　不安定な愛着とメンタライジングの機能不全の世代間伝達

(4) 前提条件

　これまでのレビューにおいて，一方では，正確なメンタライジングと安定した愛着の間に，もう一方では，メンタライジング不全と不安定な愛着の間に，十分に実証された，広範な対応関係があることを，私たちは証明した。しかし，メンタライジングは，非常に文脈-依存的であり，特定の愛着関係においても，その瞬間の関わり合いの性質に応じて変動するのであり，そのことにも私たちは言及してきた。第4章（『神経生物学』）においてさらに議論することになるが，最近の神経画像法による諸発見は，愛着とメンタライジングの関係についての私たちの理解に多少の洗練をもたらした。きわめて明らかなことであるが，安定した愛着関係の情動的特性にみられる力動的変動は，ある時点においてメンタライジングがどれくらい活発であるかの程度を規定する要因である（Fonagy, 2006; Fonagy et al., 2007）。ある条件下では，安定した愛着関係の文脈全体にわたってメンタライジングが抑制されるか不活発になるのであるが，そのような条件が三つある。第一に，愛情を活性化させることは，その愛情が母親から赤ん坊に向けられるものであれ，恋愛関係におけるものであれ，ときにメンタライジングを抑制することがある——読者のなかで，たまに恋人についての判断よりも熱情のほうが勝っていた経験がある人にとっては，驚くほどのことではないであろう。第二に，例えば分離の際には脅威と関連した愛着の活性化が起きやすいが，それは，対人関係一般の特徴とはいえない脅威的感情を引き起こし，そのためメンタライジングを衰退させることがありうる。第三に，変動のない安定した愛着関係では，例えば，脅威またはストレス源になるような関わり合いと悪戦苦闘する必要もなく，相手が信頼に値する人かどうか判断する必要もないため，メンタライズする必要がなくなる可能性がある。

　その一方で，安定した愛着がメンタライジングをもたらすことに関しては，大きな

2. 愛着とメンタライジング

理由が三つある。第一に，人との関係には，避けがたい難題・葛藤・恐れがつきまとうものであるが，それらはメンタライジングを促進するであろう。そして，その関係が与えてくれる情動的コンテインメントは，情動の喚起を調節し，メンタライジングが起きやすいレベルに合わせてくれるであろう。第二に，安定した愛着関係は，メンタライジングを必要としないにもかかわらず，メンタライジングへの関心につながるポジティヴな情動の喚起を促進する。第三に，最も重要なことであるが，私たちが強調してきたように，安定した愛着関係においては，愛着人物が頻繁に子どものことをメンタライズしている。そして，メンタライジングは，さらなるメンタライジングを生じさせる。その結果，「伝承的姿勢」が示唆しているように，安定した愛着関係は，メンタライジングの理想的な練習の場なのである。

一般にメンタライジングというと私たちは善意を連想するし，安定した愛着とメンタライジングの結びつきはこの連想と一致するのであるが，重要な例外が存在する。私たちが先にほのめかしたとおり，メンタライズする理由の一つは，対人的脅威である。つまり，人と関わると搾取されたり傷つけられたりする可能性があるときには，メンタライジングは，その脅威に気づかせてくれるだけでなく，自己防御的なやり取りや交渉を行うように促してくれる。こうして，私たちは，安定した愛着に支えられた探索的モードでメンタライズすることを学ぶだけでなく，競争的-危機的モードでメンタライズすることをも学ぶのである。このようなわけで，'**不**'安定な愛着がネガティヴな情動のメンタライジングを促進することがありうる（Harris, 1999）。もちろん，感情が激越化すると，競争的-危機的モードでのメンタライジングは，機能不全に陥る可能性がある。そのときに，私たちが目にするのは，あからさまな妄想モードのメンタライジングを特徴づける数々の歪曲である。したがって，私たちが手にしているものは，諸刃の剣である。つまり，社会的な競争と脅威は，メンタライジング能力の発展の原動力となり，脳の諸構造を相互に関連づけてきた可能性が高いけれども（第4章『神経生物学』を参照のこと），メンタライジングを向上させることもあれば阻止することもある。その一方，安定した愛着は，メンタライジング能力の十分な開花を促進することができるのであり，その理由の一つは，安定した愛着が人を競争へと駆り立てる圧力を軽減するということである（Fonagy et al., 2007）。

この競争的-危機的-妄想的関係図式という裏面も，注目に値する。つまり，他者を脅したり，搾取したり，傷つけたりするために，メンタライジング・スキルが使用されることがありうる（Fonagy, 2006; Fonagy et al., 2007; Sharp, 2006）。したがって，発達的にみれば，メンタライジング・スキルは，次のようなことと結びつく可能性がある。それは，悪意を伴うからかい，いじめ，ごまかし，関係性攻撃〔★訳注32〕（例えば，

相手に親密感と開示性を引き起こし，その後，今にも秘密を暴露しそうに振る舞うことによってその関係を操作する少女たちにみられるもの）である。並外れたマインドリーディング・スキルを持ちながら，それが操作的かつ搾取的で悪意のある目的に使用されることで名高いのが，精神病質である。

〔★訳注32〕関係性攻撃（relational aggression）とは，他者の社会的な立場や関係を意図的に操作することによって他者に害を与えようとする攻撃性のタイプである。特定の人を社交的活動から排除する，その人についての悪いうわさや評判を流布させる，その人を大勢の面前で侮辱する，その人に対する関心や愛情を撤去する，などの形を取る。

　敵対的な社会的行動のこれらの実例のすべては，巧みではあるが**部分的な**メンタライジングを反映している。しかし，そこには何かが欠けているのであり，つまり，欠けているのは共感である（Sharp, 2006）。例えば，Baron-Cohen（2003, 2005）の用語を用いるなら，精神病質に含まれているのは，共感を欠くマインドリーディングである。つまり，心理状態が正確にメンタライズされていても，適切な情動的応答が伴わないメンタライジングである（第4章『神経生物学』を参照のこと）。共感を欠くマインドリーディングは，**情動を伴わせて知ること**（または情動を通して知ること）**の欠落**という意味で，貧困化したメンタライジングであると，私たちは考えている。したがって，適切な情動的応答性の欠如は，他の点では不備のないメンタライジングにおける深刻なほど重大な欠落を反映している。

　最後に，一方で，メンタライジングは安定した愛着の発達的源泉であり，その逆もまた真実であると，私たちは主張してきたわけであるが，もう一方で，メンタライジングは，生涯にわたって対人関係の全範囲で使用され，実践され，洗練されるのである。Dunn（1996）の実証研究が証明しているように，養育者との関係を超えたところでのメンタライジングの実践は，幼年期に，きょうだいや仲間との関わり合いの中で始まる。それにもかかわらず，それが安定した愛着と並行関係にあることは，注目に値する。

> 子ども 対 子どもの関係の**質**が，ここでは重要であった。つまり，子どもたちが心的過程について話し合ったのは，協力し合って遊ぶ関わり合いの間であった。そして，子どもたちの親しさの持続時間や関わり合いの頻度は，心的過程への明示的言及と，正の関連を示したのである。
> 　　　　　　　　　　　　　　　　　　　　　　　　　　（Dunn, 1996, p.512; 強調は後から付加）

　注目すべきことであるが，母親は，わが子との間で心理状態を表す言葉を頻繁に使用するが，それに比べて，4歳の子どもたちは，母親と会話するときよりも，きょうだいや友だちと会話する際に，心理状態を表す用語をより多く使用する。そして，そ

れは，ふり遊びの文脈で頻繁にみられる（Brown et al., 1996）。さらに，心の理論課題と情動の理解における子どもの成績は，二人遊びの際の，心理状態に関する会話の程度と，相関関係にある（Hughes & Dunn, 1998）。したがって，情動状態についての語りは，メンタライジング能力の発達において中心的役割を担っているのであり，そのような語り合いは，広い範囲の対人関係で生じるのである。常識を総動員しなくても，以下のことは容易に見当がつく。幼年期に特徴的なこと，つまり，あらゆる種類のポジティヴな関係がメンタライジングを促進するのであり，その逆もまた真実だということは，全生涯を通して変わらないのである。もちろん，敵対的かつ競争的で不安な対人関係も，圧倒されるほど脅威的なものでなければ，メンタライジングを促進する可能性がある。

(5) 臨床的示唆

私たちが第1章（『序論』）で述べたように，Bowlby（1988）は，愛着という安心基地が外的世界の探索を促進するだけでなく，心の世界の探索をも可能にすることを認識していた。本章でレビューされた実証研究のおかけで，この非常に必要度の高い安心基地を精神療法家が提供する際に，どのような手段を用いればよいかが明らかにされ始めたのである。

理想を言えば，**心理-志向的な**精神療法家が，心と関連していて患者の現在の状態にふさわしい解説を続け（Meins et al., 2001），随伴的応答を特徴とするメンタライジング的関わり合いを行うのがよいということである。理想を言えば，以下のような意味で，**洞察性がある**ほうがよいということである。つまり，それは，①患者の動機を理解し，受け入れており，②患者について，ポジティヴな特徴もネガティヴな特徴も包括した，情緒的に複雑な見方を発展させており，③その一方で，先入観に基づく歪曲を持ち込むことなく，新しい情報に基づいて自分の見解を常に更新する用意ができている（Oppenheim & Koren-Karie, 2002）という意味で，洞察性があるということである。同様に，精神療法家は，患者との関わり合いについての自伝的ナラティヴを構築するのであり，そのナラティヴは，何かを志向しているという患者の性質を色濃く反映したものである（Slade et al., 2005）。逆に，精神療法家側の敵対的な侵入性と無力な退避は，患者のメンタライジング能力を衰退させてしまうであろう（Lyons-Ruth & Jacobvitz,1999）。しかし，私たちがしてはならないことは，以下のとおりである。つまり，幼年期の発達においてもそうであったが，精神療法においても，常に温かくて善意に満ちた環境が最もメンタライジングを促進するという含意を伝えてはならないということである。愛着の安定性への挑戦や脅威という文脈で，メンタライ

ズする能力をさらに発達させるためには,これらの情動状態が精神療法過程において喚起される——そしてメンタライズされる——ことが求められる。

　これらの臨床的示唆のなかの二つの側面は,強調される必要がある。まず,私たちは,患者の過去の心理状態を探究するよりも,主として現在の心理状態に焦点を合わせるということである。患者が自分は現在どう「である」かよりも過去にどう「であった」かを考えているときには,現在へのそのような焦点合わせは非随伴的であるように思えるかもしれない。しかし,メンタライズしている精神療法家は,これらの諸状態の間を流れるように行き来し,過去の状態を探究することが現在の心理状態に与える影響とともに,過去を探究しようとする現在の動機を考えるのである。第二に,「洞察性があり」,メンタライジングを促進する精神療法家は,因果論的**説明**（つまり,過去に基づいて現在を説明すること)を追い求めているのではなく,むしろ,患者にとっても精神療法家にとっても,筋が通っていて情緒的に**意味のあるナラティヴ**を奨励しようと努力し続けているのである。さらに,私たちが言及したばかりであるが,このナラティヴは,ポジティヴでもありネガティヴでもある情動状態のなかで,最も発達するのである。

　当然のことであるが,精神療法家がこのような理想に従うことができるかどうかは,相手にする患者によって異なるであろうし,ある一人の患者に対しても,時によって異なるであろう（Diamond et al., 2003)——そして,まさに同じことが,母親の育児にも,父親の育児にも,その他の関係にも,あてはまる。さらに,私たちは,どちらかといえば愛着人物のメンタライジングが子どものメンタライジングに与える影響に焦点を合わせてきたが,それは,精神療法家のメンタライジングが患者のメンタライジングに与える影響を私たちが強調していることと一致する。しかし,メンタライジングは常に両方向通行の街路のようなものだということを,私たちは心に留めておくべきである。Fonagyと共同研究者たち（2007)は,しばしば見落とされている,子どもから親への影響に言及している。例えば,子どもの側の非メンタライジング行動は,親の側に制御行動を引き起こす可能性がある。同じことは,患者から精神療法家への影響にもあてはまる。もちろん,理想的な親ならそうするように,当然のことながら,私たち精神療法家も,非メンタライジング行動と向き合いながら,メンタライズしたいと願っているのである。

3. まとめ

　私たちが本章の導入部分で提唱したことであるが,メンタライジングは,例えば共

3. まとめ

感，マインドフルネス，メタ認知，心理的思慮性などの概念に比べて，発達的実証研究を根拠にしている点に独自性がある。私たちの認識では，メンタライジングという言葉を聞いたことがあろうがなかろうが，そして，メンタライジングの発達的な基盤と道筋に精通していようがいまいが，すべての臨床家は必然的にメンタライズするのであり，また，精神療法の作業の中でメンタライジングを促進したいと願っているのである。しかし，先述したような発達的根拠づけがあれば，そのおかげで，メンタライジングについての知識が，私たちの臨床的作業を洗練されたものにしてくれるに違いないと，私たちは主張してきたのである。つまり，私たちが主張してきたことは，発達を理解することによって，メンタライジングを促進したり台無しにしたりする対人関係の諸条件が明確になり，私たちは，必要とされる発達支援を——理想的な場合には，すぐにでも——提供することができるようになるということである。

　私たちが本章に網羅した幅広い発達的根拠を思い出していただきたい。私たちは，自己の発達を，次第に洗練されていく主体という観点から特徴づけた。つまり，乳児は，自分の身体・物理的対象・他者に対して影響力をもつ**身体的・社会的**な主体として人生を開始する。そして，乳児は，主体を合理的で目標指向的な行為を行うものとして知覚すると，**目的論的**な理解を発達させる。生後2年目に，目的論的姿勢を**メンタライズ**し始めると，乳児は，目標指向的行為を，願望や意図のような心理状態に基づくものとして解釈できるようになる。子どもは，生後3年目の終わりまでには，誤信念課題に正答するというリトマス試験に合格し，心についての表象理論を使用する点では現代の認知科学者と変わらなくなる。自己を表象的にとらえる見方は，生涯を通して発達し続け，ついには，次第に複雑化する自伝的ナラティヴと結びついた豊かな内的世界に発展する。そして，その内的世界は，理想的な場合には，他者についての同じように豊かな理解を伴っている。私たちがすでに主張したとおり，この心的発達のすべてが，外から内へという方向で進む。つまり，情動に関するミラリング・共同注意・伝承的関わり合いという形での，随伴的応答を伴う養育者のメンタライジングが，自己の発達を引き起こし，またその足場を提供するのである。しかし，機能としてのメンタライジング・モードは，一度達成されたからといって，一貫して維持されるわけではない。例えば，愛着トラウマと関連した精神病理は，前メンタライジング・モード，つまり心的等価モード，プリテンドモード，行為指向的な目的論的モードへの退行を伴っている。

　Bowlbyの遺志を継いで，私たちは，最優先されるべき一つのメッセージを伝え続けた。つまり，精神療法は，メンタライジングを促進するために，安定した愛着の関係風土を創り出すことによって，最適の発達を再現させなくてはならないということ

第3章 発達

である。しかし，このメッセージは，私たちがすでに述べたすべての発達的実証研究がなくては，どちらかといえば説得力がなくなるであろう。数十年前に，Bowlbyの共同研究者であったMary Ainsworth（Ainsworth et al., 1978）は，適切にも，安定した愛着を**敏感な応答性**と結びつけた。しかし，その後，私たちは，敏感に応答する養育の中核がメンタライジング――そして，とくに情動のメンタライジング――であることを学んだ。Hobsonは，この過程にみられるヴァリエーションをうまく特徴づけている。

> ある乳児がある特定の心の状態にあり，養育者からの適切な応答を求めていると仮定しよう。彼女は興奮していて喜んでいるかもしれず，ひどく動揺しているかもしれず，怒りで金切り声をあげているかもしれない。以下のような二人の大人の間には，顕著な相違がある。ある大人は，子どもの状態に気づき，その状態に敏感になるだけの精神的余裕がある。その結果，その乳児は，応答してもらえ，何とか大人による注意深い世話に包み込まれたと感じる。そして，ある大人は，その赤ん坊が感じていることを知覚できないか，自分のことのように受け取ることができない。　　　　　　　　　　　　　　　　　　　　　　　　（Hobson, 2002, p.125）

　幅広い臨床的観察と実証研究のおかげで，私たちは，いまでは，メンタライジングの発達がどのように進むかについて，以前よりもずっと多くのことを知っている。そして，悲しいことではあるが，愛着トラウマの研究により，私たちは，メンタライジングの発達がどのようにして破綻するかについても知っている。こうして，私たちは，以下に述べるような，必要とされる発達支援を――遅ればせながら――提供することができる立場にあり，その立場は次第に強固なものになりつつある。その発達支援とは，①自己主体感の強化，②情動調整と衝動制御の能力の増大，③他者とつながっているという感覚の高まり，を生じさせるような支援である。

　Bowlby（1982）の主張によれば，安定した愛着は，私たちすべてにとって，生涯にわたって――「揺りかごから墓場まで」（p.208）――不可欠である。私たちの患者の多くは，安定した愛着関係を達成しようと，または維持しようと奮闘している。そして，精神療法の重要な機能は，患者たちのこのような努力を支えることである。本章でレビューした実証研究が証明しているように，私たち精神療法家は，乳児-志向的な親たちがするような方法で，つまり，善意を伴うが挑戦的でもある関係において，メンタライズしたり，メンタライジングを促進したりすることによって，患者たちを支えるのである。私たちは，注意と想像を働かせて，歪みをもたらす先入観や転移的歪曲に注意しながら，正確で豊かな心的表象を発達させなければならず，そうした表象は，常に新たな精緻化の余地を残していなくてはならない。精神

療法は，まさに伝承的関係であるが，それは以下のような理由による。つまり，精神療法は，随伴的応答を伴う，黙示的・明示的なメンタライジング的関わり合いであり，そこにおいて，私たちの患者たちは，自分自身の自己感を高めるのに私たちの表象能力を利用することができる。そして，このプロセスに本来的に伴っているのは，自分自身を知り，かつ自分自身を知ってもらうというプロセスから生じる主体性の高まりである。

4. 臨床的重要点

- **メンタライジングを促進したり台無しにしたりする諸条件**：愛着研究は，メンタライジングの発達を促進したり台無しにしたりする関係の諸条件を浮き彫りにしている。随伴的で心理 - 志向的な応答は，発達においても，精神療法においても，メンタライジングを促進する。心理 - 志向的な母親が，一つのモデルである。逆に，非メンタライジング的関わり合い（例えば，侵入性と退避）は，発達にとっても有害であるが，精神療法にとっても有害である。
- **随伴的で情動を伴う応答性の役割**：発達においても同じであるが，精神療法における，随伴的で情動を伴う応答性は，情動状態の外的表象を提供する。このプロセスは，二つの形で逸脱することがある。第一に，精神療法家の情動的応答が強烈なほど現実的すぎる（有標性を欠いている）なら，患者の情動状態が激化してしまうであろう。第二に，精神療法家の応答が患者の情動と一致していない（非随伴的）なら，次のような多くのことが起こりうる。その誤解を訂正できない患者たちがその介入を無視するというのが，最善の場合である。最悪の場合，患者たちは，精神療法家の誤った解釈を内在化してしまうであろう。一貫して非随伴的な応答に直面すると，患者は，精神療法家を患者の体験の正確な再現ができる人とみなして頼りにすることをやめてしまうであろう。
- **前メンタライジング・モード**：メンタライジングが失われるとき，三つの前メンタライジング・モードの主観世界が登場する。それらは，心的等価モード（具象的思考にみられるように，現実と心理状態を同一視すること），プリテンドモード（解離にみられるように，心理状態を現実と関連づけないこと），目的論的モード（行為または身体反応を通して心理状態を表現すること），である。精神療法において，前メンタライジング・モードの機能を示す証拠が見つかれば，それは以下のことを示している。つまり，患者の話すことを探究したり，詳細化したり，説明したり，修正したりすることよりも，メンタライジングを回復するために患者と共に作業す

ることが，精神療法家の主要な課題だということである。

第4章 神経生物学

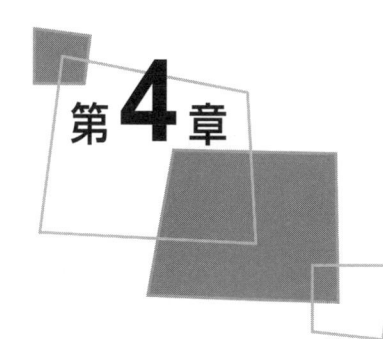

　もしメンタライジングを行うために,この活動の認知神経科学的基盤についての理解が必要であれば,私たちは誰もメンタライジングを行うようにはならなかったであろう。しかし,私たち臨床家には,メンタライジングについての神経生物学的研究の全般的方向性になじんでおくべき十分な理由がある。第一に,神経科学は,私たちが前章でレビューした発達的研究の科学的基盤を補強しつつある。第二に,私たちはメンタライジングの概念における多様性と一体性の両方を詳述してきたが,神経生物学的研究は,私たちの概念化が正しいかどうかを検証してくれている。脳は,私たちがそれをどのようにメンタライズするのかを,神経画像検査への反応を通して知らせることができるのである。第三に,神経生物学的欠損がメンタライジングの機能不全にどのように寄与するのかがわかれば,臨床的介入の方略にも注意を向けることができる。最後に,認知神経科学的見方は,心理社会的介入と連携した精神薬理学的治療が精神療法的価値をもちうることを浮き彫りにしている。

　Bowlby（1982）の先例に倣って,私たちは,愛着の進化においてメンタライジングが中軸的役割を果たしたことについての考察から,本章を開始する。それから,私たちは,最近の神経画像研究を大いに頼りにしながら,本章の大半を費やして,メンタライジングの様々な要素に貢献する脳領域を詳述する。私たちは脳よりも心に関心があるわけだから,メンタライジングについての理解を強化するために,情動的・認知的・対人的な諸過程を軸にして,このレビューをまとめることにする。初学者のために一言注意しておくと,神経画像法の登場とともに,メンタライジングと関連する研究文献は急速に増えている。それらの知見の複雑さは驚異的なほどなので,私たちはいくつかの一般傾向だけを強調する。最後に,私たちは,遺伝的素因を持つ二つの発達神経学的メンタライジング障害,つまり自閉症と精神病質について考察して,本章を締めくくることにする。この二つの障害は,メンタライジングに貢献する脳領域

における機能不全と関連したメンタライジング不全の典型例である。

1. 進　化

すでに言及したように，Premack & Woodruff（1978）は，チンパンジーの社会的知能に関する彼らの研究の文献で，初めて「心の理論」を導入した。もし観察不可能な心理状態を同種個体に帰属させること〔★訳注1：自分と同種の他の個体に心理状態があると想定すること〕に基づいて，個体が行動を予測することができるなら，その個体は心の理論を持っていると解釈された。Premack & Woodruff は，あるチンパンジーが，様々な問題の解決に専心している演技者に，観察不可能な意図を帰属させたという証拠を提出した。しかし，後続の研究者たちは，人間ではない霊長類にメンタライジングを帰属させる傾向のある人もいれば，そうでない人もいて，まちまちである。したがって，研究者たち自身のなかにも，チンパンジーや他の動物にメンタライジングを帰属させようとして，よりメンタライズしようとする人もいるが，そうでない人もいるということである（Macedo & Ober, 2006）。Tomasello & Call（1997）は，霊長類に洗練されたソーシャル・スキルがあることを示す証拠をレビューした。そのレビューによると，霊長類は，①なじみのある個体および相互の関係を認識することができる，②他の個体の活動を予測するために行動的手がかりを解釈することができる，③社会的方略を定式化し，他の個体の行動に影響を与えるために伝達を行う，④他の個体の行動を観察することから学習することができる，のである。しかし，Tomasello & Call の論考によれば，Premack & Woodruff が最初に報告した結果は，さらなる精査に委ねられておらず，霊長類は洗練された行動予測能力を持つとはいえ，「人間以外の霊長類が他の個体の意図または心理状態を理解することを示す確固とした証拠はない」（p. 340）のである。

Gómez（2004）は，霊長類が外に見えない心理状態を他の個体に帰属させることができるという証拠が欠けていることには異論を唱えないが，より広くて多元的な'心の理論'概念には賛同している。より広くて多元的な心の理論概念とは，**顕在的な**心理状態，つまり行動をみれば観察できるような心理状態を総称していると思われる。それは，例えば，①情動を表出すること，②何かに注意を向けること，③何かをしようと意図すること，である――一つの例は，「誰が，誰に，何をしようとしているか，そしてその最終目標は何か」（p.236）ということである。Gómez の結論によれば，「チンパンジーや他の霊長類は，社会的世界を理解するための，このような基本的な心理主義的スキーマ〔★訳注2〕の初期版を持っているであろう」（p. 236）。そして，さらに，「霊

1. 進化

長類は，互いを特定のあり方で特定の目標と結びついたものとして見ているという意味では，他の霊長類の行動を意図的なものとして知覚しているのである」(pp.236-237)。注目すべきことに，ここにおいて，比較行動学に関する文献は，発達に関する文献と似ている。つまり，**研究者たちは**，メンタライジングの概念の広さだけでなく，メンタライズすることを好む傾向においても，互いに異なっているのである。ちなみに，ここでいうメンタライズとは，乳児や幼児の行動についての心理主義的な解釈を心に抱くことである（Hobson, 2002）。

〔★訳注2〕「心理主義的」（mentalistic）とは，行動を理解するときに，行動の背後に主体の「心理状態」を想定するような理解の仕方を指す言葉である。

あまり細かい区別をしなければ，私たちは以下のように結論してもよいであろう。つまり，人間ではない霊長類は，メンタライジングの萌芽を示しているのであり，そして，私たち人類は，十分に表象的な心の理論を発達させる能力を有する点で，飛躍的な進歩を遂げたのである，と。そのおかげで，私たちは，他者に関しても自分自身に関しても，潜在的および顕在的な心理状態の帰属を行うことができ，またそれらについて洗練された方法で推論を行うことができるのである，と。したがって，新皮質の進化を後押ししたのは実際的な問題解決——食糧調達や道具制作——であるとする伝統的見解は，次のような見解に取って代わられた。それは，進化において，社会的知能の必要性がますます高まり，それが進化的軍拡競争〔★訳注3〕の認知的等価物を増殖させてきたという見解である（Bogdan, 1997; Humphrey, 1988）。例えば，Alexander が提唱した説によれば，私たちの優れた知能は，自然の敵対勢力を扱うためではなく，互いの競争のために進化したというのである。私たちが，私たち自身の「主要な自然の敵対勢力」になったということである（Alexander, 1989, p.469）。

〔★訳注3〕進化的軍拡競争（arms race）とは，利害が対立する種の間で，一方に適応のための進化が起きると，もう一方にもそれに対応する進化が起きるというように，それぞれの種の形質が競い合って進化する現象をいう。

以上のように，私たちは素朴物理学や素朴生物学（Carey, 1985）をも習得するとはいえ，何といっても素朴心理学（Godfrey-Smith, 2004）〔★訳注4〕の並外れた認知的複雑さが，新皮質の発達に最も大きな刺激を与えたのである。集団（および集団間）生活は，（例えば資源または仲間のための）競争を目的とする場合だけでなく，協力を目的とする場合にも，高度なまでに複雑なソーシャル・スキルを必要とする。もちろん，私たちは，しばしば**競争のために協力する**。例えば，競争に有利な立場を強化するために同盟を結ぶ。私たちは，自分自身および他者の同盟と，これらの同盟が埋め込まれている社会的上下関係に常に目を向けおくために，専用の脳装置を必要とす

第4章　神経生物学

る（Byrne & Whiten, 1988; de Waal, 1989）。そのような社会的認知は、ますます洗練されていく独自の問題解決スキルを必要としたのである。Bogdan（1997）は、このような関係性スキルを**解釈**の能力——メンタライジングの別称——という見地から特徴づけたが、それは、「霊長類が、行動的性向の点から、また、性格特性・情動・感情・態度のような心理的属性の点から、互いを自発的・効果的に理解しようとする際に、それを可能にしてくれる有能性」と定義されている（p.1）。

〔★訳注4〕素朴心理学（folk psychology）とは、学術的な心理学の学習を通してではなく、日常体験を通して個人の中に形成される自然発生的な心理学である。この素朴心理学のおかげで、個人は、自分や他者の行動をそれに関与する心理状態と関連させて説明し、予測することができる。

Tomasello（1999）が提唱した説によれば、私たちのメンタライジング能力は、進化の謎を解くものであり、その進化の謎は、別の方法では説明できない。つまり、チンパンジーと人間では遺伝子構成にほぼ全数に近い共通性があることを考慮すると、両者の遺伝経路が分岐してからわずか600万年という期間は、私たち人間の技術・コミュニケーション・社会的組織にみられる多様な認知的スキルの進化を、遺伝的変異と自然淘汰で説明するのに十分な時間とはいえないのである。**ヒト属**は、ほんの200万年前に進化したし、種‐特異的な認知的スキルは、**ホモ・サピエンス**と共に、わずか25万年前に出現したばかりである。Tomasello（1999）が提唱した説によると、私たちの並外れて急速な認知発達のためには、知識の社会的・文化的伝達が必要だったのである。そして、知識の社会的・文化的伝達は、以前に蓄積された知識の上に、継続的に新しい創造的発明が積み重ねられながら、歯車が回るように徐々に進んできた。彼は、三つのタイプの社会的学習を確認した。それらは、模倣学習、教示による学習、共同学習であり、すべてがメンタライジングの上に成り立っている。

> これらの三つのタイプの文化的学習は、単一の非常に特別な形の社会的認知によって可能となる。それは、個々の有機体が同種個体を理解する際に、同種個体を、自分と同じような意図的・精神的な生活をする、自分自身と似た存在として理解する能力のことである。この理解のおかげで、個人は、誰か他の人の「心的立場に身をおいて」想像することができるのであり、その結果、単に他者から学ぶだけでなく、他者**を通して**学ぶことができるのである。
>
> (pp.5-6)

私たちが第3章（『発達』）で述べたように、Gergely & Csibra（2005）は、私たちの種‐特異的な**伝承**の能力を、迅速で効率的な文化学習を可能にするのに適したものとして特徴づけたが、その点で、上述の思考の流れを発展させたのである。メンタライジング能力は、この進化的飛躍における共通項である。

Fonagy（2006）が提唱したことであるが，「進化は，愛着関係に，社会脳の十分な発達を保証するという課題を与えた」（p. 60）。この意味において，愛着の進化的機能は，Bowlby（1982）が最初に提唱したような，'身体的近接を保証することによって子孫を保護する'ということをはるかに超えたものである。Fonagy（2006）が言及しているように，愛着と関連しているのは，人間の乳児が長期間にわたって養育者に並外れた依存を示し，それが集中的養育行動と対になっていることである。したがって，愛着は，メンタライジングとの相助作用（synergy）〔★訳注5〕を維持しながら，生理的調整を組織化し（Hofer, 2003），そして脳の発達を促進する（Fonagy et al., 2007；Schore, 2001；Siegel, 1999）。私たちは，この形成期における脳の並外れた可塑性を見落としてはならない。脳の容積は，誕生から6歳までに4倍になるのであり，この期間における外傷的体験は脳の発達に重大な悪影響を及ぼす可能性がある（Giedd, 2003）。

〔★訳注5〕"synergy"は，「相乗作用（相乗効果）」と訳されている場合もあるが，相乗作用というと二つの要因が重なり合うことによって，両者の和を超える影響力を発揮することという意味合いが強い。しかし，本書で使用される"synergy"は，二つの機能が互いの機能を促進し合うという意味合いをもつことから，「相乗」ではなく「相助」という訳語を使用した。

　個人差は，遺伝的変異を介して，進化の原動力となる。現在まで，自閉症を除いて，メンタライジング能力の個人差に遺伝が寄与することを示す証拠は，明確でないままである。比較的小さなサンプルを用いた初期の一研究が見出した結果によると，生後40ヶ月の双子120名の心の理論得点は，遺伝的要因に強く影響されていた（Hughes & Cutting, 1999）。詳しく述べると，その研究は，遺伝率を67％と評価しており，分散の残り33％については，'双子の双方に共通の環境的要因'によって説明されるとしている〔★訳注6〕。しかし，もっと大きなサンプルを用い，生後60ヶ月の双子1,116組が心の理論課題の包括的組み合わせに最後まで解答したという縦断的研究（Hughes et al., 2005）があるが，その研究は，環境的要因の寄与が優勢であることを見出した。そのデータの行動的-遺伝的モデルは，以下の二つのことを示していた。まず，心の理論課題の成績の分散の最大部分を，環境的要因が説明していた。次に，心の理論課題の成績において，'双子の双方に共通の環境的影響'と，'双方に共通でない環境的影響'（つまり，それぞれの子どもに特有の親からの影響や他の非遺伝的影響）は，かなり高い値であった。遺伝的要因は，心の理論課題の成績にも寄与してはいたが，それと同程度に，重複して，言語能力にも寄与するものであった〔★訳注7〕・〔★訳注8〕。'双子の双方に共通の環境的影響'は，言語能力と心の理論との共変動にも寄与していた〔★訳注9〕。しかし，著者たちは，心の理論に特有と思われる環境的影響が大きいこと

から，私たちがすでにレビューしたような多くの社会的影響（第3章『発達』）が作用し始めていると，推測したのである。

〔★訳注7〕ここでいう分散（variance；標準偏差の二乗）の説明率とは，例えば変数Aと変数Bの間に因果関係（A→B）が想定されているとき，調査データに基づいて，Aの値の変動がBの値の変動をどのくらい説明できるか（どのくらい予測できるか）——大雑把に言えばAがBにどのくらい影響するか——を，0〜100％で表す統計的数値である。

〔★訳注8〕わかりやすくいうと，この研究のデータによれば，単独で心の理論得点だけに影響する遺伝的要因はなく，「心の理論得点に影響する遺伝的要因は，同時に言語能力に影響する遺伝的要因でもある」ということである。

　ちなみに，この研究では，「共分散構造分析」を用いて因果モデルの検証が行われた。この研究で実際に「測定」されたのは「心の理論得点」と「言語能力得点」であるが，共分散構造分析では，実測値から推定される「潜在変数」を設けることができる。この研究では，潜在変数として以下の9変数が設けられた。
(1) 遺伝的要因（①心の理論だけに影響するもの，②言語能力だけに影響するもの，③心の理論と言語能力の両方に影響するもの）
(2) 双子の双方に共通の環境的要因（④心の理論だけに影響するもの，⑤言語能力だけに影響するもの，⑥心の理論と言語能力の両方に影響するもの）
(3) 双子の双方に共通でない環境的要因（⑦心の理論だけに影響するもの，⑧言語能力だけに影響するもの，⑨心の理論と言語能力の両方に影響するもの）
　分析の結果，遺伝的要因に関しては，「③心の理論と言語能力の両方に影響する遺伝的要因」の影響だけが統計的に有意であった。また，この要因③から「心の理論」への影響を示す数値と，この要因③から言語能力への影響を示す数値は，近似していた。

〔★訳注9〕ここで「共変動」と訳した"overlapping variability"は，直訳すれば「重複する変動」であるが，「共変動」（covariability）を意味しているので，わかりやすく「共変動」と訳した。ここでいう「共変動」とは，心の理論得点と言語能力得点の間に「一方が高ければ他方も高い（あるいは一方が高ければ他方は低い）」という相関が存在することを指している。この研究では，心の理論得点と言語能力得点の間に $r = 0.40$ の相関がみられたが，この相関を，(1) 遺伝的要因に影響された部分，(2) 双子の双方に共通の環境的要因に影響された部分，(3) 双子の双方に共通でない環境的要因に影響された部分，に分解する統計的操作を行った。その結果，この相関の41％が「遺伝的要因」で説明され，56％が「共通でない環境的要因」で説明されることがわかった。

確かに，私たちは，メンタライジング能力の系統発生（Tomasello & Call, 1997）に関して，また，象徴化と言語という人間独自の能力が出現した早期の文化的進化（Corballis, 2002; Mithen, 1996）に関して，学ぶべきことがたくさんある。私たちが進化論的な見方を紹介してきたのは，一つには個体発生を越えて系統発生に範囲を広げるためであり，そして，それによって私たちの人間性にとってメンタライジングが中心的なものであることを強調するためである。つまり，愛着は哺乳類の'適応'なのであるが（MacLean, 1990），人間という霊長類である私たちが進化において飛躍的前進を遂げたのは，次のような基盤があったからである。その基盤とは，私たちに愛着関係の中でメンタライズすることを学ぶ能力を与えてくれた，あらゆる繊細な神経生物学的微調整（tweaks）である。そして，それは，迅速な文化的学習を行う，私たち独自の能力と文化の拡大を生じさせたのである。

2. メンタライジングの神経生物学的基盤

　進化論的見方と一致することであるが,メンタライジングは,「特定の'種'(species)にとって大なり小なり避けられない発達的結果」であり，そのような広い意味では,生得的なものと解釈することが可能である (Elman et al., 1996, p.22)。メンタライジングの生得性についての証拠としては，①文化的に不変の発達順序，②知能水準から比較的独立していること，③個人的変異がほとんどないこと，④発達のための時間枠の狭さ，があげられる (Fletcher et al., 1995)。したがって，メンタライジングは，私たちが大雑把に「社会脳」と呼んでいるものの一つの機能である (Brothers, 1997)。しかし，この学術用語を用いる際に，私たちは，メンタライジングの際に活動している脳領域が主として社会的刺激の処理だけに携わっているという含みを持たせるべきではない (Fernandez-Duque & Baird, 2005)。この警句を受け入れたうえで，幅広い方法論（例えば，脳障害の効果，神経画像，単一細胞記録）を用いて行われた，人間および人間以外の霊長類に関する諸研究から得られた証拠を集約すると，いくつかの脳領域が，社会的関わりやメンタライジングの過程と関連していることがわかる。実際，メンタライジング課題に取り組むときに活動している脳構造が本当に多様であることは，メンタライジングの多面的性質と一致している (Fonagy et al., 2007)。この多様性を強調するために，表4-1に，メンタライジングに関連するとされる主要な脳構造の機能を大雑把に描写し，それらを本文中でさらに詳細に論じることにする。

　メンタライジングの心理学に比べると神経解剖学への関心は低い臨床家が多いことを，私たちは認識しているので，主要な心的活動を中心にして，このレビューをまとめることにする。つまり，私たちは，社会的手がかりの知覚および情動的共鳴の神経

表4-1　メンタライジングに関係する主要な脳構造の機能

構造	機能
紡錘状回	個人の同定
上側頭溝	行動における主体性と意図性を知覚すること
扁桃体	行動に情動的意味を付与すること
側頭極	行動の意味的文脈を生み出すこと
ミラー・ニューロン	観察された行為と情動に共鳴すること
島前部	苦痛と不快を体験し，観察すること
前帯状回	注意・認知・情動についてのエフォートフル・コントロール〔注意を要する制御〕
眼窩前頭皮質	変化する強化随伴性を監視すること
内側前頭前皮質	メンタライジング固有の領域（前帯状回と重なる）

第4章　神経生物学

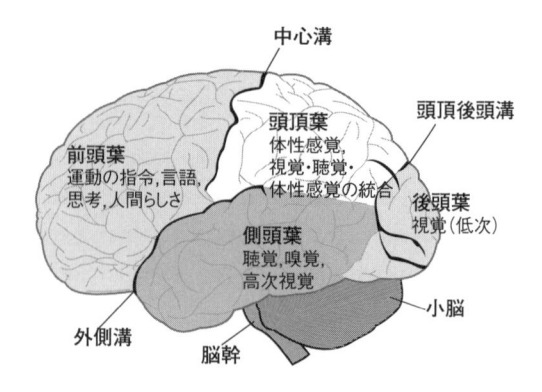

付録1　大脳皮質の略図

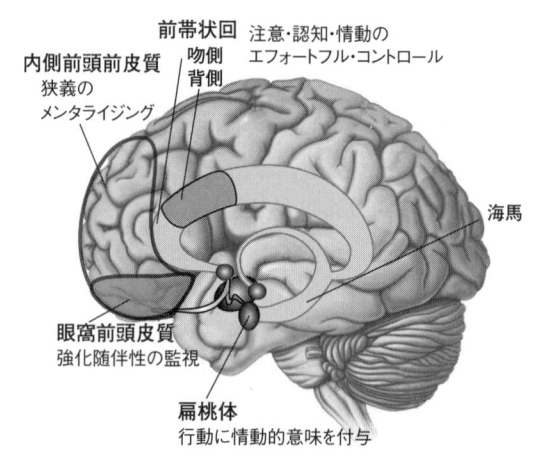

付録2　メンタライジングと関連する脳領域1

生物学的基盤から議論を始めることにする．そして，それは，情動のメンタライジングや対人的交流に関係するとされる脳領域を議論するための前置きである．その後に，私たちは，矛盾のように見える複数の知見について論じるが，これらの知見は，愛着がメンタライジングと関連する脳領域を'脱活性化'できることを示唆するものである．そして，最後の締めくくりとして，過度な情動的覚醒と関連した，メンタライジングの機能不全について論じることにする．

2. メンタライジングの神経生物学的基盤

島前部
苦痛と嫌悪を体験し、観察する

頭頂側頭接合部
視点取得と関連

上側頭溝
行動における主体性と
意図性を知覚

紡錘状回
人を同定する（顔の認識）

側頭極
行動の意味的文脈を
生み出す

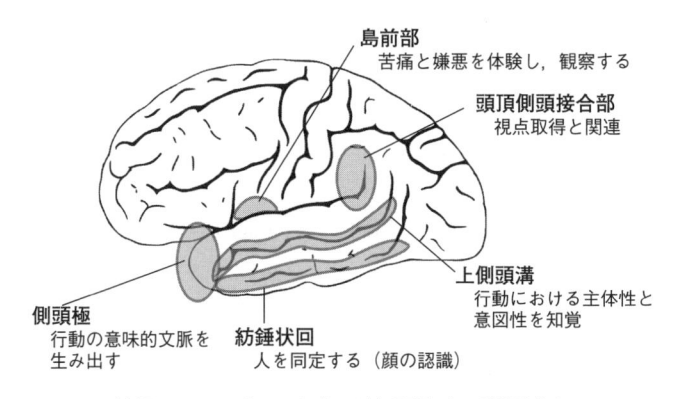

付録3　メンタライジングと関連する脳領域2

(1) 社会的手がかりの知覚

　私たちは、メンタライジングの入力側に関係しているとされる二つの側頭葉構造から始めることにする。まず、**紡錘状回**(ぼうすいじょうかい)（Fusiform gyrus）（紡錘状顔領域と呼ばれることもある）は、静的な形状（動物または顔）によって活性化されるので、外見の知覚や個人の同定に一役買っている。それに対して、**上側頭溝**(じょうそくとうこう)（Superior temporal sulcus）は、生物的な動き（biological motion）や生物の活発な行動に反応して活性化される（Adolphs, 2003; Frith & Frith, 2003）。上側頭溝は、複雑な視知覚情報を統合するのであり、社会的認知に関与する大脳構造の全範囲と強く結びついている。つまり、上側頭溝は、顕在的行動に表れるような生物性・行為主体性・意図性を知覚することに関与している。上側頭溝は、行動のなかの変化しやすい側面（例えば、顔の表情および眼や口の動き）に反応する。したがって、上側頭溝は、行動が連続する場合の次の動きを予測しやすくすることにおいて、主要な役割を演じている。明らかなことであるが、これらの知覚処理はきわめて高速である。表情の全体的カテゴリー化は100ミリ秒以内に生じ、その人が誰であるかの個別的識別は170ミリ秒以内に生じる（Adolphs, 2003）。

　扁桃体(へんとうたい)（Amygdala）は、辺縁系への感覚の出入り口であると解釈できる（Schore, 2001）。そして、扁桃体は、上側頭溝からの高度に処理された入力に情動的意味を付与することにおいて、重要な役割を演じている（Aggleton & Young, 2000; Rolls, 1999）。したがって、扁桃体は、社会的手がかりに対する反応性が高い。なお、ここでいう社会的手がかりは、顔の表情や視線（例えば誰かがあなたを見ている）や体の動き（例えば誰かがあなたに接近している）を含んでいる。Brothers（1997）は、扁

桃体が社会的認知において中軸的役割を演じると考えたが，それは，扁桃体が顔の手がかりに非常に敏感だからであり，顔は社会的コミュニケーションにおいて突出した役割を演じるからである。彼女の見解によれば，扁桃体は，顔が選択的注意を受けるように情報処理を偏らせることによって，社会脳における「編集者」として機能する。さらに詳しく言うと，扁桃体は，眼の領域に注意するように視覚システムに指示するのであるが，それは，恐怖のような情動の識別と関連する情報を利用するためである（Adolphs et al., 2005）。この見解と一致するのであるが，Stone (2000) の結論によると，扁桃体は「心の理論の回路にとって重要な**入力システム**を形成する」(p.265；強調は後から付加)。例えば，扁桃体は，刺激に社会的意味を付与することで，その信頼性についての判断に貢献している（Adolphs, 2003）。

　研究者たちは，扁桃体が，①単に恐怖だけに反応する程度，②ネガティヴな情動価 (valence) を持つ情動に反応する程度，③より幅広い情動に反応する程度，について議論してきた（Davidson et al., 2000）。恐怖条件づけ〔★訳注10〕において，扁桃体が中心的な役割を演じていることは，明らかである（Armony & LeDoux, 1997; LeDoux, 1996）。そして，扁桃体は，とくに脅威と危険を示す刺激に反応する（Aggleton & Young, 2000; Davidson, 2000）。実例として，様々な強度の幸福や恐怖を表現している顔写真を見ている被験者の陽電子断層撮影法（PET）スキャン〔★訳注11〕が明らかにしたことをあげよう。それによると，最も幸福を示している顔から，最も恐怖を示している顔に至るまでの扁桃体活動は，単調な増加を示していた（Morris et al., 1996）。そして，機能的磁気共鳴画像法（fMRI）〔★訳注12〕を用いて表情への反応を調べた一研究によると，恐怖の表出に関しては扁桃体の活性化がみられたが，嫌悪の表出に関してはそうではなかった（Phillips et al., 1997）。しかし，Rolls (1999) は，報酬と罰の両方の文脈において扁桃体の活性化がみられるという証拠を示し，「扁桃体が恐怖のような特定の部類の情動刺激**だけの**解読に特化しているとは，とても思えない」と結論づけた（p.110；強調は後から付加）。Rolls の見解によれば，扁桃体は，刺激-強化連合学習に関与しており，一般的には顔の社会的意味を解読するのだという。この見解と一致する研究であるが，Bonda と共同研究者たち（1996）は，神経画像法を用いて生物的動きについての知覚を研究した。その際に，彼らは，身体の主な関節に取り付けられた別々の光点によって動きを描写できる光点ディスプレイを使用した。この研究で示されたことは，一般的に生物的動きの知覚においては上側頭溝が活動しているが，それとは対照的に，**情動的に**表現豊かな（つまり，ダンスをする際の）動きによって活性化されるのは扁桃体だということである。

　〔★訳注10〕「恐怖条件づけ」(fear conditioning) とは，動物や人などの生体に，恐怖を引き起こすよう

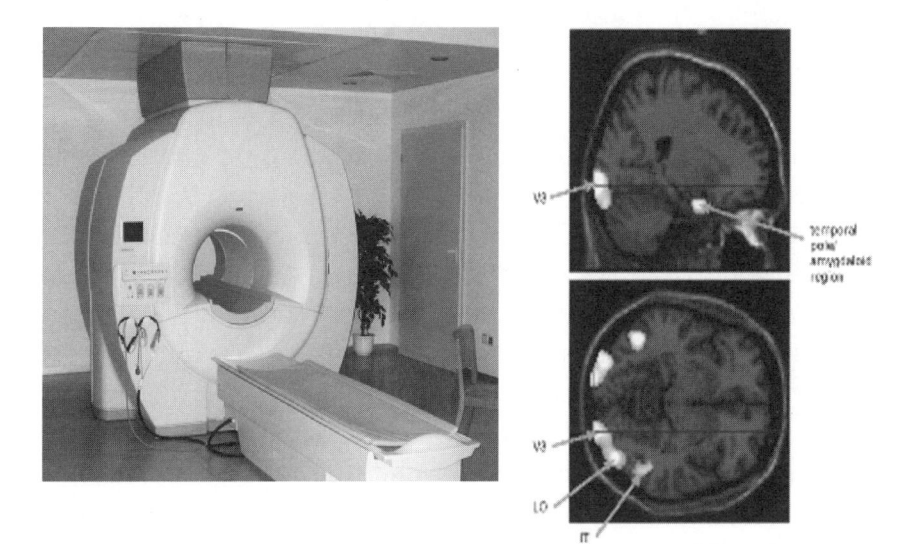

付録4 fMRI装置と脳神経画像

〔脳神経画像は, Castelli, F., Frith, C., Happé, F., & Frith, U. (2002). Autism, Asperger syndrome and brain mechanisms for the attribution of mental states to animated shapes. *Brain*, 125(8), 1839-1849. より〕

な嫌悪刺激と, そうではない中性的な刺激を「対提示」することによって, 「中性的刺激によって恐怖が引き起こされる」という新たな反応を形成する手続きのことである。ここに働いている原理は, パヴロフの犬の実験で有名な「レスポンデント条件づけ (古典的条件づけ)」である。恐怖条件づけは, 扁桃体機能の査定に用いられることが多い。

〔★訳注11〕陽電子断層撮影法 (PET: Positron Emission Tomography) とは, 人体内にトレーサーと呼ばれる放射性物質を投与し, それから放出される陽電子 (positron) を測定することによって, 通常と異なる物質代謝や血流量がみられる部位を調べる方法である。脳内で神経活動が盛んな領域では酸素が消費され, 血流量が増大することが, 測定の対象となる。

〔★訳注12〕機能的磁気共鳴画像法 (fMRI: Functional Magnetic Resonance Imaging) とは, 以下のような原理を応用した脳活動の測定法である。脳神経が活動すると血液中のヘモグロビンによって運ばれた酸素が消費されるので, 活動が盛んな部位では血流量が増え, 酸素を持ったヘモグロビン (酸素ヘモグロビン) が増加する。酸素を失ったヘモグロビン (脱酸素ヘモグロビン) はごく弱い磁性を持ち, 磁場を乱す働きがある。脳に電磁波を当て, はね返されてくる電磁波を測定すると, 脱酸素ヘモグロビンによって乱された磁場が酸素ヘモグロビンの流入によって元の状態に復元される過程が進行している脳領域を特定することができる。

神経画像法による諸研究は, 情動的刺激に対する扁桃体の反応が, きわめて高速で非意識的〔★訳注13〕でありうることを証明している。Whalenと共同研究者たち (1998) は, 恐怖または幸福を表現している人間の顔写真を研究参加者に見せた。その写真

第4章　神経生物学

は33ミリ秒間提示され，そのあとに中性的な顔が提示されたが，これは，情動的刺激を隠し，参加者が中性的な顔だけを見たと報告するよう仕向けるためであった。このようにしたにもかかわらず，fMRIは，恐怖を示す顔に対する扁桃体活動の増加と，幸福を示す顔に対する扁桃体活動の減少を示した。そして，このことは，扁桃体が情動的刺激の非意識的なモニタリングに関与していることを示唆していた。明らかなことであるが，扁桃体の脱活性化がみられたことは，幸福を示す顔が安全信号として解釈される可能性を示唆している。恐怖条件づけを施された刺激への反応における，扁桃体の活性化に関する付随的研究（Morris et al., 1998）は，次のことを示した。つまり，右側の扁桃体は，隠された刺激〔★訳注14：意識的には知覚されない刺激〕によって活性化されるのに対して，左側の扁桃体は，隠されていない（意識的に知覚される）刺激によって活性化されるのである。これらの結果は，意識的処理には左側の大脳半球が，非意識的処理には右側の大脳半球が，より多く関与しているという知見と一致している。もちろん，扁桃体は，即時的な評価の後でも機能することをやめず，複数の段階の処理に貢献している。つまり，急速で非意識的な刺激評価は，さらなる意識的再評価の経過に影響を与える可能性があり，その意識的再評価の最中には，前頭前皮質（pre-frontal cortex）が扁桃体活動の調節に貢献し，したがって情動反応の調整に貢献するのである（Adolphs, 2003; Hariri et al., 2003）。

〔★訳注13〕「非意識的」(non-conscious)とは，神経科学において，意識によってアクセスできない処理を指す用語である。Freudが言う抑圧と関連して生じる力動的「無意識」(unconscious)と区別するため，「非意識的」と訳した。

側頭極（Temporal poles）も，社会的な手がかりや状況を解釈する際に活動しており，したがって，メンタライジング課題においても活動している。前部側頭葉（anterior temporal lobe）は，すべての感覚様式および辺縁系システムからの情報を統合する。そして，左側の側頭極は，社会的認知に言語的処理が関与するときに，とくに活性化する。したがって，「この領域は，過去の経験に基づいて，現在処理されつつある題材に対して，より広い意味的・情動的文脈を生成することに関係している」(p.465)と，Frith & Frith (2003) は提唱した。彼女らが特筆しているのは，例えば，①行動がしばしば規範的スクリプト（例えば，レストラン・スクリプト）〔★訳注15〕に従って解釈されること，②左側の側頭極が社会的スクリプトの検索に関与していると思われること，③社会的スクリプトからの予想外の逸脱にはメンタライジングが必要とされること，である。

〔★訳注15〕スクリプト（script）とは，Schank & Abelson (1977) が導入した概念で，日常生活において頻繁に繰り返される出来事の連鎖や順序についての一般化された形の表象あるいはスキーマである。例えば，「レストラン・スクリプト」は，レストランで食事をするときの出来事の連鎖・順序のスクリプ

トであり，まずメニューを手に取り，注文する料理や飲み物を決め，店員に注文するといったことである。スクリプトのおかげで，人は，ある時・場面における出来事や行動の連鎖を予期することができる。
引用文献：Schank, R. C. & Abelson, R. P. (1977). *Scripts, plans, goals, and understanding*. Hillsdale: Lawrence Erbaum Associate.

　Domesと共同研究者たち（2007）の研究は，メンタライジングの入力側に関する知見に，注目に値する追加情報を提供している。ペプチドであるオキシトシンが社会的所属や愛着を媒介するという証拠と一致することであるが，これらの著者たちは，オキシトシンの点鼻投与が「眼から心を読む検査」（Reading the Mind in Eyes Test）（Baron-Cohen et al., 2001）の成績を改善することを見出した。なお，この検査は，眼の領域の写真から心理状態を推測する能力についての測定法である。この著者たちは，メンタライジングと関連する他の脳領域のなかでも，とくに紡錘状回，上側頭溝，扁桃体における脳活動に，オキシトシンが影響するのであろうと推測した。

(2) 情動的共鳴

　ミラー・ニューロンに関する研究が急速に発展しているが，このような研究ほど，メンタライジングにおける自己-他者の一体性が具体的に表されている所はない（Rizzolatti & Craighero, 2004）。この研究は，共感の神経生物学的基盤についての手がかりを提供し始めている。ただし情動のミラリング（つまり，ある情動状態にある他の人を観察することによって呼び起こされる感情）に関する研究は，行為のミラリングに関する研究よりも遅れて発展した。私たちは，後者から始めることにする。
　ミラー・ニューロンは，猿の腹側前運動皮質（ventral premotor cortex）において最初に観察された。ある行為を**実行する**にせよ，その同じ行為を実行する同種個体を**観察する**にせよ，それによって同じニューロンが活性化されるのであり，このことは，両者で神経表象が重複していることを示唆している（Jeannerod, 1997）。このように，他者の行為を観察している最中には，ミラー・ニューロンが，その知覚の一部として，自己の**仮想的**行為を符号化するのである〔★訳注16〕（Rizzolatti & Luppino, 2001）。このようなわけで，Rizzolattiと共同研究者たちは，以下のような直接的マッチング仮説を提唱した。

　　〔★訳注16〕符号化（encode, encoding）とは，何らかの対象について脳に入力される刺激を脳内での処理が可能な形式に変換することをいう。そのようにして変換された形式，つまり，その対象の代理として脳内での処理に使用されるものを，総称して「表象」（representation）という。自己の仮想的行為を符号化するとは，他者が行っている行為を自分自身が行ったと仮定した場合の表象を，知覚過程に関与させることである。

　私たちが行為について理解するのは，その観察された行為の視覚表象を，その同じ行為につ

いての私たちの運動表象に結びつけるときである。この見解によれば，その行動の観察が観察者の運動系を「共鳴」させるとき，その活動は理解される。……私たちは，他者の行為の感覚を再現する「内的行為」を通して，他者を理解する。　　　(Rizzolatti et al., 2001, p.661)

　ミラー・ニューロンは，当該行為の自発的な実行や観察だけでなく，模倣に基づく学習においても，活動している (Buccino et al., 2004)。このように，運動系は数々の多目的の内的表象を創り出すのであり，それらの表象は，①行為の生成，②行為の理解，③模倣，において様々な形で活用されるのであろう (Rizzolatti & Luppino, 2001)。さらに，ミラー・ニューロンの活動は，その行為が実際に観察されたかどうかには左右されない。行為の最終部分が視界から隠され，したがって**推測され**なければならないときにも，ミラー・ニューロンは活動している (Umilta et al., 2001)。

　ミラー・ニューロンは，前頭前皮質だけでなく，上側頭溝や頭頂皮質（parietal cortex）〔★訳注17〕においても見出されている。Iacoboniと共同研究者たち（2001）は，次のような段階的連鎖を仮定している。①上側頭溝ニューロンは，頭頂ミラー・ニューロンに，行為についての最初の叙述を提供する。②頭頂ニューロンは，前頭前皮質に対して，体性感覚情報を付け加える〔★訳注18〕。③前頭前皮質は，その行為を符号化する。もちろん，神経活性化がどこに生じるかを決定するのは，行為の性質であろう。例えば，会話を聴くことは，会話の生成に関与する腹側前運動皮質の領域を活性化する (Wilson et al., 2004)。

〔★訳注17〕頭頂皮質（parietal cortex）とは，頭頂葉に属する大脳皮質のことであり，身体各部からの，異なる感覚様式の感覚情報を統合する役割を果たしている。

〔★訳注18〕体性感覚（somatosensation）とは，触覚・温度感覚・痛覚という皮膚感覚と，筋・腱・関節などに起こる深部感覚から成るものである。ただし，内臓感覚は含まれていない。

　ミラー・ニューロンの活動は，感覚が知覚と連携する際にも顕著に表れる。fMRIによる一研究 (Keysers et al., 2004) では，研究参加者が，ある人の足が接触刺激を受けるのを観察したか，自分自身の足が接触刺激を受けるのを体験したかのどちらかである場合に，その研究参加者の体性感覚皮質に活性化がみられた。さらに細かく言うと，二次体性感覚皮質（体性感覚の大雑把な体制化を示すだけでなく，複数の身体部分にまたがる情報を統合する領域）に，上記のような重複する活性化が顕著に表れていた。この共有された神経表象を理由にして，著者たちが下した結論は，「私たちは，単に接触を**見ている**だけでなく，私たち自身の接触体験との自動的連結を通して，接触を**理解している**」(p.343) ということである——これは，私たちが映画の一場面で，ジェイムズ・ボンドの胸の上を毒グモが這うのを観察するときの身の毛もよだつような感覚において，あるいは，ボクシングの試合でボクサーがあごにパンチを受けるの

を見ながら私たちが体を引くときに，顕著に表れる現象である。

　ミラー・ニューロンの発見は，共感の神経生物学的基盤を理解するための興味深い方法を与えてくれる（Gallese, 2001）。痛みの体験の体性感覚的要素と感情的要素の両方と関連する脳活動パターンを詳述する比較的幅広い研究があることを考えると，他者の身体的痛みへの共感に関する研究は，強固な足場に支えられている。Jacksonと共同研究者たち（2005）は，研究参加者に，痛みのある状況と痛みのない状況におかれた手足を表す多くの写真を見せ，fMRIを用いたスキャンを行った。研究参加者が他者の痛みを知覚している間に，**前帯状回皮質**（anterior cingulate cortex）と**島前部**（anterior insula）に有意な活性化が生じることを，彼らは見出した。これらの領域は，痛みについての感情体験と連動して活性化されることが知られている。Singerと共同研究者たち（2004）は，さらに一歩進んで，研究参加者に，①自分が痛みを体験するか，②自分の恋人が同じ痛みの刺激を体験するのを観察するか，のどちらかをしてもらいながら，fMRIを用いて研究参加者の脳活動をスキャンした。先行研究と一致することであるが，自分の痛みは，前帯状回皮質と島前部を含む広範囲の活性化パターンと関連していた。しかし，恋人の痛みを観察することは，前帯状回皮質と島前部の構造における活性化のみと関連していた。さらに，共感の個人差尺度で，より高得点を示した研究参加者は，前帯状回皮質および島前部の活性度がより大きかった。重要なことは，痛みの体性感覚的要素ではなく，痛みの'感情的要素'が，共感の基盤だということである。

　　痛みに対する他の誰かの情動反応を理解するのに，有害な刺激についての，そのような詳しい感覚的-弁別的表象〔★訳注19〕は必要ではない。むしろ，その他者が感じる主観的不快さに反映されているような，その刺激の主観的重要性（subjective relevance）〔★訳注20〕についての表象が必要である。私たちの，メンタライズする能力には，そのような切り離された表象——外界についての感覚的入力から独立した表象——が必要であるということが，仮説として唱えられてきた。
　　　　　　　　　　　　　　　　　　　　　　　　　　（Singer et al., 2004, p.1161）

　〔★訳注19〕「感覚的-弁別的」（sensory-discriminative）というのは，痛みの強さや痛みが生じている部位など，感覚自体に関することを指している。

　〔★訳注20〕痛みの感覚的体験そのものではなく，痛みに伴って主観的に知覚される不快さや不安など，痛みの感情的次元を指す。

　痛みに対する共感についてのその後の一研究は，これらの知見に興味深い条件を提供している（Singer et al., 2006）。男性・女性の研究参加者たちは，他者の痛みに対する共感を査定される前に，実験者のサクラ（confederate）と，'囚人のジレンマ・ゲーム'（trust-and-reciprocity game）〔★訳注21〕で対戦した。そのゲームでは，サク

第4章　神経生物学

ラは，協力的・公平に振る舞うか，利己的・不公平に振る舞うか，のどちらかに振り分けられていた〔★訳注22〕。研究参加者は，男性も女性も，協力的なサクラが痛みに苦しむのを観察したときには，神経生物学的に共感的な反応を示した（つまり，島前部／前帯状回皮質および前頭前皮質における活性化が顕著にみられた）。さらに，以前の研究と同様に，より共感的な一般的性向を持つ研究参加者は，男性も女性も，比較的高い皮質活性化を示した。しかし，利己的なサクラの痛みに対する共感に関しては，著しい性差が生じた。（皮質活性化によって証明されるような）共感において，女性は，相手が協力的なサクラであろうと利己的なサクラであろうと，有意な差を示さなかった。それに対して，男性は，協力的なサクラに対しては共感の高まりを示したが，利己的なサクラに対しては，そうではなかった。さらに，男性は，利己的なサクラに対して，より高い復讐願望を報告した。そして，それだけでなく，復讐願望を体験した（女性はそうでないのに）男性は，利己的なサクラが痛みに苦しむのを観察したときに，報酬感受性をもつ脳領域（線条体／側坐核）において，より大きな活性化を示したのである〔★訳注23〕。

〔★訳注21〕囚人のジレンマ（ゲーム）とは，社会心理学や社会科学で使用される実験手続きである。個人と個人，個人と社会の間には，それぞれの利害が対立するような状況があり，これを社会的ジレンマというが，囚人のジレンマも社会的ジレンマの一つである。囚人のジレンマは，関わりのある二人の人の間のジレンマであり，二人が互いに協力して共通の利益を得るか自分だけの利益を追求するかで葛藤が生じる場面を実験的に作り出し，二人の反応をみるものである。最初に作られた手続きにおける主人公が囚人だったために「囚人のジレンマ」と総称されるようになったが，実際には，多数のヴァリエーションが存在し，登場人物も囚人には限定されない。元祖「囚人のジレンマ」のストーリーは，以下のとおりである。ある重大犯罪の容疑者として二人が「別件で」逮捕されたが，物証がなく，自白に頼るしかない。そこで，検事はそれぞれの容疑者と取引をしようとするが，その条件は，「相手が自白せずに自分だけが自白すれば不起訴」「相手も自分も自白した場合には双方とも懲役10年」「相手が自白して自分が自白しない場合には無期懲役」「相手も自分も自白しない場合には別件での罪で懲役1年」というものである。研究参加者は，それぞれの囚人に扮して選択を行う。このようなゲームでは，参加者が選択を1回だけ行う場合と何回か繰り返す場合があり，後者の場合には，参加者は，比較的相手に「協力する」傾向のある人とそうでない（利己的な）人に分かれてくる。また，研究参加者の一方を実験者のサクラに担当させ，故意に「協力的」または「利己的」な人を演じさせて，もう一方の人の反応を探ることも可能である。

〔★訳注22〕実験手続きとしては，研究参加者は，まずゲームにおいて協力的・公平なサクラおよび利己的・不公平なサクラと対戦した後に，それぞれのサクラが痛み（電気ショック）に苦しむ様子を映像で観察させられた。この際に，fMRIを用いて研究参加者の脳活動がスキャンされた。

〔★訳注23〕報酬感受性をもつ脳領域とは，「報酬系」（reward system）と呼ばれ，個体に満足感や快感を与える一連の脳領域である。快感の伝達にはドーパミンという物質が使用されるが，ドーパミンは腹側被蓋領域から放出され，側坐核を経て前頭前皮質に到達する。ここで紹介されている実験で，利己的なサクラが痛みに苦しむのを観察すると報酬系が活性化

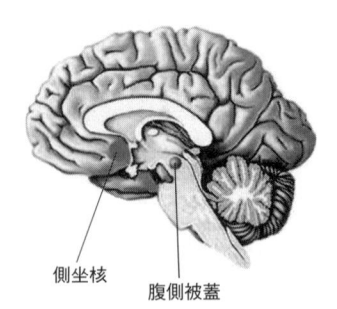

側坐核

腹側被蓋

したということは,その観察が報酬(快)として体験されていたということである。

　むかつき (disgust) の体験や観察に関する研究も,複数の神経基質の重なり合いを証明している (Wicker et al., 2003)。研究参加者たちは,他者がコップの内容物の臭いを嗅ぎ,むかつきの表情を示す映像を見た。そして,その参加者たち自身も,むかつきを起こさせる発臭剤を吸引した。むかつきを観察することや直接体験することは,島前部の活性化と関連しており,そして,より程度は弱いが,前帯状回皮質の活性化とも関連していた。島前部は,内臓感覚および関連する自律的反応を調整する臭覚・味覚の中枢である。おまけに,島前部は上側頭溝からの入力を受け取るが,その上側頭溝は顔の表情に反応しやすい。前記の著者たちが特筆しているのは,他者のむかつきを観察している間の島皮質の活性化が,情動の自動的共有を反映しているということである。他者を観察しながら感情を共有するという,この自動的能力は,痛みに苦しむ他者を観察すると痛みに関連する感情が自動的に活性化するのと似ており,観察学習に基づいて(例えば,痛みに苦しむ状況や毒のある食べ物の)回避を促進するという進化的機能に役立っている。

　私たちは,先に,単一の心的表象が自発的な体験,観察,模倣を柔軟に支えることに言及した。Carrと共同研究者たち (2003) は,fMRIを用いて,以下の二つの脳活動を比較した。つまり,①いくつかの情動(幸福,悲しみ,怒り,驚き,嫌悪,恐れ)を表す表情を観察している間の研究参加者の脳活動を,②研究参加者が,それらの情動を内面でも感じたいと願いながら,その様々な表情を模倣するときの脳活動と,比較したのである。その結果,情動を観察することによっても,情動を模倣することによっても,全般的には重複する領域が活性化することを,彼らは見出した。ただし,側頭領域・島前部・扁桃体を含むいくつかの領域は,観察の間よりも模倣の間に,より活動的であった。(例えば,扁桃体において)模倣に伴って活性化が増大するという,これらの知見は,次のように解釈されている。つまり,これらの知見は,自発的に作られた表情によって情動が喚起されうるという,古くからある考え (Ekman & Davidson, 1993) と一致しているということである。

　Galleseと共同研究者たち (2004) は,次のように提唱することによって,行為と情動の理解に関する研究を要約している。つまり,「社会的認知は,他の誰かの心の内容について考えること」であるだけでなく,「ミラー・メカニズム」を利用しているのであり,それが「他者の心に対する体験的洞察を私たちに与えてくれる」(p.401)というのである。どのようにして「他者と私たち自身との橋渡しが行われるのか」(p.400) について,彼らは次のように述べている。

私たちは，このメカニズムによって，行為または情動を「見る」か「聞く」かするだけなのではない。観察された社会的刺激の感覚的叙述と並行して，観察者には「あたかも」自分たちが類似の行為を行っているかのように，あるいは類似の情動を体験しているかのように，これらの行為と関連する状態の内的表象が呼び起こされる……。当事者および第三者のどちらにとっても，社会的行動について理解するためにきわめて重要なのは，皮質運動中枢または内臓 - 運動中枢の活性化である。そして，その結果が，末端の中枢を活性化するとき，特定の「行動」を決定するのである。これは，その行動が行為であろうが，情動状態であろうが，変わることはない。末梢の影響から切り離されて，皮質中枢のみが活動しているなら，観察された行為または情動は「模擬体験された」ものであり，そして，そういう形で**理解されて いる**のである。
(Gallese et al., 2004, p.400；強調は後から付加)

　しかし，ミラー・ニューロンの活動のみから，どれだけのことが「理解される」かは，明らかでない。共感は，自動的共鳴以上のものを伴っている。共鳴はメンタライズされなければならない，つまり，精神的に精緻化されなければならない。第2章（『メンタライジング』）で示したように，共感についてのPreston & de Waalの知覚 - 行為モデル（Preston & de Waal, 2002; Preston et al., 2007）には，ミラー・ニューロンの活動に反映されているような，主体状態 - 客体状態のマッチング（matching）が含まれている。しかし，真の共感には，主体 - 客体の区別，情動調整，想像力も必要とされる。このように，共感は，少なくても多重的な複数の見方についての黙示的意識，例えば，'あなたの状況に関するあなたの捉え方についての，私の捉え方'を含んでいる。したがって，第2章（『メンタライジング』）で強調したように，メンタライジングは，心的**作業**を伴うのである。共感は，感情的共鳴を超えたものであり（Decety, 2005），ときには自分自身の見方を「隔離する」ことの必要性を含んでいる。しかし，私たちが共感に関する先述の議論で言及したように，正確な共感のために自分自身の見方を隔離する必要性がどれくらいあるかは，自分自身の体験が他者の体験と似ている程度にも左右されるであろう（Preston et al., 印刷中）。そういうわけで，私たちは，メンタライジングのより精緻なレベルに向かうことにする。

（3）情動のメンタライジング

　メンタライジング課題と関連した脳の活性化パターンに関する神経画像研究の体系的レビューに基づいて，Frith & Frith（2003）は，**メンタライジング領域**を同定した。それは，前帯状回皮質の一部も含む内側前頭前皮質（medial prefrontal cortex）の中の広い一領域である。第2章（『メンタライジング』）で言及したように，Liebermanは，社会的認知について，内界への焦点合わせの側面と外界への焦点合わせの側面を対比させて，次のようなことを示す証拠をレビューした。つまり，「心的内界（思考，感

2. メンタライジングの神経生物学的基盤

情,体験)」に焦点を合わせる諸過程は——それらが自己に向けられたものであろうと,他者に向けられたものであろうと——内側前頭前皮質(および頭頂皮質)の活性化と関連しているのである (Lieberman, 2007, p.3)。

　メンタライジング領域における,内側前頭前皮質と前帯状回皮質との機能の重なりは,Frith & Frith (2003) が同定したものであるが,驚くべきことではない。というのは,前頭前皮質と前帯状回皮質は,共に活性化されるだけでなく (Kringelbach, 2005),解剖学的にも重なっているからである。研究者のなかには,内側前頭前部領域を「傍帯状回」(paracingulate) と呼ぶ人たちもおり,一人の専門家は,内側前頭前皮質に対して,口語表現で「首都的前頭葉」(metropolitan frontal lobes) というあだ名をつけた (Goldberg, 2001, p.142)。実際,この文献には,用語のヴァリエーションがたくさんみられる。**内側前頭前皮質**(medial prefrontal cortex) は,**眼窩前頭皮質**(orbitofrontal cortex) と重なる部分もあるが,別の内側領域と外側領域を含み,加えて,より背側および腹側の領域を含む〔★訳注24〕(Elliott et al., 2000; Kringelbach, 2005)。腹内側前頭前皮質(ventromedial prefrontal cortex) として知られている内側眼窩前頭領域は,メンタライジングと関わりの深い臨床的観察および広範な研究の焦点であり続けている (Damasio et al., 2003)。確かに,境界がはっきりしない,この大きな前頭前部領域で,メンタライジング領域を確認することは,「ロサンゼルス大都市圏」(greater Los Angeles) を対象にして,ある場所を正確に特定するのと,少し似ているところがある。

〔★訳注24〕大脳を解剖学的に区分けして位置・方向を示す用語として,内側 (medial)・外側 (lateral) /背側 (dorsal)・腹側 (ventral) /吻側 (rostral)・尾側 (caudal) がある。内側・外側というのは,ある脳領域を左右対称に縦に分断する平面を考えたときに,その平面に近い方を内側,遠い方を外側という。背側・腹側というのは,ある脳領域の上部・下部を表しており,上部が背側,下部が腹側である。吻側というのは,吻(くちびる)に近い方という意味で前方,尾側は後方のことである。

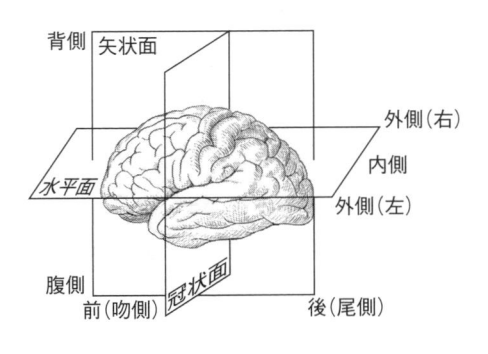

　メンタライジング領域における,この二つの重り合う皮質領域,つまり,前帯状回と内側前頭前皮質の相補的機能は,これまでメンタライジングとは無関係に研究されてきた。前帯状回には,感情(吻側と腹側)の領域と認知(背側)の領域の区別があることを支持する広範な証拠がある (Bush et al., 2000)。感情の領域は,状況の情動

151

的顕著性（salience）を記録し，情動を調整する。それに対して，認知の領域は，認知的努力を必要とする状況において注意機能と実行機能を調節する。このように，前帯状回は，情動と注意の橋渡しをするのである（Davidson et al., 2003）――例えば，葛藤を監視することにおいて積極的な役割を果たし（Botvinick et al., 1999），間違いが起きやすい条件を検出する（Carter et al., 1998）。前帯状回は，感情を記録することで，注意の配分に影響を与えることができ，前頭前皮質を含む他の皮質領域にある認知的資源の動員に影響を与えることができる。要するに，前帯状回の全体的活性化は，競合する可能性のある複数の反応から反応を選択しなければならない状況における，注意・認知・情動のエフォートフル・コントロール〔努力を要する制御〕と関連しているのである（Davidson et al., 2003）。最近の興味深い神経画像研究では，相互に交流している二人の研究参加者に対して同時スキャンを行うのであるが，このような研究が示唆しているのは，自己‐他者という行為主体の区別（つまり，私か私でないか）が，帯状回の内側壁（medial bank）の異なった領域に記録されているということである（Tomlin et al., 2006）。

　前帯状回と共同して，内側前頭前皮質も，自己制御が必要な，変転めまぐるしい環境に柔軟に反応する際に，中心的役割を演じている。内側前頭前皮質は，曖昧で葛藤に苦しむ可能性のある状況で活動しており，とくに強化随伴性〔★訳注25〕の変化に反応しやすい（Rolls, 1999）。つまり，内側前頭前皮質は，報酬か罰を受ける可能性のある状況や行為を追跡し，瞬間瞬間においてこのような情報を更新し続けている。例えば，Damasioと共同研究者たち（2003）が述べていることであるが，腹内側領域に記録されている身体状態の情報（「第六感」）は，「類似の状況についての主体の過去の経験に基づいて，意思決定の過程を，その主体にとって有利な結果に向かわせる」（p.83）。同様に，Elliottと共同研究者たち（2000）が提唱した説によると，「行動の適切な道筋を決定するための情報が不十分なとき」，そして「次に何をすべきかという問題が，刺激と反応の予想的報酬価（reward value）を考慮することによって，最もうまく解決される」ときには，眼窩前頭皮質が活動している（p.308）。このように，眼窩前頭皮質は，変化する刺激強化関係を捉え，監視することに関与している――つまり，心に報酬価を思い浮かべ，それらを柔軟に更新することに関与している。さらに，変転めまぐるしい環境において，刺激・反応・結果の間の関連を監視しているときには，**内側**眼窩前頭皮質が活動している。これに対して，以前は報われたが条件の変化によってもはや報われそうにない行為を抑制するときには，**外側**眼窩前頭皮質が活動している（Elliott et al., 2000；Kringelbach, 2005）。外側眼窩前頭皮質が反応逆転〔★訳注26〕に関与するという見解と一致することであるが，この領域は，怒った顔

2. メンタライジングの神経生物学的基盤

に接することによって活性化する。ちなみに，その怒った顔は，許されない行動を抑制する手がかりとして役立っているのである（Blair, 2003, 2004）。

　　［★訳注 25］学習の原理の一つである「オペラント条件づけ」では，生体が何らかのオペラント（自発的）反応をしたときに，快（報酬）または不快（罰）が伴うことにより，前者の場合にはその反応が習得され，後者の場合には消去される。この過程において，オペラント（自発的）反応に快・不快の結果が伴うことを「強化」（reinforcement）と呼び，この反応‐強化の随伴関係を「強化随伴性」（reinforcement contingency）という。

　　［★訳注 26］「反応逆転」（response reversal）とは，以下のような実験手続きおいて，反応を逆転させることを指す。刺激（例えば動物の絵）を複数用意しておき，報酬（例えば得点）がもらえる確率が高い刺激とそうでない刺激を 2 個 1 組で対呈示し，被験者に報酬価が高い刺激のほうを選ばせる。被験者は，どの刺激が報酬価が高いのかを考えながら刺激を選択していく。ところが，途中で，報酬がもらえる確率が高い刺激が実験者によって変更される。そうすると，被験者は，これまで報酬価が高かった刺激を選ぶのをやめ，これまでとは逆の刺激を選ばなくてはならなくなる。これが「反応逆転」である。これは，今まで報酬価が高かった反応（行動）がそうではなく，他の反応（行動）の報酬価が高くなることであり，「強化随伴性」の変化ということができる。日常生活でも，このような事態は存在し，ある状況では適切であった行動が別の状況では不適切になり，行動を切り替えないといけないような事態がそれである。

　要するに，前帯状回および内側前頭前皮質は，連続的な意思決定と自己制御を必要とする，変転めまぐるしい環境において，内的手がかり（情動と動機）を利用して注意と行為の調整を行うのである。それだから，これらの領域が**社会的認知**にとって中心的なものであるということは，驚くべきことではない。社会的関わり合いには，他者の情動状態についての認識・理解と自分自身の情動状態についての認識・理解との協応（coordination）が必要であり，おまけに，この認識に従って，関わり行動を強化随伴性の変化に適応させることも必要である。したがって，Damasio と共同研究者たち（2003）は，次のように提唱したのである。つまり，腹内側領域における活動は「認知過程が特定のタイプの情動的知識を取り入れることを許す」（p.83）のであり，そのような知識は「社会的な事柄について意思決定する際には不可欠である」（p.85）。

　Lane（2000）は，メンタライジング領域に情動状態の表象が形成されていることを示す研究をレビューした。注目すべきことであるが，情動的覚醒自体は，前帯状回のより尾側（びそく）の領域を活性化させ，一方，情動についての意識的**認識**は，内側前頭前皮質に加えて，帯状回のより吻側の領域を活性化させる。同じことは，痛みについてもあてはまる（Singer et al., 2004）。つまり，痛みの刺激は，前帯状回のより尾側の領域を活性化させ，それに対して，痛みについての感情を伴う認識および他者の痛みへの共感は，帯状回吻側および傍帯状回の皮質の活性化と関連している。このように，メンタライジング領域は，自分自身と他者の情動についての意識的認識の際に活動しており，同時に情動の心理的精緻化の際にも活動している。この心理的精緻化の過程は，Lane（2000）が提唱した情動認識の多重的レベル（身体感覚の体験から，自分

第4章　神経生物学

自身および他者の複雑に入り交じった情動の識別まで)と一致するのであるが,彼は,それをメンタライジング領域と結びつけ,以下のように述べている。

> 情動体験の表象と,現象としての情動体験との相互作用は,少なくとも部分的には,吻側前帯状回皮質と背側前帯状回皮質の間の……緊密な解剖学的結びつきに媒介されている。現象としての体験,その表象を形成すること,その表象を精緻化すること(例えば,その情動反応の源を確認すること),それを他の認知過程と統合すること,の間の力動的相互作用は,情動の認知的精緻化と関わりのある基本的過程であり,情動認識のレベルというモデルが取り組みの対象とするものである。　　　　　　　　　　　　　　　　　　　　　　　(p.360)

　繰り返すと,ある情動状態に**あること**(または痛みに苦しんでいること)と,情動(または痛み)を**認識していること**の間の違いは,情動(または痛み)のメンタライジングにとってきわめて重要である。つまり,Frith & Frith(2003)が説明したように,メンタライジング領域は,感覚や知覚から分離された(または一歩離れた)**表象**を創造することと関わりがある。そして,この分離された表象は,さらに進んだ認知処理の際に利用することができる。私たちが第2章(『メンタライジング』)で述べたように,情動のメンタライジングは,**複数の感情に取り組むこと**を伴う。つまり,それらを確認すること,調節すること,表出することを伴うのである。私たちが今しがた強調したばかりの研究が示唆しているのは,前帯状回と内側前頭前皮質というメンタライジング領域が,上記の作業において重要な働きをしているということである。この見解を支持しながら,Liebermanと共同研究者たち(2007)は,私たちがメンタライジングと呼ぶものと併せて,内側前頭前皮質の情動調整役割を証明する見事な実例を報告した。これらの研究者たちは,一連の実験的統制条件〔★訳注27〕と比較して,感情のラベリング(情動を伴う複数の表情と一致する単語を選ぶこと)が,右側の腹外側前頭前皮質の活性度を高め,それに比例して,扁桃体およびそれと関連する辺縁系領域の活動性を低下させることを示した。さらに,ここでとくに興味深いのは,内側前頭前皮質における活動性が,右側の腹外側前頭前皮質の活動性増大と扁桃体の活動性低下との関係を仲介するものだったということである。Liebermanと共同研究者たちが特筆しているように,彼らの知見はそれ以前の神経画像研究と一致しているが,以前の研究がネガティヴな感情の減少と関連づけているのは,より複雑な認知的再評価の過程である。しかし,今回の研究で注目に値するのは,情動のラベリングだけでも,この効果〔★訳注28:ネガティヴな感情の減少〕をもたらしうることであり,また,内側前頭前皮質がその中で仲介的役割を果たしていることである。

　　〔★訳注27〕因果関係を調べる研究における「実験的統制」(experimental control)とは,次のようなこ

とを意味する。ある事象Xと別の事象Yがあって、XがYの原因ではないかと考えられるとする。このような研究においてはX・Yを変数と呼ぶので、以後、変数X、変数Yと記述する。因果関係を調べる実験においては、変数X（独立変数）を人為的に変えてみて、それに伴って変数Y（従属変数）が変化するかどうかを調べ、変数Xの変化に伴って変数Yが変化するなら因果関係があると結論する。しかし、実際はそれほど単純ではなく、変数Xを変化させたときに、同時に別の変数Z（剰余変数）が変化してしまう場合がある。そして、この変数Zが変数Yに影響して、変数Yに変化を引き起こしたり、逆に変数Xの変数Yへの影響を相殺したりすることがある。そのため、このような変数Zが想定される場合には、Zを一定にしてから実験を行う必要がある。もちろんZのような剰余変数が複数あるなら、それらをすべて一定にしておく必要がある。これらの一連の手続きを「実験的統制」（experimental control）という。

次に、独立変数Xにいくつかのヴァリエーション（条件）を設け、その中に従属変数Yに影響する程度の異なる諸条件を入れて各条件の効果を比較する場合がある。Liebermanら（2007）の研究では、特定の情動を表出している人の顔写真に対して「恐れている」とか「怒っている」といった言葉によるラベリングを行う条件の他に、「写真を観察するだけでラベリングをしない条件」や、「情動ではなく人物の性別をあてはめるだけの条件」などを設けた。本書本文中の「一連の実験的統制条件」とは、これらの諸条件を指している。

（4）対人的関わり合いのメンタライジング

フィネアス・ゲイジ（Phineas Gage）は、1848年に、爆発によって金属棒が頭を貫通したとき、25歳の鉄道員であった。そして、彼は、前頭葉症候群の実例として死後に名声を得た（Damasio, 1994）。Damasioと共同研究者たち（2003）によるゲイジのパーソナリティ変化についての描写は、腹内側前頭前皮質への損傷の典型例である。「ゲイジは、事故以前には勤勉で、信頼がおけ、礼儀正しく、社交上手な人であったが、その後は、配慮を欠き、品がなく、行動が社会的に不適切なものになった」（p.82）——それは、彼の知的機能が全般的には維持されていたことに照らし合わせると、とくに顕著な変化であった。Stone（2000）は、より詳細に、眼窩前頭皮質の損傷と関連してリアルタイムの社交的交流に表れる多数の欠損をレビューした。それらは、①会話の語用論における損傷〔★訳注29〕、②聞き手の視点または興味を考慮できないこと、③相手の身振りへの鈍感さ、④自分が他者に与える影響を判断できないこと、⑤他者の心理状態のモデルを構成できないこと、である。眼窩前頭皮質の損傷は、友情を維持することの困難さや、対人的に利用されやすいことと関連している。

〔★訳注29〕同じ発話でも使用される状況・文脈によって意味が異なることがあるが、そのような状況・文脈に沿って発話を理解することの困難さ。

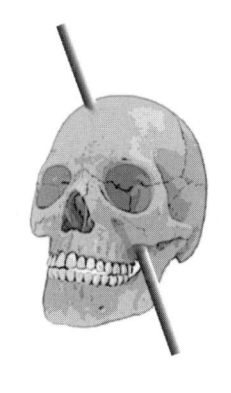

付録5　フィネアス・ゲイジの脳損傷

最近の神経画像研究のおかげで，私たちは，今では，前頭葉の障害と関連する社会的認知の欠損を，より詳細にメンタライジングと結びつけることができる。内側前頭前皮質のメンタライジング領域は（Frith & Frith, 2003），情動に関与しているのに加えて，多様な心の理論課題の達成の際にも顕著に活動している。私たちが強調し続けているような重なりがあるとはいえ，情動のメンタライジング（つまり，自分自身と他者の情動状態をそのようなものとして認識すること）と，認知のメンタライジング（つまり，心の理論課題におけるように，他者が考えていることについて考えること）とは，ある程度区別することができる。私たちの心理学的思考と一致することであるが，情動のメンタライジングと認知のメンタライジングに関与する神経ネットワークは，重なる部分があるものの，多少異なるということが，神経画像による発見から明らかにされている（Fonagy et al., 2007）。例えば，次のようなことを示す多少の証拠がある。つまり，内側前頭前皮質において，情動のメンタライジングは，より腹側の領域を活性化するのに対して，認知のメンタライジングは，より背側の領域を活性化する（Mundy, 2003; Volkmar et al., 2004）。しかし，今までの研究は，情動状態の帰属よりも，（内側前頭前皮質の背側領域における）正信念・誤信念の帰属と関連する脳活動を特定することに，より成功を収めている（Saxe et al., 2004）。さらに，思考への注意と情動への注意を比較すると，内側前頭前皮質の隣接領域における脳活動が明らかになる（Frith & Frith, 2003）。Vollmと共同研究者たち（2006）は，連載アニメの登場人物の心理状態についての推論を用いて，共感（「どうすれば主人公はもっと気分が良くなるだろうか？」）および心の理論（「主人公は次に何をするだろうか？」）と関連する脳活動のパターンを比較した。そして，その際に，情動のメンタライジングと認知のメンタライジングとの直接的比較を行った。脳活動の重なりを証明する例であるが，メンタライジング課題の両方〔★訳注30：共感課題と心の理論課題〕が，内側前頭前皮質，上側頭葉，側頭極を活性化した。しかし，課題間で多くの相違もみられた。最も明白だったのは，共感課題には，情動処理と関連するネットワーク（つまり扁桃体）も動員されたということである。

特筆すべきなのは，以下のことである。つまり，ここでは前頭前部領域に焦点を絞っているが，よく統制された研究によると，心の理論課題では，頭頂側頭接合部（temporoparietal junction）の活性化がみられるのである（Saxe & Kanwisher, 2003; Vollm et al., 2006）。さらに，下頭頂皮質（inferior parietal cortex）は，研究参加者が別の人の見方を採用するときに活性化することが示されており（Decety, 2005），共感の最中に自己と他者を区別し続けることに関係するとされている（Lawrence et al., 2006）。それにもかかわらず，神経画像研究を幅広くレビューすると，広範囲のメ

ンタライジング課題と連動しているのは，一貫して内側前頭前皮質の活性化であることが浮き彫りになる（Adolphs, 2003; Frith & Frith, 2003; Gallagher & Frith, 2003; Lieberman, 2007; Saxe et al., 2004）。ここでは，例示のために，どちらかといえば劇的な一研究を述べるだけにとどめる。

　Gallagherと共同研究者たち（2002）は，メンタライジング的相互交流における内側前頭前皮質の選択的活性化についての見事に統制された証明を行った。彼らは，健常なボランティアに，異なる思考態度（mindset）のもとで，子どものゲームである「じゃんけん」（rock, paper, scissors）のコンピュータ版を行わせた〔★訳注31〕。重要な対比は，参加者が別の人と対戦していると信じているときの脳活動パターンと，コンピュータと対戦していると信じているときの脳活動パターンとの比較であった。それ以外の点では，課題の要求は等価であった（つまりプログラムされていた）。実験的に設けられたその条件は，非常に有効であった。

〔★訳注31〕この実験では，メンタライジング条件と比較条件が設けられた。メンタライジング条件では，ボランティアたち（男性9名）は，そのゲームで実験者と対戦していると教示された。比較条件では，ボランティアたちは，コンピュータと対戦していると教示された。「思考態度」というのは，ボランティアたちの対戦の際の態度または姿勢のことである。

> メンタライジング条件について議論する際に，ボランティアたちは，異口同音に，対戦相手を意図的行為主体として描写した。彼らは，全員が，対戦相手の反応を推測したこと，対戦相手の反応を後で批判したこと，対戦相手に特徴的な行動パターンを確認しようとしたことを，述べた。より程度は弱かったが，彼らは，対戦相手がこちらの行動パターンを読んでいると描写した。ボランティアたちは，反応方略についても話したが，彼らは，それらを想像上の対戦相手の心理状態と関連づけた。　　　　　　　　　　　　　　（Gallagher et al., 2002, p.817）

　この研究者たちが仮説として考えていたとおり，メンタライジング条件は，傍帯状回皮質の選択的活性化と関連していた。ちなみに，この皮質は，「認知に関連するとされる区域と情動に関連するとされる区域の間にある，狭義の前帯状回の最前部の直前」（p.819）である。著者たちは，関連する多くの神経画像研究から得られた類似の結果と併せて，「傍帯状回皮質は，心理状態についての帰属を行うための情報を利用する能力において，特別な役割を演じている」（p.820）と提唱している。そして，彼らが，より明確に主張している点は，この脳領域のおかげで，メンタライジングの重要な諸過程，つまり心的表象を現実から分離することが，可能になるのだろうということである。

> ある人の行動を信念と関連させて説明するとき，私たちは，この信念が現実と一致しないかもしれないということを認めざるをえない。信念が現実と対立する場合でさえ，行動を決定するのは，現実ではなく信念である。私たちも，他者によって捉えられた現実の表象を，私たちの現実の表象から区別しなければならない。多分，世界の現実状態についての複数の表

象のせめぎ合いに直面しながら，現実から分離されたこれらの表象を維持するためには，傍帯状回皮質における脳活動が必要なのであろう。この機能は，隣接する，もっと後部の ACC（前帯状回皮質）の機能と類似している。この後者の領域は，反応間の葛藤を引き起こすような課題……に取り組む際に活動している。……私たちの推測であるが，傍帯状回皮質が同様の役割を演じるのは，次のような葛藤を取り扱う際であろう。その葛藤とは，現実的表象と仮想的表象〔★訳注32〕の間で，しかし，運動反応ではなく心理状態のより抽象的な次元で，生じる可能性のある葛藤である。世界についての異なる表象を取り扱う能力は，志向姿勢（intentional stance）〔★訳注33〕をとるための要件である。 (Gallagher et al., 2002, p.820)

〔★訳注32〕仮想的表象（virtual representation）とは，現実から切り離された想像上の状況についての表象である。

〔★訳注33〕「志向姿勢」(intentional stance) とは，哲学者の Dennett の提唱した概念であり，ある存在を扱う際に，特定の信念，願望，意図を持った理性的な行為主体とみなして扱う性向である。志向姿勢は，より広い社会的認知機能であるメンタライジングの構成要素である (Gallagher et al., 2002, p.814)。

注目すべきことに，囚人のジレンマ・ゲームを用いた類似の fMRI 研究も，研究参加者がコンピュータになったつもりで〔★訳注34：固定的な確率的方略で〕ゲームしたときよりも，人としてゲームしたときの方が，内側前頭前皮質における活性化の程度が大きいことを見出した (McCabe et al., 2001)〔★訳注35〕。しかし，この差は，協力的方略（参加者の両方にとって獲得金額が最大になるようにすること）を用いた参加者だけに当てはまるものであった。競争的方略を採用した（利己的な）参加者については，内側前頭前皮質の活性化において，人としてゲームしたか，コンピュータになったつもりでゲームしたか，に関する差は，みられなかったのである――メンタライジングの観点からみると，かなり心穏やかではいられない知見である。著者たちの推論によると，そもそも非協力的方略〔★訳注36：競争的方略〕を採用した人たちは，心の理論と関連する推論や方略を用いず，ゲームに基づく規則に従って対戦していたのではないかとのことであるが〔★訳注37〕，これはもっともらしい推論である。

〔★訳注35〕研究参加者は，二人一組で，一人は fMRI 装置のスキャナーの中にいて，ゴーグルとボタンを使ってゲームに参加し，もう一人は制御室のコンピュータを通してゲームに参加した。スキャナー側の人（脳神経画像を撮影される人）は，全対戦中の半数においては「人として」ゲームを行った。しかし，あとの半数の対戦では，「（人ではなく）コンピュータになったつもりで」という設定で，固定された確率的方略に従ってゲームを行った。また，これは囚人のジレンマ・ゲームであるから，ゲームにおける方略として，「協力的（互恵的）方略」を採る人と，「競争的（利己的）方略」を採る人に分かれていたということである。

〔★訳注37〕そもそも非協力的・競争的方略でゲームする際には，人としてゲームしようが，コンピュータのつもりでゲームしようが，ゲームの規則に従うことが優位を占め，心の理論と関連する推論や方略は用いられないのではないか，ということである。

(5) 愛着のパラドックス

安定した愛着関係はメンタライジングに寄与するし，逆もまた真実であると，私た

ちは何度も強調してきた（第3章『発達』を参照のこと）。しかし，神経画像によるいくつかの発見は，逆説的に見える次のような発見をも出現させた。つまり，愛着関係において感じる愛情は，メンタライジングと関連する皮質領域を**脱活性化させる**（deactivate）ことがありうるという発見である（Fonagy, 2006）。

人が激しい恋愛の非常に早い段階で苦しんでいるときには，相手の写真を見ることは，ドーパミンが豊富で報酬と関連する脳領域〔★訳注38：報酬系〕，つまり腹側被蓋領域（ventral tegmental area）や尾状核（caudate nucleus）を含む領域における脳活動を増加させるであろうが，それは，ほとんど驚くに値しないことである。また，その写真を見ることが，恐怖への反応性に関連する領域，つまり扁桃体の活動を減少させることも，驚くに値しないことである（Aron, 2005）。しかし，愛着とメンタライジングの結びつきを考慮すると，愛着感情を呼び起こすことが，メンタライジングと関連する領域を'脱活性化'させるというのは，驚くべきことのように思えるであろう。Bartles & Zeki は，愛着関係についての二つの研究を行った。一つは，参加者が自分の恋人の写真を見るという研究であり（Bartles & Zeki, 2000），もう一つは，母親が自分の赤ん坊の写真を見るという研究であった（Bartles & Zeki, 2004）。どちらの研究も注意深い統制を含んでおり，例えば，恋人の写真と対比して友人の写真を見せ，母親自身の赤ん坊の写真と対比して母親が知っている他の子どもの写真を見せた。これらの研究者たちは，報酬と関連する領域の活性化（例えば，線条体における活性化および島中部と背側前帯状回皮質における活性化）において，かなりの共通性を見出したが，同時にいくらかの相違をも見出した。最も注目に値するのは，彼らが，恋愛および母性愛の両方について，共通する'脱活性化'パターンを見出したということである。そして，この脱活性化は，内側前頭前皮質／傍帯状回皮質（つまり，メンタライジング領域）を含むものであり，同時に，扁桃体を含むものであった。

Bartles & Zeki（2004）の解釈によれば，その脱活性化パターンは，愛情関係においてメンタライジングの必要性が**減少すること**を反映したものだということである。

> 恋愛も母性愛も，報酬系の特定領域を活性化し，そして，他者についての批判的な社会的査定および……ネガティヴ情動と関連する神経機構における脳活動を抑制するに至る。……ある人に（ポジティヴまたはネガティヴな形で）馴染むと，その人の社会的妥当性を査定する必要性は減少する。このことが，そうするために必要なシステムにおける活動性の低下と相関関係をもつのである。したがって，これらの知見のおかげで，私たちは，なぜ「愛は（私たちを）盲目にするのか」ということを神経学的用語で説明することに，より近づくのである。
> (p.1164)

第4章 神経生物学

　これらの興味深い知見は，愛着とメンタライジングの関係にみられる，ある複雑性を示すものであり，また，愛着関係におけるメンタライジングの力動的・文脈依存的な性質を浮き彫りにするものである。これらの知見が証明しているように，多くの状況において，安定した愛着がメンタライジングの**必要性を除去する**ことはあるだろう。これらの知見は，情熱的な愛とマインドブラインドネスの間にありがちな結びつきとも，うまく噛み合うものである。しかし，私たちは，神経画像によるこのような最近の知見が，第3章（『発達』）でレビューした広範な文献と，つまり安定した愛着とメンタライジングの強固な関係を支持する文献と，矛盾するものであるとは思っていない。私たちは，メンタライジング領域の脱活性化を示す先述の研究に含まれる課題の性質を，つまり，うっとりと写真を見つめるということについて考えてみるべきである。私たちの推論によれば，恋に恋している状態は，とくに恋愛関係の初期の，浮かれている段階では，メンタライジングを排除するであろう。しかし，そのような観測は，以下のようなときに効果的にメンタライズする可能性を除去するものではない。そのようなときというのは，（母親 - 乳児関係の研究の場合のように）愛する人との**相互交流**に関与しているとき，あるいは，（「成人愛着面接」の場合のように）愛する人たちとの**関係について省察しているとき**，である。関係について省察している際のメンタライジングに関する，この後者の点は，類似する一研究の知見の解釈において実際に用いられている。ちなみに，その研究の知見は，Bartles & Zeki の知見とは逆方向になっている。つまり，母親が自分自身の子どもの写真を，馴染みのある子どもおよび馴染みのない子どもと対比して見たときには，メンタライジング領域（前部帯状回皮質と後部上側頭溝）における活性化が増大することを，Liebenluft と共同研究者たち（2004）は明らかにした〔★訳注39〕。この著者たちは，これらの知見を次のように解釈している。「顔への馴染みは，顔の外観だけではなく，その人の心理状態やパーソナリティの表象にも関係している。そして……この情報は，馴染みのある人を見るときに自発的に想起される」（p.230）。

〔★訳注39〕この Liebenluft et al.（2004）の研究が前述の Bartles & Zeki（2000, 2004）と異なる点は，次のとおりである。つまり，Bartles & Zeki の研究で，研究参加者が見せられた顔写真は，「恋人〈対〉友人」と「自分の子ども〈対〉知っている子ども」であり，いずれも馴染みのある相手であった。これに対して，Liebenluft et al.（2004）の研究では，「馴染みのない子ども」の写真が導入されていた。そして，Liebenluft et al.（2004）が解釈として述べていることは，馴染みのある人と馴染みのない人を対比して見るときには，馴染みのある人の写真を見る際に，①その人の心理状態，②その人のパーソナリティ，③その人と自分との関係，についての情報が想起されるため，メンタライジングが生じやすく，それに伴ってメンタライジングと関連する脳領域が活性化するのではないかということである。

　愛情とメンタライジングの結びつきに関する，そのような矛盾する知見は，愛着とメンタライジングの間の力動的で複雑な関係を浮き彫りにしている。例えば，子ども

が親に対して安定した愛着を感じているとき，その子どもは，（例えば，親を信じてよいかどうか警戒することによって）親の心の状態を監視することが不要になるという意味で，メンタライジングを寛いだものにすることができる。同時に，この安心感のおかげで，子どもは，親のミラリング反応の中に彼／彼女自身の心を見出すという探索的な意味で，メンタライズすることが許される。簡潔に言うと，メンタライジングの一つの面は寛いでいるが，もう一つの面は活性化しているということである。

　間違いなく，愛は盲目でありうる。しかし，私たちは，愛と惚れ込み（preoccupied infatuation）を区別することによって，一般化を慎むべきである。

> 愛は，それ自体では，不合理なものではない。すべての感情と同様に，それは，的を射ていることもあればそうでないこともあり，妥当と認められることもあれば認められないこともあり，事実に基づいていることもあれば事実を誤認していることもあり，賢いこともあれば愚かなこともあり，生命力を高めることもあれば自己破壊的になることもある。したがって，詐欺師や嘘つきと恋に落ちることは，もし人がその真実を見ることができるのに，そうすることを拒んでいるとすれば，不合理である。「愛が盲目である」のは，そのような場合である。しかし，これは，通常であれば，そうはならない。通常であれば，愛は，一般的な知覚よりも，細部にもっと注意を向け，細部を評価しながら，より明瞭に，そして，より深く見るのである。
> 　　　　　　　　　　　　　　　　　　　　　　　　　　　　（Solomon, 2007, p.56)

　母親の安定した愛着とメンタライジングとの間の一貫した関係は，「より明瞭に，より深く見る」という成熟した愛の証明である。そして，私たちは，第5章（『技芸としてのメンタライジング』）では，精神療法の文脈において，この点を何度も述べるつもりである。

(6) 疲弊したメンタライジング

　愛着関係における葛藤を患者がくぐり抜けるのを助ける際に役立つ秘訣は，次のとおりである。激しい情動的覚醒が背景にあると，闘争-逃走反応が利用可能になるので，メンタライジングは利用不能になる。Arnsten（1998）は，彼女の論文『疲弊することの生物学』の表題において，この過程を適切に捉えている。

　情動的覚醒とメンタライジングの関係を理解する際には，覚醒についての一元的な概念を超えることが不可欠である（Robbins, 1997）。例えば，主要な神経調節物質は，異なる形の覚醒に貢献している。つまり，ノルエピネフリン〔★訳注40：ノルアドレナリンと同じ〕は，ストレスに直面したときの警告，警戒，制御された注意処理，に貢献している。ドーパミンは，報酬を与えてくれる可能性のある誘因に対する反応において，接近行動を活発化させる。そして，セロトニンは，ノルエピネフリン系とドーパミン

系における覚醒を調節する（Pliszka, 2003）。さらに、これらの系（system）のいずれかにおける覚醒の効果は、伝達物資分泌の程度だけでなく、どの受容体亜型が活性化するかによっても異なる（Arnsten & Goldman-Rakic, 1998; Arnsten et al., 1999；Mayes, 2000）。これらの絡み合った覚醒系は、興奮と抑制のパターンにおける力動的変化を通して、様々な皮質領域および皮質下領域における脳活動の相対的バランスを調節している。

メンタライジングにおける機能不全を理解するためには、二つの点が重要である。第一に、情動ストレスのレベルの上昇と関連する神経化学的切り替えと解釈できるもの（Arnsten, 1998; Mayes, 2000）によって、脳機能のパターンが柔軟性から自動性に移行することがありうる。それは、前頭前皮質を媒介とする比較的緩慢な実行機能から、後部皮質（例えば、頭頂皮質）と皮質下の構造（例えば、扁桃体、海馬、線状体）を媒介とする、より急速な習慣的・本能的行動への移行である。それに付随して、防衛反応（闘争-逃走-すくみ反応）が利用可能になるにつれて、メンタライジングは利用不能になる。脅威に反応して機能様式を急速に切り替える、この能力には、危険に対する即時的・適応的な行動反応を促進するという進化的価値があると推定される。しかし、対人的ストレスという、それほど緊急でない状況においては、複雑な認知的-情動的機能（つまり、メンタライジング）が最も適応的であるから、前述の自動的反応は、不適応な反応の典型である。

第二に、実行（メンタライジング）反応から自動的（闘争-逃走）反応への切り替えが起きる際の閾値には、個人内変動があり、おまけに永続的な個人差もある。さらに、幼い時にストレスや心的外傷にさらされた結果として、切り替えが起きる閾値が低くなることがありうる。Mayes（2000）が要約したように、

> 過剰活性化が生じるこの閾値は、一日の時刻（日内リズム）、喫緊および過去の文脈や経験、発達年齢、遺伝的資質に基づいて、個人ごとに異なっている。……PFC［前頭前皮質］に対する促進効果と抑制効果の間のバランスおよび注意の機能も、**永続的変容を被り**、ストレスを伴う状況や、覚醒を生じさせる状況において、より顕在化しやすくなるかもしれない。
>
> (p.276；強調は後から付加)

ストレスに満ちた覚醒が進むことと関連して脳活動パターンが切り替わる現象についての神経生物学的見方は、メンタライジングが状況依存的な力動的スキルであるという私たちの主張（Fonagy & Target, 1997a）を裏づけるものである。愛着トラウマの既往を持つ患者は、ストレスに見事なほど敏感になっており、そのため闘争-逃走モードに切り替わる閾値がより低くなっているが、臨床家は、そのような患者のた

めに，幅広い情動調整方略を開発してきた。これらの情動調整方略は，破壊的で自傷的な防衛反応を防ぐことに加えて，ストレスに直面してもメンタライジングを利用可能にしておくことによって，適応的な対人的・個人内的機能を促進することを意図したものである（Allen, 2001, 2005; Lewis, 2006）。

3. メンタライジング障害

私たちが先ほど言及したように，本書は，メンタライジングにおける力動的変異，主に愛着関係における難題と関連した力動的変異を強調している。このようなメンタライジングの力動的機能不全は，情動統制スキルや安定した愛着を育てる臨床的介入によって変化しうる。しかし，臨床家は，神経生物学的障害と関連する，より永続的なメンタライジングの機能不全にも遭遇する。そして，私たちは，ここで，これらのなかの二つの障害，つまり自閉症と精神病質について考察しようと思う。これらの状況についての研究が，メンタライジングの機能不全およびそれと関連する認知神経学的欠損についての，私たちの理解を洗練させてくれることは，間違いないであろう。私たちの予想では，メンタライジングに関する研究が進展するにつれて，より広い範囲の障害において，メンタライジングの機能不全に寄与する神経生物学的要因を認識することになるであろう。例えば，Fonagyと共同研究者たちは，境界性パーソナリティ障害の人たちのメンタライジングの機能不全に寄与する神経生物学的要因を調査するために，対人的相互交流の際の神経画像を用いようとしているところである。

(1) 自閉症

本書の冒頭で言及したように，「メンタライジング」（Frith et al., 1991；Morton, 1989）と「マインドブラインドネス」（Baron-Cohen, 1995）は，自閉症の中核的障害に関する理論を発展させるという文脈で導入された概念である。自閉的障害は，社会的相互関係と（言語の遅滞と欠損を含む）コミュニケーションにおける機能不全，加えて反復的・常同的な行動パターンから構成される複雑な症候群である。診断には，3歳以前の発症が条件として必要である（American Psychiatric Association, 2000）。関連する多くの神経生物学的研究は，一つのスペクトラム〔連続体〕を成す複数の状態を対象範囲としており，そこには広汎性発達障害および高機能自閉症とアスペルガー症候群が含まれている。ただし，これらの診断的区分は，論争につきまとわれている（Volkmar et al., 2004）。

自閉症は，メンタライジングの機能不全の実例を最も純粋な形で見せてくれる。自

第 4 章　神経生物学

閉症と関連するメンタライジングの中核的欠損は，表 4-2 に列挙されている。自閉症に最も特有なことは，**社会的関わり**が深刻なほど欠如していることであり，そのため，結果的に，メンタライジングが軌道に乗らない（Hobson, 2002, 2005）。後になって自閉症と診断された子どもの親は，後から振り返って，生後 3〜6 ヶ月の早期にみられた非定型的な社会的関わり合いを報告する（Berger, 2006）。Mundy（2003）は，自閉症の乳児には**社会的定位**（social orienting）〔★訳注 42：他者に視線を向けること〕の根本的障害があると提唱している。そして，Volkmar と共同研究者たち（2004）は，社会的刺激への選好的定位の欠如と，それに伴う社会的関わりへの動機づけの欠如を根本的問題とみなしており，その根本的問題が結果的に情動と社会的認知における欠損の連鎖をもたらすとしている。したがって，親の関わりの乏しさは，現在では，自閉症の原因というよりも，結果であるとみなされている。つまり，親は，自分の乳児の関わり能力の欠如に**反応して**，関わりがもてなくなるのである。

　Berger（2006）は，社会的関わりの欠如の重要な面として，**表情の処理**における欠損に焦点を合わせた。彼が言及している点であるが，正常な乳児は，生後 1 ヶ月で他者の微笑に反応して微笑み，そして生後 9 週間目までにはアイコンタクトを積極的に求める。しかし，自閉症の幼児は，眼に視線を合わせることがより少なく，口の周辺に焦点を合わせることがより多い。そして，より一般的に言うと，顔の全体というよりも個々の特徴に焦点を合わせる——同様に，全体として，顔に選好的関心を示すことが少ない。Berger の提唱した説によれば，自閉症において鍵となる機能障害は，「主要な感覚領域における社会的刺激に対してポジティヴな快楽状態を起動するシステム」（p.360）にある。彼は，顔に焦点を絞って述べているわけであるが，以下のことにも言及している。つまり，彼が言うには，自閉症の乳児は，アイコンタクトや微笑みだけでなく，接触や人の声にも喜びを見出せないのである。

　社会的刺激への志向性の欠如があるため，自閉症児は**共同注意**に関与することがで

表 4-2　自閉症における重要なメンタライジング欠損

- 社会的刺激に対する選好的志向性の欠如
- 情動的関わりと反応性のレベルの低さ
- 共同での活動に関わり，それを始めることに失敗すること
- 言語学習の障害
- 心の理論課題における成績の悪さ
- ふり遊びや想像的活動への関与の欠如
- 自己認識の欠損と人称代名詞の誤用（「私」対「あなた」）

きない（Hobson, 2005）。しかし，Mundy（2003）が言及していることであるが，自閉症児たちは，道具的目的のためなら他者の注意を引きつけようとする傾向（例えば，ほしいものを指差すこと）が多少あり，そして，注意を引きつけようとする他者の努力に対する相対的無反応は，加齢とともに減少する。しかし，最も重要な点であるが，関わりの相手との注意の協応（coordinated attention）を**自発的に始める**傾向は，深刻なほど欠けたままにとどまる。そして，この欠損は，青年期に至るまで，仲間との関係を形成する能力に影響し続ける。つまり，Hobson（2005）が述べたように，自閉症児は，「他の人たちと世界を共有するようには思えない。そして，彼ら／彼女らは，他者によって意味づけられた世界（world-according-to-the-other）〔★訳注42〕と関わりをもたない」（p.197）。

〔★訳注42〕この訳語は，Hobson（1993）の邦訳版に倣った。Hobson, P.（1993）. *Autism and the development of mind.* Psychology Press. 木下孝司監訳（2000）. 自閉症と心の発達　学苑社

　自閉症についての幅広い諸研究は，心の理論という表題のもとでメンタライジングに焦点を合わせており（Baron-Cohen, 2000; Volkmar et al., 2004），そのような研究の発展は，社会的関わりと共同注意を基盤にしている（第3章『発達』を参照のこと）。自閉症スペクトラム障害の子どもは，心の理論のリトマス試験，つまり誤信念課題において欠損を示すことで有名である。さらに，彼ら／彼女らは，関連する多くの課題や能力においても，相対的に低い成績を示す。それらは，例えば，①視線の方向から願望を推測すること，②'見ることが知ることにつながる'〔★訳注43〕ということを認識すること，③身体的存在と精神的存在を区別すること，④見かけと実際を区別すること，⑤思考を含む心的機能一式を与えてくれるのは脳だということを理解すること，⑥心理状態を示す単語を認識し，発話の中で自発的にそれらを用いること，⑦発話を聞き手の見方や知識に合わせること，⑧ごまかしを見つけ出すこと，⑨自発的にふり遊びや想像的活動に関わること，である（Baron-Cohen, 2000）。

〔★訳注43〕"the seeing leads to knowing test"で検査される"seeing leads to knowing"という原則の理解を指している。この検査では，箱に手を置いた子どもと箱の中を見ている子どもを描いた絵を見せて，「箱の中に何が入っているのか知っているのはどちらの子ですか」と尋ねる。自閉症児は，この検査で正答する年齢が健常児よりも遅れる。

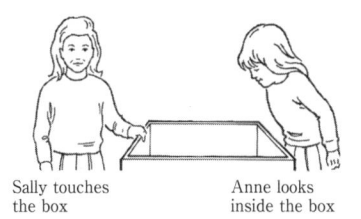

Sally touches the box　　Anne looks inside the box

　第3章（『発達』）で言及したことであるが，メンタライジングの起源は情動的応答性という文脈のなかにある（Gergely & Watson, 1996）。そうすると，自閉症における社会的関わりの欠如は，主に**情動的関わり**の欠如によるものと解釈することができ

る。それは，他者の情動状態に関与し，他者の情動状態に心を動かされるという能力の欠如である（Hobson, 2002, 2005）。したがって，自閉症児たちは，社会的相互交流を行っても報酬がないことに気づくのである（Berger, 2006）。このように最初から情動的関わりが欠如していることと一致するのであるが，自閉症スペクトラム障害の人たちは，情動をメンタライズする能力に欠損がある。つまり，彼ら／彼女らは，情動を表す表情に比較的無頓着であり，他者の苦悩に無反応で，他者の情動によって心を動かされることがない（Hobson, 2002）。自閉症児は，光点ディスプレイを観察することによって俳優が何を**しているか**を見分けることができ，その点では定型発達児と同じであるが，その俳優が何を**感じているか**を同定することはできない（Hobson, 2005）。Hobson（2002）が述べたように，「自閉症児は，微笑みを**微笑みとして**知覚せず，歪んだ顔として知覚するかもしれない。彼は，恐怖で息を飲むことを恐怖の表現としては知覚せず，異常な音として知覚するかもしれない」（p.14, 強調は原典のまま）。

　Hobson（2002）がレビューしたように，自閉症スペクトラム障害の人たちは，他者に関するメンタライジングが困難であるだけでなく，**自己**に関するメンタライジングも困難である。自己意識（self-consciousness）の欠如は，欠陥のある自己認識（self-awareness）を反映したものである。つまり，「彼ら／彼女らは，自分自身のことを考えるときに，他者の心の中にいる自分を思い浮かべることはないであろう。このような意味で，多くの自閉症児は，自己意識的であるとはいえないのである」（p.89）。だから，例えば，自閉症者は，自宅に客が来ているときにも，何も気にせずに裸で歩き回るかもしれない。自己感における中核的欠損を反映しているものをあげるなら，自閉症児たちは，人称代名詞（例えば，「私」と「あなた」）の使用に困難があり，自分自身を名前で呼びがちである。Hobsonの用語を用いるなら，彼ら／彼女らの自己概念には**薄い**（thin）という性質がある。ちなみに，その自己概念には繊細な情動的性質が欠けており，他の人たちとの関係の重要性が含まれていない。欠損を伴うこの自己感は，他者との関係性の欠如から生じているのであり，Hobson（2002）が次のように要約しているとおりである。

　　したがって，自己認識を例にあげると，私たちは，おなじみのテーマに関する一つのヴァリエーションを手にしていることになる。つまり，人々の間で生じることは，個人の中で生じることと密接に結びついているということである。もし自閉症児が他者，とくに他者の態度と関わりをもたなければ，彼は，他者が彼自身に示す態度に関心を抱こうとはしないであろう。これだけにとどまらず，彼は他者と同一化することがなく，それだから，極端な場合（これは全ての自閉症者に当てはまるわけではないが），彼は，自分自身に対して何らかの態度を

取るという**姿勢**に移行することさえないであろう。　　　　（p.225；強調は原典のとおり）

　すでに述べたように，自閉症はメンタライジングの障害として認識されてきたが，明らかな神経生物学的病因およびその高い遺伝性によって，他と区別されている。遺伝素因は，間違いなく複雑で，多分3個から10個の病巣のいずれか同士の相互作用を含んでいるであろう（Volkmar et al., 2004）。影響を受ける脳領域の探索は，幅広く行われてきた。Volkmarと共同研究者たちが述べているように，「何らかの点で，脳のほとんどすべての神経組織の機能不全が，自閉症の病理にとって中心的なものであるとされてきた」（Volkmar et al., 2004, p.145）。障害が広範囲にわたることは，例えば，生後2年間に，脳の神経結合が減少し，それと並行して脳の過剰成長が加速することに示されている。始歩期の自閉症児の脳容積は，10％も拡大しているのである。かなり関心が向けられているのが小脳における複数の構造的異常であるが，ちなみに，小脳は，運動協応だけでなく注意と定位においても重要な役割を演じている。

　自閉症と関連する脳機能障害の領域に対する幅広い探索は，いくらか範囲が狭まりつつある。Volkmarと共同研究者たち（2004）は，「自閉症者たちにみられる，社会的情報処理のための脳ネットワーク全体の全般的活性低下の発見」（p.144）に言及し，それを，彼らは「社会的な関心，関わり，動機づけ，反応性の広汎な欠如を示す」（p.145）ものと解釈した。そのようなわけで，活性低下が観察されてきた領域は，今や日常的に疑いをかけられるようになった次のような領域である。つまり，①紡錘状回顔領域（fusiform face area）〔★訳注44〕，②上側頭溝，③扁桃体，④前帯状回，⑤前頭前皮質，である（Berger, 2006; Mundy, 2003; Volkmar et al., 2004）。それに加えて，模倣の能力を危うくさせるミラー・ニューロンの機能障害も，自閉症スペクトラム障害と関連しているとされる（Dapretto et al., 2005；Nishitani et al., 2004; Williams et al., 2001）。例えば，Daprettoと共同研究者たち（2005）が見出したことであるが，自閉症児は，統制群と比較すると，情動表現を模倣・観察しているときに，下前頭回（inferior frontal gyrus）におけるミラー・ニューロン活動を全く示さなかった。そのうえ，この領域で維持されていた脳活動は，社会的症状〔★訳注45：対人関係に現れる症状〕の重篤度と負の関連を示した〔★訳注46〕。

　　〔★訳注44〕大脳側頭葉にある「紡錘状回」の中で，顔の認知に特化した部分のこと。
　　〔★訳注46〕「下前頭回での脳活動が維持されているほど社会的症状の重篤度が低くなる」という負の方向の関連がみられたということである。

　Mundy（2003）は，自閉症と関連する機能障害が，前頭前皮質のメンタライジング領域，つまり前帯状回と背内側前頭皮質（dorsal medial-frontal cortex）にみられ

第4章 神経生物学

ることを示す幅広い証拠をレビューした。さらに，この領域における機能障害は，共同注意および心の理論課題における欠損と関連しているのであるが，このことは，共同注意と心の理論との発達的連続性を示唆するものである。なぜなら，心の理論は，共同注意という土台の上に築かれるものだからである。さらに，Mundyが提唱する説によると，前帯状回と背内側前頭皮質は，間主観性において重要な役割を演じており，自己表象と他者の心理状態の表象を比較するときの支えになっている。Mundy（2003）は，メンタライジングの欠損のこの連鎖を次のように要約している。

> 社会的行動を開始・組織化する発達早期の傾向，例えば，社会的定位や共同注意の試みにおける機能障害は，自閉症児の発達にとって，とくに致命的であろう。なぜなら，それは，社会的行為を行う能力を瓦解させるからである。ちなみに，その能力は，最終的には社会的認知の発達に必要な社会的自己認識の土台作りに貢献するものである。　　　　　　　　　(p.805)

　繰り返しになるが，自閉症における発達的連鎖は，社会的刺激——例えば顔——に対する**定位**の欠如から始まる。前述したように，Berger（2006）は，社会的関わり合いと関連する**報酬**の欠如〔★訳注47：社会的関わり合いが快体験をもたらさないこと〕を中核的問題として特定した。そして，彼は，この問題が多重的な複数の神経生物学的起源を持つかもしれないと指摘する。

> 仮説として考えられるのは，扁桃体の感覚収束領域（sensory convergence area）のような最終的共通経路を通して感情系に到達する感覚アクセスが機能していないとき，自閉症の社会的特徴が生じるということである。これが生じる可能性があるのは，感情系に至る神経ネットワークか感情生成系自体のどちらか，または両方が機能していないときである。したがって，多くの理由のうちのどれかにより，主要な感覚領域において，社会的刺激に対してポジティヴな快の状態を発現させるシステムが機能しなくなれば，自閉症を特徴づけている社会的特徴が生じるということである。　　　　　　　　　(p.360)

　自閉症の起源が早期に遡ることに関するGergely（2001）の興味深い仮説は，随伴的応答性の機能不全に焦点を合わせている点で，メンタライジングの発達についての私たちの説明の中にすっきりと収まるものである（第3章『発達』を参照のこと）。要約すると，Gergelyは，次のような経過に言及した。つまり，人生の最初の数ヶ月で，乳児の選好が，完全に随伴的な'反応→刺激'の連合（例えば，自分の手足が動くのを見ること）から，高度だが不完全な'反応→刺激'の連合（例えば，自分自身の微笑に反応して母親が微笑むのを見ること）に移行するということである〔★訳注48〕。Gergely & Watson（1999）が提唱した説によると，選好のこの移行は，生得的

な随伴性探知の知覚メカニズムに基づくものであり，そのメカニズムは生後3ヶ月頃に生じる**随伴性の切り替え**を伴うものである〔★訳注49〕。Gergely（2001）が提示した証拠によると，自閉症の乳児はこの切り替えを行うことができず，その結果，随伴的に応答する養育者に対する定位が欠如し，社会的欠損の連鎖が生じるのである。そして，その社会的欠損には，①社会的対象への嫌悪，②顔への不注意，③社会的反応性の欠如が含まれ，その結果，④社会的理解の欠如が含まれることになる。このモデルは，自閉症児が日常的課題の普段と異なる点に対して不寛容であることや常同的運動活動を好むことを包括的に説明できるという利点も有している。ちなみに，常同的運動活動は，反応 - 刺激の間にきわめて高い随伴性を生じさせるのである〔★訳注50〕。

〔★訳注48〕「随伴性」（contingency）とは，ある行動の結果としてある事象が生起するという結びつきのことである。例えば，乳児が自分の手の動きを見るという場合，「手を動かしながら見る」という反応に伴って「手が動くのが見える」という随伴的刺激事象が知覚されるわけである（反応→刺激の連合）。そして，この場合，乳児の身体機能に異常がない限り，乳児には手が確実かつ即座に動くのが見える。これは，完全な随伴性である。しかし，自分（乳児）の微笑反応に伴って母親の微笑という随伴的刺激事象が生じるという場合には，母親の微笑は，乳児の微笑から遅れて生じ，遅れ方も一様ではない。だから，この随伴性は，完全な随伴性とはいえない。

〔★訳注49〕Gergely & Watson（1999）は，脳には随伴性を探知する生得的システムが存在すると考え，それを「随伴性探知モジュール」（contingency detection module）と呼ぶ。Gergelyと共同研究者たちの研究によれば，乳児は，最初は完全な随伴性を好むが，生後3ヶ月頃から不完全な随伴性を好むようになる。Gergelyは，この随伴性の選好の変化を「随伴性の切り替え」（contingency switch）と呼ぶ。そして，完全な随伴性への好みも，その後に起きる選好の切り替えも，随伴性探知モジュールに生得的に組み込まれているものだと，彼は考えている。Gergely（2001）によれば，完全な随伴性への選好は，乳児が自己と外界を区別し，身体的自己の初期表象を形成するために必要なものである。しかし，完全な随伴性を期待することができない社会的関わり合いの世界に入るためには，前述の「随伴性の切り替え」が不可欠である。

〔★訳注50〕自閉症児は，完全な随伴性への好みを変更することができず，「終生続く完全性追求」に没頭しているとみなすこともできると，Gergely（2001）は述べている。

自閉症は，現在の診断基準では，2歳にならないと信頼できる診断を下すことができないのに対して（Volkmar et al., 2004），前述のような発達不全は，乳児期初期に，社会的刺激への定位の欠如と社会的 - 情動的な関わりの欠如として始まる。社会的刺激への定位や社会的 - 情動的な関わりは，共同注意，視点取得，自己認識，象徴化，表象的な心の理論という発達経路を経て進むメンタライジングの基盤である。病的状態は，しばしば正常な発達を解明する面をもっているものであるが，自閉症は，メンタライジングの欠損がもたらす壊滅的な個人的・社会的結果を際立たせることによって，メンタライジングを浮き彫りにしたのである。先ほど述べたように，自閉症は，メンタライジングと関連する機能の様々な面に対して中心的脳領域が貢献していることを示す，説得力のある収束的証拠（converging evidence）〔★訳注51〕を与えてくれ

る——もちろん,正常な活性化が欠如していることによって,そのような証拠を与えてくれるということである。

> [★訳注51] 同一の構成概念で捉えることができる特性や現象は,異なる方法で測定しても測定結果(指標)同士に高い関連がみられるが,両者が同一の構成概念を測定していると判断する際の根拠となる二つの指標同士の高い関連を「収束的証拠」という。自閉症の場合に,(心理学的方法で測定される)メンタライジング機能の不全と(神経生物学的方法で測定される)特定の脳機能の不全が高い確率で併存することは,メンタライジングがその脳機能と一体のものであることを証明している。

(2) 精神病質

　精神病質(psychopathy)を特徴づけるものは,メンタライジングの,**部分的ではあるが基本的な機能不全である**——Baron-Cohen(2003, 2005)の解釈に従うなら,共感を伴わないマインドリーディングである。Cleckley(1976)の鋭い臨床的観察は,維持されているメンタライジング能力と欠損のあるメンタライジング能力が変則的に入り混じっているありさまを詳述した点で,魅力的なものである。このような理由で,私たちは,彼の鮮明な記述のなかのいくつかを述べることから,始めることにする。

　精神病質者の表面的魅力について述べると,Cleckleyの観察によれば,「彼には全く風変わりなところも,いかがわしいところもなく,そして,どの点においても,彼は,よく適応した幸せな人という概念の体現者であるように振る舞う傾向がある」(p.338)。しかし,Cleckleyは,次のような,尋常でない不安耐性に言及した。「普通の人なら,困惑,混乱,急性の不安定さ,明らかな焦燥感を引き起こされるような具体的状況においてさえ,彼が比較的の平静を保っている様子は,注目に値するものと言えそうである」(p.340)。さらに,慢性的で有害なほどの無責任さ,不正直さ,不誠実さを述べている文脈で,Cleckleyは,自責感または恥意識の完全な欠如について,次のように強調した。「『おそらく人間の本当に尊いところは,自分自身を軽蔑する能力である』と言った点で,Santayana〔★訳注52:スペイン出身の哲学者・詩人〕が正しいとすれば,精神病質者は,本当の尊さを獲得する手段を持ち合わせていない人である」(p.343)。Cleckleyは,それから機能不全の中核領域に話を移し,①病的な自己中心性,②愛する能力の欠如,③全般的な感情反応の乏しさ,という診断基準を提唱した。彼の以下のような思索は,才気に満ちたものである。

> この人たちの対象愛の能力の欠如と併せて……感情の全般的な浅さを考える際には,これらの諸能力が相互依存的なものである可能性について考えてみたい誘惑に駆られる。誰かある人において,他者に対する個別的で言葉に表せないほどの個人的関与がないのに,悲劇的な情動または人を変容させるような情動が生じることがありうるものだろうか,と。(p.350)

3. メンタライジング障害

　最終的に，精神病質者の，他者に対する情緒的結びつきの浅さは，最も憂慮すべき対人的結果をもたらすのであるが，Cleckley は，鋭い洞察力で，関連する不全が自己をメンタライズする際にも存在することを捉えていた。

> 彼は，彼自身を他者が見るとおりに見る能力を，まったく持ち合わせていない。……彼は，他者が彼を見るときにどのように感じるかを知る能力も，その状況について，それに代わる何かを主体的に体験する能力も，持ち合わせていない。価値あることのすべて，彼の地位についての主要な感情のすべては，彼から価値を認められることがない。……これらの患者のなかには……精神病質的パーソナリティについて流暢に話し，文献を引用し，この診断が自分自身に当てはまることをほのめかす者もいた。すぐに，この見かけだけの洞察は……徹頭徹尾，まったくの作り物であることがわかった。おそらく，それは，故意の欺瞞というより，シミュレーション〔模擬体験〕なのであろう。そして，そのシミュレーションにおいては，模擬体験者自身は，情動を伴う把握が欠如していることも，自分が模擬体験していることも，あるいは自分が**何を**模擬体験しているのかということも，自覚できないのである。その患者は，彼の状況の意味を感じる能力も，後悔や恥や改善しようという決心に伴う真の情緒を感じる能力も，これが欠如していることを認識する能力も，ほとんど，あるいはまったく持ち合わせていないように思える。……ここには，次のような人の一大叙事詩（spectacle）がある。その人とは，その言葉を理解している誰かが使用すると思われるすべての言葉を使用し，そのすべての言葉を定義できるであろうが，それなのに，その意味がわからないような人である。
> 　　　　　　　　　　　　　　　　　　　　　　　　（pp.350-351；強調は原典のとおり）

　Cleckley がつきとめて世に知らせた精神病質は，メンタライジングの恒常的機能不全，それも神経生物学的起源に由来する機能不全を反映している点では，自閉症と似ている。Blair と共同研究者たち（2005, 2006）が述べているように，精神病質は，遺伝的起源をもつ神経発達の障害である。神経生物学的損傷（例えば，身体的奇形または出生時の合併症と関連する損傷）についても，分子レベルの遺伝要因についても，特徴的なものは見当たらない。しかし，精神病質は，遺伝性が高く，双子研究においても，共通する環境的影響はまったく確認されていない。本書の現在の目的に最も関わりがあるのは，メンタライジングと関連する脳領域に機能不全が確認されていることである（Blair et al., 2006）。

　診断分類システム（American Psychiatirc Association, 2000）においては，精神病質は，成人の反社会的パーソナリティ障害からも区別されていないし，子どもの素行障害からも区別されていない。それにもかかわらず，Hare と共同研究者たち（Hare, 1980; Hare et al., 1991）は，Cleckley（1976）の臨床的観察に基づいて研究を進め，反社会的行動の異種並存的スペクトラムの中から精神病質を抽出するための，信頼できる診断基準を開発した。つまり，複数の特徴から成る二つのクラスターを区別でき

るというのである。一つ目は，対人的‐感情的クラスターであり，例えば，鈍感さと自責感の欠如を特徴とする。二つ目は，反社会的行動のパターンであり，例えば，衝動性と不安定なライフ・スタイルを特徴とする。情動面での欠損は，精神病質にとって本質的なものとみることができる。そして，行動の反社会的パターンは，「精神病質の二次的症状，あるいは結果とみるのが，最も適している」（Cooke et al., 2004, p.337）——そして，それは，常にみられる結果ではないのである。Blairと共同研究者たち（2005, 2006）の報告によると，精神病質特有の鈍感‐非情動的な関係様式は，他の点では精神病質と異質な反社会的パーソナリティおよび素行障害の診断カテゴリーに属する人の約25％においても，特徴としてみられる。このように，異なる診断を創り出すには至っていないので，臨床的目的のためには，今ある診断カテゴリーの中で精神病質の重篤度を区別することが重要である（Meloy, 2001）——軽視できないことであるが，精神病質は，より高い累犯率や再犯率と結びつくからであり，おまけに治療・更正のための介入の後に反社会的行動が**増加**するという，矛盾した結果がみられるからである（Blair et al., 2005）。

　Blairと共同研究者たち（Blair, 2004; Blair et al., 2005, 2006）は，Hareの概念化に基づいて研究を進め，精神病質における心理社会的な面と神経生物学的な面の絡み合いについての包括的理解を発展させてきた。ちなみに，それは，情動の欠損が中心的な要素であるという彼らの確信に基づいた理解である。精神病質の鈍感‐非情動的な面は，情動的手がかりに対する反応性の全般的な鈍さ（Herpertz et al., 2001b），そして，とくに行動の嫌悪的結果に対する反応性の全般的な鈍さを反映している。そして，それは，きわめて具体的に言うと，他者の苦痛に対する関心の欠如に反映されているものである（Blair et al., 1997）。他者の情緒的苦痛に対する嫌悪的反応が欠けることは，道徳的社会化にとって重大な結果をもたらす。例えば，精神病質的な子どもは，親の不承認，落胆，心配によって何かを思いとどまることはないであろう。

> 他の人の悲しみや恐怖に対する反応における障害，そして嫌悪刺激‐強化の連合の形成〔★訳注53〕における障害のために，精神病質の人たちは，……「道徳的な」社会的参照〔★訳注54〕を利用することが，他の人よりもできにくい。この人たちは，標準的な養育技術で社会化させることが，より困難である……はずであり，そして実際にそうである。この人たちは，自分の目標を達成するために道具的な反社会的行動を用いるのを避けるということを学習しない。これは，被害者の苦痛という「罰」への相対的無関心によるものである。また，この「罰」と，被害者の苦痛を引き起こした行為の表象との，連合を学習することにおける障害によるものである。
> 　　　　　　　　　　　　　　　　　　　　　　　　　　　　　　（Blair et al., 2006, p. 268）

　〔★訳注53〕これは，心理学における学習理論（条件づけ理論）を用いた説明である。通常の人の場合には，他者に苦痛を与える不適切な行為をした場合に，その他者の苦しみや他者からの非難などが「罰」

3. メンタライジング障害

(不快)として機能し，それが嫌悪刺激となって，その不適切な行為を減少させる。この過程を「嫌悪条件づけ」(aversive conditioning)と呼ぶ。しかし，精神病質の人の場合には，他者の苦痛に対して鈍感であり，他者の苦痛が嫌悪刺激にならないため，「不適切な行為(の表象)→罰」という連合学習が成立しにくいということである。

〔★訳注54〕通常の子どもなら，自分がある行為を行おうとするか実際に行ったときに，親などの大人が道徳的に咎める反応を示すことを手がかりにして，その行為が不道徳なものであることを知る。これは，いわゆる「社会的参照」(social referencing)(第3章『発達』を参照のこと)の道徳版と言えるが，精神病質的な子どもの場合には，このような社会的参照が生じにくいということである。

　Blair (2004) は，精神病質における情動的欠損を，異なる複数の形態の攻撃性と結びつけている。その攻撃性とは，道具的攻撃性と反応的攻撃性である。**道具的攻撃性**(instrumental aggression)を好む気質は，精神病質者たちを，もう一方の，精神病質的でない反社会的・素行障害的な人たちから区別するのに最も適している。反応的(情動的)攻撃性は，欲求不満と怒りから生じており，その点では，概して衝動的である。それとは対照的に，道具的攻撃性は，意図的で計算ずくの目標指向的行動である。そのような行動の発生過程においては，社会化させようとする働きかけに反応する傾向の欠如が，主要な役割を演じている——つまり，その行動を思いとどまらせるものは何もないのである。対照的に，**反応的攻撃性**(reactive aggression)においては，トラウマがより大きな役割を演じている。なぜなら，トラウマは，ストレスに対する個人の感受性を高め，結果的に情動的反応性の閾値を下げるからである(Allen, 2001)。Blairと共同研究者たちの提唱する説によれば，精神病質者は，情動的反応性の鈍さのおかげで，外傷的でありうるストレッサーに対しては，脆弱**でない**ほうである。

　Blairと共同研究者たち (2006) が要約したように，精神病質には，神経画像研究で証明されている複数の神経生物学的機能不全があり，それらは，私たちがレビューしたメンタライジングの欠損に関する文献の内容と一致している。鈍感-非情動的な反応のパターンは，相対的な恐れの乏しさを反映しているだけでなく，Baron-Cohenが定義するような共感の失敗をも反映している。彼の定義によれば，「共感が生じるのは，私たちが適切な情動反応，つまり他の人の情動に**つられて生じた**情動を感じているときである。そして，共感は，他者を理解し，他者の行動を予測し，他者と情動的に結びつくか共鳴するために，行われるのである」(Baron-Cohen, 2003, p.2; 強調は原典のとおり)。要するに，共感は，他者の情動によって心を動かされることを伴うのである。この臨床像と一致することであるが，情動的手がかりにさらされるとき，および嫌悪条件づけの課題に取り組むときに，精神病質者は，扁桃体容積の減少と扁桃体活動の減退の両方を示す (Blair, 2003, 2004)。したがって，精神病質者は，他者による恐怖や悲しみの情動の表出に対して，情動を交えて反応することがないのであ

る。このように，知覚に対する扁桃体の貢献がないため，精神病質者のマインドリーディングは，情動的彩りと反応性を欠くことになる。精神病質者は，自分が他者に引き起こす情動的苦痛によって心を動かされることがない。したがって，精神病質者には，正常な暴力抑制メカニズムが欠けている（Blair et al., 2005）。人に危害を加えようとする衝動があっても，他者が感じる可能性のある情動的苦痛の心的表象が抑制と嫌悪を生じさせるのであるが，そのような心的表象が喚起されないという意味で，精神病質者は，メンタライズすることに失敗するのである。要するに，

> 精神病質の人は，悲しみや恐怖の表出が嫌悪的な無条件刺激〔★訳注 55〕にならないという発達的事例の代表例である。この結果，その人は，他者に危害を加える行動をするのを避けることを学習しない。そして，もしそのような行動をすることで報酬〔★訳注 56：快体験〕を得るなら，その行動をしてしまうのである。
> （Blair, 2003, p. 566）

〔★訳注 55〕無条件刺激というのは，条件刺激と対置される用語で，「特定の生理的反応や情動的反応を無条件に引き起こす刺激」である。通常であれば，危害を加えられる他者が示す悲しみや恐怖が嫌悪的な無条件刺激となり，危害を加える行動を抑制するのであるが，精神病質者の場合には，そうはならないということである。

　精神病質の人たちは，道具的攻撃性を特徴としているが，反応的攻撃性に無縁というわけではない。しかし，精神病質者の反応的攻撃性は，非精神病質者（例えば，トラウマを受けた人たち）とは異なる基盤を持っている。Blair と共同研究者たち（2005, 2006）は，精神病質には眼窩／腹外側の機能不全があることを支持する証拠をレビューしたが，本章で先述したように，これらの前頭前部領域もメンタライジングに関係があるとされる。腹外側皮質（ventrolateral cortex）は，以前には報酬を伴っていたが現在では伴っていない刺激に対する反応を抑制することにおいて重要な役割を果たしている。したがって，眼窩／腹外側の機能不全は，反応的攻撃性に寄与するのである。このように，この前頭前部領域は，反応逆転〔★訳注 57〕において重要な役割を演じている。例えば，強化随伴性の変化（例えば，からかいが面白いと体験されなくなり，むしろ人を傷つけるものになるとき）〔★訳注 58〕に行動を適応させる際に，重要な役割を演じるのである。Blair と共同研究者たちの説によれば，精神病質者は，眼窩／腹外側機能の不全のせいで，報酬の得られない行動に，より固執しがちである。このように，精神病質者は，ギアを切り替えることができないので，より欲求不満に陥りやすく，したがって，そのような文脈で反応的攻撃性に取り憑かれやすいのである。

〔★訳注 57〕以前の〔訳注〕でも説明したことであるが，反応逆転とは以下のような事態である。条件づけに関する実験において，実験協力者に，①報酬（快体験）が得られる確率が高い（報酬価が高い）刺激と，②そうでない刺激を何度か対呈示し，報酬価が高い刺激への反応を習得させる。その後に，報酬価が高い刺激とそうでない刺激を逆転すると，実験協力者は一旦形成されたのとは逆の反応パターン

に移行する必要が生じる。このような事態のことを「反応逆転」という。また，これは「強化随伴性の変化」の一例である。

〔★訳注58〕このような強化随伴性の変化は，日常生活でもよくみられることである。例えば，ある状況では他者から歓迎される行動が，別の状況では他者から嫌がられる行動になる場合がある。このような場合には，一旦形成した反応パターンに固執することなく，随伴性の変化に合わせて行動を変化させることが適応的である。

4. まとめ

　精神療法におけるメンタライジング——例えば，患者の苦悩に共感的に反応すること——は，注意を向けること，見ること，聞くこと，感じること，考えること，動くこと，語ること，を伴っている。このような理由で，メンタライジングは，脳全体——調和的に交流し合う諸領域の多重的全体（multiplicity）——と関連しているのであろう。それでも，メンタライジングの守備範囲は，広義の知覚や思考よりは狭い。そして，私たちの焦点を（わずかに）狭めて「社会脳」に絞ることには，ある程度の正当性がある。

　要約すると，社会的な定位と入力の側面では，紡錘状顔領域が，個人を特定することに貢献しており，上側頭溝は，情動表出のような行為のパターンを解釈している。扁桃体は，とくに脅威が迫っているようなときに，知覚に情動的色彩を付与する。前帯状回と内側前頭前皮質が重なり合う領域は，狭義のメンタライジング領域であることが確認されている。そして，それは，自己と他者の中の（そして情動の自己調整の際の）情動の認識に貢献しているだけでなく，心の理論課題にみられるような，自分が関与していない状況を解釈することにも貢献している。繰り返しになるが，この内側前頭前部領域は，広くて異種共存的な領域を範囲として含んでいる。そして，メンタライジングのより個別的な面を，より狭く限定された脳領域に結びつけることが，メンタライジングにおける神経画像研究の次の最前線になるであろう。

　私たちが本章の冒頭で述べたように，発達的研究と神経生物学的研究の連携が，私たちのメンタライジング概念にとっての強固な科学的基盤を形成しつつある。どちらの研究領域も，私たちがこの広い名称［メンタライジング］で包括している情動的・認知的な過程の多重性を浮き彫りにしている。発達的・神経生物学的研究は，メンタライジングの多くの面とそれらの相互作用についての私たちの理解を洗練させ続けるであろう。しかし，メンタライジングがいかに多面的なものであろうと，臨床的な目的のために，私たちは，メンタライジングにおける共通性を強調している。そして，私たちが共有する社会脳と文化のおかげで確かなものとなる同類意識（like-mindedness）は，この共通性が最も顕著に表れているところである。ちなみに，この同類意識のおかげで，各個人の心は，他の個人の心に仲介されて誕生することができるのである。

しかし，私たちがこれまで見てきたとおり，――自閉症や精神病質のような神経発達上の障害がない場合でさえ――メンタライジング能力の最適の発達が保証されているわけではない。最も顕著なものをあげるなら，愛着トラウマは，メンタライジング能力の発達を台無しにする。しかし，広範な精神病理と結びついた，メンタライジングの様々な程度の機能不全も，臨床的には注目に値する。さらに，メンタライジングの機能不全に焦点を絞ろうが，他の多くの問題に焦点を絞ろうが，すべての介入は，患者の側と臨床家の側のメンタライジングを必要とする。したがって，本書の序論で，私たちは，Frank（1961）の精神に則って，メンタライジングが精神療法における最も基本的な共通因子であると，提唱したのである。本書の第Ⅰ部でレビューしたように，最近では神経画像法に助けられながら行われている，過去数十年間の愛着研究のおかげで，私たちは，数々の精神療法的関係の共通核についての理解を大いに洗練することができたのである。本書の第Ⅱ部（『メンタライジングの実践』）では，一定範囲の，考えうる応用例について考察する。

5. 臨床的重要点

- **トラウマと覚醒の閾値**：神経生物学的研究は，情動状態にとどまりながらメンタライズするという挑戦がどのようなものであるのかを解明している。つまり，情動的覚醒が特定の閾値を超えると，脳活動のパターンは，メンタライジングを誘導することから，反射的な闘争-逃走反応を促進することへと切り替わる。メンタライジングから切り替わる際の閾値は，人生早期のトラウマのせいで低くなることがありうる。
- **自閉症**：自閉症は，メンタライジングの機能不全の典型である。社会的-情動的関わりの初期過程はメンタライジングの源泉であるが，遺伝に基づく神経生物学的欠損は，その過程を妨げる。自閉症スペクトラム障害においては，メンタライジングを支える様々な脳領域における活性低下が確認されている。
- **精神病質**：自閉症と同様に，精神病質は，遺伝に基づく神経生物学的欠損と関連している。しかし，精神病質は，メンタライジングの**部分的機能不全**，つまり鈍感-非情動的な関わり方を伴っており，その関わり方は，共感なしのマインドリーディングとして解釈することができる。扁桃体の活性低下と関連する情動的反応性の障

5. 臨床的重要点

害は，眼窩／腹外側皮質の活性低下と関連する抑制の障害と連動して，社会化における失敗や道具的攻撃性を好む傾向性に寄与している。

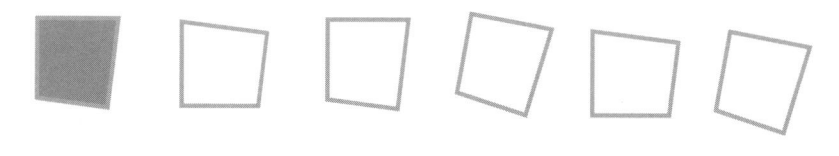

第Ⅱ部

メンタライジングの実践

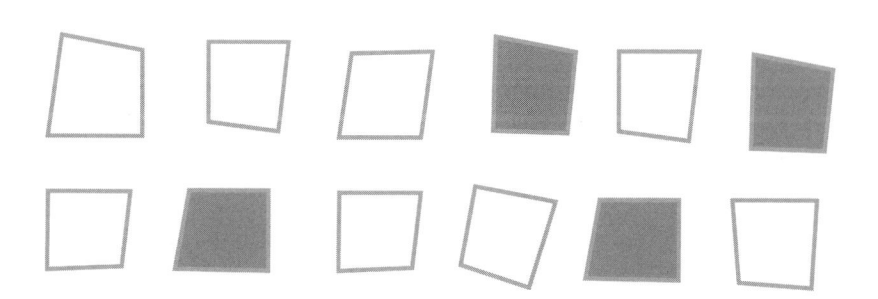

第5章
技芸としてのメンタライジング

　本書の第Ⅰ部において，メンタライジングに関する理論と実証研究を念入りにレビューした後なので，読者は，理論をどのように実践に移すのかを知りたいであろうと，私たちは推測している。そして，本書の第Ⅱ部の願いは，まさにそれを行うことである。しかし，読者の欲求不満耐性を頼りにすることになるが，本章で実践についての議論を始めるにあたり，どれくらい原則を示せるかに関しては数々の制約があるのだということを詳しく説明する。これらの制約が存在するのは，メンタライジングの活動——ある特定の瞬間に**それを行うこと**——が技芸（art）であり，科学ではないからである。次の章では，これらの制約の範囲内で，数々のメンタライジング的介入法を議論することになる。しかし，まずは，私たちのアプローチの真髄を徹底的に考察しよう。なぜなら，メンタライジング焦点化療法の要点は，技法というよりも，そのプロセスに対する臨床家の**態度**——私たちがメンタライジング的姿勢と呼び続けているもの——に反映されているからである。さらに，本章では，科学に辟易している読者に対して，技法と関わりのない幕間を提供する。それに加えて，メンタライジングに技法的・知的な含意があることを考慮して，「メンタライジング」を人間的なものにする努力を続ける。

　私たちは，精神療法の巧みな実行を科学の技芸的利用と解釈している（Allen, 近刊）。この点を詳しく述べるために，本章では，私たちがメンタライジングの達人とみなす人たちによって行われた，まれにみるほど素晴らしい作業を提示する。例えば，表5-1は，Main & Goldwyn（1994）の目から見た，安定した愛着関係に特有の談話（discourse）の特徴を列挙したものである。

　これらの基準はすべて，私たちがメンタライジング的姿勢と呼んできたものと一致している。そして，Mainが成人愛着面接において焦点を合わせていたのは，研究参加者であって臨床家ではなかったということを重視すべきである。そういうことに

表5-1　安定した愛着の指標となる談話の特徴

- 省察的であること
- 活発な意識
- 発言の新鮮さ
- ユーモアを発揮できること
- 自己欺瞞がほとんどないこと
- 自分の見解を容易かつ自由に変更できること
- 自己や他者に不完全さがあってもかまわないこと
- 慈しみ

関しては，メンタライジングに優れた人——あるいはメンタライジングの達人——であるために特別の訓練は必要ないということである。Meinsの言う心理‐志向的な（mind-minded）母親たち（Meins et al., 2002）のなかを探せば，メンタライジングの達人が何人か見つかることであろう。しかし，Mainが彼女の研究への参加者たちのなかで確認した理想的な特徴は，精神療法を実施する臨床家の機能にも同じようにあてはまるものである。これらの基準は，メンタライジングの特徴としての，①主体的で情動を伴う関与，②自発性，③真の創造性，を例示するものであり，私たちが科学的手続きから連想する客観的，冷徹，法則‐志向的なアプローチとは対照的である。

　メンタライジング活動を技芸としてみる私たちの見解を詳述するために，私たちは，まずメンタライジングを科学的思考と区別することから始める。そして，その際に，共感とシステム化というSimon Baron-Cohenの基本的分類を用いることにする。次に，黙示的なものを明示化しながら，私たちの基本的な精神療法的原動力は私たちの人間性であるという点を，私たちは強調する。それから，二人の精神分析家と一人の倫理学者の著作から，思いつくままに引用を行うことによって，私たちが模範的メンタライジングと解釈しているものの技芸的性質を浮き彫りにする。最後に，メンタライジングに焦点を合わせた介入を実践する際には科学と技芸を統合しているのだということについて，いくつかの論評を加えて，本章を締めくくることにする。

1. 共感とシステム化

　第2章（『メンタライジング』）において，心の理論の獲得についての「理論説」（Theory theory）を記述したが，この説では，後にメンタライジングを行うようになる子どもを，行動の解釈のために心理主義的構成概念〔★訳注1〕を形成する科学者にたとえていた。私たちは，科学にたとえる比喩が見当違いであると信じる点におい

第5章 技芸としてのメンタライジング

て，哲学者 Jane Heal（2003）と一致している。

> [★訳注1]「構成概念」（construct）とは，心理現象を説明・予測するために設けられる概念であり，直接的に観察することはできないが，観察可能な事象から理論的に構成されるものである。例えば，愛着やメンタライジングも構成概念である。「心理主義的」（mentalistic）とは，自分や他者の行動を理解する際に，その行動を引き起こすものとして行為者の「心理状態」を考慮に入れるようなあり方のことである。

> 私たちと他者との関係は，生命のない物体，植物，機械との関係と同じ構造をもっているとはいえない。私たちは，火山，小麦畑，調理用ミキサーに対しては，それらを予測し，そして場合によってはそれらを制御できるように，それらの内部構造の性質や配置を知ろうとするが，自分の家族，友人，同僚，隣人に対してはそのような取り扱いをすることはない。……私たちが自分と関わりのある一人の他者に望むことは，私たちが綿密に計画した回転運動を完遂することではない。私たちが望むことは，私たち双方が大なり小なり明示的に関与している**共同的・協力的な企ての推進**にその人が貢献してくれることである。
>
> (pp.42-43; 強調は後から付加)

「共同的・協力的な企てを推進すること」は，まさにメンタライジングが成し遂げることである。人を調理用ミキサーと同一視することに対する Heal の抗議と似ているが，Baron-Cohen（2003, 2005）は，'共感'（empathizing）——メンタライジングの領域——と，科学的思考に代表される'システム化'（systemizing）の間には，根本的な相違があることを提言した。Baron-Cohen の定義によれば，システム化とは，「システムを分析し，探究し，構成しようとする動因（drive）である。システム化する人は，物事がどう作用しているかを直観的に把握するか，あるシステムの行動を支配している潜在的規則を抽出する。これは，あるシステムの行動を理解し，予測するために行われる」（Baron-Cohen, 2003, p.3）。彼の定義によれば，あるシステムとは，規則に従って入力を受け取り，出力を伝達する存在である。ここで，システム化の範疇に入る思考をあげるなら，次のようなものである。「もし私が x を行えば，a は b に変化する。もし z が起きれば，p は q に変化する」（Baron-Cohen, 2005, p475, 強調は原書のとおり）。人間の脳は次のような6種類のシステムを分析できると，Baron-Cohen は提唱した。それは，①技術的システム（例えば，コンピュータ），②自然的システム（例えば，潮の満ち引き），③抽象的システム（例えば，数学），④社会的システム（例えば，選挙），⑤組織的システム（例えば，図書館），⑥運動的システム（例えば，音楽の技術），である。簡潔に言うと，あるシステムを取り扱うことは，**アルゴリズム**を発達させ，利用することを伴っている。ちなみに，アルゴリズムとは，『簡約オックスフォード英語辞典』（Shorter Oxford English Dictionary）の定義によれば，計算または問題解決のための手続き，あるいは一組の規則である。もし精神療法を極

限までマニュアル化しようとするなら，私たちは一組のアルゴリズムに到達するであろう。

共感をシステム化から区別した後に，Baron-Cohen（2005）は，以下のように力説している。

> 突き詰めれば規則的・定型的・決定論的である現象には，システム化が有効である。……**人の行動に刻一刻と生じる変化を予測するとなると，システム化はほとんど役に立たない。**人間の行動を予測するためには，共感が必要とされる。システム化と共感とは，まったく種類の異なるプロセスである。
> （p.476; 強調は後から付加）

続いて Baron-Cohen（2005）は，システム化と共感を，根本的に異なるだけでなく，**相容れない**ものとして特徴づけている。そして，彼は以下のように言い添えている。「共感は，暗闇の中での，つまりそれほど多くのデータが存在しないところでの，想像による冒険を伴っている」（p.476）。さらに，彼は，その二種類の思考過程が別々の脳領域に依存していると主張する。共感とシステム化との解離が最も鮮明なのが自閉症であり，自閉症は，しばしば共感の顕著な機能不全がシステム化の優位と並存することを特徴としている（Baron-Cohen et al., 2005）。より程度は弱いが，性差においても，そのような解離が顕著にみられる。つまり，共通点も幅広く存在するとはいえ，男性の脳は，よりシステム化に適した仕組みになっており，それに対して女性の脳は，より共感に適した仕組みになっている。注目すべきことに，これらの諸活動における性差の初期形態は，新生児において顕著にみられる（Baron-Cohen, 2003）。

結論を言うと，精神療法を行う際にシステム化が一定の役割を果たしていることは疑う余地のないことである。もし知識・原則・方略がなければ，方向性が欠けるために精神療法のプロセスは頓挫してしまうであろう——実証研究を通して私たちの有効性を改善することもできないであろう。しかし，時々刻々と変化する関わり合いのプロセスは，共感を必要とするのである。

2. 私たちの人間性

トラウマ療法の文脈で，Pearlman & Saakvitne（1995）は，「私たちは，私たちの商いの道具である」（p.185）と提言した。Baron-Cohen（2005）の主張を汲み取るなら，私たちは，私たちの基本的人間性——私たちの共感能力——を用いる場合にのみ，あらゆる科学的・専門的知識を臨床的に活用することができる。そして，私たちの専門的訓練は，私たちに本来備わるメンタライジング能力を洗練させる——そして衰退さ

第5章 技芸としてのメンタライジング

せない——限りにおいて，有益でありうる。私たちには本来メンタライジング能力が備わっているのだと仮定するなら，専門的訓練——私たちがここで行いたいと願う専門的訓練——は，何よりも注意を再方向づけし，鋭敏化させるおかげで，役に立つのであると，私たちは信じている。

Strenger（1991）は，精神分析家の諸能力について書いた際に，次のような連続性原理（continuum principle）を提唱したが，この点では人間性について私たちと全く同じ主張をしたのである。

> 精神分析家の特殊な諸能力を頼りにすることが，次のような原理を侵害するようであってはならない。つまり，**求められている諸能力は，普通の人間的能力が洗練されたものだということを，示すことができなくてはならない。そして，特定の状況下でそのような洗練が実際に生じうる理由が，納得できる形で説明されなくてはならない。**これは，**連続性原理**と呼ぶことができる。なぜなら，それは，次のようなことを想定しているからである。つまり，精神分析家に求められる諸能力は，普通の人間的諸能力と連続性のあるものでなければならないということである。
> 　　　　　　　　　　　　　　　　　　　　　　　　　（p.95; 強調は原書のとおり）

「自然科学の図式は精神分析家にはあてはまらない」というStrengerの見解に，私たちは賛同する。そして，「歴史学者，美術商，文学教授，フィナンシャル・カウンセラー」（p.130）のような他の形の専門性もまたモデルとして役立つかもしれないという彼の見解に，私たちは同意する。こういったものは，実用的な技芸である。そして，私たちも述べていることであるが，Strengerは，以下のようなことを提言している。つまり，「精神分析的精神療法家の有能性は，格式ばった不動の理論を習得することにあるのではない」。むしろ，有能性と関わりのある重要な特質は，「成熟性，客観性，柔軟性，共感」（p.131）のようなパーソナリティ特徴である。逆転移を認識するのに「神秘的才能」は不要である。むしろ，「誘惑したり，攻撃したり，あがめたり，けなしたりする人に対する普通の人間的諸反応」（p.93）を認識していることが必要なのである。私たちはいま共感とメンタライジングの能力に焦点を絞っているのであるが，その一方で，この能力を最適に使用するには治療状況の構造が重要であるという事実を見失ってはならない。治療がもつ境界が，メンタライズするためのまたとない機会を与えてくれる——それは，Strengerが解釈しているように，**行動するように促す圧力からの自由**である。Strengerの主張によれば，精神分析家は「すべての正常な人間が保有しており，毎日の生活で苦もなく使用している諸能力」を用いて患者に関する知識を得るのであるが，Strengerは，その主張を敷衍して以下のように述べている。

精神分析家は，これらの諸能力を洗練させ，（精神分析家自身を含む）私たちが毎日の生活で一般に行う際よりも繊細に，それらを使用することができる。これができるのは，精神分析家が，精神療法家として患者の促しに直接的に応じなければならないという圧力から解放されており，そのため患者についての知覚と患者への情動的反応に関心を集中させることができるからである。(p.85)

　私たちは，メンタライジングにおいて'一時停止ボタンを押す'という比喩をよく用いる。そして，治療状況は——患者と精神療法家の双方に——そうする余裕を与えてくれる。したがって，精神療法状況という図式においては，私たちは，メンタライジングが自分たちのためになり，患者の利益につながるような仕組みを作り上げたのである。日常生活でのメンタライジングは，それほど容易なことではない。つまり，精神療法は，その準備なのである。

3. まれにみるほど巧みなメンタライジング

　精神療法を学ぶことは，他の数々の技芸の場合と異なるわけではない。つまり，名人たちを観察することによって学ぶのが，最良の策である。私たちは，まれにみるメンタライジング巧者と私たちが考えている数人の著者たちを選択した。その人たちは，Hans Loewald, Daniel Stern, Iris Murdoch である。（ちらとではあるが）メンタライジングという言葉を使用したのは，そのなかの一人だけであり，それは Daniel Stern である。

(1) Hans Loewald

　Loewald（1960）の主張によれば，精神療法的中立性は「純粋な科学者の『中立的』態度と混同されるべきではない」(p.18)。そして，精神分析家の患者との同一化（そしてその逆）は，「科学的な冷徹さ（detachment）や鏡のような中立性とは無関係である」(p.19)。Loewald は，Freud が科学的な人を人間発達の最も進んだ形とみなしたことを付記しながらも，それとは異なり，精神分析療法が純粋に科学的な活動であるとする前提を疑問視する必要性を強調した。まったく逆に，精神療法的活動が「必要としているのは，個人および個人の発達に対する**愛情と敬意**を本質とするような客観性と中立性である」(p.20; 強調は後から付加)と，彼は主張した。もちろん，Freud は，偏狭さとは最もかけ離れた心の持ち主であったし，Loewald（1960）は，Freud による精神分析家と芸術家との下記のような類比をうまく活用した。

> 彫刻においては，彫り上げられる人物は，材料を削り落とすことによって姿を現す……。精神分析においては，神経症的歪みを取り去ることによって真の形を引き出す。しかし，彫刻の場合と同様に，私たちは，それ自身へと導かれる必要がある'それ'のイメージを，たとえ萌芽的な状態であっても，持っていなくてはならない。
>
> (p.18;' 'は，本訳書で後から付加)

　想像されたものを実在へと導くこの精神療法過程に対して，Loewaldは，親子関係をモデルとして使用し，次のように述べた。「いま子どもが位置している特定の発達段階を理解するという共感的関係を維持しながら，一歩先んじて子どもの将来についてのヴィジョンを抱き，子どもに接する際にこのヴィジョンを子どもに伝えているというのが，親の理想的なあり方である」(p.20)。それに続いて彼が注目しているのは，そのようにして，子どもは，子どもについての親のイメージを内在化するのだということである——それは，愛着関係のなかでのメンタライジングの発達を論じた際に，私たちが詳述したプロセスである（第3章『発達』を参照のこと）。

　偏狭でないことにかけてはFreudに劣らず，Loewald（1970）は，賢明にも，精神分析の実践と科学的な探究との間に堅固な境界を設けることをしなかった。彼は，精神分析を純粋に科学的な活動であるとする見解を疑問視しただけでなく，科学の実践を，客観的真理の追求のみに動機づけられた冷徹で非熱情的なものとみなすことについても疑問視した。

> また，真理を愛することは，より高邁でない目的よりも真理を渇望しているがゆえに，まさしく一つの熱情なのだと言われる必要がある。私たちの分野では，真理を愛することは，私たちにとっての真理と，人間関係における真理に対する熱情から，切り離して考えることはできない。他の諸分野でも，科学者は，まさに最も創造的で「非熱情的な」瞬間に，対象への愛に満ちあふれているのである。純粋な形での科学的冷徹さは，愛を排除することとはかけ離れたものであり，愛に基づいているのである。私たちの仕事においては，間違いなく以下のように言うことができる。非熱情的かつ客観的に分析を行っている瞬間にこそ，他のどのような時よりも，私たちは，私たちの対象を，つまり患者を愛しており，患者の全存在に対して慈しみの気持ちを抱いているのである，と。
>
> (p.65)

(2) Daniel Stern

　愛と慈しみについて書いた際に，Loewaldは，精神療法的理解において情動が担う本質的役割を明らかにした。愛と慈しみは，科学的手続きに由来するものではない。それらは共感から流れ出るものであり，システム化から流れ出るものではない。同様に，Sternと共同研究者たちの治療作業（Stern, 2004; Stern et al., 1998）は，精神療法過程における自発性と創造性の役割を証明するものである。これらもまた，アルゴ

3. まれにみるほど巧みなメンタライジング

リズムに基づくものではありえない。

「現在の瞬間」と「出会いの瞬間」を強調したことにおいて，Stern（2004）は，事実上，精神療法過程におけるメンタライジングの現象学を明言したのである。Stern による，'いま・ここ' への，現在中心の焦点合わせは，大部分の精神力動的治療とは対照的である。ちなみに，大部分の精神力動的治療には，「現在の瞬間をおきざりにして，性急に意味に向かおうとする動きがある」と，彼は確信している（p.140）。私たちが技芸を強調することと一致しているのであるが，彼は，「精神療法過程において『いい加減さ』のもつ創造的効能」（p.156）をはっきりと述べている。ちなみに，そのような精神療法過程において，患者と精神療法家が行うべき課題は，精神療法的な形で——ほぼ Heal が明示したような精神に則って——**前進し続ける**ことである。この過程を述べる際に Stern（2004）が暗に示していることは，私たちなら，それを非メンタライジング的な別の見方と呼ぶであろう（以下の，括弧で囲まれた部分）。

> 前進することは，それが起きている間は，おおむね自発的で，どこに向かうのか予測できないプロセスである。精神療法家は，患者が次に何を言うか正確に知ることはできず，まして自分が次に何を言うかについては，それを言うか行うかするまでは，知ることができない。そして，同じことが患者にもあてはまる……（もし精神療法家が自分は知っていると思うなら，その精神療法家は理論を相手にしているのであり，人を相手にしているのではない）。(p.156)

メンタライジング的姿勢とも一致することであるが，Stern は，「当面の関係をより十分に生きることができるように，セッション中には理論をより遠ざけておくこと」（p.224）を支持した。

Stern は，典型的には数秒間持続する**現在の瞬間**（present moments）を，特別な注意を注ぐにふさわしいものとして強調している。これらの瞬間は，新奇で，魅惑的で，予測不能であるという点で，また，ある種の心的行為と心理的作業を要求するような問題をはらんでいる可能性があるという点で，特別な精神療法的価値をもつものである。最も変化促進的でありうる '現在の瞬間' とは，**出会いの瞬間**（moments of meeting）であり，それを彼はマインドリーディングであると説明している。私たちなら，これを，転移の中で相互的関わり合いとして起きるメンタライジングと呼ぶであろう。

> '現在の瞬間' で，私たちにとって最も興味深いものは，二人の人が特別な種類の心的接触——つまり間主観的接触——を行うときに生じるものである。これは，互いの心の相互的解釈を伴っており，そのおかげで，私たちは，「私が知っていることをあなたも知っているのだと，

> 私は知っている」あるいは「私が感じていることをあなたも感じているのだと，私は感じている」と言うことが許される。つまり，相手の心の内容を読むということが起きている。二人の人が，少なくとも瞬間的には，ほぼ同じ心象風景を見たり感じたりしている。精神療法は，主としてこのような出会いに関するものにほかならない。　(p.75)

　Sternは，以下のようなことが主要な黙示的課題になるものとして精神療法を特徴づけた点で，最良のメンタライジングを記述しているのである。その主要な黙示的課題とは，いまそこにある間主観的な場を調整すること，つまり，「自分自身の心理状態と照らし合わせて行った，他者の心理状態についての読み取りを，詳しく調べ，正しいかどうか吟味し，修正すること」(p.120)である。以下の実例が示すように，範例としてあげられたメンタライジングが本当に見事である。

> 今の瞬間がもつ性質が，たいていの場合，技法的に許容できる応答を超えた何かを要求する。つまり，それは，出会いの瞬間を要求するのである。……それは，その瞬間のその場限りの状況にぴったり適合した，本心からの応答を要求する。それは，自発的で，精神療法家のその人らしい徴表を伴っていなければならない。……例えば，突然起き上がって精神療法家を見つめた患者を取り上げてみよう。患者が起き上がった直後に，二人は，意図的に見つめ合っていることに気がついた。静かな空気が流れた。精神療法家は，自分がどうしようとしているのか明確にはわからなかったが，ゆっくりと表情をやわらげ，口の周りに微笑を示す特徴が表れるようにした。それから，彼女は，軽く頭を前に傾け，「ハロー」と言った。患者は，彼女を見つめ続けた。二人は，数秒間，互いに見つめ合ったままでいた。一瞬の後，患者は再び横になり，寝椅子で彼女の作業を続けたが，その作業は以前よりも深く，新たな趣のものであり，新たな素材への扉を開くものであった。二人の共同作業における変化は劇的であった。　(pp.168-169)

　そのような節目となる出会いの瞬間は，常態というよりも例外であり，数セッション程度の期間では一回も生じることはないだろうと，Sternは付記している。しかし，このような衝撃的瞬間は，以下に述べるものの最良の形態であるにすぎない。つまり，それは，安定した愛着に特徴的な親子の関わり合いの実例であり，より日常的に，例えばMeinsと共同研究者たち（2002）による心理-志向的な母性行動（第3章『発達』を参照のこと）の記述の中に表れているものの最良の形態だということである。Sternは，意味の生成やナラティヴの重要性を軽視しているのではない。心と心の出会いは明示的なナラティヴ理解が発達するための土台であるということを，彼は明らかにしているのである。

(3) Iris Murdoch

　倫理学者でもあり小説家でもあるIris Murdoch〔アイリス・マードック〕は，メ

3. まれにみるほど巧みなメンタライジング

ンタライジングという言葉を聞けば顔をしかめたかもしれないが，私たちがメンタライジングと呼ぶものを高尚な技芸の域にまで高めた。そして，Loewaldと同様に，彼女は，愛と，他の個人を本来の姿のまま理解する能力との，緊密な結びつきを描写した（Antonaccio, 2000; Murdoch, 1971, 1992）。単純に言えば，「愛は，ある個人についての知識である」（Murdoch, 1971, p.27）。

　今や十分な科学的裏づけがあるので，私たちは，メンタライジングの基盤としての**注意**（attention）をかなり重視しているが，その点では次のようなMurdochの遺志を受け継いでいるのである。つまり，「個人的現実に向けられた正確で愛情に満ちた注視（gaze）という考えを表現するために……私は『注意』という用語を用いている」（Murdoch, 1971, p.33）のである。私たちもそうであるが，Murdochは，「自分とは全く違うものを思い描く能力，とくに，もちろん他者の存在を思い描き，認識し，自分自身にとってリアルなものにする能力」（Murdoch, 1992, p.322）としての**想像**を重視した。さらに，私たちは，自己中心性にはメンタライジングに歪みを与える広範な影響力があることを強調してきたが，それと軌を一にして，Murdochは，人間的現実をあるがままに捉えるうえでの中心的難題を，利己主義の克服——彼女が**非利己化**（unselfing）と呼んだもの——であると理解していた。そのようなわけで，Murdochは，利己的な空想を，真理追究的で創造的な想像から区別すべきであると主張した。そして，彼女の見解では，空想は「機械的に生じる，窮屈なくらい決まり切った虚像」であるが，想像は「世界を自由かつ創造的に探究することであり，真実で深遠なものについての表現と説明（そして芸術においては祝福）を目指すこと」である（Murdoch, 1992, p.321）。

　Murdoch（1992）は，私たちなら大雑把に神経症の歪曲効果と解釈するものについても門外漢ではなく，「利己的不安が世界を覆い隠してしまう」（p.175）と提言した。そして，「自己防御的不安という，日常的な利己的ぼかし」を除去するのが注意と想像の役割であるという見解を示した（p.244）。実際，彼女は，「極度に神経症的な自己意識」を「陥りやすいすべての状態のなかでも最も利己的なもの」と解釈した（Conradi, 2001, p.153）。彼女が認識していたように，利己主義の克服のために注意と想像を活用することは，決して生やさしい芸当ではない。つまり，「私たちの日常的な意識は，錯覚に満ちている。私たちの『捉え方』は表面的である。不安，悪意，羨望，貪欲，あらゆる種類の利己的とらわれ，本能的執着は，私たちが直面しているものを歪ませるか隠してしまうであろう。……どの瞬間にも，私たちは『注意を向けている』か，あるいは注意を向けそこなっているかのどちらかである」（pp.295-296）。

　Murdoch（1971）は，「現実」を「辛抱強い愛の眼差しに対して開示されるもの」（p.39）

第5章　技芸としてのメンタライジング

と解釈した。そして，まさに私たちが述べたように，利己主義と空想の歪曲的影響を克服するためには鋭敏な注意と想像が必要とされるのだと，彼女は信じていた。このことを行うために要求される多大な心的努力を，彼女は高く評価していた。したがって，彼女が他者の現実を知りたいと願うことを愛の行為と解釈したことは，正しいのである。Murdoch が自分の見解の正しさを示す例としてあげた母親Mは，いまでは有名な実例となっている。ちなみに，Mは，最初，彼女の義理の娘Dに対して敵意を感じる（pp.16-17）。Mは，Dのことを「小生意気でなれなれしく，礼儀作法が十分でなく，ぶっきらぼうで，ときには確実に下品であり，いつもうんざりするほど子どもっぽい」と捉えている。また，Mは，息子が彼よりも格下の娘と結婚したのだと感じている。Mは非常に「きちんとした」人なので，Dに対して一貫して非の打ち所がない態度で振る舞っていると，Murdoch は示唆している。ただし，Murdoch は，Mの外的行動ではなく，Mの心に起きていることだけに関心を向けている。Mが「かわいそうな息子は，馬鹿で下品な娘と結婚したのだ」という確信に代表される「硬直化した不満感」に安住することもありうるだろうと，Murdoch は付記している。しかし，「実例のMは，知性のある善意の人であり，自己批判ができ，自分が直面している対象に細心の公正な**注意**を注ぐことができる人である」。省察を経て，Mは，自分が思い上がっていることがわかり始め，自分の嫉妬心を認識する。彼女は，もう一度注視してみようと自分に言い聞かせる。次のような心的過程が展開する。

> ここで，私は，MがDを観察するか，少なくてもDについて意図的に省察を行い，最終的にはDについての彼女の見方が変容すると仮定してみよう。もしDがいま不在であるか亡くなっていると仮定すれば，このことによって，その変化はMの行動にではなく，Mの心に生じたのだということが明らかにできる。Dは，下品ではなく，すがすがしいほど天真爛漫なのであり，威厳に欠けるのではなく，自発性にあふれているのであり，騒々しいのではなく，陽気なのであり，うんざりするほど子どもっぽいのではなく，愉快なほど若者らしいのだということなどが，発見される。 (p.17)

Murdoch は，原則的には，どちらの見方も他の見方より本来的に正しいということはないと指摘する。そして，Murdoch は，そのような改訂された見方のほうが彼女の議論にはより適していると考えている。つまり，「Mが公正で愛を感じているとき，彼女はDを現実どおりに見ているのである」(p.36)。そして，もう一度言うと，利己的な錯覚状態に立ち向かうには，努力を要する注意の作業が必要だったのである。

Murdoch は，彼女の議論の過程で，私たちがメンタライジングと呼ぶものの**倫理的素地**（ethical texture）に光を当てている。彼女は，この点を次のようにはっきり

3. まれにみるほど巧みなメンタライジング

と指摘している。「意識は,道徳的活動の一形態である。つまり,それは,私たちが何に注意を向けるか,どのように注意を向けるか,注意を向けるか向けないかということである」(Murdoch, 1992, p.167)。より念入りに言うなら,以下のとおりである。

> 善が知識と結びついていることは,まったく明らかなことである。ここでいう知識とは,たとえそれが何であれ,日常世界の非個人的・疑似科学的な知識ではない。そうではなくて,現実にそうであるものについての洗練された正直な知覚であり,私たちが直面するものについての辛抱強く公正な識別と探究である。そして,それは,ただ目を見開いていることの結果ではなく,まったくおなじみのものであることが確かな道徳的修練の結果である。
> (Murdoch, 1971, p.37)

したがって,Murdoch(1992)の主張によれば,私たち精神療法の実践者は,「治療されているのは魂である」からには,「道徳的判断,つまり最も広義の道徳的な省察と洞察に,巻き込まれるのを避けることはできない」(p.307)。道徳的に考えるという,この倫理的次元を認めると,間違いなく,私たちは滑りやすい斜面を避けて通ることができない立場に身を置くことになる。つまり,私たちは,道徳的であることが不可避の活動に,道徳化に陥ることなく携わる方法を見出さなくてはならないのである(Allen, 印刷中)。

私たち精神療法家が,メンタライズしたいと——自己と他者の現実を知りたいと——願う際にできるのは,せいぜい Murdoch の先例に倣うことぐらいであろう。例えば,ある患者に対して執拗な憎しみや軽蔑を感じるときには,D についてのありうる別の見方を発展させた M の注意深い作業を思い浮かべるとよいであろう。Murdoch がそれについて明言しているとおり,このように見方を転換することは,高い志である。

> 正しい答えを導く愛とは,公正さと,現実主義と,現実をありのままに見ることの実践である。困難なのは,注意を現実状況に釘づけにしておくことであり,また,注意が,自己憐憫,恨み,空想,絶望という慰めとともに,ひそかに自己に逆戻りしてしまうのを防ぐことである。……世界をあるがままに見るようになることは**大仕事**である……意志の力によってではなく,私たちの普段の愛着の質のおかげで,そして,私たちに利用可能な,ある種のエネルギーと識別力に助けられて,「その時が来る」なら,私たちは正しく行為するのである。そして,私たちの意識の全活動は,このことと関わりが深いのである。
> (Murdoch, 1971, p.89; 強調は原典のとおり)

こうして Murdoch の心を垣間見た結果を心に留め,そしてメンタライジングの倫理的素地を視野に入れると,最も十分なメンタライジングは,技術であるだけでなく,美徳(virtue)でもあると,解釈することができる。Murdoch は,高いハードルを

設けて，完璧なほどの理想的基準を堅持している。しかし，空想に満ちていると思われる主観性から，真の愛を伴う客観性までの距離は，かなり遠いことを，彼女は認めていた。「それは，とてつもなく離れていて，どんな星よりも遠い」（Murdoch, 1999, p.518）というのである。私たちが次の章で推奨する「無知」（not-knowing）の姿勢は，出発点としてふさわしいものである。つまり，「私たちには，……私たちの世界を客観視せず，自分自身を空想で囲い込んでしまう生来的本能がある。きっぱりこれをやめ，空いた隙間を嘘と偽りで埋めないようにすることが，前進である」（Murdoch, 1992, p.503）。

　美徳を実現しようと志すときに，唯一の妥当な態度は，謙虚さという態度である。志をもってメンタライジングを行う精神療法家にとっての救いが，ここにある。つまり，「美徳の数々について考えることは，私たちをそれらから隔てている距離を見定めることである。それらの美徳の卓越性について考えることは，私たち自身の至らなさや情けなさについて考えることである」（Comte-Sponville, 2001, p.5）。この観点からみると，私たちは誰もが，ほどよい母親（good-enough mother）〔★訳注2〕という着想に感謝することができる。なぜなら，私たちは，ほどよい精神療法家になろうと願っているからである。母親たちと精神療法家たちの誰もが知っているように，それは取るに足らない願いではないのである。

〔★訳注2〕Winnicott が提唱した有名な概念である。ほどよい母親とは，初めは乳児の欲求にほぼ完全に適応するが，時間が経過して母親の不在に対処する乳児の能力が増大するのに応じて，徐々に適応の完全さを減じていく母親である。乳児の欲求への母親の適応が不完全であれば，乳児は欲求不満を体験せざるを得ず，母親という対象は愛されると同時に憎まれるものになる。しかし，それが対象（母親）を現実的なものにすると，Winnicott は述べている。母親の完全に近い適応によって，乳児は母親が自分の一部であり，自分の望むとおりになるという万能的幻想を抱くが，その後にこの幻想からの脱却を進行させ，リアルな母親に触れることができるように助けることが，ほどよい母親の重要な役割である。

4. 科学から得られる助け

　本書の第一部では科学を正当に評価したが，ここでは，メンタライジングに関する私たちの知識ではなく，実際に**それを行うこと**に焦点を合わせている点では，科学を軽視しているわけである。しかし，知ることと行うことは，結びついている。つまり，技芸は，科学の**応用**に属する。私たちがレビューした発達的実証研究を通して，メンタライジングを促進したり損なわせたりする関係性の諸条件について，確固とした知識を私たちは手にしている。Meins（1997）と Murdoch（1971）は，かけ離れたことを述べているわけではない。私たちは，自分がしようとしていることについて明瞭な考えを持つなら，何かを効果的に行う確率がより高まる。そして，発達的実証研究

は，そのような考えをたくさん提供してくれたのである。

しかし，発達的実証研究を超えたところに，もう一つ別の科学的知識の領域がある。そして，それは，現実を正しく見るという意味で，そして自己中心的見方に惑わされないで見るという意味で，メンタライズしようと願うときには，きわめて有益であることがわかる。それは，精神病理についての私たちの知識である。私たちが最も困難を感じやすいのは，**メンタライジングでないものをメンタライズすること**である。自閉症の子どもたちに取り組む——彼ら／彼女らの限られたメンタライジングに適応する——という困難な作業は，メンタライジングでないものをメンタライズする必要があるということの，最も傑出した実例である。しかし，それと同じことは，他の多くの精神医学的諸状態についての私たちの科学的知識にもあてはまる。その精神医学的諸状態とは，メンタライジングが損なわれる諸状態であり，その範囲は精神病質や境界性パーソナリティ障害から重篤なうつ病や急性不安状態にまで及ぶ。その精神病理の性質を正しく評価し損なうことは，効果的でない介入か，あるいは，まったく有害な介入につながるであろう。

最終的には，治療結果との関連で私たちの介入の有効性を測定するためには，科学的方法に頼らざるをえない。そして，このような方法は，この半世紀の間に高度に洗練されたものになった。メンタライジング的介入の有効性は，境界性パーソナリティ障害をもつ患者の治療において，最も体系的に研究されてきた（第9章『境界性パーソナリティ障害』を参照のこと）。しかし，本書のその他の部分が証明しているように，他の領域にも，いくらか影響がみられるようになった。そして，メンタライジング的姿勢の実用的価値についてのさらなる科学的検討の機会も，豊富である。

5. まとめ

Mary Main から Iris Murdoch までの曲がりくねった道をたどる際に，私たちは，メンタライジングに高いハードルを設けた。しかし，私たちは，理想と現実の隔たりをも認めなくてはならない。ほどよいメンタライジングのおかげで，大部分の子どもたちは適切に養育され，精神療法の患者の大部分は適切に治療されている。もちろん，私たちは，専門家としては，蓄積された科学的知識・訓練・スーパーヴィジョン・コンサルテーションを利用して，私たちの実践を改善し続けなくてはならない。私たちは，そのような精神に則って，本章を提示したのである。

私たちは，特定の技法や手続きよりも考え方や関わり方を重視している——つまり，メンタライジング的姿勢を重視し，内容を，プロセスよりも副次的なものとみなして

いる――のであるが，それを考えると，私たちが精神療法において技芸としてのメンタライジングを強調することは，理にかなっているのである。私たちは，アルゴリズムからは遠く離れたところにいる。そして，Baron-Cohen（2005）の研究が明らかにしているように，アルゴリズムは，メンタライジングとは相容れないものである。こうして，私たちは次のような逆説に直面する。つまり，心の健康管理における現代の風潮では，根拠に基づく治療を実践するためのマニュアルが必要とされている。しかし，マニュアルをきわめて個別性の高いレベルまで発展させることは，まさに私たちが開拓しているものを，つまりメンタライジングを，台無しにしてしまうであろう。もう一度繰り返すが，技芸は応用に属している。Roth & Fonagy が示唆したように，実践的英知に代わるものはないのであり，障害が重篤であったり治療に抵抗したりする患者たちを支援するときには，とくにそうなのである。

> マニュアルは，精神療法家の訓練には大いに貢献している。そして……良い訓練実施のモデルには，このようなマニュアルを遵守する能力についての正式の査定が含まれていることであろう。しかし……ある技法の重要要素についての好ましい知識は効果的実践のための重要な基礎であるとはいえ，熟練した実践家は，技法的に推奨されることを柔軟に用いることができるとともに，臨床的状況が求めるものに応じて，それらから逸脱し，それらを超えることもできる人たちであろう。
> （Roth & Fonagy, 2005, p.476）

さらに，Roth & Fonagy は，臨床的判断が担う重要な役割というテーマについて述べ続けながら，次のように指摘している。「実践が根拠に基づいている必要性がますます高まっているけれども，そもそもこのプロセスが有益であることを示す体系的根拠を私たちは認識していないという，その事実に，矛盾が存在する」（p.502）。

科学的手続きに伴う数々の制約を考慮すると，基本的な人間的能力と関連させて精神療法アプローチを洗練させることには利点がある。実際のところ，私たちが述べてきたとおり，私たちが訓練において行うことの重要部分は，臨床家を技法論から遠ざけ，常識に立ち戻らせることである。この最後に述べた点は，メンタライジング的介入法をもう少し具体的に考察するための下準備である――ただし，ほんの少しだけ具体的に考察するということであり，その理由は，私たちが先ほど明らかにしようと努めたとおりである。

6. 臨床的重要点

● 思考のモード：技芸としての精神療法は，科学的知識の応用に属するものであるが，

その実施に**共感**と**システム化**という**相補的な**思考のモードが関与するような応用である。メンタライジングという活動は，規則や手続きに狭隘化することができない技芸である。したがって，精神療法を全般的原則の陳述よりも詳しくマニュアル化できるかというと，それには限度がある。

- **出会いの瞬間**：精神療法における技芸としてのメンタライジングは――精神療法家の側からだけでなく患者の側からみても――Stern と共同研究者たちによる**出会いの瞬間**の記述に最もよく例示されている。このような自発的な関わり合いは，事前に計画できるものではないのであり，精神療法的前進に重要な貢献をしている。
- **メンタライジングの基盤**：メンタライジングに例示されているような精神療法家の人間性は，精神療法における有能性の根本的基盤である。しかし，精神療法の**形式的構造**――とりわけ省察の時間を与えてくれる専門的境界の維持と心理的空間――は，精神療法家がその過程でメンタライジングを維持するために不可欠の基盤である。

第6章 メンタライジング的介入法

　技芸としてのメンタライジングを念入りに説明した際に私たちが提言したように，心的機能に関する良い理論を持っていることと，それを実りある形で適用して心理的問題のある人たちを援助することとは，別の事柄である。本章は，本書の第Ⅱ部の目論み，つまり理論を実践に移すことについての続編である。私たちがこれから述べることは，メンタライジング――あなたの患者たちとあなた自身のメンタライジング――を増進しやすい介入法について学ぶことによって，日々の臨床実践におけるあなたの技術をどのように向上させることができるか，ということである。

　本章は，概説ではあるが，あなたの臨床実践に役立つことを目的としている。というのは，本章は，少なくとも，あなたが日々の治療作業においてメンタライジングのプロセスに注意を向け始めるための助けになるだろうと思われるからである。いずれ，あなたは，私たちがここで提供する指針を，以下に示すような状況で自分でも使用し始めていることがわかるであろう。①あなたの患者またはあなた自身に関するメンタライジングが困難であることに気づくとき。②非メンタライジング的介入によって，あなたの患者のメンタライジングの軌道を狂わせてしまったことに気づくとき。③自分自身が全面的に歪んだ知覚・解釈・仮定に基づいて動いているのだとわかるとき。皮肉なことに，あなたは，自分の非メンタライジング的介入に気づくとき，実はメンタライズしているのである。さらに皮肉なことに，セッションの最中にメンタライジングにこだわり始めるとき，あなたはメンタライジングを喪失しているのである。なぜなら，あなたは，もはや患者に注意を向けてはいないからである。損なわれたメンタライジングのあらゆる形態について――それが臨床実践の場面であれ日常生活の場面であれ――私たちは，幅広い個人的体験に基づいて語ることにする。つまり，数々のワークショップを行い，数々の著書を執筆したからといって，非メンタライジング的相互交流を免れるわけではないということである。

第6章 メンタライジング的介入法

　メンタライジング・アプローチに忠実であろうと志すとき，あなたは，それが'痛し痒し'であることに気づくであろう。一方では，答えや洞察を与えなければならないという圧力から解放されるであろうが，他方では，一貫して省察的な精神療法過程を展開させ維持することを，言い換えれば，あなた自身とあなたの患者をメンタライジング・モードにしておくことを迫られる。この後に続く諸節で，私たちは以下のことを行う。①あなたがすでに自然に行ってきていることが，たとえあなたがそれについてそう思わなかったとしても，メンタライジングを促進しているのだということを，私たちは指摘する。②治療目標の焦点を定め直すことをあなたに薦める。③メンタライジング的な症例定式化（case formulation）の実例を示す。④あなたの技法を洗練することに関して助言する。⑤メンタライジング的姿勢を維持することを奨励する。⑥患者のメンタライジング能力について瞬時に査定し，それに従って介入法を変えるように，あなたを励ます。⑦転移の中でのメンタライジングについて私たちがどう考えているかを述べる。⑧実践に関するいくつかの秘訣を列挙する。⑨治療的アドヒアランス〔★訳注1〕についての自己査定のための，いくつかの質問を提唱する。本章の締めくくりとして，メンタライジング焦点化療法の体験がどのようなものなのかについての，ある患者の生の説明を紹介できるのは，とりわけ幸運なことである。

〔★訳注1〕アドヒアランス（adherence）とは，患者が積極的に治療方針の決定に関与し，その決定に従って治療を受け続けることを指す。決定の遵守に重点をおく「コンプライアンス」（compliance）という概念と比べて，アドヒアランスは，患者の積極性・能動性が強調された概念である。

　前章のテーマを繰り返すことになるが，メンタライジングを促進する臨床的介入の具体例を提示するとはいえ，私たちは，主として，精神療法の実施についての**考え方**を表明しているのだということに，あなたは気づくであろう。つまり，私たちは，技法よりも態度に関心を抱いている。それだから，このアプローチを学ぶことは，実験室用の技術を習得することとは違うのである。皮肉なことに，それを教えたり学んだりすることにも，メンタライジングが必要なのである。Wittgenstein（1953）は，情動表現の正確な解釈を学ぶことについての論評の中で，この精神を美しいほど見事に捉えていた。

> 感情表現の純粋さについての「熟達した判断」というようなものがあるのだろうか。——ここにおいてさえ，「より良い」判断を行う人たちと「より悪い」判断を行う人たちが存在する。より正しい予想は，一般的に，人間について，より良い知識を持つ人たちの判断から生じる。人はこのような知識を学ぶことができるのだろうか。もちろん，できる人もいる。しかし，それについての授業を受けることによってではなく，「**経験**」を通して，であるが。——この

第6章　メンタライジング的介入法

ことにおいて，他の誰かがある人の教師になりうるだろうか。間違いなく，なりうるのである。折に触れて，教える人はその人に正しい**秘訣**を伝える。――ここで言う「学ぶこと」と「教えること」とは，このようなものである。ここで人が獲得するものは，技法ではない。人は正しい判断を学ぶのである。数々の規則もありはするが，それらがシステムを形成することはなく，熟練した人たちだけがそれらを正しく適用することができる。計算規則とは違うのである。
(p.193, 強調は原典のとおり)

　Wittgensteinの精神に則り，私たちは，一般原則といくつかの秘訣を披露する。私たちが本章で詳しく説明するアプローチの真髄の概要を読者に駆け足でお見せするために，表6-1に，メンタライジングを促進しやすい介入とそれを台無しにする介入を列挙してある。基礎的なメンタライジング能力があるものと仮定して，私たちは，あなたの注意を，もっぱら治療過程でのメンタライジングに向けさせたいと願っている。そして，それとともに，私たちは，もしあなたがそれに注意を向けるなら，それを行う方法が見つかるだろうと信じている。

　この時点までに読者はよく理解しているはずであるが，私たちは，メンタライジングを精神療法の汎用的アプローチと解釈している。メンタライジング焦点化療法を最も新しくない治療アプローチとして提示する私たちの立場と一致することであるが，表6-1で強調されているスタイルの介入法は，おそらく，（いつものことながら，'言うは易く行うは難し' ではあるが）たいていの臨床家が考える良い技法の代表例であろうと，私たちは推測している。したがって，このメンタライジングの枠組みにおいて，私たちは，あなたの暗黙の精神療法モデルに懸念を抱いているわけではないのである。また，私たちは，精神医学，心理学，ソーシャル・ワーク，あるいは他の領域のカウンセリングにおける，あなたの専門家としての基盤から，あなたを引き離したいと思っているのではない。むしろ，私たちが奨めているのは，あなたの介入法が解釈的なものであろうが認知的なものであろうが，それをメンタライジングとの関係において枠づけし直す（reframe）ことである。つまり，あなたの特定の精神療法アプローチにメンタライジング的姿勢を**上乗せ**し，その一方で，あなたの作業につきまとう非メンタライジング的介入を減らすことを，私たちは奨励しているのである。すでに述べたとおり，精神分析から認知行動療法に至るまでの数々の治療は，患者のメンタライジング能力に合わせて構成されている限り，それらが巧みに行われるなら，メンタライジングという心理的過程を促進することができるのである。しかし，私たちのアプローチが汎用的なものであるとはいえ，注意すべき点もあるので，それを紹介しておく。つまり，メンタライジング的焦点合わせを，一定範囲の複数の治療様式や患者群に拡大することを私たちは支持しているが，私たちが採用している介入法の全般的ス

第6章　メンタライジング的介入法

表6-1　メンタライジングに影響を与える介入法の特徴

●メンタライジングを促進すること
- 探究的で好奇心のある「無知」の姿勢を維持すること
- 患者による心理状態――自分自身とあなたの心理状態――の探索を促進するような安心基地の体験を提供すること
- 情熱的すぎもせず冷淡すぎもしない情動的関わりの水準を促進すること
- あなたの，随伴的で「有標の」情動が患者の心理状態を表象化して患者に伝え返しているようなミラリングのプロセスに関与すること
- 単純で的を射た介入を提供すること
- 患者を自己の心理状態の探索に引き込むことと，他者の心理状態の探索に引き込むことの間で，バランスを保つこと
- 関わり合いや自己体験を多重的な複数の観点からみることに患者を引き込むこと
- あなたが何を言うべきか，または何をすべきかわからないときにはそれを認め，患者に助けてもらいながらそのプロセスを前進させること
- 面接室で自分の心がどのように動いているのかを患者が理解できるように助けるために，転移に取り組むこと
- ありうる別の見方を提示する前には，患者の体験も妥当だということを認めること
- あなたの態度・感情・信念について患者が根拠のない思い込みをしているなら，それらに立ち向かうこと
- あなたと患者との関わり合いについて分別をわきまえた自己開示を行うこと
- あなたが考えていることを患者に知らせ，あなたの歪んだメンタライジングを患者が修正するのを許すこと
- あなた自身のメンタライジング不全を認め，誤解を理解するように努めること
- 失敗を認め，あなたが患者の敵対的反応に寄与していないか積極的に探索すること

●メンタライジングを台無しにすること
- 賢くあろう，優秀であろう，洞察力を示そうと努めること
- 複雑で長たらしい介入を行うこと
- プリテンドモードでの語り合いを延々と続けること（「心理学用語濫用」または「空疎な話」）
- あなたの理論的先入観に基づいて，心理状態を患者に帰属させること
- 確信をもって，患者に関するあなたの思いつきを患者に提示すること
- 関係性のプロセスではなく，関係性の構造や内容に過剰なほど焦点を合わせること
- ある対人関係についての患者の体験とその根拠をより詳しく探索するのではなく，その体験を一般的パターンに帰属させること
- 転移を利用して過去の行動の無意識的反復を探索すること
- 長い沈黙をそのまま放置すること
- 精神療法家に関する空想についての自由連想と詳細な説明を奨励すること
- 患者に対して，強烈で「有標的でない」情動を伴わせた応答を行うこと

タイルは境界性パーソナリティ障害の患者たちを治療した経験——メンタライゼーションに基づく治療という源泉——に影響されているということである（Bateman & Fonagy, 2004, 2006）。

このように，心もとないメンタライジングに特に注意を向けている限り，私たちは，主として現在に焦点を絞る比較的構造化された支持的治療アプローチを標榜していることになる。この方針をとる際に，私たちは以下のことを否定しているのではない。つまり，より強靱なメンタライジング能力をもつ患者たちの場合には——例えば，精神分析で強調されている——洞察志向的で解釈的な技法がメンタライジングを促進しうることを否定しているわけではないのである。実際，神経症スペクトラムに属する精神医学的障害を持つ患者たちにとっては，洞察志向的精神療法が選りすぐりの治療であろうと，私たちは信じている。そのような患者たちの場合には，歪んだ心的**過程**というよりも歪んだ心的**表象**が中心的問題であると（Fonagy et al., 1993），私たちは理解している〔★訳注2〕。私たちの観点からみると，認知療法と精神分析療法を含む広い範囲の治療アプローチは，歪んだ心的表象と取り組むことのできる潜在力を秘めている。ただし，それらの治療は，患者が思い浮かべることのできる別の見方を患者に提供する限りにおいて，そのような潜在力を有しているのである。最後に，私たちは，以下のことを付け加えておく。つまり，どのような手段でメンタライジング能力の改善がもたらされたのかにかかわらず，その改善のおかげで，患者は，より洞察志向的な治療から恩恵を受けられるようになるだろうということである。

〔★訳注2〕Fonagy et al.（1993）は，精神療法による心的変化とそれをもたらす精神療法行為を理解するための枠組みとして，「表象モデル」（representation model）と「心的過程モデル」（mental process model）を区別している。表象モデルが適用される場合というのは，表象としての，ある考えや感情が脅威的であるために拒絶されて意識できなくなっている（抑圧されている）ことが問題になる場合である。したがって，精神療法行為は，このような拒絶された表象を回復し，表象構造に統合をもたらすことである。それに対して，心的過程モデルが適用される場合とは，（表象を生み出す）心的過程が抑制されており，ある部類または範疇の心的表象が欠如している場合である。心的過程の問題を抱える患者は，自分の心の中で起きていることを理解することができない。したがって，精神療法の焦点は，（表象を生み出す）心的過程を回復させることに絞られる。

1. あなたはもうそれを行っている

私たちが本書の根拠としてきた前提は，プロセスとしてのメンタライジングが——たとえそう認識されていなくても——あらゆる効果的な治療作業の重要な側面だということである。したがって，このアプローチを採用する際に，あなたは，さらにもう一つの長くて複雑な精神療法の方法を学ぶ必要はないのである。むしろ，私たちは，異なる概念的枠組み，つまり第3章（『発達』）で述べた，愛着を用いてメンタライジ

ングを説明する枠組みから，あなたの現在の実践を再検討してみるようにと，お誘いしているのである。

当然のことながら，黙示的メンタライジングは，すべての治療作業の土台である。精神療法を行う際に，あなたは，患者の心のイメージをあなた自身の心の中で構成したり再構成したりしている。あなたは，感情に名前をつけ，認知を説明し，黙示的信念を明示化する。ミラリングのプロセスに関与し，言語的または非言語的なミラリング表示の「有標的」特徴を強調することも，重要である。ちなみに，そのようなミラリング表示において，あなたは，患者の心理状態を修正された形で伝え返しているのである。あなたが積んだ訓練と経験は，次のような生来的能力にさらに磨きをかけてくれたのである。その能力とは，あなたの示す反応が，あなた自身の心の状態だけと関連するのではなく，患者の心の状態とも関連していることを示す能力である。

発達的見方を繰り返すことになるが，Bowlby (1988) の研究以来，精神療法が常に愛着システムを活性化し，そのため安心基地の体験を生み出すということに関しては，一般的な合意が形成されてきた。したがって，自分で意識していようがいまいが，あなたは，必然的に愛着という枠組みの中で作業を進めているのである。私たちの見解では，メンタライジング能力の回復と安心基地体験との相助作用（synergy）を作り出すには，精神療法の愛着的背景が不可欠である。つまり，あなたは，理解されるという体験を与えるのであり，それが安心という体験を生み出し，今度は，それが心的探索を促進するのである。その心的探索には，あなたの患者が**あなたの心**を探索すること——そして，その過程で起きる自分自身の発見——が含まれている。たいていは急速で，非意識的で，黙示的な，このプロセスのおかげで，患者は，自分が何を考え，何を感じているのかを把握することができる。

精神療法を行う際には，患者の心理状態があなたたちの共有された注意の焦点となるような共同注意の過程に，患者を引き込むのであり，そのような意味で，あなたはメンタライズしているのである。私たちの見解では，すべての心理学的治療に含まれている共有された注意の過程は，メンタライジングの対人解釈機能（interpersonal interpretive function）（Fonagy, 2003a）を強化する。あなたの心は内容——例えば，あなたの患者が就職面接を心配していること——に釘付けになりやすいけれども，次々と移り変わる心的内容を背景にしての患者の主観体験への共同的焦点合わせから，その関わり合いの最終的な精神療法的価値が生まれるのである。幼年期にそうであったように，この共同注意のプロセスは，メンタライジング能力を高め，それと同時に患者の自己感を強化する。

あなたの理論的志向が何であるか——主として転移反応，自動的な否定的思考，相

互的役割のうちのどれと関わりがあるか——にかかわらず，あなたの介入の明示的内容は心理主義的であることだろう。これらのアプローチはすべて，願望・感情・信念という，まとまりのある心的表象を増大させるのに成功している限り，明示的メンタライジングを伴っている。私たちが第2章（『メンタライジング』）において自己をメンタライズするという文脈で述べたように，明示的にメンタライズしようとする，そのような努力は，どのような明示化においても，患者を積極的協力者にするのでなければ成功することはないであろう。つまり，あなたがすべき仕事は，患者が自分の心の思いを言葉にすることができるように援助するということである。

　最後に，すでにあなたはそれを行っているのだという私たちの主張を突き詰めると，精神療法がもつ二者関係的性質のおかげで，あなたは，多重的な複数の観点を生み出す患者の能力の育成を自然に行っているということである。例えば，転移を解釈するとき，あなたは患者の主観体験についてのありうる別の見方を提示しているのである。そうすることで，あなたは，一つの見方という現実に囚われることから患者を解放しているわけである。したがって，あなたは，患者が心的等価モード（世界＝心）からメンタライジング・モード（心は世界を多くの異なるあり方で表象化する）へと移行することを可能にしているのである。

> 　心的等価モードで動いている，ある患者は，完全に以下のように確信していた。つまり，彼の精神療法家は，彼の遅い進捗に不満を抱いているので，彼の感情をひどく傷つけずに治療を終結する方法が見つかるまで待っているだけなのだと，患者は確信していたのである。精神療法家は，患者の確信を明るみに出した際に，自分の欲求不満を認めることができ，もう一方で，以下のことを説明した。つまり，欲求不満は，困難な問題を抱えた人たちを助けようとすることに当然つきまとう部分であること，彼女は，全体として，不満感に対してかなり耐性があること，そして——その結果——彼女には，精神療法を終結するという考えは浮かばなかったことを，説明したのである。
> 　この探索の経過で，患者は，彼の心が精神療法家の心とは異なる動きをしていることを理解するに至った。抑うつ的になっていると，彼は，欲求不満を感じるときにはいつでも，すぐに諦めてしまうのだ，と。それに対して，彼の精神療法家は，欲求不満に直面しても耐えぬくことに慣れていたのだ，と。

　このようにして，あなたが精神療法的変化の機制をどのように——筋の通ったナラティヴを創り出すこと，歪んだ認知を修正すること，安心基地という情緒的体験を与えること，洞察を与えること，ただ希望に火をともすこと，のどれがあてはまると——解釈しようが，あなたの介入の有効性は，次のような患者の能力に依存している。それは，患者が，自分自身の心理状態の体験を，あなたが精神療法的に再現した精神

状態と突き合わせて振り返ることができる能力である（Fonagy & Bateman, 2006a）。患者の心についての患者自身の体験と他者から提示された体験との相違に対する患者の評価は，メンタライジング的介入の重要な要素である。心についての患者の現在の体験を，あなたが提示したありうる別の見方と統合することは，変化プロセスの礎石である。つまり，メンタライジングはこの統合の達成にとって不可欠のものである。

2. 治療目標の焦点を定め直すこと

　表6-2に列挙しているのは，私たちが標榜しているアプローチの三つの基本的な目標（目ざとい読者は，そこにみられる共通のテーマを認識するであろう），および，これらの目標を達成する際の一般的な方法，である。メンタライジングの促進に役立つために，あなたが取り組む精神療法的課題は，以下のことを含んでいる。①愛着関係を背景にしてメンタライジングを安定させること。②メンタライジングが失われたときにはいつでもその時点で，それを復活させること。③非メンタライジングと関連して有害な効果が生じる可能性を最小限にとどめること。④あなたが一貫して患者の心を気にかけることによって，患者が自分自身を発見できるようにすること。あなたの患者の心の現在の状態に注意深く焦点を合わせることが，上記の目標を達成するであろう。ある患者が語ったことを紹介すると，「これをすべてやってみる前には，私のすることや考えることが他の誰かに影響を与えるなんていうことは，思い浮かぶことさえありませんでした。まだときどき，私は前の生活のほうがよかったと思うことがあります。なぜなら，ときどき私は他の人たちが考えていることが好きになれないことがあるからです。しかし，そのことで生活が前より面白くなることも事実です」。

　精神療法の目標を，メンタライジングを中心にして焦点づけし直すことに成功するためには，以下のことを中心にして精神療法を組織化することが求められる。①構造を付与すること。②治療同盟を発展させ，同盟の崩壊を適切に修復すること。③対人的・社会的な領域に焦点を合わせること。④患者‐精神療法家関係を探索すること。このような治療を行う際に，あなたが行う必要のあることは，1）患者のメンタライジング能力の限界を確認し，それに取り組むこと，2）あなた自身と患者の内的状態に焦点を合わせ，これらの内的状態を表象化して患者に示すこと，3）かなり長期間にわたって患者による挑発に向き合いながら，この焦点合わせを維持すること，である。この水準の焦点合わせを達成するためには，メンタライジング的介入が，愛着関係を背景にして，長い時間をかけて，一貫して実施される必要がある。そして，患者への精神的・情緒的な親密性を形成・維持することができるあなたの能力を強化する

表6-2 治療の目標

- 自分自身についてのメンタライジングを促進すること
- 他者についてのメンタライジングを促進すること
- 関係性のメンタライジングを促進すること

●その手段
- あなたの患者のメンタライジング能力を確認し，その範囲内で治療作業を行うこと
- あなた自身と患者の内的状態に焦点を合わせること
- このような内的状態をあなたの患者に表象化して伝えること
- あなたの患者が情動を伴う挑発を続けても，この焦点合わせを維持すること

ために，メンタライジング的介入が使用される必要がある。

　患者に改善の見通しを与える効果的な精神療法を行うために，私たち精神療法家はすべて，次のような概念的枠組みを必要とする。その概念的枠組みとは，しばしばこちらを混乱させるような，無秩序に思える対話や，そのやりとりの中でみられる行動を意味づけるための枠組みである。これは，私たちの作業にみられるシステム化の面である。しかし，この点で，メンタライジング焦点化アプローチは，逆説に直面する。患者の体験に理論的構造を押しつけることは，それが患者の心に精神療法家の心を押しつけることを伴う限り，私たちのモデルとは相容れない。このような押しつけは，探索と発見を減少させてしまうであろう。しかし，私たちはそうすることを避けて通ることはできない。つまり，私たちはすべて，患者が私たちに告げることを意味づけなくてはならず，そうするために，私たちは自分自身の構成概念や着想を用いる。この推論の過程は，それ自体が問題というわけではない。しかし，事態を余計複雑にする危険を覚悟で，あなたに気づいてもらう必要があることを言うと，次のとおりである。つまり，あなたの理解を，あなた自身の，十分に消化された形で，初めて患者に伝え返す瞬間に，危険が潜んでいるということである。そうする際には，作業を終えたのは——患者の，ではなく——あなたの消化過程と消化物だということを，認識しておかなければならない。したがって，あなたは，患者が自分自身で消化したものを使用できるように援助するのでなければ，あなたの着想を患者に押しつける危険性があり，それはメンタライジングを停止させる可能性がある。

　しかし，システム化モードにおいては，私たちは，その枠内で治療作業を行うための枠組みを持っていなくてはならない。そして，メンタライジング治療の道程は，合意された目標に関して前進がみられるように組み立てられなくてはならない。それにもかかわらず，どの瞬間をとってみても，その過程の最前線においては，理論を適用

することではなく，むしろ——情動状態のさなかでさえ——メンタライジングを維持するというただ一つの目標に従うことを，私たちは奨励している。このように，メンタライジング焦点化治療を実施することは，綱渡りのような危険を伴う。精神療法の内でも外でも，何らかの形で情動が高まるとき，例えば，議論の最中に動揺し，興奮し，巻き込まれているとき，私たちはメンタライジングを喪失してしまう。本章の冒頭で述べたように，このメンタライジング治療アプローチは，境界性パーソナリティ障害を持つ患者たちとの治療作業を背景にして形成されたのであるが，この患者たちは，愛着関係におけるストレスを体験しているときにはとくに，メンタライジング能力を喪失しやすい。しかし，私たち精神療法家も患者もすべて，親密な関係における強い情動に苦しんでいる最中であっても，ある程度までなら正確かつ柔軟にメンタライズしようと奮闘するものである。とはいえ，精神療法がメンタライジング能力の強化を助けるものであるためには，精神療法自体が，メンタライジング能力との格闘を**誘発**しそうな，情動的に有意味なプロセスを触発するものでなくてはならない。したがって，治療は，まさにそれが治療しようとする問題を——ただし，統制され，巧みに管理された条件の下で——誘発するものでなくてはならない。

こういう理由で，あなたは，メンタライジングを促進する際に，ある程度まであなたと患者との関係に焦点を合わせようとするであろう。しかし，そうする際に，あなたは，患者の情動状態を確実に以下のように保つ必要があるだろう。つまり，心理的崩壊が起きるほど「熱い」ものでもなく，心理的頑なさと知性化のためにメンタライジングの重要な発達が妨害されるほど「冷たい」ものでもないように，保つということである。あなたにとっても患者にとっても有意味な愛着関係を触発するなら，それによって，あなたは，有害な副作用を生じさせる危険を避けては通れなくなる。患者のメンタライジング能力に対する細心の注意が，このような危険を低減してくれる。

3. メンタライジング的症例定式化

あなたの介入の性質は，患者のメンタライジング能力に合うように，たえず更新されなくてはならないのであるから，治療開始の時点で患者のメンタライジングの能力と脆弱性を査定しておくことは，あなたにとって価値のあることであろう。最初の数セッションの間に患者のメンタライジングの脆弱性について詳細な評価をしておくことを，私たちはお勧めする。私たちは，患者に対するメンタライジングの不全と成功のパターンを確認し，これらを記述された定式化（formulation）の中に取り入れる。そして，この定式化は，患者の諸問題についての精神療法家の理解を発達的・メンタ

ライジング的用語で表現したものである。しかし，その書き記された素材は，メンタライジングに重点を置きながら初回面接を要約しただけということもよくあるので，「定式化」という用語は誤解を招くかもしれない。以下に示すのは，私たちが有益だと思う部類の定式化の実例である。それは，現在の諸問題を要約しているのに加えて，私たちが患者にとって有意義であろうと思う形で，メンタライジングにおける弱さと強さの両方について行った批評を含んでいる。その要約の前半部分は，紹介者たちに向けて，事実に即した形で一般的に書かれている。そして，後半部分は，対象をより限定して，その患者と治療チームに向けて書かれている。

紹介の理由　アンソニーは，現在23歳であるが，反復性のうつ，衝動性，自傷，そして日常生活での人とのやり取りを処理することと切り抜けることの困難さを主訴として，紹介されてきた。明らかなことであるが，彼は，人生の出だしから躓いたと感じており，それが彼に現在の問題を残したのだと，彼は信じていた。

　アンソニーが言うには，彼の抱える困難は幼い年齢の頃からあったという。彼は，10歳のときに自傷行為を始めたことを記憶している。そして，彼は，子どもの間中ずっと苦痛を表明し続け，両親と揉めた。また，学校や公衆の面前で攻撃的な反応をしたため，警察とやり合うことにもなった。精神医療との最初の接触が起きたのは，5年前であった。数ヶ月間に多数回にわたってパニック発作が起きたので助けを求めたが，それ以上の助けを与えられないまま送り返されるということが繰り返された。ある回には，クリニックのスタッフが何も悪いところはないと彼を説得しようと試みた後も，彼は立ち去るのを拒否したため，警察が呼ばれた。彼は，それから2〜3時間後に薬を多量服用し，両手首を切ったが，そのことが精神科病院への入院を後押しした。その病院で，アンソニーは，境界性パーソナリティ障害と反復性のうつ病性障害であるという診断を受けた。自分のどこがおかしいのかを人々が知っているようだったので安心したと，彼は述べている。彼は，抗うつ薬と抗精神病薬を処方されたが，支援はしてもらえず，2〜3ヶ月後にすべての薬の服用をやめた。彼は，現在では，渋々ではあるが再び服薬している。

家族と個人の生活史　アンソニーの両親は，二人とも，長期にわたる重篤な薬物・アルコール問題を抱えていた。両親の薬物常用とそれに関連する不安定な家庭環境の結果，アンソニーは，非常に落ち着かない，すさんだ幼年期を過ごした。ちなみに，その幼年期の特徴は，情緒的・身体的なネグレクトと並行して，数回の転居と転校が行われたことである。彼の両親は薬物だけに関心があり，ほとんどの時間を薬物の確保

に費やしていたと，彼は感じている。アンソニーが12歳のときに彼の両親は別居したが，それは父親が母親に対して暴力を振るい続けたからであった。アンソニーは母親のもとにとどまったが，彼が以前より攻撃的になり，自分自身で薬物を吸入し始めたのは，どうもこの時だったようである。彼は学校の仲間集団になじめず，いじめに遭った。彼は子どものときにサッカーをしていたが，それは混乱した家庭生活からの避難の役割を果たしており，彼にはそれに関する良い思い出がある。彼は，地域の少年チームでゴールキーパーを務めていたが，この活動は，繰り返される転居によって結局は短期間しか続かなかった。彼の記憶によると，いとこの一人に，いくらか精神健康上の問題を患っていた子がおり，彼はその子に親近感を感じていたが，それだけが友情についてのポジティヴな思い出であった。アンソニーは，最低限の資格条件だけを充たして，16歳で学校を退学した。

16歳の時に，アンソニーは，母親の愛人の一人から身体的攻撃を受け，それがもとで手首を骨折したため病院に入院することになった。この時点で，彼は家を離れ，しばらく路上生活をした後に，知人と同居した。そのすぐ後に，彼は一人の少女と出会い，二人は一定期間一緒に暮らした。その少女との関係が壊れた後，彼は最終的に社会福祉を利用して緊急住宅供与を受け，今でもそこに住んでおり，その一方，再度の住宅供与を待っている。

アンソニーは，新しい恋人との交際を続けており，彼が述べるには，彼女は全体として支えになってくれるとのことである。しかし，彼は，ときどき彼女にも誤解されていると感じることがあり，その関係は，たまに暴力を伴うほどすさまじいものになることがある。

要約 アンソニー，私が理解したところでは，君は，幼年期に，両親が君を本気で受けとめることができなかった結果，他者とのやり取りや生活全般をうまくこなすための基本的手段をもっていないと感じており，その点で「欠陥がある」と心底から感じている。君には自分に何が欠けているのかがよくわからないのだということが，私にはわかる。君が言うには，他の人たちは他者とやり取りする方法や他者と関わる方法を知っているのに自分はそうではないと，君は感じている。とくに，君は，他者との軋轢を話し合いで解決する能力がないと感じている。集団療法の中で君がこのことを感じるとき，私たちは君にそれを語るように求めるのだが，それは，グループの中にいる君自身についての君の理解を，グループの他のメンバーの目に映る君のありさまと比較できるようにと，考えてのことである。

君は，他者の動機がわからず，他者を信頼することが困難だといって嘆く。さらに

詳しく言うと，君は，他者に軽蔑・挑発される状況や，君が望むことを主張せざるをえない状況に遭遇すると，そのことで頭が一杯になってしまう。君が認めていることだが，君は，過去には，そのような状況で攻撃的・暴力的に反応し，その行動のせいで役所と揉めることになった。ごく最近になって，君は，揉め事になりそうな場合には引き下がるようになったが，そのことで，君には，自分が不当に利用されていると感じる体験が残ることになった。この引き下がりは数々の強い感情を引き起こしたが，君はそれらを屈辱感であると認識した。この屈辱感は，自分には欠陥があるという感じをさらに強め，君に絶望感と抑うつ感を残した。このようなとき，君は，一人になって過去のことを繰り返し考える傾向がある。君の心の状態は，急激に堂々めぐりを始め，自殺したいと感じるに至ることもある。君が述べていることであるが，このような瞬間に，君は，君の両親が嫌悪と憎悪に満ちた表情で君を見ているというイメージに悩まされる。君は，セッション中に（または集団療法中に）脅威的なイメージに悩まされているかどうかを，君の個人精神療法家に知らせる必要があるだろう。そうすれば，その時に君の心の中で何が起きているのかを，即座に考えることができる。君は，君の精神療法家が軽蔑的であると，あるいは，彼に挑発されていると，感じることもあるだろう。こういうときこそ，これをさらに探索することができるように，それを君の精神療法家に言うことを，私たちは勧めているのである。

精神療法への関与　精神療法中に君の心に浮かぶことを話し合う際に君が抱えることになると思われる諸問題について，私たちは話し合った。君がそうなるのは，おそらく，普段から他者の動機がよくわからないと感じていて，私たちと語るときにも，その不確かさを感じてしまうからであろう。君が精神療法を始めるにあたって，もう一つ懸念されることは，態度を決めかねているときや同意していないときにさえ，「引き下がること」であり，精神療法家に同意してしまうことであろう。君は軋轢を避けると言ったが，私たちは不一致を探ることを軋轢とは考えていない。だから，私たちが言ったりほのめかしたりしたことに賛成でないなら，どうかそれを私たちに知らせてほしいのだ。

最初の焦点　精神療法の最初の焦点は，君がそれに与えた呼び名を使うなら，「欠陥がある」という感じの周辺に絞られそうである。そして，他者の動機の理解ということの周辺にも絞られそうである。私たちの議論からわかったことだが，君は，両親がどうしてそんなふうな行動をすることができたのかを理解できないようだ。この点に関しては，この困難を——少なくとも現在それが君にどのような影響を与えているの

かについて——君の個人精神療法セッションで考えてみるのが有益であろう。私たちが持っている考えは、以下のようなものである。つまり、人は、物事が理解不能だとわかると、それについて考えるのをやめてしまう。もしこれが君にも起きたのだとすれば、君にとっては、君の情動状態を意味づけることが課題だったのであろう。君に欠陥があるという感じが残ったのは、この自己認識の問題のせいだとも考えられる。つまり、君が何を感じているのかを、そして、どうしてそれを感じるのかを、認識することが困難であるということだ。君は、集団精神療法と個人精神療法の中で、このことを意味づける試みができるだろう。

メンタライジング　私たちの面接の中で、君の心に何も浮かばなくなるのはどんなときなのか、ある話題についてそれ以上話したくないと思うのはどんなときなのかに、私たちは注目した。私たちは、これをメンタライジングにおける問題として議論した。

非メンタライジング　君は、情動が生じているときに、そして君の恋人との関係について話しているときに、しばしば急に省察能力を失ってしまう。例えば、君は、動揺を感じたときの、ある時点で、急に話すのをやめ、「いや、それは大したことじゃありません」と言った。これは、私たちの誰もがすることではあるが、あまりにそれをしすぎる場合もある。私たちは、これを、君が情動状態を取り扱う際の非メンタライジング的側面とみなしており、会議でそれについて議論した。君が動揺しているときには、この問題がとくに顕著に現れるようだ。君の精神療法の中で、私たちは、そのような瞬間を捕らえて、何が起きたのかを見出すために君と共同作業ができるかどうか試してみようと思う。

　私たちが目指しているのは、君が、重要かもしれない感情からあまりに早く心を遠ざけることなく、それらの感情を取り扱うことができるように、君を助けることである。君が述べたことだが、君の恋人が扱いにくくなると、君は彼女を見捨ててしまうことがよくある。これも、やはり、君がそのとき感じていることに対して他になすすべがないということの一面である。

　別のときには、君は自分自身をひどく切りつけたこともあった——そして、多くの場合、君は首を切りつけた。やはり、これらの行為も、君の言葉を借りると、君の心が「'へど'のように」なったと感じるときに起きている。この体験を探索するうちに私たちは発見したのだが、君が言いたかったことは、まとまりのある考えがまったくなく、感情のざわめきと塊(かたまり)だけしかないということだ。破壊的行為に訴えることなく、いま起きていることを取り扱う機会を君が持てるように、このようなときに備え

る作業を行うことが，私たちには必要なのだ。

硬直したメンタライジング　君は，君に起きたことについての根深い不満感を述べたが，それはもっともなことだ。これが君の現在の体験に多くのことを詰め込んでしまい，そして，それが物事を新たな視点から見る君の能力を妨げてしまうのであろう。これが起きたときには，私たちはその硬直性を探索する。なぜなら，それは，私たちが世界と関わり合うための代替的方法を発展させるのを妨害する可能性があるからだ。

敏感なメンタライジング　君と恋人との関係は，君がある程度まで彼女を理解できるし，彼女も君を理解していることが，君にわかる領域である。君たちの心に起きていることについて互いに語り合うことが有益だと君が感じていることを示す実例を，君はたくさん提供してくれた。君自身と他者のことを考える，このような敏感な能力は，私たちと君との精神療法の焦点となるものだ。君は彼女と一緒に暮らそうと試みたが，君の心があまりにしばしば「'へど'に変わる」ので，君たちは，別々に暮らしながら定期的に会うほうがよいと思うに至る。これは重要なことである。なぜなら，彼女と長く一緒に居すぎたら，考えるということができないと，君は感じるからだ。治療を開始すると，君は，同じようなことを感じるだろう。だから，君の心が「'へど'に変わりつつある」のを感じるときにはいつでも，私たちに話してほしいのだ。そうすれば，私たちは，最終的には君自身で少し時間を取るべきだという決定を下すとしても，その前に，君が少し長く考え続けることができるように，君を助けることができるのである。

ポジティヴな指標　君は，プログラムにうまく関わり，集団セッションにも個人セッションにも定期的に出席している。君は，外傷的で心をかき乱す体験を，最初のうちは，かなり情緒的に平板かつ冷淡な形で提示するけれども，その後には，「大したことじゃない」という態度に急変することなく話し合うことができるようだ。

　自分には欠陥があるという君の信念が根深いことと，君があらゆる場合にこの観点から出来事を解釈し続けていることが，解決を要することとして残っている。治療において，また恋人との関係において――直面している諸問題があるとはいえ――君が示し続ける忍耐・レジリエンス・動機づけは，持続しているポジティヴな指標である。

　中心的問題についての，見た目には率直な要約的記述と，患者のメンタライジング能力についての所見を提供するという，一見すると単純なプロセスにおいてさえ，多

3. メンタライジング的症例定式化

くのことが悪い方に進む可能性がある。メンタライジング能力が限られていて，自分の心とあなたの心は別のものだという感覚を喪失してしまう患者たちは，プリテンドモードに陥りやすい。そうなると，その患者たちは，あなたの見方を十分に理解することなく，自分の自己感に統合することもないまま，その見方を身につけてしまう。例えば，患者たちが境界性パーソナリティ障害という診断にしがみつき，それに添って自分の行為を説明し始めることは，珍しいことではない。そういう患者は，衝動的な喧嘩別れの後に「ほら，また私の境界例的なところが出たんですよ」と宣言する――まるでそれが説明だというかのように。その患者がプリテンドモードで動いているとき，精神療法家の定式化は，よそ者的な影響力として内在化される。もう一つの場合として，あなたの，よく構成されたナラティヴを前にして患者のメンタライジング能力が衰退することがあり，そうなると，あなたの定式化が患者を混乱に陥れることもありうる。

このようなわけで，治療に焦点と方向感覚を与えようとして発達的根拠のあるメンタライジング的定式化を考案する際に，最も危険なことは，あなたが賢くなりすぎることである――賢さはメンタライジング療法においては大罪である。したがって，私たちは，精神療法家としての非凡な能力を示そうとして――例えば，私たちがいかに幅広く患者を理解しているかを示そうとして――文書化された定式化を利用するということはない。むしろ，繰り返し述べ続けているように，私たちは，どの瞬間にも，内容を正確に理解することよりも，相互交流的なメンタライジング・プロセスを確立することに関心を向けている。そのため，定式化を発展させるうえでは，患者の積極的なメンタライジング的協力が決定的に重要である。

あなたの心を心に留めておくことが困難な患者には，定式化を文書化された形で提供することが有益である。そのような患者たちは，有形で物質的なもの――現実的なもの――から恩恵を受ける。文書化された定式化は，共同で書き直すことができる限り，メンタライジングの基盤となりうる。患者は，あなたの見解に疑問を投げかけたり異議を申し立てたりすることもできるし，単に事実関係の不正確な点を修正することもできるのである。これは，明示的なメンタライジング作業の一例である。つまり，あなたは，自分の心にある，患者についての表象を患者に提示する。今度は，患者が自分自身についての見解をあなたに提示する番である。そして，そのとき，あなたは，患者についての理解を再評価するうえでの，あなた自身の能力を示すことができるのである。

第6章　メンタライジング的介入法

4. プリテンドモードの同定

　プリテンドモードには繰り返し言及してきたが，読者はまだその概念を精神療法に適用するのに苦労していることであろうと，私たちは認識している。教訓は，次のとおりである。患者がただ**空疎な話をしている**（bullshitting）だけだという感じをあなたが抱くとき，その患者はプリテンドモードで動いている可能性が高い。プリンストンの哲学者 Harry Frankfurt（2005）の辛辣な思考のおかげで，「空疎な話」（bullshit）〔★訳注3〕は，いまや専門用語に変容しつつある。

> 〔★訳注3〕'bullshit' はスラングであり，辞書では「たわごと」「でたらめ」「うそっぱち」などの訳語があてられている。この言葉は，元は「牛の糞」という意味であり，かなり下品な言葉とされている。Frankfurt（2005）の邦訳では，'bullshit' を「ウンコな議論」と訳してあるが，この訳語はくだけすぎているので，本書では精神療法場面になじむように「空疎な話」とした。

　Frankfurt が理解するところでは，空疎な話をすることの本質は，「真実への関心に束縛されない」ことである（p.38）。そういうわけだから，空疎な話をすることは，嘘をつくこととは異なるものして理解されるのが最も好ましい。空疎な話をすることとは違い，嘘をつくことは，真実への強い関心を必要とする。さらに，嘘をつくにはメンタライジングが必要である。つまり，自分のつく嘘を相手の実際の知識に適合させるためには，相手の実際の知識を認識していることが必要である。空疎な話をする人は，事実をごまかしているのではなく，彼の意図を誤った形で表明するのである。

> これが，彼と嘘つきとの相違の核心である。彼も嘘つきも，真実を伝えようとする際に自分自身を偽って表明する。どちらにとっても，成功するかどうかは，そのことに関して私たちを欺くことができるかどうかにかかっている。しかし，嘘つきが自分自身に関して隠している事実とは，彼が現実についての正しい理解から私たちを遠ざけようとしていることである。つまり，彼が自分も偽りだと思う何かを私たちに信じさせたがっているということを，私たちは知ってはならないのである。一方，空疎な話をする人が自分自身に関して隠している事実とは，彼にとっては自分の発言の真実性が中心的関心事ではないということである。つまり，彼の意図は，真実の報告でもなく，真実の隠蔽でもないのであり，そのことこそ，私たちが理解してはいけないことなのである。このことは，彼の発言が無秩序なほど衝動的であることを意味しているのではなく，以下のことを意味している。つまり，彼の発言を導き，制御する動機は，彼が語る物事が本当はどうであるかということと無関係なのである。(pp.54-55)

　このようなわけで，空疎な話をすることには，ふりをする，または「かのような」という性質がある。知性化，合理化，そして心理学用語の使用は，すべてこの要件を満たしている。私たちの領域では，「心理学用語濫用」（psychobabble）が空疎な話

に対する適切な同義語である。そして、それは、プリテンドモードの指標である。

　私たちが、ここで主張しておくべき重要な点がある。空疎な話をそういうものとして同定するにはメンタライジングが必要であり、そして、そうすることは決定的に重要である。私たちの患者がプリテンドモードで動いているときを認識しそこなうなら、私たちも患者たちも、治療作業がなされているという**錯覚**を抱いてしまう。その場合には、私たちの見かけだけの治療作業が患者たちの機能に何の影響も与えないときに、私たちは不意打ちをくらい、錯覚から脱け出すであろう。さらに、患者が私たち自身の定式化や解釈を空疎な話に利用するという危険に、私たちはさらされる。そして、そのような場合に、私たちの介入は、患者の現実または自己感から切り離されたままである——考えられるものではあるが、感じられるものではないということである。

　問題をさらに込み入らせることを言うが、私たち精神療法家も、空疎な話をする（プリテンドモードで動く）危険性がある。Frankfurtが認識していたように、「自分が何について話しているのかを知ることなく話すことを迫られる状況があるとき、空疎な話は不可避である」(p.63)。したがって、彼の主張によれば、政治家は空疎な話をする危険性が高い。なぜなら、政治家は、「自分がある程度までは無知な事柄について——自分自身の傾向性または他者の要求によって——しばしば長々と話すことを強いられる」(p.63)からである。精神保健の専門家である私たちも、患者が次のような質問を投げかけてくるときには、同じ危険を冒すことになる。つまり、そのような質問とは、「この抑うつから回復するのにどのくらいかかるでしょうか」「私は離婚に踏み切るべきでしょうか」「私は母と和解することを諦めるべきですか」「心に浮かび続けるこれらのイメージは、私が本当に性的虐待を受けたことを意味しているんですか、たとえ私がそれを思い出せなくても」というような質問である。答えがあるはずだという患者の切なる思いを前にすると、空疎な話を慎みながらメンタライジング的姿勢を維持することは、実に骨の折れるものになりうる。

　Frankfurtは、以下のような、一捻りした皮肉を述べて彼のエッセーを終えているが、その皮肉は、メンタライジング的姿勢に対する彼の深い見識を示すものである。

> 　ある人にとって最もわかりやすいのは彼自身に関する真実であるという、尋常とはいえない判断を支持するものは、理論の中にはなく、まして体験の中にもないことは、確かである。私たち自身についての事実は、とりたてて強固でもなく、懐疑による崩壊が起きにくいものでもない。私たちの本性は、本当に、とらえようがないほど実体がないのである——それは、他の事物の本性に比べて、悪名高いくらい安定しておらず、生来的なものではないのである。そして、これが事実である以上、誠実さというもの自体が空疎な話である。　　　　(pp.66-67)

5. あなたの技法の微調整

　私たちの知る限り，メンタライジングを——精神療法の内側であれ外側であれ——触発する方法は，あなた自身がそれを行っているということ以外にはない。メンタライジング過程を触発するあなたの能力は，他者との交流の中核的側面である。そして，精神療法の中で，徐々に，あなた自身について考えていることを声に出して表明することが，同一化の過程を通して，あなたの患者に影響を与える。つまり，時間が経過すると，患者は，心を用いるあなたの能力を内在化し，それと並行して，患者は，あなたの次のようなあり方を内在化する。つまり，それは，ありうる別の見方やより良い理解を提示されれば喜んで心を変える，あなたのあり方である。

> 精神療法グループにいた一人の患者が，精神療法家は常にくつろいでいて，穏やかで，非常に気分のむらがないように見えると，発言した。その精神療法家は，少し困惑した様子で，他の人なら違う見方をするかもしれないので，違う見方について考えてみたいと語った。しばらく省察した後に，精神療法家は，グループの現在の状況では，彼について患者が述べたことは正しいと思うと，発言した。しかし，同時に，彼は以下のことをほのめかした。つまり，そのグループの何が彼にそのようであることを可能にしたのかについて考えてみる価値があるだろうと，示唆したのである——なぜなら，彼は，いつもこのような穏やかな心の状態でいるわけではないことを十分に知っていたからである。この省察のおかげで，その患者も，その精神療法家も，他のグループ・メンバーも，そのグループについての自分自身の体験を明確化することが可能になった。

　そのような導きに従うと，あなたの患者たちは，自分自身についての考えや他者についての理解を再評価することがよりしやすくなる。しかし，自分自身と他者についての見方や理解についての継続的再検討が，愛着を背景にして——つまり，愛着欲求が触発される状況で——起きるときに，最大の変化が訪れる。したがって，愛着関係において活発化している諸問題のさなかでメンタライジングを育てることが治療の目標である限り，過去の体験よりも現在の体験と取り組むことが必要である。

　繰り返すなら，あなたの課題は，メンタライジングを維持し，その一方で同時に，情動状態を活発・有意味なものにしておくことである。このプロセスは，二つの形で頓挫しうる。一方では，過度の情動喚起がメンタライジングを減退させ，破壊的行為につながる可能性がある。もう一方では——あなたと患者との愛着関係を含む——現在進行中の愛着関係を不適切なほどに重視することが，情動状態の回避を許してしまい，そのため，患者がそこで効果的にメンタライズしうる対人的・社会的文脈の範囲を狭めてしまうであろう。個人セッションに集団療法を付け加えるなら，情動のメン

タライジングが生じうる文脈が劇的に増えることがわかる。したがって，メンタライジング焦点化治療は，個人方式と集団方式を組み合わせるのが理想的である。

メンタライジング能力が心もとない患者たちに対しては，いくつかの精神療法的技法の使用を避けることを，私たちはお勧めする。まず，私たちが提案したいのは，精神療法家が過度な自由連想を放置しないようにすることである。ちなみに，自由連想は，適切な形で現実に根ざすことをしないまま想像を促進することがあり，したがって——しばしば患者だけでなく精神療法家においても——歪んだメンタライジングまたは無秩序状態を生じさせる可能性のある技法である。自由連想は，精神療法家が患者の自由連想を自分自身の心の中で意味づけ続ける試み（つまり，自由に漂う注意を活用すること）に頼るものである。精神療法家がそれを短時間やめては再開するということを持続できるとは思えない。このような努力は，精神療法家の次のような傾向を強めるであろう。つまり，精神療法家が，より長く傾聴し続けさえすれば物事を理解することができるだろうと期待して，沈黙したままでいる傾向である。最終的には洞察に満ちた宣告ができるように，相手の心を意味づけようとしながら黙って座っているうちに，精神療法家は，メンタライジングにたどりつくための鍵を見失っているのである。その鍵とは，心と心の間で続けられる**相互交流**過程において探究を触発するということである。

> 精神療法経験の長い一人の患者は，精神療法家の沈黙に慣れていた。したがって，最初のセッションの際に，彼は長い独白を始め，話に割り込もうとする精神療法家の非言語的動きにも無頓着であった。精神療法家は，欲求不満が高まり，その独白に対して次のように口をはさんだ。「あなたの話を中断する必要を感じます。私が自分で発見したことなのですが，私が患者様たちのお役に立つためには，私のほうから話しかける必要があるのです。」患者が少し驚いた様子なので，精神療法家は次のように説明した。「あなたを一番よく理解するには，あなたが話していることについて私がどう考えているかをあなたにお知らせするのがよいと，私は思うのです。そうすれば，あなたは，私の考えが正しいかどうか私に知らせることができます。」

第二に，そして同じ理由から，私たちは，精神療法家についての活発な空想を奨励することはない。自由連想や空想を重視しないもう一つの理由は，洞察を発展させることが私たちの主要な目標ではないという事実と関連している。空想に取り組むことは，洞察志向的精神療法において無意識的な心的活動を理解する方法として用いられる。愛着関係の中でメンタライジングを促進する際に，私たちが最も関心を抱くのは，対人的領域における心的機能の前意識的・意識的な側面である。

第6章　メンタライジング的介入法

　　ある患者は，彼女自身の父親について語っているときに，精神療法家が彼の子どもたちにとって良い父親であることは明らかだと，精神療法家に告げた。精神療法家は，この批評をすぐにそれ以上探索するのではなく，「一体その考えはどこから出てきたのでしょうね」と患者に尋ねた。その患者は，精神療法家が子どもに接する際の特徴が父親らしいのかどうか――さらに言えば，彼に子どもがいるのかどうかさえ――知らなかったのである。それはわかりきったことだと患者は答えたが，それに関して，はっきりわかっていることは何もないように思われたので，その返事は，彼女が心的等価モードで動いていることを示唆していた。だから，精神療法家は，その考え自体をさらに発展させるように促すのではなく，現在のセッションで患者にそのような発言をするように仕向けたものは何なのかに焦点を絞った。

　空想は，あまりに現実から遊離したものになりやすく，精神療法家についての空想を長々と語ることは，現実と結びついた心的表象を精緻化すること――つまりメンタライジング――よりも，プリテンドモードを引き起こしやすい。したがって，空想する際には，患者は心的等価モードに退行しやすく，その中では，空想が，かのような性質を失って現実的なものとして体験される。このような文脈では，あなたの患者が心的等価モードで動いているときはいつなのかを識別することが役に立つ。そのような場合には，彼／彼女の理解は，自分が正しいという確信を特徴とするものになるであろう。そして，患者がこの状態でいるときには，論争に陥ることは無益だということがわかるであろう。あなたが目指すべきことは，患者を違う考え方に転換させることではなく，同じ外的現実について異なる複数の考え方が**実際にある**のだということを患者が認識できるように援助することである。

　たいていの場合，患者たちは，あなたが考えていることを知っていると思い込んでいる。患者が見当違いをしているのだと推測される場合に，メンタライジング的姿勢に基づく応答をするのであれば，あなたは，そのような考えに心当たりはないということについて明確に発言することもあるだろう。そして，その後に，あなたは，患者がどのような経緯でそのような信念に到達したのかを探索するであろう。あなたは，そのような考えが別の時に，または別の形で，あなたの心に存在したのではないかと，自分から自己探索を行うこともあるだろう。あるいは，あなたは，ほんの少し遅れて，患者の思い込みには多少の真実が存在することを認識し，どこかの時点で，患者の信念が妥当であることを認めることもあるだろう。例えば，「少し前に戻ってもいいですか。あなたがそれを取り上げたときに私は腹立ちを覚えたのですが，そのことに気づいていませんでした。しかし，あなたがそのことに触れた今では，私は思い出しています。この前のセッションで私たちが話したことをあなたが覚えていないことについて，私は実際に不満を感じて**いた**のだということを，思い出しています。おそらく，あなたはそのことを感じ取っていたのでしょう……」といった具合である。そのよう

な介入は，私たち精神療法家も常に自分自身の心を知っているわけではないという事実を含んでおり，メンタライジングのモデルとなるものである。あなたとあなたの患者にとって問題が生じるのは，あなたたちのうちのどちらかがより省察に優れていると主張する場合であろう。この確信は，実りのない論争をもたらすであろう。最後に言っておくと，いま示した実例が示唆しているように，私たちは，あなたが考えたり感じたりしていることについての分別と機知を伴う開示がメンタライジングの促進には不可欠であると信じており，自己開示をしないように勧める多くの精神療法家とは対照的なのである。

　さらに，私たちが確信していることであるが，関係性のパターンを——例えばスキーマ焦点化療法（Young et al., 2003）のモデルに基づいて——同定することに努力を傾注しすぎることは，患者独自の理解を追求するための患者の好奇心や能力の発達を遅らせてしまうかもしれない。私たちの経験によれば，関係性の数々のパターンは，重複して同時に存在するものである。そして，心理測定の用語で言えば，それらのパターンは，感度はあるが特異度はないものになりがちである〔★訳注4〕。つまり，それらのパターンは，その患者にあてはまるものではあるが，その患者特有のものではないということである——実際，パターンの多くは，まったく普遍的に存在するのである。一連のパターンを詳述することよりも，患者が問題含みの反復的な行動・関係性のパターンを認識し，それに対処するための心的資源を発達させることのほうに，私たちはより関心を抱いている。このような重みづけは，臨床的には決して取るに足らないことではない。メンタライズする精神療法家は，患者が持ち出してくる関係性の構造や性質を議論することにのめりこむのではなく，むしろその関係性について考える患者の能力に焦点を合わせる。例えば，スキーマ的な表象・役割の硬直性に取り組むのであり，その役割やスキーマ自体に取り組むことはないであろう。つまり，目標は，ありうる別の見方を生み出すことによって柔軟性を高め，促進することである。

〔★訳注4〕感度（sensitivity）と特異度（specificity）とは，心理学的な尺度（検査）を用いて，ある人が当該の条件（特性，症状，障害など）を備えているかどうかを査定するときの精度に関する概念である。感度とは，人が当該の条件を備えているときに，それが「ある」ことを査定できる確率である。一方，特異度とは，当該の条件を備えていないときに，それが「ない」ことを査定できる確率である。感度は高いが特異度は低い尺度（検査）は，誤査定も含めて，当該の条件を備えている人を拾い上げるのには適しているが，その条件を備えていない人を除外する査定には適していないことになる。

　ある患者は，自分が多くの異なる文脈で自分自身を犠牲者として見ていることに気づいていた。また，彼女は，自分が，精神療法家との関係においても，たいていの場合，自分自身を犠牲者として見ていることを認識していた。そして，精神療法家は彼女との関係では強者の立場にいると，彼女は感じていた。詳しく言うと，精神療法家がいつ精神療法を終結しようと決心しても不思議ではなく，彼の決定に対して彼女は何の影響力も行使できないだろうと

彼女は確信し続けており，この確信のせいで，彼女は無力感を感じていた。彼女は，次のような理由で，精神療法家が彼女の感情を弄んでいると感じていた。その理由とは，もし彼女が扱いにくくなろうものなら，彼は，彼女に対抗するための武器として治療を終結する可能性があるということであった。「扱いにくい」が何を意味しているのかは，明らかでなかった。

精神療法家は，患者の確信が正しいかどうかよりも，彼女が疑いを差し挟めないほど強固にその確信を維持していることのほうに関心を抱いていた。彼女が強力か-無力かの関係に固執することが二人の治療作業の多くを歪めていることを精神療法家が問題視するまで，患者は自分の視点を疑問視することができなかった。精神療法家は，セッションの間の，感情的負荷がかかる瞬間に，その確信の硬直性を探索した。もし彼女が精神療法にとどまり続けるためには常に良い患者でいなければならないと信じているなら，彼女にとって自由に話すことはとても困難なことであると，彼は強調した。それと同時に，彼は，以下のことも強調した。つまり，彼女は，精神療法家が彼女との面接をやめようと思っていることを示す手がかりを得るためだけに耳を傾けているように見えるときがあり，そのときには，彼も，あれこれ話すことが困難になるのだということを，彼は強調したのである。二人が共通して柔軟性を欠いていることが，その関係性の歪みに寄与していた。そして，力関係の力学それ自体よりも，このような意味で彼らが二人とも拘束状態にあるということこそ，探索を必要とするものだったのである。

内容を必要としないプロセスというものはないが，精神療法家の心における最優先事項は，特定の役割関係〔★訳注5：内容〕ではなかったということである。つまり，上記の症例では，一見すると実際の役割（内容）を探り出そうとしているように見えるが，精神療法家は，特定の役割を理解することよりも，探り出そうとする**心的行為**（プロセス）がより重要であることを理解していたのである。

6. メンタライジング的姿勢の維持

私たちは，メンタライジング的**姿勢**を維持することを推奨しているのであるが，この姿勢は，メンタライジングという目標を達成するための最良の機会を提供してくれる。つまり，精神療法を実施する際に，私たちは，好奇心をもって探求するような**無知**の態度を維持しようと努める——それは，メンタライジング的姿勢が患者に求めるのと全く同じような，曖昧さや不確実さへの耐性を精神療法家に要求する。表6-3は，メンタライジング的姿勢の中心的要素を列挙したものである。

最初の時点で，私たちは，精神療法家たちにメンタライズさせるための訓練を企画する際に，自分たちのほうがメンタライズすることに失敗していた。この精神療法的姿勢を学ぶことは容易であろうし，それを教えるためには訓練のごくわずかな部分をそれに充てればよいだろうと，私たちは信じていた。しかし，まるで正反対の結果になった。つまり，これは，最も重要で，正しく理解することが最も困難なスキルにな

表6-3 メンタライジング的姿勢の中心的要素

- 探究心，好奇心，開放性
- 不確実さ，無知，よりよい理解への関心
- 患者の心に対する一貫した焦点合わせ
- 介入法を患者のメンタライジング能力に合わせること
- ありうる別の見方を生み出すことへの方向づけ
- 本心から出たものであること

ったのである。そして，メンタライジング的姿勢がなければ，他のすべての介入が役立ちそうにないのである。患者が精神療法家の介入を利用して何か有益なことをするには，メンタライジング的雰囲気が不可欠である。メンタライジング的姿勢を維持することの困難さは，訓練を実施した際の私たちの経験を述べることによって，最もうまく伝えることができる。

すべての精神療法家が——主とする精神療法的志向が何であれ——自分はすでに探究的な，無知の姿勢を身につけていると語ることに，私たちは気づいた。その訓練が明らかにしているように，私たちが'していると語ること'と'実際にしていること'との間には相違があるように思えるのであるが，それは驚くほどのことではない。少なくとも，私たちには，宣言的知識を手続き的知識に変換することは困難である〔★訳注6：第2章の〔★訳注4〕を参照のこと〕。基礎的な訓練モジュールの開始時点では，精神療法家たちは，無知でいる能力に自信を持っている。すべての良い訓練マニュアルには，訓練を終えるときには，訓練生は十分に準備ができたし，自信が増大したと感じるはずだと示唆されているが，それとは逆に，私たちの訓練が終了するまでには，精神療法家たちの自信は根底から崩されてしまっている。実際，精神療法家たちは，スキルを失ったと感じているのである。

訓練中に，私たちは，知識に基づく討論から，ビデオテープに撮影されたセッションを見ることに進み，それからロールプレイを行うことに進む。私たちは5分間の試験を行う。つまり，極端な挑戦的態度を示す患者を前にして，5分間ずっと真正のメンタライジング的姿勢を維持することができるなら，訓練完了である。このような条件下で，2～3分以上メンタライジングを維持できる精神療法家は，わずかである。しかし，すべてが失われるわけではない。つまり，訓練後には，精神療法家たちは，その場を去って実践を行うための適切な準備ができたと感じており，たとえそうすることを馬鹿げていると感じるとしても何かをやってみることについての自信が増しているのである。ローマ時代のストア学派の哲学者エピクテトスの助言を取り入れるな

第6章　メンタライジング的介入法

ら，私たちは要領が悪いということを嫌がらなくなる。

> 何かをうまくやりたいなら，次のような謙虚さを，つまり少し要領が悪く，勘でやってみて，やり方に迷い，しくじる謙虚さを持たなくてはならない。あることを企てようとし，それを可能な限り下手にやる勇気を持ちなさい。とりたててこれというものがない人生の特徴は，何か新しいことを試みるときに能力がないように見えてしまうことへの恐れである。
> 　　　　　　　　　　　　　　　　　　　　　　（Lebell, 1995, p.87, 強調は後から付加）

　実際のセッションのビデオテープとロールプレイを使用することは，複雑な課題における訓練のガイドラインに添ったものである。そして，精神療法を行うことは，まさに複雑な課題である（Binder, 1999）。最初の時点では，参加者は，他者の前で自分自身を見せることを不安に思い，気乗りしていない。そのため，私たちは，エクスポージャーに基づくアプローチ，つまりフラッディング〔★訳注7〕を用いる。訓練の指導者たちが，最初のロールプレイのうちのいくつかを実演する。つまり，指導者たちは，精神療法家がすぐに沈黙または挫折させられるような扱いにくいパーソナリティ障害患者を演じてみせるのである。同僚たちの面前での，この儀式的な辱めは，実際には，'一時的に無力で無能な状態に陥ることはそれほど悪いことではない'ということを示すのである。私たちは誰でもその感情を知っている。つまり，私たち全員が——精神療法の中でも外でも——激しい関係の中でメンタライジングが破綻することを経験している。徐々に参加者が安定してくると，私たちは参加者を複数のグループに分ける。二人がペアを組んで患者と精神療法家の役割を演じ，その間に他のグループ・メンバーに対しては二人のメンタライジング課題遵守度を査定するように，私たちは求める。これは，臨床家にスキルを実践させる有益な方法であるというだけではない。患者役を演じる参加者が介入に対する自分の**反応**に注意を向けている限り，その人たちは，どの介入がメンタライジングを開始させ，どの介入が心を閉じさせてしまうかをすぐに実感する。なかにはプロセスから内容へと議論が脱線し〔★訳注8〕，メンタライジングの維持という課題に焦点を合わせるのではなく，演じられている患者の生育歴や扱いにくいという臨床像を議論し始めるグループもある。指導者たちがこういうことに対して警告することも，日常茶飯事である。

　　〔★訳注7〕エクスポージャーは行動療法の一つであり，次のような原理に基づいている。恐れや不安を感じて回避している刺激にあえて身を曝すと，最初は恐れや不安が高まるが，馴化という過程が生じ，徐々に恐れや不安が低下する。この原理を病的な恐怖や不安の治療に用いるのがエクスポージャーである。刺激への接触は，イメージを用いて行われることもあれば，現実にそれに直面させることもある。その際，通常は，恐怖や不安が一番弱い対象や場面から始め，徐々に恐怖や不安が強い対象・場面へと進んでいくが，最初からいきなり恐怖・不安が強い場面に直面させる手続きを「フラッディング」(flooding) という。

6. メンタライジング的姿勢の維持

〔★訳注8〕精神療法において「内容」と「プロセス」を分ける考え方がある。「内容」とは，患者や精神療法家が語っていること自体を指している。「プロセス」とは，患者または精神療法家が，どのように，そしてなぜそう語っているのか，さらに，なぜそれ以外のことを語らないのかといったことに関連している。

メンタライジング的姿勢または無知の姿勢は，知識がないということと同義ではない。無知というのは，次のような意味を捉えたものである。つまり，心理状態は不明瞭であり，あなたは，患者がそうであるのと同様に，せいぜい患者の心に浮かんでいるものがわかるにすぎず，実際，多分それよりも**ずっと少ない**ことしかわからないだろうという意味である。メンタライズするときに，あなたは，患者について，①何が患者を突き動かしているのかを，②患者たちがどう感じているのかを，そして，③患者たちの潜在的問題の理由を，見出したいという意欲を示しているのである。メンタライジング的姿勢は，敬意に満ちており，こうだという思い込みがない。このメンタライジング的姿勢を維持することは，見かけよりも難しい。しかし，著者たちの幅広い個人的経験が示唆するところでは，患者の話していることや伝えようとしていることはこうだという確信を抱けなくなるまでに，そう長い時間はかからない。これは，無知の精神療法家にとっては，このうえない朗報である。そうなると，精神療法家は，患者に体験の細部についてもっと説明し，敷衍するように——事実の報告としてではなく，体験の創造的な精緻化として，そうするように——励ますことができる。

やはり，この姿勢も，あなたが信じているよりも，維持するのが困難なものである。これを行うためには，あなたは，議論するようなスタイルではなく，探究心と興味にあふれた仕方で問いかける積極的な精神療法家にならなくてはいけない——とりわけ，感情状態について聞くときには，そうである。あなたは，患者に過度な自由連想を控えさせ，対人的プロセスについての，そして対人的交流が患者の心理状態とどう関連しているかについての，詳細な観察や理解を支持するであろう。このことは，あなたがただ探索だけすればよいとか，患者が体験しているとおりのことに同意しなくてはならないという意味ではない。そうではなくて，あなたが患者と異なる見方をしているときには，それを言語化し，それを患者の見方と関連させて——誰の視点がより妥当性が高いかについての前提は設けずに——探索すべきだということである。

ある患者は，セッションに遅れて来たときに，部門の受付担当者の一人に厳しい口調で話しかけたのであるが，そのとき自分は過剰反応をしたと思うと，患者は語った。精神療法家は，患者が受付の態度を無愛想だとみなし，それに反応しているのだと理解していたので，いくらか驚きを表明した。このように，精神療法家は，患者が過剰反応をしたのかどうかについて確かなことがわからなかった。したがって，精神療法家は，次のように言った。「無愛想な受付だとあなたは言いましたが，それに対して妥当な反応をしたのではなく，過剰反応をし

てしまったという感覚があるわけですね。どうしてその感覚に行き着いたのか，私にもっと教えてくれませんか」。

　この例は，精神療法家に実際の出来事についての体験があるわけではなく，起きたことについて患者が認知処理したものだけに頼らざるをえない限り，一方向的なものである。精神療法家と患者が何かを共同で体験し，その後にそれを一緒に探索する機会があるときに，メンタライジングはより強く触発される——それは転移の操作に価値がある主要な理由であり，それについては後で簡潔に論じるつもりである。

　要約すると，あなたたちが共同で取り組む課題は，あなたと患者をそれぞれの見方に導いた心的過程を特定することであり，そして，多様な見方があってよいことを受け入れながら，それぞれの見方を相手の見方と関連させて考慮することである。

　紛れもなく相容れない見方であることが明らかで，容易に解決することができないときには，解決が可能に思えるまで，それらの見方が区別され，表明され，受容されるべきである。この目的のために，私たちは，精神療法家たちに，自分自身の心を患者と分かち合うように求める。それは，自分がどのようにして特定の理解に到達したのかを——あるいは，自分が混乱しており，何かを理解することができないということを——表明するところまで，自分の心を患者と分かち合うということである。ある機会に，一人の患者が，精神療法家は「頭の回転が少し遅い」ようだとほのめかした——それは，その精神療法家がメンタライジング・モデルに従っていることを暗示していた。

7. 介入を患者のメンタライジング能力に適合させること

　患者のメンタライジング能力は，セッションの時間内にも，セッションからセッションの間にも，かなり変動する。したがって，メンタライズする精神療法家である以上，あなたは，患者の心の状態を継続的に観察し，それに応じて介入を行うことになるであろう。基本的原則は，次のとおりである。つまり，患者のメンタライズする能力が脆ければ脆いほど，あなたの介入は単純明快でなくてはならないということである。この単純明快という原則は，精神療法家には，それに従うのが困難な場合がありうる。なぜなら，私たちの大半は，理解できていなければいないほど，複雑な介入をする傾向があるからである。私たちは，つい自分自身のメンタライジング能力を観察するのを忘れてしまうが，患者とやり取りしながら——そして，背後に座って静かに

7. 介入を患者のメンタライジング能力に適合させること

聴いているときではなく，その関係に積極的に関与しているときに——これを行う必要がある。

メンタライジング能力は，主として情動の激しさのレベルと愛着の安定度に影響されるので，情動喚起のレベルにとくに注意を向け，また精神療法関係において患者が脅かされているように感じること——例えば，あなたを敵対的であるとか鈍感であると知覚すること——にとくに気をつけることを，私たちはお勧めする。愛着に関しては，疎遠-回避（detached-avoidant）パターンの場合には，他の場合よりも，患者-精神療法家関係の中で，転移的交流についてのメンタライジングを用いて，治療作業が行われる必要がある。これに対して，纏綿-とらわれ（enmeshed-preoccupied）パターンの場合には，情動状態と関係性の強烈さを注意深く最適水準に調節することが必要である。

私たちは，自分たちの介入を患者のメンタライジング能力に適合させたいと願っており，一つの連続体となるように介入を系統立てることによってそれを行う。つまり，患者のメンタライジング能力が損なわれているときには，より支持的な介入が求められるが，患者のメンタライジング能力が安定しているときには，（患者が見方を別のものに転換できるようにすることを目指す）解釈的介入が適しているといった具合に，系統立てるのである。とりわけ，転移と関連した介入は，患者にとっても精神療法家にとっても，巧みなメンタライジングを必要とする。

二つの付加的基本原則をあげると，次のとおりである。第一に，ゆっくりと進むということである。第二に，迷うときには，より支持的になり，患者の見方に挑戦しないようにするということである。私たちが訓練の中で気づいたことを言うと，精神療法家はあまりに性急に，あまりに多くのことをしようとして，患者と歩調が合わなくなってしまいやすい。あなたの主要な焦点は，常に患者の現在の心の状態に絞られるべきである。したがって，私たちは，患者の見方の妥当性を確認するという文脈で，患者の見方を理解することをかなり重視するのである。注意を傾けて聴き，それとともに患者の心の状態について観察と省察を行うことは，すべての治療アプローチに共通する妥当性確認の介入である。ありうる別の見方を取り入れる前にしなくてはならないことは，少なくとも患者の心がそのときどう動いているかという文脈で見るなら，患者の体験は妥当なのだという理解を，最初に表明することである。患者は，理解されていると——あなたが心で彼/彼女の心を思っていると——感じなくてはならない。しかし，患者の体験を理解可能なものとして確認することは，あなたの出発点でなくてはならないとはいえ，私たちは，それだけにとどまれと示唆しているのではない。精神療法の全体的要点は，ありうる別の見方への道を切り開くことである。

第6章　メンタライジング的介入法

　心で患者の心を思い続けることの重要な部分とは，彼／彼女が心的等価モードで，つまりありうる別の見方が不可能なモードで動いているのはいつなのかを認識することである。そのようなときに，即座に挑戦しようとしたり弁解しようとしたりすることは，徒労に終わりやすい。

　　ある患者は，彼のために用意された危機対応計画が「真っ赤なうそ」だと，彼の精神療法家に告げた。彼は，渡された電話番号に電話したが誰も出なかったと報告した。精神療法家は，このことについて多少の戸惑いを表明し，患者が電話したのはいつなのかを尋ねた。というのは，彼は，何のメッセージも受け取っていなかったからである。患者は，誰も電話に出てくれないなら，自分に関する限り「いわゆる援助というもの」は役に立たないので，メッセージは残さなかったと，答えた。
　　精神療法家は即座に，危機対応計画には誰も電話に出なければメッセージを残すように明記してあることを指摘する形で応答した。彼は，業務日なら2時間以内，もし業務時間外に電話を受ければ次の業務日の始まりから1時間以内に，すべての電話への返答が行われるという方針を，患者に思い起こさせた。その精神療法家の介入は，患者の怒りに火をつけただけであった。「それがどう関係しているというんですか。応答がないのは，助けがないのと同じです。あなたは，そんなこともわからないんですか」と患者は言った。
　　その時点で，精神療法家は自分の誤りを認識し，患者の情動状態を正確に同定することによって仕切り直しをした。精神療法家は，次のような理解を表明したのである。その理解とは，電話をかけたときに，患者は，孤独を感じ，自傷または暴力にはしる危険性がかなりあると感じていたのであり，それだけでなく，精神療法家が理解してくれず，そのため助けにならないように感じられたセッションにおいても，患者は似たようなことを体験したばかりだったということである。患者と精神療法家は，この相互的理解を成し遂げてからは，協力し合って危機対応計画を練り直すことができた。

　この例が示しているように，メンタライジング的姿勢なしには，そのプロセスはどこにも進めなくなるであろう。目標は，自己・他者・関係性についての多重的な複数の表象を探し求め，それらを精緻化する方向に，徐々に進むことである。しかし，代替的見方を目指して進む際には，断定的でないことが適切である。例えば，「私が受けている印象では……」「私がこうかなと思うことですが……」「私に思い浮かんだことですが……」といった具合である。あなたが精神療法家として心的表象を取り扱っていることを強調するためには，アイ・ステートメント（"I" statement）〔★訳注9〕であなたの介入を枠づけることが可能である。つまり，「これから言うことは，私が考えていることなんですが……」「あなたがそのことを言ったとき，私はこういうことを考え始めたのですが……」「あなたがそのことを取り上げたとき，私が感じ始めたことですが……」といった具合である。こうすると，あなたは，あなたの心理状態を患者の**考慮**に委ねているのであり，それは，患者の見方を広げるためであり，併せて，

あなた自身の見方の妥当性をより上手に確認するためである。そして，あなたは，以下のことを示唆していることにもなる。つまり，その対話に寄与するあなたの発言は，患者のそれよりも本質的に妥当性があるともいえないし，そうでないともいえないということである——そして，共同で意味を話し合う過程で，二人が共に一つの理解に到達するかもしれないということである。しかし，ありうる別の見方を探し出す際にリードするのは，あなたということになりやすい（例えば，「……という可能性については考慮しましたか」とか「私も……ではないかと思っています」といったリード）。メンタライジング的精神療法を軌道に乗せるのに成功したことをあなたが知るのは，あなたの患者が自発的にありうる別の見方を取り上げ始めるときであろう。

〔★訳注9〕アイ・ステートメント（I-statement）は，精神療法家の発言を，あくまで精神療法家が考えたことや感じたことであると枠づけし，相対化して伝える応答法であり，発言中に「アイ（私）」という言葉を入れるために，こう呼ばれる。アイ・ステートメント自体は，以前からある応答法であり，メンタライゼーションに基づく精神療法が起源というわけではない。

8. 転移のメンタライジング

　以前に言及したように，私たち精神療法家は，速く進むことを好む。ペースを決めて計画的に介入することを，努力なしに円滑に行うことは難しい。そして，私たちには，一般的に，ゆっくり進むことが必要である。しかし，最終的には，転移における治療（work）に向かって進むことが重要である。いくつかの点では，転移治療に対する私たちのアプローチは，伝統的なものである。つまり，私たちは，支持の文脈においてのみ解釈的介入を用いる。そして，すべての精神療法家が行うように，介入を患者に合ったものに仕立てたいと願っている（Horwitz et al., 1996）。しかし，この仕立ての過程については，私たちは，きわめて個別的である。つまり，私たちは，患者のメンタライジング能力に関心を集中させる。さらに，私たちは，転移治療を，患者 - 精神療法家関係における積極的メンタライジングであると解釈している。訓練を実施し

表 6-4　転移のメンタライジングの要素

- 現在の患者 - 精神療法家関係を探索すること
- 患者 - 精神療法家の関わり合いについての患者の体験の妥当性を認めること
- 精神療法家の寄与や精神療法家の歪曲をも含めて，エナクトメント〔実演〕を受け入れ，探索すること
- ありうる別の見方を提示すること
- 協力して一つの理解に到達すること
- 患者の反応を観察し，探索すること

第6章 メンタライジング的介入法

た際の私たちの経験から,転移をメンタライジング的介入として使用できるように精神療法家たちを助けることは,挑戦しがいのあることだと判明した。表6-4は,転移のメンタライジングの主要な要素を列挙したものである。

私たちは,私たちのアプローチと,転移を利用する他の諸方法,例えば発生的再構成を最重視する解釈作業とを区別するために,「転移のメンタライジング」という成句を用いる。それにもかかわらず,境界性パーソナリティ障害の患者たちの治療においては,注意深い解釈作業が有効でありうることを,私たちは認識している。そして,そのような作業の例が,『転移焦点化精神療法』(Clarkin et al., 1999)である。私たちの視点からみると,転移焦点化精神療法における転移への介入は,メンタライジング・モードにとどまるように患者を助ける形で行われるために,効果的なのである。詳しく言うと,これらの介入は,①明晰であることを最重視し,②患者の注意を中心的テーマに引き戻すことを反復し,③行動を患者の心についての仮説的モデルと慎重に結びつけ,④対人面への焦点合わせを維持し,⑤明確化から解釈へと系統的に進む。したがって,心的過程よりも心的内容に焦点を合わせているにもかかわらず,そのような介入は,メンタライジングを維持するだけでなく,メンタライジング能力を改善する力をもっているのである。

繰り返すと,メンタライジング・モードにとどまることができ,かつ強い情動に直面しても心に多重的な複数の見方を保持することができる患者たちにおいては,解釈的介入は,メンタライジングを促進する力がある。心的表象に焦点を合わせているので,そのような解釈作業は,たいていの場合,メンタライジングを増強する――患者の注意を歪んだ知覚および現在の相互交流の解釈に向けさせるという意味で,メンタライジングを増強するのである。ちなみに,ここでいう現在の相互交流の解釈は,過去の関係の中にある,このような知覚の歪みの淵源を理解するという文脈で行われる解釈である。事実,メンタライジングの存在を証明する特徴の一つは,現在を過去から分離するということである――それは,トラウマを再体験しやすい患者たちにおいて重要である。しかし,トラウマを受けたそのような患者たちは,心的等価モードで動くことになりがちであり,その場合には,患者たちをメンタライジング・モードに引き戻すことが最優先課題である。こうして,私たちの主要な予定に戻り,メンタライジング能力が限られている患者たちへの取り組みに目を向けると,私たちは,発生的再構成とは対照的な,もっと,いま‐ここ‐志向的な転移治療を強調することになる。

私たちのアプローチの固有性を伝える際の難しさは,煎じ詰めれば**転移**という用語についての私たちの理解に帰着する。私たちは転移を利用するのかどうか尋ねられることがよくあり,そして,メンタライゼーションに基づく精神療法は,「転移解釈を

避けることを特色とする力動的精神療法」(Gabbard, 2006, p.1668) として特徴づけられてきた。ここで私たちは明確化を必要としている。転移を利用するのかと尋ねられれば，すべては「転移」の意味次第であるというのが，私たちの標準的回答である。私たちは，精神療法家－患者関係についての議論が患者の幸福感に寄与すると期待しながら，精神療法家－患者関係に焦点を合わせているのだろうか。その答えは，最も強い調子での「はい」である。私たちは，現在の行動を過去の行動の無意識的反復に基づくものとして説明するために転移を利用するのだろうか。答えは，ほとんど同じくらい強い調子での「いいえ」である。私たちは，治療関係，現在の愛着関係，幼年期の愛着関係の間の類似性を指摘することもある。しかし，私たちは，患者の行動パターンを制御するのに利用できそうな説明（洞察）を患者に提供することを目指しているのではない。というよりも，転移は，患者の心が面接室で私たちと共にどう動いているのかに注目する機会を与えてくれるのである。基本的に，私たちが目指しているのは，関係性のパターンも，思考と熟慮を必要とする他の多くの悩ましい現象の一つと同じようにみなして，それについて考えることへの患者の関心を触発することである。そして，それは，メンタライジングの回復を促進することを目指す，私たちの探求的な無知の姿勢全体の一部なのである。

このように，**転移のメンタライジング**は，現在の瞬間に自分が身をおいている関係性について考えるように患者を励ますことを意味する簡略な成句である。私たちが目指しているのは，次の二つである。まず，患者の注意を他の心，つまり精神療法家の心に集中させることである。次に，患者が，自分自身についての知覚を，自分が他者に——精神療法家あるいは精神療法グループの他のメンバーに——どう知覚されているかということと比較する課題に取り組む際に，患者を助けることである。同じ行動であっても心が異なれば違うふうに体験され，違うふうに考えられてしまう場合があることを示すために転移を利用することを，私たちは重視する。例えば，患者が精神療法家を迫害的で要求がましく，破壊的で残酷なほど批判的だと体験したとすれば，その体験は，他もありうる多くの知覚のなかの一つである。それは，精神療法家の行動を考慮すると妥当な知覚であるかもしれない。しかし，その精神療法家の行動については別の解釈が見つかるかもしれない。改めて言うが，目標は，患者がなぜ精神療法家についての知覚を独特の形で歪めるかについての'洞察'を患者に与えることではない。対人的状況の曖昧さを考慮すると，患者が特定の知覚のあり方を選び，それに執着するのはなぜなのかについて，好奇心を生じさせることが目標なのである。私たちは，なぜ患者はこうするのだろうかと不思議がることで，患者が自分の主観世界や他者の行動を解釈する際の，硬直した，スキーマ的な心的等価モードを放棄できる

ように手助けしているのである。

　転移との取り組みという領域ほど，ゆっくり進めという戒めがよく当てはまる領域はない。転移反応の手がかりを言い表すために，私たちは**転移トレーサー**(transference tracer) という概念を用いる——つまり，それは，患者の語っていることが患者-精神療法家関係と関連しているかもしれないことを示す微かな兆候である。より複雑な介入ほど注意深い下準備を必要とするという私たちの格言と歩調を合わせて，私たちは次のことを提言する。つまり，より葛藤に満ちている可能性のある領域を探索するという，転移のメンタライジングに含まれる作業を行う前に，転移トレーサーが利用されるべきだということである。私たちが転移トレーサーを使用するのは，ある方向を指し示すため，つまり，精神療法家の心は患者の心と異なるかもしれないことや，精神療法家はありうる別の見方を考えたいかもしれないことを暗に示すためである。例えば，「私たちは，それを全く同じようには見ていないようですね。それは，私たちがどこかの時点でまた話題にできることかもしれませんね。私たちがなぜそれをそこまで違うふうに見るのかについては，正確なことはわかりません」と言うのである。もう一つ例をあげよう。ある患者が自分の人間関係は3ヶ月以上続いたためしがないと宣言するときには，精神療法家は，語りかけるように，「その頃になったら，私たちは，このような関係に用心するほうがいいですね」と述べるかもしれない。そのような転移トレーサーは，患者を転移治療の方向に優しく後押しする賢明な手段として利用することができる。したがって，私たちは，精神療法過程の早期に転移トレーサーを使用するが，それは，情動的関係性を激越化させないようにしながら，問題が潜んでいると思われる領域，とりわけ患者と精神療法家の見方の相違を，浮き彫りにするためである。

> その患者は，次のような感情について語っていた。つまり，彼女の男友だちの大部分は，彼女を好きであるように思えるが，それと同時に，彼ら全員が本当に求めているのは，自分たちの世話をしてもらうために彼女を利用することではないかと，彼女は心配していたのである。彼女は，彼らが求めることをしてあげなければならないと，いつも感じていた。そのため，結局，彼女は，彼らの洗濯・掃除・調理をしてあげるはめになった——そして，それでも，彼女は，そうするのが嫌だとは，彼らに言えなかったのである。この問題についてある程度話し合った後に，精神療法家は，次のような考えが浮かんだと発言した。その考えとは，彼はいつも彼女に調査用紙に記入してくれるように頼んでいるが，それによって，彼が彼自身の目的のために彼女を利用していると，彼女には感じられるのではないかということであった。それは，より良いことのため，つまり他の人たちへの治療を改善するためだから，それをすることを気にしているわけではないと，彼女は言った。それにもかかわらず，彼は，もし彼女がその研究を嫌だと感じ始めているのに気づいたら，彼に知らせるのは当然のことだ

と示唆した。

　このときに，精神療法家は，他者のために色々なことをしてあげているという患者の感覚と，他者のための研究についての，声にならない嫌悪——および同調——との間のつながりを，強調し続けることもできたであろう。しかし，彼は，「私が実施している調査用紙やその他のことについてそう感じたときにはいつでも，できれば私に知らせてくださいね」と示唆することによって，その介入を何かへの手がかりとして残したのである。患者は同意し，その後，二人はセッションを続けた。精神療法が進むにつれて，あなたは，さらに患者-精神療法家関係に焦点を合わせることができるようになる。その結果，あなたは，転移のメンタライジングを使用することが増え，患者があなたのことをどう知覚しているかに光を当てながら，患者の想定に挑戦するのである。上に述べた例では，患者が他者の要求に対して何も言えないことの実例がさらに蓄積すると，精神療法家は，もっと後に，その話題に戻ることもあるだろう。

　私たちの転移トレーサー使用法が例証しているように，私たちは，通常，患者-精神療法家の関わり合いの，いま-ここの側面に焦点を合わせる。しかし，特筆しておくべきことであるが，私たちは，いま-ここの側面に焦点を合わせている実例のすべてが理想的メンタライジングの典型であると考えるわけではない。例えば，Strenger (1991) が主張していることであるが，「精神分析の実践において与えられる最も現実的な解釈の大部分は，患者の過去に言及するのではなく，現在の心理状態に言及するものである」。そして，そのような解釈は，「その構造が緩くて直接的である」(p.63)。しかし，この文脈で彼が提供している臨床的挿話を考察してみよう。

> ある患者は，休暇の後に，精神療法に復帰し，精神療法家に幸せそうに挨拶した。腰を下ろした後，彼の心は空白になり，話すことを何も思いつくことができない。そして，彼は，精神療法家を見ると，顕著な不快感を覚える。考えうる解釈は，次のようになるであろう。「ところで，私は，さっき，あなたが私と再会してとてもうれしそうだと感じ，あなたの表現の仕方も，とても感情がこもっていると感じていました。ところが，今のあなたは自分の感情をひどく恥ずかしく思っているように，私には見えます——おそらく，私があなたの感情をおかしいと感じていると，あなたが思ったからではないでしょうか」。
> (pp.63-64)

　文脈を無視して，ある介入を「非メンタライジング」と特徴づけるのは危険なことである。しかし，与えられた情報から判断すると，上記の解釈は，データのわりには少し断定的すぎるように思える——「おそらく」という言葉が入っているにもかかわらず，そう思えるのである。より探索的なアプローチは，以下のようになるであろう。

第6章　メンタライジング的介入法

「最初，あなたは，私と再会してうれしそうでした。ところが，今は不快そうに見えます——私のとらえ方は正しいでしょうか。もしそうだとすれば，何が変化したのでしょうか」。

しかし，細部を別にすれば，「患者の過去に言及するのではなく，現在の心理状態」を重視する Strenger の立場は，転移のメンタライジングに対する私たちのアプローチとまったく一致している。

> 自分の外見に非常に敏感な30代半ばの重篤なうつ病患者は，自分の外見がいかにひどいかについて，精神療法家に訴えた。彼女は，自分の髪の見栄えが「恐ろしい」と述べたが，精神療法家には完璧なほどすばらしく見え，精神療法家は，それに沿ったことを素朴に語った。彼女の髪が適切に整えられていた時の写真を見れば，精神療法家もその違いがわかるだろうと，彼女は指摘した。彼女が何週間か前に——そうすることについて不安があるにもかかわらず——何とか美容師のところに行ったように，幸運にも彼女の髪の見栄えは「解決可能な問題」だと，精神療法家は答えた。安心させようとするこの必死の試みは，まったく効果がなかったわけではない。患者は，多少元気になった。
>
> しかし，患者は，もっと解決しにくいことがわかる問題に出くわすと，いかに惨めな気持ちになるかということを精神療法家に理解させようと，かなり気の滅入る挑戦を続けた。つまり，自分は眼のせいでロボットのように見えると，彼女は訴えたのである。彼女が言うには，彼女の瞳孔はあまりに拡大しているので，通常なら魅力的な青い眼がほとんど確認できないほどだというのである。さらに，彼女の眼が「どんよりしている」ように見えるので，彼女の外見も「死人のように見える」とのことであった。
>
> 精神療法家は，それに反応して，前屈みになり，かなり長時間，彼女の眼を一心に眺め，とくに，どんよりして死んだように見えるところを確認しようと努めた。彼女の瞳孔は大きいが，部屋の照明が薄暗く，彼女の目の青さがはっきり確認できると，彼は発言した。それに加えて，彼は，どんよりしているように見える所を一生懸命発見しようとしたが発見できなかった。そこで，彼は，このことを彼女に知らせ，自分はどんよりしているように見える眼のことには非常に詳しいと，付け加えた。
>
> その患者は，メンタライズした後に，「私の心がどうかしているんだわ」と叫んだ。精神療法家は，彼の体験を参考にするなら，他者が彼女のことを彼女が見ているのと同じように見ているということはないだろう，と述べるにとどめた。

このやり取りを転移のメンタライジングとして考察することは，**転移**という用語を最も大雑把な意味でのみ使用することである。患者が，精神療法家も，生活の中で出会う他の多くの人たちと同様に，彼女のことを彼女自身が知覚するとおりに知覚しているのだと思い込んだとき，患者は，他者から精神療法家への一般化を行っていたのである。用語はさておき，患者-精神療法家関係は，各人の心に何が思い浮かんでいるかについての直接的対話を通して，対人的思い込み（interpersonal assumptions）を探る機会を与えてくれる。思い込みについての，このような比較検討は，私たちが，

8. 転移のメンタライジング

患者-精神療法家関係における**基本的メンタライジング**とみなしているものである。

精神療法過程の範囲内で基本的メンタライジングがうまく成立すれば，私たちの言う転移のメンタライジングの範囲内で，情動的負荷のかかる愛着面の関心事にさらに取り組むことを，私たちはお勧めする。

ある患者は，セッションの中頃に，精神療法家から気にかけてもらえていないと感じたことを，単刀直入に精神療法家に告げた。精神療法家は，即座に，自分がセッション中にしたことで彼女の心にこのような思いを生じさせたものが何かあるだろうか，と尋ねた。精神療法家は，患者-精神療法家関係の感情的文脈に沿って患者の心の現在の状態を理解しようと努めることで，私たちのモデルに沿って進んでいた。彼の介入は，その問題に集中した。患者は，最初，とくに何もないと言った。むしろ，それは彼女の心に「とにかく浮かんできた」とのことだった。この重大な懸念を煽ったものを彼女が素通りしたことは，メンタライジングが停止している可能性に注意するようにという，精神療法家への警告であった。そのため，精神療法家は，「立ち止まる」(stop and stand) という方策を用い，患者にそれについてもう少し考えるように要請した。

患者は再び考え，次のことをほのめかした。つまり，精神療法家は欠伸をこらえており，この行動は彼が彼女に退屈していることを示しているのだと，彼女は瞬間的に考えたとのことであった。この観察結果を聞いて，精神療法家は，彼女の理解が妥当なものだと認めることができた。なぜなら，彼女がそのような状況でどうしてそのような結論に達したのかが，わかりやすかったからである。彼は，もし自分が彼女の立場であれば，同じ状況で動揺してしまっただろうと，指摘した。しかし，同時に，彼には，退屈しているという自覚はなく，欠伸をこらえていたという自覚もなかった。彼は，欠伸をこらえているという自覚はないが，時計を見たという自覚はあると，率直に述べた。時計を見たことは，彼が退屈しているという彼女の感覚を助長したかもしれないと，彼は思った。上記のやり取りは，転移のメンタライジングから，いくらか遠ざかり始めていた。なぜなら，それは，その時点で治療作業の焦点ではない別の説明を提供するものだったからである。それにもかかわらず，精神療法家は，彼の行為の背後にあるものについて患者が性急に結論に達したように思えるということを示唆し続けた。したがって，精神療法家は，セッション中の'プロセス'に焦点を合わせていたことになるので，メンタライジング・モデルに忠実であり続けていたのである。つまり，患者が結論に到達する際の性急さは，メンタライジングの対象となる事柄だったのであり，やり取りの'内容'ではなかったということである。

この時点で，精神療法家は，患者がさらに探索に打ち込んでくれることを期待したが，よくある例に漏れず，患者は，二人がすでに主張したことを繰り返すだけであった。そこで，彼女が単純な説明で満足してしまうことが探究の主題となった。精神療法家は，患者がそこまで確信していることへの困惑感を強調した。そうしながら，彼は，自分自身がもうすでに別の説明を考えようとしていることに気づいた。彼は，次のようにほのめかした。つまり，彼が話しているときに他の誰かが時計を見たら，彼も，その人たちは彼と一緒にいるよりもどこかに行きたいのではないかと考えるだろうと，ほのめかした。しかし，彼は，次のように付け加えた。おそらく，彼は，その推測について振り返る必要があるだろうし，その妥当性を確認してみることさえ必要であろう，と。しかし，そうする際に，最初の思い込みに基づいて性急に反応するのではなく，それについて振り返りを続けながら，その関わり合いの

中にとどまる必要があるだろう，と。患者はこの推理に同意した。そして，彼女は，精神療法家がどこか他の所に行きたがっているように感じられることがよくある，と語った。さらに，この思い込みのせいで，自分が必要とされていないように感じることを，彼女は認めた。精神療法家は，患者の体験に共感した後，この理解を前提にして，彼女の現在の心の状態を確認しようとした。そして，本当はそこにいたくないと思っているように感じられる誰かと一緒にセッションを続けることが，彼女にとってどれだけ困難なことであるのかを，今は理解できると，彼は語った。

　この時点からセッションは進展し，人と一緒にいることに困難を感じるという，患者のもっと全般的な感情に結びついた。そして，その困難は，彼女が，考えうるすべての拒否に対して鋭く目を光らせているために生じていることであった。こうして，セッションは，転移のメンタライジングから，対人プロセスの確認を経て，その対人プロセスが他の関係性の文脈でも重要であることについての探索にまで進んだ。他者の動機についての性急な結論のせいで，この患者は，突然ひどく怒ったり，非常に性急に対人場面から立ち去ったりしていた。これらは，彼女の孤立感および必要とされていない感じを煽りたてるだけの自己破滅的反応であった。

　要するに，私たちは，特定のタイプの転移を顕在化させる患者の動機を探ることはするが，その探索の理由は，常に，考えることと感じることを奨励することなのである。私たちは，患者の心が移り変わり複雑に絡み合う，その心の動きに，患者の注意を向けさせる。次第に決着がつきかけている問題を蒸し返すことになるが，私たちは，洞察や認知的歪みの**内容**に優先的に関心を向けるわけではない。むしろ，私たちは，患者の，洞察を**生み出す能力**を高めたいと願い，患者が心的過程を歪めることを見極め，改善したいと願っているのである。

9．秘　訣

　メンタライジング・アプローチが処方的でありうるとしても，それには限度があるのだということを，私たちは認めている。ある意味で，私たちにできる最善のことは，全般的なガイドラインと，Wittgensteinの精神に則り，いくつかの**秘訣**を提供することである。これらの概要は，表6-5に示されている。

(1) 特定の単語や言い回しに注意を向けておきなさい

　たとえ善意から出たものであっても，あなたがメンタライジングから遠ざかりつつあることを警告している可能性のある単語や言い回しがある（Munich, 2006）。あなたは，自分自身がつい「はっきりと」「明らかに」「ただ」のような言葉を使用しているか，「あなたが言いたいことは……ですね」とか「私には，あなたが**本当に**言お

表6-5 精神療法家のための秘訣

- 特定の単語に用心しなさい（例えば，「とにかく」「はっきり」「明らかに」「ただ」）。
- 受身的でなく積極的でありなさい。
- 反対の動きをしなさい。
    - 患者が過度に自省的であるときには，他の心を考えてみるように患者を誘いなさい。
    - 患者が過度に他者に注意を奪われているときには，彼・彼女自身の心に焦点を合わせるように患者を誘いなさい。
- 普通かつ非専門家的でありなさい。あなたは，精神療法の専門家ではあっても，患者の心の専門家ではないことを覚えておきなさい。
- 感情の嵐を鎮静化するために，言語的介入と併せて「メンタライジングの手振り」を用いなさい。

うとしていることは……ように思えます」というような言い回しを使用するなら，すでにメンタライジングを停止していることであろう。精神生活において明らかなものは少なく，「はっきりと」何かである，あるいは「ただ」何かであるという心理状態はほとんどない。あなたが患者の潜在的体験**実際には**どうであるのかについて患者に告げているのに気づいたら，あなたの相互交流は探索の焦点を見失いつつある可能性が高い。そのような場合には，あなたは，その相互交流から離れ，あなたの関係において何が生じているのかを再評価すべきである。あなたが無理をし過ぎているのか。患者が自分自身に関することをあなたから告げてもらう必要を感じており，それによって彼の自己体験を構造化しようとしており，自分自身のことを自分自身で解決しようとしていないのか。これらは，メンタライズする精神療法家として，あなたが自問する必要がある問いの一部である。

　私たちは，私たちが"j-word"と呼ぶもの——つまり"just"〔とにかく〕（Allen & Munich, 2006）——に特別の注意を払うようになった〔★訳注10〕。私たちが提示した最後の挿話の中の精神療法家は，この単語に用心していたので，精神療法家が気にかけてくれないという考えが心に「とにかく浮かんできた」という患者の発言に動かされた。しかし，「とにかく」は，私たちの発言のいたる所に見られる。うつ状態の人に「とにかく，そんなにネガティヴに考えるのをやめなさい」あるいは「とにかく，外に出て運動しなさい」と言うこと。トラウマを受けた人に「とにかく，過去のことは忘れなさい」とか「とにかく，前に進みなさい」と言うこと。悪名高いのが，薬物依存患者に対して「とにかく，薬物にノーを言いなさい」と言うことである。このような文脈では，"j-word"は常に「どうやって」という問いを呼び起こす。あなたのうつ病患者は，「私は，とにかく私自身にそんなに厳しくするのをやめる必要があります」と言うだろう。あなたの不安障害患者は，「私は，とにかくリラックスする必

第6章　メンタライジング的介入法

要があります」と言うだろう。どうやって？　「とにかく」は，**矮小化している**という意味で，しばしば非メンタライジング的な単語である。典型例を言うと，精神医学的障害をもつ患者たちは，何であれ"j-word"の後に続くことをするのに大変困難を抱えているものである。"j-word"は，否認の代表例であるから，メンタライジングを妨げてしまう。

〔★訳注10〕"just"を"j-word"と呼ぶのは，"just"を禁句として扱うユーモアである。英語では，そのまま表現するのが憚られる言葉を，頭文字の後に"-word"を付けた形で表現する（例えば"fuck"を"f-word"と言い換える）ことがあるが，"j-word"も，この習慣にならったものである。

　私たちは，無知の姿勢を擁護するために，言語に注意を向けることを推奨している。再び，私たちは，この姿勢が直観とは正反対のものであることを認めよう。つまり，あなたが，精神療法家として，助言したいとか，患者の助けになることをしたいと願う方向に性急に進みがちであることは，無理もないことである。しかし，患者たちに，彼ら／彼女らの心がどのようなものなのか，あるいは，どうすべきかについて告げることは，ある意味で彼ら／彼女らの心を乗っ取ることである。もし彼ら／彼女らが同意するなら，彼ら／彼女らは自分たちの省察をあなたが代わりに行うことを，あるいは自分たちの――心的生活を含む――生活をあなたが代わりに営むことを，許しているのである。乗っ取りは，患者自身のメンタライジング能力を触発することはなく，むしろそれを減退させてしまう。患者たちは，「本当に」彼ら／彼女らの心の中にあるものは何であるかを告げられるとき，つまり，例えば，「とにかく」破滅的と思い込んでいるのだと告げられるとき，彼ら／彼女らには二つの選択肢しか残されていないことになる。つまり，精神療法家の見解を無批判に受け入れることか，完全に拒否することができるだけである。どちらの反応も，反メンタライジング的である。

(2) より積極的になり，受身的にならないようにしなさい

　精神療法家の役割を取るとき，あなたは，自然に，過度な受身性または活動性に引き込まれる。あなたは，何もせずに聴いているか，支配的になるか，のどちらかになりがちであろう――後者の場合としては，例えば，特定の治療モデルに従おうとするようなときがそうである。メンタライジングは，あなたが質問したり，確かめたり，探索したり，反応したりすることによって積極的に仮説を検証する際に，バランスを保つことを伴っている。また，メンタライジングは，①非メンタライジング的対話，②回避のために用いられているように見える精神療法中の場つなぎ的な会話，③疑問を差し挟む余地のない患者の思い込み，に対する積極的挑戦を伴っている。あなたに関する患者の不合理な思い込みに挑戦することは，とりわけ生産的である。なぜなら，

あなたがそこにいて，ありうる別の見方に基づいて，患者にあなた自身の心を表象として示すからである。

さらに，メンタライジングを促進するために，あなたが完全に強制的になることが必要な場合があるかもしれない。

> 本書の第三著者は，荒れ狂って彼の治療室から飛び出す寸前の患者に対して，「座って，しばらく黙っていなさい！」と強く勧めた。彼女は，びっくりして，そのとおりにした。そして，いくらかメンタライジングが回復した。

「座って黙っていなさい！」を「メンタライジング的介入」と呼ぶことは，ほとんどできないに等しいであろう。しかし，もし患者が荒れ狂って治療室から飛び出していたなら，それ以上のメンタライジングは生じえなかったであろう。患者は，その介入によって「抱えられた」のであり，それだから，メンタライジングの条件が回復できたのである。したがって，それはメンタライジング'促進'介入だったのである。そのような劇的な介入が効果的であるためには，明らかに，それに適した関係性という背景が必要とされる。そして，この介入の有効性は，私たちが提供できる他のどの実例よりも，メンタライジング——この場合には直観的に行われるメンタライジング——が一つの技芸であることをよく示している。

私たちが精神療法家の積極性を強調するのと一致することであるが，私たちは，長い沈黙を奨励することはしない。長い沈黙は，不安を激化させるだけでなく，過度の空想を引き起こしやすい。複数回のうーんという声やうなずきは，あなたが途方に暮れていることを暗示しているかもしれないし，おそらくあなたが困っていることを示しているであろう。このようなときには，あなたのメンタライジング能力を取り戻さなくてはならない。そうするためには，あなたの心の状態を確認し，解決策を提案する必要があるだろう。つまり，「私は困っていましてね。何を言ったらいいか，はっきりとはわからないのです。前に戻って，これまで話してきたことをもう少し詳しく掘り下げてもいいですか」と言うのである。このようにして，患者の現在の諸問題についてのさらに詳しい説明を触発しながら，あなた自身のメンタライジングを手本として示すのである。すでに述べたように，私たちは，要領が悪いことを嫌っているわけではない。刑事コロンボ〔★訳注11〕のようなアプローチが本心から出たものであり続ける限り——一般的にはそうなるものであるが——私たちは，そのようなアプローチを推奨する。つまり，メンタライズする精神療法家は，要領が悪い刑事だということである。

［★訳注11］「刑事コロンボ」とは，米国で制作・放映されたテレビ映画であり，日本でも吹き替え版が放映された。ロサンゼルス市警殺人課の刑事であるコロンボが難事件を解決するというストーリーであるが，コロンボは，風采の上がらない人物として描かれており，捜査も要領が悪いように見えるが，巧妙な対話を通して犯人を追い詰めていく。

(3) 反対の動きをしなさい

　私たちは，あなたが患者との関係において対立的になることを勧めているのではない。そうではなくて，患者が自己に注意を集中しているときにはあなたが患者の注意を外に向けさせ，患者が他者に注意を集中しているときにはあなたが患者の注意を内面に向けさせることを考えてみるように勧めているのである。私たちが思い描いているのは，あなたと患者が，省察と対話の領域に向かって進む際に，シーソーで上になったり下になったりするような，バランスを取る行為である。どこかの時点で，あなたの患者は自己に注意を集中するであろうが，しばしば，これは賞賛されるべきことである。しかし，この自己省察が，反芻的性質を帯び始めるか，否定的・恥辱的・自己非難的なモードに硬直化することがあるかもしれない。そのようなときには，あなたは，患者を彼／彼女の心から離れさせ，他の人の心のほうに移そうと努めるべきである。つまり，「そのことが彼女にどのような影響を与えていると思いますか」とか「彼がそうしたのは彼女に何が起きていたからなのでしょうか」と聞くのである。それが治療における適切な動きであると決定した以上，あなたはこの課題から注意をそらされてはならない。多くの患者たちは，それに答えて'わからない'と言い，その後には，たちまち自分の心の状態についての反芻的心配に戻ってしまう。そのときには，あなたは，より粘り強くなる必要があるだろう。例えば，「少し我慢して私につきあってください――彼がそのような反応をしたのは彼女に何が起きていたからだと，あなたは思っているのでしょうね」と言うのである。

　また，あなたは，ときどき逆の動きをする必要があるだろう。他者を理解することや他者がどのような人なのかに関心を奪われている患者たちには，自分自身の心の状態について省察するようにさせる後押しが必要であろう。つまり，「そのことについて，**あなたは**どう感じているのですか」とか「**あなたの**反応を自分ではどう理解しているのですか」と聞くのである。

　そのような動きは，メンタライジングの概念に含まれている'自己と他者のバランス'ということを反映している。このバランスも，セッションでの患者と精神療法家の動きの中に反映されていなくてはならない。双方向的な注意の流れが，あなたの患者からあなたへと，そしてその逆方向へと，行き来するということである。あなたは，特定のどの瞬間においても，あなた自身にそのプロセスについて省察する能力がある

ことを示さなくてはならない。そして，それもまた積極的な姿勢の実例である。私たちが次に論じるように，そのプロセスにおけるあなたの省察性（reflectiveness）は，逆転移の利用についての私たちの見解を内包している。つまり，逆転移の利用を，私たちは「普通であること」という枠組みの中で考えるのである。

(4) 普通でいて，常識を使用しなさい

　私たちは，「逆転移の利用」を，大雑把に，精神療法家の役割としてのメンタライジングであると考えている。つまり，それは，あなたの心を知り，あなたの心を語ることである。私たちは，「普通であること」を，次のような意味のことだと考えている。つまり，それは，'あなたの友人があなたにこう言ったとしたら，またはあなたに対してこのように振る舞ったとしたら，あなたはどう言うだろうか，またはどうするだろうかと，考えてみること'である。私たちは，あなたが好き勝手に振る舞うことや，何でも言いたいように言うことを認めているのではない——あなたは，敬意を伴う友人関係において，そのように振る舞うことはないであろうが，それと同じことである。というよりも，私たちが支持していることは，精神療法の中で，その関係の共通目標を前に押し出す形で，あなたの心の状態と率直に取り組むことであり，メンタライジングを常時利用可能な状態に保つことである。これを行うために，あなたは，患者の体験についてのあなたの'理解'ではなく，あなた自身の'見方'に基づいて語らなければならないことがしばしばあるだろう。

　本章で先に言及したように，メンタライジングを実践する精神療法家は，他の精神療法アプローチの場合に比べて，もっと頻回にアイ・ステートメントを使用する。患者の体験を即座に利用して，その体験についてのさらに進んだ理解を浮かび上がらせるのではなく，最初は，あなたが，その体験を自分にもあるものとして認めるのである。最も単純なレベルでは，あなたのほうが，何かに対する自分の情動反応を表出してもよいであろう。それは，患者の反応を正常なものとして認めるためであり，また，感情は探索されるべきだと認識できるように患者を助けるためである。つまり，「もし私にそういうことが起きたとすれば，私でも動揺を感じたでしょう」とか「私ならそういうことがあると嬉しいでしょう」と言うのである。より複雑なレベルでは，あなたは，患者に対するあなたの情動的応答性を用いて，二人の共同作業をさらに前進させようとする。メンタライジングを促進するためには，物事をすぐに患者に押し戻すことはしないほうが賢明である。

　精神療法家は，次のようなことに気づいて，しばしば嬉しい驚きを体験する。つまり，精神療法家が，いま起きている問題を患者のせいにすることなく，それについて

の自分自身の体験を語るなら，患者は，しばしば精神療法家のその理解を自分のものにし，それをさらに発展させようとするのである．

> 精神療法家：私は，セッションが少し堂々めぐりをしていると思っていました．なぜなのか，はっきりとはわかりません．私に思い浮かんだことですが，私の心は変わりばえしない古い事柄を繰り返し考えているだけのようで，私は，私たちがすでに話したこと以外，考えることができないんです．
> 患者：あなたは，確かに堂々めぐりをしているように見えます．それに，私は，その問題について何か前進があったとはまったく思いません．言っておきますが，私は，何が起きているのかについて長い時間をかけて話すのはあまり得意じゃないんです．私は，もうこれ以上先に進みたくないと思うことがときどきあります．
> 精神療法家：それは興味深い……そうすると，おそらく私たちは二人とも物事を同じ状態にとどめているのではないでしょうか——すべて平穏な生活のために！

　おそらく理論に基づく処方やスーパーヴァイザーと関連した超自我に苦しむからであろうが，精神療法家は誰でも，あまりに簡単に常識を踏み外しやすい．どうすべきか，あるいはどう言うべきか'わからない'ことが強みになりうることを，訓練の過程で認識するなら，それは，精神療法家にとって，とりわけ心が軽くなる瞬間である．多くの精神療法家たちが言葉に詰まってしまうのは，患者の質問にどう答えたらよいかわからないとき，とりわけ，その質問が挑戦的なものであるときや個人的なものであるとき，である．常識が示唆するところでは，対人的交流においてどう応答すればよいかわからなければ，おそらく，それを率直に認めて理解してもらうのが最良の策であろう．訓練中の多くの臨床家たちは，「こういうことが起きたら，私はどうすればいいんですか」と，私たちに尋ねる．あるいは，「私なら何を言えばいいか思いつかないでしょう！」と，私たちに告げる．治療中のこのような瞬間は，あなたが無知の姿勢をとっていれば問題にならないはずである．どうすべきかわからないのであれば，もしこういうことが起きたとして自分が精神療法家でなかったらどうするだろうかと，自問すべきである．この省察は，答えを生み出しやすい．例えば，あなたは，共感的に応答するか，さらに質問を行うであろう．あるいは，その質問との関連で，あなたの内的状態について，あなたが現在理解していることを率直に表明するであろう．もし患者があなたを挑発して**何かする**ように仕向け，あなたは何をすべきかわからないとすれば，あなたは，例えば次のように言うであろう．「私は，それについて何を言えばいいのかわからないし，何をすればいいかもわからないんです．ひょっとすると，私はそれについて十分理解していないのかもしれません．もう少しだけ私を助けてくれませんか．」

もしあなたが感じていることを患者が知りたがるなら，あなたは，その瞬間にとって有意義であるようにそれを表現する上手い方法を見出すべきである。

　　患者：あなたは私にうんざりしているんですね。
　　精神療法家：うんざりしているというよりも，不満だと言ったほうがいいでしょうね。そして，その一部は，これを話し合っても，私たちにはどうすることもできないように思えるということなんです。そして，私が心配しているのは，このセッションで私たちに残されている短い時間では，それを解決できないかもしれないということです。

患者が現実的な要求をするときには，精神療法家の課題はもっと困難なものになりうる。

　　ある患者は，精神療法家の本棚にある本を借りることができるかと尋ねた。彼女が言うには，彼女はどこに行ってもその本を見つけることができなかったとのことであり，その本は彼女がいま考えている教育プロジェクトに役立つだろうとのことであった。精神療法家は，この突然の要求に面食らったが，メンタライジング・モデルを心に留めていた。つまり，追い詰められたときには，自分の愛用する技法を使って応戦するのではなく，追い詰められていることを指摘せよということである。そのため，以下のようなやり取りが展開した。

　　患者：それは大丈夫ですから，とにかく「はい」と言ってください。来週にはお返ししようと思います。
　　精神療法家：しかし，私は本を貸すことはしないんです。しかし，もちろん，あなたの計画にはお役に立ちたいんです。
　　患者：本を貸さないというのは，少し貸し惜しみですね。あなたは誰も信じていないんですか。
　　精神療法家：すでにお話ししたように，私は苦しい立場にいるんです。なぜかというと，それが貸し惜しみに見えるというのは，私も理解できるからです。それでも，私は，本を返してもらえないことが本当によくあるので，めったに本を貸さないんです。
　　患者：でも，私は特例じゃないんですか。
　　精神療法家：私の推測では，そのことが，それについて私が感じる不快さの一部だろうと思います。これは，本を借りること以上のものと関連しているのか，それとも，この場合，本は単に本だけのことなのか。
　　患者：とにかく，それは本だけのこととして扱いましょう。
　　精神療法家：いいでしょう。

この状況で，精神療法家は，その本の貸し借りの実際のプロセスを探索することにそれ以上深入りせず，むしろ，治療同盟を促進することを意図して，その要求に黙って応じた。それにもかかわらず，患者が約束どおりその本を返したときには，精神療法家は，その本の中の何が役に立つと思ったかを患者に聞かずにはいられなかったのである。

情動が高揚しているときには，一般的には，技法が一人歩きする介入や解釈よりも，

常識に基づく応答のほうがより安全である。精神療法の実証研究は，数々の介入の総動員と治療結果との間には低い相関しかみられないことを明らかにしている。これは，次のように説明することもできるであろう。つまり，精神療法家がもがき苦しんでいるときには，同じことをより多く行うことが変化をもたらすだろうという一縷の望みを抱いて，愛用の介入の使用頻度を高める結果なのである，と（Ogrodniczuk et al., 2000; Piper et al., 1993）。しかし，実践において，この過剰介入方略は，おそらく事態を悪化させるだけであろう。

(5)「メンタライジングの手振り」で感情を鎮めること

あなたの患者が感情の嵐のさなかにいるとき，あるいは，あなたが精神療法において何か他の制御不能の状況に遭遇するとき，あなたは，知らないうちにその問題の原因にされているのであり，そうでないことが証明されるまでその状態が続くのだと想定しておくべきである。あなたは，あなたと患者の関わり合いの中で発展しつつある問題に気づいたらすぐに，自己参照的（self-referent）になるべきである——その問題とは，①圧倒的な情動，②パラノイド状態，あるいは，③歩いて出て行くなどのより単純な行動的反応，につながりそうに見える問題である。そのような状況で自己参照的であるということは，精神療法家にとって，またしても直観に頼らない方略である。例えば，あなたは，次のように言うことであろう。「私が今しがた言ったか，ひょっとしたらほのめかしたことで，あなたの気に障ることが何かありましたか」「私は，あなたの心をこんなふうに掻き乱すことを何かしましたか。それについて，私に教えてください。そうすれば，私は，自分が何をしたのか理解することができます」といった具合である。

あなたは，そのような言語的介入と，手のひらを外側に向けて手を軽く持ち上げる動作を結びつけてもよい——それは，その人が何をしていようが，それをやめることが賢明であることを示す際に，警察官がよく用いる穏やかな仕草である。私たちは，この動作に「メンタライジングの手振り」という愛称を与えた。それは驚くほど効果的であり，また，問題を引き起こす過程であなた自身が演じた役割に関する発言と組み合わされるとき，高まりつつある危機の大半は，鎮静化できるのである。そうすれば，あなたは，患者の見方を理解するために，問題に対するあなたの寄与についての探索を許すことができる。そして，それが，心をメンタライズするという私たちのモデルに患者を連れ戻す。あなたは，そのとき，次のようなステップを順調に進んでいるのである。つまり，①患者の体験の妥当性を認めること，②現在の関係の中で治療作業を進めること，③あなたの寄与を理解すること，④患者が抱いている理解に働き

かけること，そして，後になってから，⑤患者が情動的危機を煽り立てるような歪んだ形であなたを知覚または解釈しているかどうか考慮すること，である。これらのステップをうまく切り抜けるなら，あなたとあなたの患者は，転移の中で，ありうる別の見方を発展させることができる。

10. 自己査定

　本章では，元来は境界性パーソナリティ障害の患者に対する'メンタライゼーションに基づく治療'（MBT）（第9章『境界性パーソナリティ障害』を参照のこと）のために開発された介入スタイルの概要を紹介した。これらの介入法に関するさらに詳細な内容は，別のところで見ることができる（Bateman & Fonagy, 2004, 2006）。本章で私たちが概要を述べた諸原則をあなたが取り入れたかどうかを査定する際の一助となるように，表6-6に，MBT-アドヒアランス・チェックリスト（Bateman & Fonagy, 2006）を掲載している。そして，臨床家は，このチェックリストを自分たちが行っている特定の治療に合うように修正することができる。「そうだ」の回答をその項目の重みづけ分だけ整数倍した数を合計し，それを64で割ることによって，アドヒアランスの程度が評定される。私たちは，80％のアドヒアランスを標準とみなしている。あなたの行ったセッションの音声テープまたはビデオテープを評価するためには，仲間の一人と一緒に，このチェックリストを用いて評価するのが有益だとわかるであろう。

11. ある患者の見方

　ありがたいことに，ある患者が境界性パーソナリティ障害に対するメンタライゼーションに基づく精神療法を受けた経験を公表してくれることになったが，私たちは，この患者の匿名性を維持することを選んだ。この治療形態についての患者による短い紹介が，この後に続く（241ページから249ページまで）。この短編は，患者になる可能性のある人たちに向けて，メンタライジングの精神に則って書かれたものであるが，私たち臨床家も，治療過程についての患者の洞察性に富む捉え方から恩恵を受けることができる。

（1）メンタライゼーションに基づく精神療法とは何か

　メンタライゼーションに基づく精神療法は，境界性パーソナリティ障害の人々を治

第6章 メンタライジング的介入法

表6-6 MBTアドヒアランスの自己評定

1．治療の枠組み

そうだ	そうではない	わからない	私の治療は，患者にも治療者にも透明性のある明確に構造化された背景のもとで提供されている。（重みづけ2）
そうだ	そうではない	わからない	私は，患者との合意に基づく明確に階層化された面接目標をもっている。（重みづけ2）
そうだ	そうではない	わからない	私は，はっきりそれとわかる緊急対応計画をもっている。（重みづけ2）
そうだ	そうではない	わからない	症例についての議論が組織的になされており，そこでは，他のスタッフの役割が明確にされており，守秘義務の限界についての合意がなされている。（重みづけ1）
そうだ	そうではない	わからない	私の患者は，治療の理論的根拠と集団療法・個人療法の目的を理解しているように見える。（重みづけ1）
そうだ	そうではない		私は，精神療法で守るべき境界を説明した。（重みづけ2）
そうだ	そうではない		私は，ピア・グループでの，または，立場が上の実践家との，スーパービジョンの場を設定した。（重みづけ1）
そうだ	そうではない		私は，患者の最近の対人関係とソーシャルサポートのネットワークを振り返った。（重みづけ2）
そうだ	そうではない		私は，服薬歴を振り返ったか，同僚と一緒に振り返りを行う場を設定した。向精神薬処方の限界が明確にされた。（重みづけ1）
そうだ	そうではない		メンタライゼーションについての査定が完了した。（重みづけ1）
そうだ	そうではない		患者と診断についての協議が行われた。（重みづけ1）
そうだ	そうではない		私の症例定式化は完了し，患者と協議され，それにしたがって修正された。（重みづけ2）

最大値＝18

2．メンタライゼーション

そうだ	そうではない	私は，真正の「無知」の姿勢をとっており，「発見」しようと努めている。（重みづけ2）
そうだ	そうではない	私は，探索を促進するために質問を行う。（重みづけ1）
そうだ	そうではない	私は，セッション中に，他者の動機についての患者の理解を尋ねる。（重みづけ1）
そうだ	そうではない	私は，このセッション中に，転移トレーサーを使用する。（重みづけ1）
そうだ	そうではない	私は，ありうる別の見方を浮かび上がらせるために転移解釈を使用するのであり，洞察を与えるためにそれを使用するのではない。（重みづけ1）
そうだ	そうではない	私は，私についての，そして患者の自己体験・他者体験についての，正当な根拠のない信念には立ち向かう。（重みづけ1）
そうだ	そうではない	私は，患者に複雑な心理状態をそのまま提示することはしない。（重みづけ2）
そうだ	そうではない	私は，現在の問題を生育歴と結びつける単純化された説明を避ける。（重みづけ2）
そうだ	そうではない	私は，患者が心的等価モードにいるときには，患者に直面化を行うのを避ける。（重みづけ2）
そうだ	そうではない	私は，プリテンドモードのメンタライゼーションが患者に存在しているかどうか，考える。（重みづけ2）
そうだ	そうではない	私は，心理状態の可逆性に注意を向ける。（重みづけ1）

最大値＝16

3．現在の心理状態との取り組み

| そうだ | そうではない | 私は，現在の情動に注意を向ける。（重みづけ2） |

11. ある患者の見方

そうだ	そうではない	私は，情動の適切な表現に焦点を合わせる。（重みづけ1）
そうだ	そうではない	私は，感情を，目下の，または最近の対人的文脈と結びつける。（重みづけ1）
そうだ	そうではない	私は，現在の対人的文脈についての理解を，最近の過去経験のうちの適切なものと関連づける。（重みづけ1）

最大値 = 5

4．溝を埋めること

そうだ	そうではない	私の行う反映（reflections）は，患者の内的状態を調整された形で示すことが目的である。（重みづけ2）
そうだ	そうではない	私は，患者の心的等価体験の実例を患者に提示する。（重みづけ1）
そうだ	そうではない	私は，しつこい自己参照にならないようにしながら，患者の注意を精神療法家の体験に集中させる。（重みづけ1）
そうだ	そうではない	私は，治療同盟の崩壊における患者と精神療法家の役割を明確にしながら，その崩壊を切り抜ける。（重みづけ1）
そうだ	そうではない	私は，セッション中に，内的現実と外的現実を結びつけるための，過渡的で，「かのような」，遊び心のある方法を発展させようと努めている。（重みづけ1）
そうだ	そうではない	私は，分別をわきまえながらユーモアを活用する。（重みづけ1）

最大値 = 7

5．感情の嵐

そうだ	そうではない	私は，情動爆発の間もずっと，対話を維持する。（重みづけ2）
そうだ	そうではない	情動が喚起されているときには，私は，その感じられた情動と潜在的情動を明確化しようと試み，解釈は行わない。（重みづけ1）
そうだ	そうではない	情動状態が静まると，ようやく，私は，患者の現実生活の中にあるもので，その感情の嵐の原因と思われるものに，手をつけ始める。（重みづけ2）
そうだ	そうではない	私は，その嵐の引き金となったものが，その直前の対人体験についての患者の解釈の中にあることを確認する。（重みづけ1）
そうだ	そうではない	感情の嵐がおさまった後に，ようやく，私は，その嵐を治療過程と結びつける。（重みづけ2）

最大値 = 8

6．転移の利用

そうだ	そうではない	私は，時間をかけて転移解釈の準備を整える。（重みづけ2）
そうだ	そうではない	私は，治療同盟が形成されたときに，ようやく転移解釈を利用する。（重みづけ1）
そうだ	そうではない	私は，転移を単なる過去の反復として利用することはない。（重みづけ1）
そうだ	そうではない	私は，自己と他者で共有できる代替的見方を示すために転移を利用する。（重みづけ1）
そうだ	そうではない	転移を患者が現在もっているか過去にもったことのある別の関係の一部とみなして解釈することを，私は避ける。（重みづけ1）
そうだ	そうではない	私の転移解釈は，短くて，的確なものである。（重みづけ1）
そうだ	そうではない	私は，患者のメンタライジング能力が低下しているときには，比喩の使用を慎む。（重みづけ2）
そうだ	そうではない	私は，あるように思えても明確でない葛藤には焦点を合わせない。（重みづけ1）

最大値 = 10

出典：Bateman, A., & Fonagy, P. Mentalization-Based Treatment of Borderline Personality Disorder: A Practical Guide. Oxford: Oxford University Press, 2006, pp.174-176.

第6章 メンタライジング的介入法

療するために考案された談話療法（talking therapy）のタイプである。それは，他のタイプの精神疾患をもつ人々に対しても有効であることがわかっている。その名称が示すとおり，それはメンタライゼーションの概念を中心に据えている。私は，これが正確にいってどのようなものであるのかを理解するのに悪戦苦闘した。それは，私にまだこの精神療法が必要だということを示す，さらなる証拠であるかもしれないが，私が少し理解に手間取るだけなのかもしれない。しかし，最終的には，私は，それが拍子抜けするほど簡単なことだとわかったのである。メンタライゼーションは，単純に，私たち自身の頭の中で起きていることや他の人たちの頭の中で起きていると思われることを認識することと関連しているのである。

　それでは，何が大きな問題なのか。確かに，私たちは誰しも，自分が考えていることに対してかなり接触を保っており，他者が考えていることを推測する機会も人並みに持っている。ところが，そうではないのである。私たちのように境界性パーソナリティ障害を持つ者は，『思考認識リーグ』における最高得点者にはなりにくいのである。私たちの心の中で起きていることを正確に確認することが得意なわけではないし，他の人たちの心の中にあるものを正確に捉える可能性はさらに低い。私たちがストレスを溜めているなら，とくにそうである。

　そして，さらにもっと根本的な問題は，こういうことである。私たちが最悪の気分だと感じるとき，私たちはメンタライズする能力を遮断する（あるいは，最良の場合でも，低下させる）ことになりやすい。思考が現実的なあがきに変わり，思考についての合理的な思考がほとんど不可能になる。確かに私にとってもそのとおりで，物事が手に負えなくなると，それがあまりに苦痛なので，私はとくに思考を避けるために自傷行為にはしることが多い。自傷行為は，注意を集中できる非常に具体的なものを私たちに与えてくれる。そして，それが，境界性パーソナリティ障害のもう一つの側面と結びついている。どうやら，この障害を持っていると，ある特定の状況を引き起こしたものが何であるのかについて想像するよりも，私たちに見えるものをそのまま信じるほうが容易だと思ってしまう傾向があるらしい。（枕の下にお金がなければ，歯の妖精は絶対にいない〔★訳注12〕，というわけである。）

〔★訳注12〕西洋においては，子どもが，抜けた乳歯を枕の下に置いて寝ると，夜中に歯の妖精がやって来て，その乳歯をコインまたはプレゼントと交換してくれるという言い伝えがある。

　メンタライゼーションに基づく治療は，次の二つのことの両方を目的としている。つまり，それは，とりわけ私たちが激しい情動を感じているときに，メンタライズする能力を鋭敏化できように助けることと，進んでそれを行うことができるように助け

ることを目的としているのである。例えば，あるセッションで，精神療法家は，もし困難な状況におかれた他の人ならどう考えただろうかということを考慮するように，私たちに求めるだろう。そして，とくに私たちの最初の前提が本当にネガティヴなものであれば，それから離れるのを助けてくれるだろう。

(2) メンタライジングと思考することとの相違は何か

　思考することは，思考することである。メンタライジングとは，思考，つまり私たち自身の思考と他の人たちの思考について思考することである。明らかに，しばしば最善の方法は，とにかく取りかかり，複数の考えを持ってみることである。『ボラット』〔★訳注13〕は，今まで作られた映画のなかで最もおもしろい映画なのか，性差別主義者や人種差別主義者のたわごとで，衝撃的なだけのくだらない代物なのかについて。自傷行為の代わりになる非処罰的なことで，私たちにできることが何かあるかどうかについて。

　　　〔★訳注13〕ボラット（Borat）とは，イギリス人コメディアンのサシャ・バロン・コーエンが演じるカザフスタン国営テレビのレポーターの名前であり，ボラットを主人公とする映画の名前でもある。日本で販売されているDVDのタイトルは，『ボラット：栄光ナル国家カザフスタンのためのアメリカ文化学習』である。ボラットがアメリカの市民にインタビューする形で，アメリカの文化，社会常識，宗教などを風刺するという内容である。

　私は，自閉症の人たちの視点からメンタライジングを眺めてみることが有益であることに気づいた。私の障害とはまったく異なる障害を持つ一群の人たちのことを考慮することが私にとって有益であり続けたのは，おそらく，私がメンタライゼーションとは一体どのようなことなのかを理解しようと悪戦苦闘したからであろう。自閉症の人たちは，かなりの程度，いま・ここで生きている。彼ら／彼女らは，大半が自分自身の思考過程に気づいておらず，まして他の人々が思考したり感情を抱いたりすることについての認識など持ち合わせていないので，「心の理論」を持っていないと言われてきた。自閉症の人たちでも，思考することは明らかである。（少なくとも子どものときには，膨大な時間を費やして，『機関車トーマス』について考えるようである）。しかし，それは，とても自動的な体験であり，自分自身の考えについて振り返るということは起きない。そして，彼ら／彼女らが世界を見る際のやり方は，次に述べるようなものである。つまり，彼ら／彼女らは，他者の思考や感情の表れには気づくかもしれないが——例えば，誰かが微笑んでいることはわかるし，他者が叫んでいるのを聞きとることはできるが——そのことと，それらの観察可能な反応を引き起こす情動とを結びつけることをしないのである。自閉症の人たちは，「誰か他の人の立場に身

をおいて」想像してみることがほとんどできない。

　私たちのように自閉症ではなく境界性パーソナリティ障害をもつ者にとって，メンタライジングは習得可能な技能であり，ある状況に対する貴重な特別の見方を私たちに与えてくれる。それは，さらに一歩前に戻って考えるのを助けてくれることもある。例えば，私が薬の多量服用を企てているとすれば，ただそれについて考えるだけでは，私は，これが行うべき「正しい」ことだと確認してしまう方に進みがちである。しかし，メンタライズしなければならないなら，私は，自分の思考に目を向けなくてはならない。そうすると，私は，必ずと言ってよいほど，自分が正直に考えていないという結論に到達する。つまり，薬の多量服用についての私の考えと感情は，本当に最悪の気分だと感じていることによって引き起こされているのである。そして，自分がもっと落ち着いていると感じるまで，少なくてもどんな決断も延期するように努力すべきだということである。

　そして，その後に，他者の考えについて思考することに進むなら，そのことで，私は，次のようなことを知るという苦痛な立場に身をおくことになる。つまり，友人たちが，私の大量服薬に気づいたら，どれほど傷つくかということである。このメンタライジングは，必ずしも私が自己破壊的行為をするのを止めてくれるわけではない。しかし，このメンタライジングのおかげで，少なくても，私の自己防御的な面が，その状況に多少の論理を持ち込むという，まともな試みをしてくれるのである。

(3) メンタライゼーションに基づく精神療法を受けるとは，どのようなことなのか

　メンタライゼーションを中心とする精神療法は，精神療法家が「それで，あなたの心には何が思い浮かんでいましたか。それで，その人たちの心には何が思い浮かんでいたのでしょうか」と際限なく尋ねることを伴うのであろうと，あなたは予想しているかもしれない。しかし，幸いなことに，こういうことは起きない。そうではなく，それは，もっとずっと細やかである。同様に，そのアプローチは，非常に非指示的であるが，私がもがき苦しんでいることでの実際的な問題解決において助言を求めていたり助けを必要としていたりするときには，私の精神科医は，しばしば普通に答えてくれ，私を助け出してくれるのである。

　私は，以前に心理士から認知行動療法を受けたが，結局，措置入院させられる［つまり，強制的に入院させられる］ことになった。その段階で，私は，パーソナリティ障害部門に外来患者として受け入れられ，それ以来，精神科医からメンタライゼーションに基づく精神療法を週1回，約18ヶ月間受け続けている。心理士と精神科医は

非常に異なるタイプの人であるのに，どちらのタイプの精神療法も非常によく似ているように感じられる。どちらのアプローチも，支持的で，非審判的で，私が考えていることに焦点を合わせているように感じられる。私は，このところずっと問題を，とりわけ苦痛な問題を，異なる見方でみることができており，また，何が厄介なことを増幅させているのかについても理解できている。どちらの精神療法も，私たちが話し合うアジェンダ〔★訳注14：あるセッションで話し合うテーマ〕は私が設定しているように感じさせてくれる。また，どちらの精神療法も，どんなに恥ずかしく感じられることであっても，ばかばかしく感じられることであっても，何でも話してよいのだと感じさせてくれる。そして，私の自己破壊的傾向に抵抗しようとする私の自己防御的な部分が，決定的に強化される。

　治療スタイルにおける最も顕著な相違は，以下のことである。つまり，私の精神科医は非常にしっかりと境界を保っており，彼の仕事場周辺のいくつかの手がかりから収集できること以外に，彼や彼の生活については何もわからないということである。（彼は，バイクに乗っているか，あるいは車を運転するときに頭部を怪我することを過度に心配しているか，のどちらかである。）

　ひょっとすると，私が体験する最も明白な相違は，次のことであるかもしれない。つまり，その精神科医とのセッションでは，その後に自傷行為をしたのが1回だけであるが，私の以前のセッションでは，その後，決まったように自傷行為をしていたということである。メンタライゼーションに基づく治療に関する2，3の本を読むまで，このことは私にとって謎であった。これらの本のおかげで，私は以下のことを実感することができた。その治療のセッションは，きわめて普通で自然であるが，細心の注意を払って，激しさや侵入性を私が気持ちよく対処できるレベルに設定してあるということである。（このことは，逆に考えると，物事があまりに苦痛になれば，遮断するのが私たちの側の務めだということである。）このことは，私が快適な領域から外に出されることがないという意味ではない――たいていのセッションには，私を泣かせるようなことが含まれている。しかし，どういうわけか，全体としては，私が，完全にいらだっている感じで終わることはなく，どう処理したらよいかわからず処理したいとも思わない感情の爆発で終わることもないのである。

（4）それは効果があるのか

　まあ，私は，かなりしつこい希死念慮につきまとわれる18ヶ月を生き延びることができており，これを書くために，まだ生きているわけである。そして，数々の研究から，すべてではないにしても多くの患者にとって，それは確かに効果があることが

第6章 メンタライジング的介入法

示されている。一つ非常に心強いことを言うと，境界性パーソナリティ障害の原因とメンタライゼーションに基づく治療の影響力についての細心の実証研究の結果，それが考案されたということである。

　私は境界性障害がどのように形成されるのかと関連することを本当にすべて理解しているわけではないが，それは，このような具合である。もし母親が問題を抱えていて赤ちゃんとうまく絆を結べないなら，彼女たちは，他の母親たちとは異なる対応をしてしまう。実証研究が示していることを一つあげると，次のとおりである。つまり，赤ちゃんが本当に動揺しているときに，この母親たちの赤ちゃんのなだめ方は，赤ちゃんが自分自身の苦痛が何であり，母親の苦痛が何であるのかを理解または学習できるような，なだめ方ではないのである。それは，赤ちゃんの苦痛が母親によってなだめられ解消されるのではなく，小さなことで強められ，蒸し返されてしまうということに少し似ている。このような情緒的不幸に加えて，境界性パーソナリティ障害を形成する多くの人が，しばしば，両親による虐待やネグレクトという早期経験を経ていることがわかってきている。このようなことのせいで，私たちの多くが，ありきたりの方法で，つまり自己破壊的でない方法で自分自身をなだめることはできないのであり，それがまた私たちの自傷傾向を強化してしまうのである。

　メンタライゼーションに基づく治療のもう一つの中心的な主張は，次のようなことである。つまり，私たちが赤ちゃんだとして，私たちの母親が私たちを効果的な方法で慰めることができないとき，私たちは，いわば，自分で対処できない自分自身の部分を母親に投げ込んでいるのである。このことが，後に，親しい人を失うと，とくにまずい対処をしてしまう人生をもたらすのである。そして，それは，私たちが自分自身の苦痛な部分を親しい人に属するもののように考えてしまったことが一因であろう。これは，かなり複雑な経路で，私たちの自傷傾向や希死念慮傾向に寄与しており，どうやら他者に委託された私たち自身の部分と再結合していると感じる傾向にも寄与するらしい〔★訳注15〕。

〔★訳注15〕いわゆる「投影同一視」（projective identification）のことを述べている。投影同一視では，患者が自分では抱えておけない自己の苦痛な部分を分割・排除して他者に投影し，他者はその投影内容に添った方向に動かされる。こうすることによって，患者は，分割・排除された自己の部分とのつながりを維持することができる。

　私たちの最早期の数年間における愛着の質は，まさに生涯にわたって，私たちの感じ方や考え方に影響し続ける。そして，もし私たちの人生の出だしが悪いと，私たちは，他の親密な関係についても困難を抱えることになるであろう。そして，そこには，おそらく精神療法家との関係も含まれるであろう。したがって，メンタライジングに焦

点を合わせている精神療法家は，このことをよく認識しているであろうし，激しい苦痛の感情に圧倒されていると感じるパターンにだけは陥らないように注意するであろう。ちなみに，その苦痛な感情のせいで，私たちは思考することを，とくに私たち自身の考えや精神療法家の考えについて思考することをやめてしまうのである。私たちが信頼のおける誰か（精神療法家）に理解されていると感じることは，困難なことに対処するための，より穏健で安全な方法へと移行することができる健全な機会である。

12. まとめ

　本章において，そして最後に，私たちが強調したのは，精神療法過程におけるメンタライジングが，生まれつきの人間的能力——まさに，私たちを人間的**にさせる**能力——を基盤にして進むものだということである。したがって，私たちは，メンタライジング焦点化治療を，どちらかといえば常識的なアプローチであるとみなしている。そのモデルを遵守しているとき，私たちは自然に振る舞っているのである。つまり，私たちは自分自身を「精神療法家」というものに変容させるわけではないのである。しかし，精神療法家の役割を背負って自然にやり取りする際に，私たちには行うべき作業があり，そして，それは骨の折れる作業である——他の困難な関係におけるメンタライジングもそうなる可能性があるが，それとまったく同様である。このように，前述の患者のメンタライジング療法への短い手引きが証明しているように，その治療は「拍子抜けするほど率直」であり，それに加えて「正常で自発的」であるが，「細やか」であり，——最も重要なことであるが——情動の激しさが注意深く調節されているのである。

　メンタライゼーション焦点化治療のまったくの率直さは，その諸原則が比較的習得しやすいということを約束するものである。本章は，全般的な方向づけを提供しただけである。詳しいことや，さらに細かい点については，境界性パーソナリティ障害治療のための実践的手引き（Bateman & Fonagy, 2006）を読むことをお勧めする。このアプローチは，境界性パーソナリティ障害治療を背景にして最も洗練され，体系的に研究されてきたのである（第9章『境界性パーソナリティ障害』を参照のこと）。しかし，技法は書物を読むことから習得されるのではないことを，私たちは認識している。そういうわけで，もしあなたがメンタライジング・アプローチに習熟したいなら，体系的な訓練に着手することを，私たちはお勧めする。

　幸いなことに，精神療法家たちは，最初から，ほどよいメンタライジングの達人なのだから，幅広い訓練を受けなくても，その治療の実施にかなり習熟することができ

第6章 メンタライジング的介入法

る。私たちが行う治療的試みは、すべて精神保健の専門家たちを活用して行われてきたが、その専門家たちは、3日間のワークショップで訓練を受け、その後、フォロウ・アップのスーパーヴィジョンを提供された人たちである。音声テープを使用したアドヒアランス測定尺度が示すところでは、これらの臨床家たちは、そのモデルを遵守しているか、あるいはそれを見失った場合にも、少なくとも比較的速やかにそれを取り戻すのである。私たち自身の治療センター以外でも、アドヒアランスと効果的な実施が維持されうることを知り、私たちは勇気づけられている。例えば、オランダの臨床家グループの数人のメンバーは、短期間のフォロウアップ・スーパーヴィジョンを伴う3日間の訓練を受け、その一方で、チーム・リーダーはさらに問題焦点化型スーパーヴィジョンを受けた。治療の実施および患者における結果について独立に行われた最初の精査は、上々の結果を示した。こうして、その治療モデルは、様々な精神保健サービスにおいて、容易に一般化できるし、効果的であり続けることができると、私たちは期待しているところである。

　正式の訓練を受けることがメンタライジング・アプローチを学習する理想的な方法ではあるが、日常的なコンサルテーションやスーパーヴィジョンも、多重的な複数の見方を持ち込むというだけでメンタライジングを促進するのだということを、私たちは痛切に認識している。この点では、メニンガー・クリニックで毎週1回行われるピア・スーパーヴィジョン・グループの影響力に、私たちはとりわけ感銘を受けている。そのグループは構造化されておらず、メンバーたちは、とくに難しいケースについて語ることを奨励される。誰かが何らかの有益な実践的示唆を持ち合わせていることは、めったにない。その臨床家がどのように進めばよいのかについて、グループがまったく困り果てることがよくある。議論は活発であったが、最終的には収拾がつかないまま終わることも、まれではない。ところが、典型的な場合、その翌週までには、その臨床家たちは、事態がずっと良い方向に進んでいると報告するのであり、まるでそのグループに魔術的効果があると思えるくらいである。しかし、それに魔術的なものは何もないのである。典型的な場合、臨床家は一つの見方にとらわれているのであり、そのグループ討議は、多重的な複数の見方への道を開き、そして、その過程で、より大きな柔軟性と創造性を促進するのである。しかし、私たちが本書の全体を通して保持し続ける愛着論的見方と一致することであるが、このグループの価値は、メンバーが心地よく自由に語っているという安全な雰囲気に、まったくと言ってよいほど依存している。このようなわけで、そのグループは、（グループでの）メンタライジングが（治療での）メンタライジングを促進するという原則の、別の一例に過ぎないのである。

しかし，私たちは，メンタライジング焦点化治療の容易さを誇張したいとは思わない。私たちは，多重的な複数の見方をとることに熱心なので，コインの裏側をも認めている。つまり，私たちが効果的な治療に不可欠であると信じているメンタライジング的姿勢は，私たちが最初に考えたよりも維持するのが困難だということが明らかになった。例えば，訓練どおりに進めば，多くの精神療法家は，初日の朝の時点ではあれほど共通のテーマであった「私たちはすでにこれを行っています」といった発言から，「これは難しい——助けてください！ どうすれば確実にこれを続けることができるんですか！ モデルから離れるのはこんなに簡単なのに」といった発言へと移行する。それだから，訓練に参加し，スキルから自由になったと感じ，Iris Murdochを読んで謙虚になったと感じ，そしてメンタライズする精神療法家になっていただきたいのである。何よりも，それは，挑戦しがいのあることであり，ときには率直にいって楽しいことであり，そして，私たちが調査した限りでは，効果的であることが明らかなものである。

13. 臨床的重要点

- **あなたは，すでにメンタライズしている。**精神療法家は，精神療法において，理論的志向や専門分野に関わりなく，程度は様々であるが，メンタライジングを促進している。詳しく言うと，メンタライジング的介入の目的は，この過程に精神療法家の注意を向けさせることである。そうすれば，精神療法家は，もっと一貫してメンタライジング的姿勢を維持することができ，気づかずにメンタライジングを台無しにすることを回避できるのである。
- **精神療法家が雰囲気を作る。**メンタライジングがメンタライジングを生むのだから，メンタライズすることは，精神療法家と患者の双方の仕事である。しかし，メンタライジングをどちら側にとっても最適であるようにする，一定水準の——熱すぎもせず冷たすぎもしない——情動的関与を育てる責任は，精神療法家の側にある。
- **メンタライジングは，相互交流性の高いものである。**メンタライジング能力が心もとない患者に対してはとくに，空想や自由連想の奨励を避けることはもちろん，長い沈黙を避けるべきである。メンタライジング的治療は，自己と他者の心理状態を，主として，いま・ここで明確にすることを目指す高度な相互交流過程である。
- **メンタライジングは，患者の見方と精神療法家の見方を比較する。**転移のメンタライジングは，患者と精神療法家の関係および特定のやり取りについての患者と精神療法家の異なる見方を精査し，比較することを伴っている。この目的のために，メ

ンタライズする精神療法家は，その過程において，自分を比較的透明にして，自分の考え・感情・意図を表明する。そのような精神療法家は，双方の見方が一致しない場合に自分自身が担うべき役割を常日頃から認めている。双方の見方の相違を強調するために，精神療法家は，しばしばアイ・ステートメントを使用する。患者 - 精神療法家関係について話し合うことの目的は，関係の表象を形成する際の常習的パターンへの洞察を患者に提供することではない。そうではなくて，患者のメンタライジング能力を改善するための対話の場として治療的設定を活用するということである。

第7章 愛着トラウマの治療

　私たちは，安定した愛着関係という文脈でメンタライジングの重要性を強調した際に，すでにトラウマ治療のための地ならしを行った。この基本的な意味では，トラウマと関連する介入は太古の昔からあると，私たちは考えている。つまり，言語の出現とともに，恐ろしい体験をして恐怖に怯えている人が，理解することを通して慰めてくれる信頼のおける仲間に，やっとの思いでその体験を話し終えたときに，トラウマ治療が成立したのである。また，私たちがほのめかしてきたように，心理-志向的（mind-minded）な母親は，トラウマの良い治療者である。つまり，彼女らの子どもが恐ろしい体験をくぐり抜けたとき，彼女らは，安心感を与えるやり方で，子どもがそれを伝え，その意味を理解するのを助けるのであり，その結果，安全感を回復させるのである。このように，通常，トラウマになる可能性のある体験に対処するための最も良い資源は，自然のコミュニティであり（Ursano et al., 1996），それは太古の昔からそうであったと，私たちは推測している。

　これも私たちがこれまでに伝えてきたことであるが，残念ながら，メンタライジングを基本とするこの自然な治癒過程は，生じないままに終わるかもしれない。そればかりか，さらに悪いことに，愛着トラウマにおいては，それが積極的に台無しにされるであろう。何度も繰り返すが，愛着関係におけるトラウマは，とくに幼年期には，極度の苦しみを引き起こすだけでなく，苦しみを改善するはずの情動調整能力の発達を妨げる（Fonagy & Target, 1997a）。臨床的見地からみた最大の問題をあげるなら，トラウマの既往を持つ患者たちは，治癒のために最も必要なもの，つまり安定した愛着を発達させ活用することが深刻なほど困難になりやすいということである。そのため，彼ら／彼女らは専門的な助けが必要である。しかし，メンタライジング能力の機能不全と相俟って彼ら／彼女らが愛着関係を恐れていることを考慮すると，専門的な支援を提供するのは骨の折れることである（Allen, 2001）。

第7章 愛着トラウマの治療

　幸いにも，障害物があるにもかかわらず，愛着関係でトラウマを受けたほとんどの患者は，関係への希望を完全に諦めているわけではない（Allen et al., 2001）。フランスの実存主義者 Simone Weil〔シモーヌ・ヴェイユ〕（1943）が雄弁に述べたように，

> 犯罪が行われ，身に降りかかり，目撃されるという，すべての経験をものともせず，すべての人間存在の心の奥底には，生まれたばかりの頃から墓場まで，自分に対して善が行われ悪は行われないだろうと不屈に期待し続ける何かがある。すべての人間存在において神聖なのは，何よりもこのことである。　　　　　　　　　　　　　　　　　　　　　　　　(p.51)

　しかし，Weil は，私たちが愛着関係におけるメンタライジングとして解釈しているものに対する障害物をも認めていた。トラウマ的体験を言葉にして他者に伝えるのは，簡単なことではない。そして，他者は——私たち臨床家を含めて——すべて，あまりにも理解することに失敗しやすい。

> 不幸（affliction）〔★訳注1〕は，本来，言葉で表すことができない。不幸に遭遇した人たちは，自分自身を表現する言葉を与えられることを，沈黙したまま懇願する。何も与えられないときがある。しかし，言葉が与えられるときもあるが，間違って選ばれた言葉である。なぜなら，それらの言葉を選んだ人たちは，自分たちが解釈しようとする不幸について何も知らないからである。　　　　　　　　　　　　　　　　　　　　　　　　　　　　　　　　　　(p.65)
> 〔★訳注1〕この言葉は，フランス語原文の "malheur"（不幸，不運）と対応させて，「不幸」と訳した。

　さらに，友人たち，親たち，恋人たち，私たち臨床家の誰にとっても，トラウマをメンタライズすることは嫌なものである。Weil は，それを次のように赤裸々に述べた。

> 思考は，生きている肉体が死を恐れるのと同じように，不幸について考えることに抵抗する。1頭の牡鹿が猟犬の一団の牙に自分の身を捧げようと自発的に1歩ずつ進むということが起きる確率は，すぐそこにある現実の不幸に向けて，それを避ける自由のある心の側から注視の行為が行われる確率と，ほぼ等しいのである。　　　　　　　　　　　　　　　　　　(p.65)

　要するに，トラウマからの治癒を——それが愛する人のためであれ患者のためであれ——促進する能力は，私たちの人間性および安定した愛着を提供する能力から生じるのである。そして，その能力は，私たちのメンタライジング能力に依存しているのである。しかし，Weil が十分に認識していたように，治癒のためにこの機会を提供するのは，決してたやすいことではない。そして，親密な関係においてトラウマを受け続けた人たちは，それを活用するのに人並み以上に苦労する。そのような人たちには，専門的な助けが必要になることが予想される。そして，それを提供したいと願う

私たち専門家にも，専門的なガイダンスやサポートが必要になることが予想される。

本章では，愛着トラウマを強調しながら，トラウマ体験の様々なタイプを区別する。そして，トラウマと関連する二つの中核的問題，つまり侵入記憶とリエナクトメント〔再演〕を明らかにする。そして，これらの中核的問題の治療においてメンタライジングが担う中心的役割を述べる。技芸としてのメンタライジングとメンタライジング的介入に関する先の章と同様に，本章も技法とは関わりがない。むしろ，私たちは，トラウマ治療についての考え方としてのメンタライジングに焦点を合わせるのであり，それは技法よりも上位にあるものである。何度も言うように，私たちは，他の臨床家たちをトラウマ治療のさらに別のブランドに乗り換えさせたいと願っているのではない。この点を納得してもらうために，私たちは，本章を締めくくる際に，根拠に基づく既存のトラウマ治療がどのような形でトラウマ体験のメンタライジングを促進するのかについての私たちの見解を論じることにする。私たちは，親‐子精神療法（第8章）と境界性パーソナリティ障害の治療（第9章）を議論する次の二つの章においても，引き続き，これらのトラウマに関連するテーマをさらに敷衍して述べようと思う。私たちは，本章で，トラウマを**背負わせること**につながりやすいメンタライジング不全に触れる。そして，このテーマを，社会システムにおける暴力防止についての私たちの考察と関連させて詳しく述べる（第11章）。

1. 愛着トラウマ再考

私たちは，外傷的でありうるストレッサーを，対人的関与度のスペクトラムに沿って分類することが有益であることに気づいている（Allen, 2001）。そのスペクトラムの下端は**非人格的**ストレッサーであり，最も顕著なものは自然災害と事故である。中間にある**対人的**領域には，他の人たちにとって有害な，故意または無謀な行動と関連する外傷的ストレッサーがある。対人的トラウマは，例えば，犯罪的暴力・レイプ・セクシャルハラスメント・戦闘・テロのような多様な出来事から生じる。そのスペクトラムのもう一方の端に位置するのが**愛着トラウマ**（Adam et al., 1995；Allen, 2001）であり，それは次のような対人的トラウマの部分集合（subset）を内包するものである。つまり，それは，幼年期のこと（例えば虐待）であれ成人期のこと（例えば殴打）であれ，愛着関係の中でトラウマを負わされるという対人的トラウマの部分集合である。対人的トラウマは人への恐れを植えつけるが，愛着トラウマは情動を伴う親密さや依存への恐れを植えつける。本書全体が証明するように，外傷的でありうるストレッサーからの治癒にとっては，愛着関係が決定的に重要であると，私たちは

信じている。このように，愛着トラウマは，愛着を受け入れる能力を台無しにすることによって，治癒の主要な手段を最も深刻な形で妨害するのである。幼年期の愛着トラウマは，レジリエンスの発達を含めて発達を妨害するという点で，とくに有害である。ちなみに，レジリエンスは，その後の非人間的な対人的トラウマに対処する能力を促進するだろうと思われるものである。

(1) 虐待

　愛着トラウマは多くの形態を取るが，大まかに虐待とネグレクトという範疇に収まる。そして，その様々な形態は，Bifulco と共同研究者たち（1994a, 1994b）によってうまく概念化されており，表7-1 に略述するとおりである。Bifulco は，身体的虐待と性的虐待を考慮することに加えて，情緒的虐待（emotional abuse）という比較的曖昧な概念をより鮮明なものにしたのであるが，その方法は，悪感情（antipathy）と心理的虐待を区別することであった。**悪感情**とは，親の拒否と敵意を伴うものであり，それは，①批判，②不承認，③言葉による虐待，④冷淡さ，⑤子どもを無視すること，⑥えこひいき，のうちのいずれかの形態を取るであろう。対照的に，**心理的虐待**は，しばしば悪意を抱いて，その子どもを冷酷かつサディスティックに扱うことを伴う（Bifulco et al., 2002；Moran et al., 2002）。Bifulco と共同研究者たちが示したように，心理的虐待は，多くの形態をとりうるものであり，次のようなことを含んでいる。つまり，①基本的に必要なものや大切なものの剥奪，②平気で著しい苦痛または不快を背負わせること，③認知的無秩序化〔★訳注2〕，④蔑み，⑤極端な拒絶，⑥遺棄するという凶暴な脅し，⑦威嚇，⑧情緒的脅迫〔★訳注3〕，⑨不道徳行為強要（corruption），である。考えうるすべての不適切な養育（maltreatment）のなかで，心理的虐待は，心への直接的な攻撃であるから，多分，最も直接的にメンタライジングを侵害するものであろう。

〔★訳注2〕「認知的無秩序化」（cognitive disorientation）とは，子どもを混乱させるような情報を与えたり，子どもの過去の記憶を消し去ろうしたりするなど，子どもの認知を無秩序にするような親の関わりのことである。

〔★訳注3〕情緒的脅迫（emotional blackmail）とは，Susan Forward ら（1997）が普及させた用語であり，虐待者が被虐待者に対して「自分の望むことをしないと何らかの罰を与える」と直接的・間接的に脅す形の対人的操作である。そして，この場合の脅しには，虐待者自身の自傷，自殺，精神的破綻などの予告も含まれている。

　虐待されることとしばしば絡み合っているのが，他の家族成員に対する身体的・性的・心理的な虐待を目にすることである。さらに，両親同士の暴力を目にする子どもたちも，身体的虐待を受けがちである（Ross, 1996）。しかし，家庭内暴力を目にす

表7-1 愛着トラウマの中核形態

トラウマの原因	トラウマの重篤さ
虐待	
身体的虐待	①年齢，②頻度，③力の程度，④使用された道具，⑤関係する身体部分，⑥傷の程度，⑦加害者の心理状態（例えば，激怒していたか，制御不能であったか），に左右される。
性的虐待	①年齢，②頻度，③加害者との愛着関係の程度，④接触の程度（例えば，性器挿入），⑤脅しを用いて他の人たちに強要された口封じのような背景要因，に左右される。
悪感情	批判・拒絶・弱い者いじめ・えこひいきの広範さと無慈悲さ，に左右される。
心理的虐待	①年齢，②頻度，③広範性，④サディズム・威嚇・蔑みの程度，に左右される。
ネグレクト	
身体的ネグレクト	①基本的に必要なもの（例えば，食べ物，住まい，健康管理）を提供することに失敗する程度，および②指導監督の欠如がその子どもを身体的危険に陥らせる程度，に左右される。
心理的ネグレクト	その子どもの①情動状態，②認知的・学術的な関心と発達，③友人関係および他の人間関係に対する配慮の欠如・興味の欠如・注意深さの欠如の広範さ，に左右される。

ることと身体的に虐待されることの間の関係は，より広いパターンのただ一つの面でしかない。つまり，不適切な養育をされる子どもたちは，典型的な場合，多重的な複数の形態の虐待にさらされるということである。Zanariniと共同研究者たち（1997）の結論によれば，例えば，性的虐待は単にそれ自体で外傷的であるだけでなく，性的虐待が生じるその家族システムに重篤な機能不全があることを示す**指標**（marker）でもある。同様に，心理的虐待が，不適切な養育の他の諸形態から独立して生じることはめったにない（Bifulco et al., 2002）。広範囲に観察される用量 - 反応効果〔★訳注4〕と一致することであるが，幼年期に異なるタイプの虐待が複合的に起きていればいるほど，成人期に精神病理が生じる可能性がより高くなる（Bifulco & Moran, 1998; Bifulco et al., 2002）。多分，最も有害な——そして珍しくない——ものは，**複合虐待**（complex abuse）であり，それは，同じ出来事において多重的な複数の形態の虐待が同時発生していると解釈されるものである（Bifulco et al., 1994b; Stein et al., 2000）。例えば，子どもが，性的暴力を受ける過程で故意の威嚇を受けるというような場合である。

〔★訳注4〕用量 - 反応効果（dose-response effect）というのは，元々は薬理学で使用される用語であり，特定の薬物の投与量に対して効果がどのくらいみられるかということである。この箇所では，虐待を薬物の投与，後に生じる精神病理を投与の効果のようにみなしている。

(2) ネグレクト

　不運なことの複合でよくみられる重大な例は，虐待（作為の行為）とネグレクト（不作為の行為）との組み合わせである。皮肉なことに，虐待と比べると，ネグレクトは，研究文献だけでなく（Bifulco & Moran, 1998; Wolock & Horowitz, 1984），児童保護サービスへの紹介（Ards & Harrell, 1993）や精神保健サービスへの紹介（Garland et al., 1996）においても，相対的に'ネグレクト'〔軽視〕されている。そのような，ネグレクトのネグレクト〔軽視〕は，以下のような証拠があることを考慮すると，悩ましいことである。つまり，ネグレクトの外傷的影響力は，虐待のそれと同等か，それよりも勝るかもしれず（Egeland, 1997），その効果は成人期にまで及ぶのである——例えば，あるサンプルでは，うつ病の発症率が2倍になるとされている（Bifulco & Moran, 1998）。臨床家にとってとりわけ重要なことは，van der Kolkと共同研究者たち（1991）が見出した，次のようなことである。つまり，性的虐待が自己破壊的行動の最も強力な予測因子（predictor）であるのに対して，ネグレクトは，積極的治療が行われても自己破壊的行動を放棄できないことの有力な予測因子だということである。

　虐待のように，ネグレクトも多くの形態をとるのであり，それらは，区別されることが有益である。Barnettと共同研究者たち（1993）は，身体的ネグレクトの二つの形態を区別した。つまり，①身体的に必要なもの（例えば，食べ物，衣服，住まい，健康管理，衛生）を提供することの失敗と，②指導監督の欠如が子どもを危険にさらすこと，である。情動的または心理的なネグレクトを定義し評価することは，身体的ネグレクトに比べると，より厄介である（O'Hagan, 1995）。身体的ネグレクトと比較して，私たちは，心理社会的ネグレクトを，次の三つの広い形態を内包する上位の用語として概念化している。つまり，①**情緒的**ネグレクト：子どもの情緒状態への波長合わせや応答性が欠如すること，②**認知的**ネグレクト：認知的・教育的発達を支援し育むことの失敗，③**社会的**ネグレクト：対人的・社会的発達を支援することの失敗（Stein et al., 2000），である。

　Egeland & Erickson（Egeland, 1997; Erickson & Egeland, 1996）が，情緒的ネグレクトの基盤として**心理的利用不能性**（psychological unavailability）を指摘したことは的を射ている。この用語は，温かさや慰めを求める子どもの嘆願に無反応な両親の行動の特徴を表している。心理的に役に立たない母親たちは，相対的に疎遠で無反応であり，機械的な関わり方をする。前記の著者たちの縦断的な研究が明らかにしたことであるが，心理的利用不能性は，身体的ネグレクトや不適切な養育の他の諸形態に比べて，より有害な発達的影響力を持っている。皮肉なことに，この形態の不適切

な養育は，最も微妙で目立ちにくいにもかかわらず，最も有害だったのである．

(3) メンタライジング不全

　「心理的利用不能性」という用語は，私たちが第3章（『発達』）で念入りに説明した親による最適のメンタライジングの正反対をよく言い表している．最適のメンタライジングの本質は，例えば「有標の」情動的応答にみられるような，随伴的応答性を伴う情動的関わりである．つまり，親は子どもの情動状態に波長を合わせていて，その情動を表現する．ただし，親は，その情動表現が子どもの状態の反映であって親の情動状態そのものではないという手がかりと共に，その情動を表現するのである．私たちが述べたように，そのような有標の情動的応答は，とくに，自己感および情動の認識の発達を促進する点で，伝承的機能を持っている．同時に，有標の応答は，情動調整の心理社会的基盤である．したがって，心理的利用不能性は，根源的なメンタライジング不全なのである．

　しかし，ネグレクトだけでなく虐待およびトラウマを生じさせる行為もまた，より全般的にメンタライジング不全を伴っている．それは，Baron-Cohen（1995）のマインドブラインドネスという用語がうまく言い当てている不全である（Allen, 2007）．虐待'行動'は，最も極端な自己中心性を表している．つまり，虐待する親は，激情的な憤怒または性欲に直面すると，子どもの心理状態または情緒的欲求を気に留めない．しかし，精神病質のように，'心理的'虐待の多くの形態は，メンタライジングの部分的不全を伴っているだけである．虐待する親は，効果的に心理的苦痛を与えるという目的のために，その子どもの心理状態に多少は注意を向けなければならないからである．ここでもまた，'共感を伴わないマインドリーディング'というBaron-Cohen（2003）の概念が役に立つ．つまり，心理的またはサディスティックな虐待においては，子どもの苦痛に対する適切な情動的応答が，恐ろしいほど欠落しているのである．虐待と関連した歪んだメンタライジングに自己中心性が含まれていることも，明らかである．例えば，身体的虐待を行う親は，子どもに悪意があると誤認する．あるいは，性的虐待を行う親は，その関係を子どもにも満足を与えるものと勘違いしており，子どもが嫌がっていることを読み取れていない．

　虐待とネグレクト（心理的利用不能性）が結合するのもごくありふれた事態であり，それは，子どもを，自分では調整できない耐え難い情動状態のまま情動的に孤立させることによって，トラウマを生じさせる（Allen, 2001, 2005）．皮肉なことに，愛着トラウマにおいて顕著なメンタライジング不全の最も外傷的な影響は，子どもにおけるメンタライジング能力の発達を台無しにすることであろう．そして，その一つの結末

は，トラウマの多世代にわたる永続化である。

2. トラウマと関連した精神病理

　様々な形態の虐待とネグレクトがしばしば発達の過程で絡み合うのとまったく同様に，続いて生じる精神病理も，同じくらい多面的である。トラウマの原因と一意的に関連している精神医学的障害は，心的外傷後ストレス障害（PTSD）である。しかし，PTSDは，人を無力化するとはいえ，単にトラウマという氷山の一角にすぎない（Allen, 2001; Herman, 1992a）。外傷性ストレスは，多くの臨床的症候群や症状にも寄与するのであり，そこには，①解離性障害，②うつ病，③物質依存，④故意の自傷，⑤自殺しそうな状態，⑥摂食障害，⑦精神病的障害が含まれている。さらに，愛着トラウマは，パーソナリティ障害にも寄与している――なかでも，最も目立つものとしては，境界性パーソナリティ障害に顕著な，感情調整の障害・アイデンティティの障害・関係性の障害に，寄与している。本章で，私たちは，トラウマ後の複合的な精神病理の二つの面に焦点を合わせるのであるが，それらに対しては，メンタライジング的介入がとくに適している。その一つの面は，PTSDと関連した侵入記憶である。もう一つの面は，外傷的関係性パターンのリエナクトメント〔再演〕であり，それはトラウマからパーソナリティ機能へのより広範な影響と関連している。

(1) 侵入記憶

　PTSDは，残酷な形のトラウマである。つまり，恐ろしく苦痛な出来事を体験すると，その犠牲者たちは，想像の中で自分を何度もその出来事に遭遇させるという疾患を発展させる。PTSDの中核症状は，そのトラウマを（例えばフラッシュバックや悪夢の中で）再体験することだからである。同時に，PTSDを患う人は，慢性的な不安や過覚醒を体験するが，それらが侵入記憶の閾値を下げているのである。当然のことながら，PTSDを患う人は，侵入記憶を阻止しようとして戦略的回避方略を用いる。それは，そのトラウマを思い出させる人や状況を回避しようとするだけでなく，そのトラウマについて考えること・感じること・語ることを――つまりメンタライジングを――回避しようとすることによる方略である。しかし，心的過程の皮肉さに関する研究が証明しているように（Harvey & Bryant, 1998; Wegner, 1994），逆説的なことであるが，思考を抑制することは，排除された考えが心に浮かぶ可能性を**増大させる**。さらに，トラウマ後の回避がとくに問題なのは，それが，例えば，①自殺企図，②故意の自傷，③物質乱用，④過食と下剤服用，⑤解離，⑥身体化のような，広範囲の破壊的・

2. トラウマと関連した精神病理

不適応的な非メンタライジング的行動と結びつくからである（Brewin et al., 1996）。

極端な場合，トラウマの侵入記憶は，フラッシュバックの形で外傷的出来事を再体験することを伴う。フラッシュバックは，次のような解離的な性質も備えている。つまり，その個人は，トラウマを再体験している最中には，現在の現実から根本的に切り離されている（Chu, 1998）。例えば，身体的虐待のフラッシュバックのさなかにいる患者は，自分の腕で顔や頭を覆ってボールのように身を丸くし，しくしく泣きながら「やめて！やめて！」と嘆願するかもしれない。そのようなエピソードは，前メンタライジング的な**心的等価**モードに典型的なものであり（第3章『発達』を参照のこと），そこでは心理状態の表象性の感覚が失われ，外的現実が心理状態と等しいものになっている。したがって，治療の目標は，耐えがたいほど苦痛な**再体験**（心的等価）から，耐えられる程度の苦痛を伴う**想起**（メンタライジング）へと移行することである。

トラウマについての心理教育グループにおいて（Allen, 2005），私たちは，過去と現在を混同しているときにそのことを認識するのを助ける認知的手がかり，つまり，私たちが「90-10」反応と呼んでいるものを，患者たちに提示する。なぜなら，患者たちの感受性が鋭敏化しているとき，彼ら／彼女らの情動反応の10％は現在のストレッサーに基づいているが，90％は過去の外傷的ストレッサーに基づいているからである（Lewis et al., 2004）。患者が，この手がかりを，現在の誘発刺激への強い情動反応の最中に思い出すことができると，過去から現在を区別しようと試みることによって，その情動をメンタライズすることができる。ここで，私たちは，PTSDの中核，つまり文脈-不適合反応（context-inappropriate responding）に注目しているのである（Davidson et al., 2003）。私たちが患者にそれを説明する際に言うように，患者たちの恐怖反応に何も間違っているところはなく，明らかにまったく落ち度はない。ところが，その反応は，比較的安全な非外傷的文脈で生じている。この文脈-不適合性への認識こそ，私たちが「90-10」手がかりで促進しようと願うものであり，情動のメンタライジングを要求するものである。

幼年期の不適切な養育についての**虚偽記憶**（false memories）という，論争と複雑さで名高い問題があるが，その文脈においては，とくに性的虐待の文脈においては，不正確な心理的精緻化という意味での歪んだメンタライジングも影響を及ぼし始める（Allen , 1995; Brown et al., 1998）。とくに警戒すべきことは，精神療法家の非メンタライジング的介入が患者におけるそのような歪んだメンタライジングに寄与する恐れがあることである。

最悪のケースのシナリオを考えてみよう。非常に鮮明な視覚的心像を好む傾向があり，暗示

> にかかりやすく空想傾向のある患者が，精神医学的症状（例えば，抑うつ，悪夢，パニック発作，低い自尊感情，社会的孤立）を呈しているとする。精神療法家は——考えられる原因が山ほどある，そのようなありふれた症状のほかには何の証拠もないのに——幼年期の性的虐待が原因であると推論する。患者の抗議をものともせず，精神療法家は，そのような幼年期の性的虐待の記憶が積極的な探索によって回復するはずであると主張する。次第に，この推定上のトラウマの既往と一致するイメージ（例えば，寝室に入ろうとする人影）が患者の心に浮かび始める。そして，結果として，個人的な出来事の記憶が構成される——それらは，本質的には，まったくの作り話である。不幸なことに，この過程は虚構のシナリオではない。それに似た臨床的恐怖物語は，文献の中でも証明されている。　　　　（Allen, 2001, p.133）

そのようなシナリオを避けるために，臨床家は，記憶とその歪みやすさに精通し（Schacter, 1999），加えて，トラウマの存在を支持するように自伝的記憶を損なわせうる幅広い要因に，精通していることが必要である（Allen, 1995, 2001; van der Kolk, 1994）。Fonagy & Target (1997b) が述べているように，幼児期における認知-発達上の制約が空想-現実の相違を曖昧にしてしまう可能性があるが，それだけでなく，不適切な養育に特有の家族的背景も（例えば，矮小化や否認を通して，または虐待の責任を子どもに負わせることを通して）子どもの現実感覚を衰退させがちである。しかし，臨床家は，歪曲や作話の可能性を心に留めながらも，幼年期のトラウマに対する記憶は全体として正確であることが体系的研究によって証明されていることを，知っておくべきである（Brewin & Andrews, 1998; Widom & Morris, 1997; Widom & Shepard, 1996; Williams, 1995）。記憶を損なわせうる無数の要因と併せて，記憶の頑健性についての証拠があることを考慮すると，臨床家は次のことを心に留めておくのが賢明である。つまり，広範で多面的な幼年期の不適切な養育についての数々の記憶の正確さは，トラウマを受けた個々人の間でも，また個人内においても，まちまちであり，もしかすると幅広いスペクトラムがあるのかもしれないということである（Allen, 1995）。この複雑さがあるので，メンタライジング的姿勢が必要とされるのである。ちなみに，メンタライジング的姿勢とは，患者にとっても，臨床家にとっても，記憶の正確さに対する虚心坦懐な態度のことである。この姿勢は，虐待と関連した症状についてのステレオタイプな仮説によって損なわれる。記憶の正確さに対する自然な疑問を防衛や抵抗の指標とみなすことによっても，この姿勢は損なわれる。しかし，トラウマ療法家にとって，メンタライジング的姿勢を維持することは，必ずしも容易ではない。

> 必死になって外的な妥当性確認を求める患者たちによって作り出される対人状況は，経験豊富な精神療法家にとっても確かに厄介であるとはいえ，精神療法家を利用して不可知なこと

を事実にしてしまおうとする患者の試みと共謀することは，誤りであるに違いない。精神療法家の仕事は，患者を抱える（contain）ことであり，そして，不確かさとその結果である希望・葛藤という患者の状態の両方に，純粋な理解を示すことである。知っているふりをして不確かさを減少させるよりも，患者の'知らないということ'に共感することのほうが，はるかに困難である。
(Fonagy & Target, 1997b, p.205)

(2) リエナクトメント

　幼年期の愛着トラウマが後の愛着関係において再演される場合ほど，リエナクトメント〔再演〕は想起の代理になりうるというFreud (1914) の金言が輝いて見えるときはない（van der Kolk, 1989）。想起することの代わりに再演することは，メンタライジング不全の最たるものである。

　リエナクトメントは，私たちが引き続き議論するトラウマの世代間伝達において顕著であるのに加えて，**再犠牲者化**（revictimization）（van der Kolk, 1989）という，文献的裏づけのあるパターンにおいても，顕著に現れる。例えば，Cloitreと共同研究者たちは，幼年期の性的虐待の既往が成人期に性的暴行を受けるリスクを増加させる機序を実証した（Cloitre et al., 1996）。しかし，虐待の反復は，それほど直接的である必要はない。Widom (1999) による予後研究が示すところでは，裁判で証明された不適切な養育（性的・身体的虐待およびネグレクト）の**すべての**形態が，成人期にレイプを受けるリスクの高さと関連していた。そのような暴行を受けやすい傾向は，なじみのあるものの反復ということを超えて，幼年期のトラウマと関連する危険に対する警戒心の防衛的麻痺を反映しているのかもしれない（Cloitre, 1998）。対人的手がかりを認識することにおける，そのような失敗も，トラウマに関連したメンタライジング不全として理解することが可能である（Fonagy & Target, 1997a）。

　愛着トラウマの有害性の最たるものは外傷的絆（traumatic bonding）において顕著であり，外傷的絆においては虐待的行動が愛着を強固なものにしている。外傷的絆は動物においても見受けられるが（Scott, 1987），人間の諸関係においても見受けられ，その範囲は，幼年期の不適切な養育（Bowlby, 1982）から，人質となる状況（Strentz, 1982）にまで及んでいる。しかし，外傷的絆が最も周囲を困惑させるのは，おそらく成人期における殴打関係（battering relationships）〔★訳注5：パートナー間暴力〕である（Walker, 1979）。つまり，殴られている女性がその関係から離れたがらないことがどうしてありうるのか，ということである。女性たちがそのような関係にとどまる理由は広範囲にわたるのであるが，とりわけ自分が殺されるか自分の子どもが殺されるという確かな脅威が存在する。経済的依存も突出した役割を演じている。しかし，関係性の力動もまた顕著である（Dutton & Painter, 1981; Herman, 1992b）。これらの力

動に含まれるものとしては，①力の著しい不均衡，②他のサポート源からの孤立，③（今以上に良く評価される価値はないという感情を含む）低い自尊感情がある。

　外傷的絆の見かけ上の逆説に対する説明は，次のように，非常に単純である。つまり，脅かすという行動が恐怖心を高め，恐怖心は愛着欲求を高めるということである（Allen, 1996）〔★訳注6：恐怖を逃れて安心感を得るために他者に接近するのが愛着であるから〕。他のサポート源からの孤立は——Walker（1979）の言葉を借りれば，あたかも魔法の糊を用いたかのように——虐待者への結びつきを強固にする。その絆は，典型的な場合，殴打のエピソードの後に，愛情を伴う小休止の期間があることによって，さらに強固にされる。一般に，女性は，殴打される関係に留まるだけでなく，離れても再び戻ってくる。驚くまでもなく，そのような行動は，アンビヴァレント-とらわれ型の愛着パターンと関連しており，それ自体が一般に幼年期の不適切な養育と関連している。Hendersonと共同研究者たち（1997）が見出したことであるが，アンビヴァレント型の愛着をもつ女性は，別れた後でも，虐待的パートナーに愛情を感じ続け，性的にも彼に巻き込まれたままであり，彼と縒りを戻したいと感じている。もちろん，これらの関係には二つの側面があり，殴打する男性も往々にして愛着が不安定であり，その結果，彼らの潜在的依存性を隠すために顕在的な力を用いるのである。彼らの嫉妬心や独占欲は，高圧的な威嚇や暴力にも助けられて，見捨てられることへの彼ら自身の恐れを食い止めているのである（Dutton & Painter, 1981）。

　リエナクトメント〔再演〕と侵入的な外傷後症状は，まったく絡み合っている。つまり，再体験は，一般に，トラウマの想起手がかり（reminder of trauma）によって呼び起こされる。そして，過去のトラウマの想起手がかりで最も影響力が強いものは，そのトラウマに似た現在の関わり合いである（Allen, 2005）。幼年期にトラウマを体験した既往を持つ多くの患者たちは，成人期に多年にわたり高い水準で機能するが，その後に，遅延性PTSDを発症する（Brown et al., 1998）。当然のことながら，彼ら／彼女らは「なぜ今頃になって？」と不思議がる。そのようなPTSDの発症に見舞われる患者にとって，いまリエナクトメントが起きている可能性を考慮することは，常に臨床的に有益である。現在進行中のリエナクトメントに直面している場合，患者を侵入症状に対して脱感作させ（desensitize）ようと努めることは〔★訳注7〕，不毛に終わりやすい。さらに，愛着トラウマと関連するメンタライジングの機能不全を考慮に入れると，先に述べたようなパターンは，患者には見通せないものになりがちである。そして，リエナクトメントを認識していない患者は，出し抜けに現れるように思える遅延性記憶に困惑を覚える。最悪の場合，図7-1で描かれているように悪循環が展開するが，それは次のような場合である。つまり，破壊的行動（例えば薬物乱用ま

```
        リエナクトメント
      ↗            ↘
破壊的行動          トラウマの想起
      ↖            ↙   手がかり
         外傷後症状
```

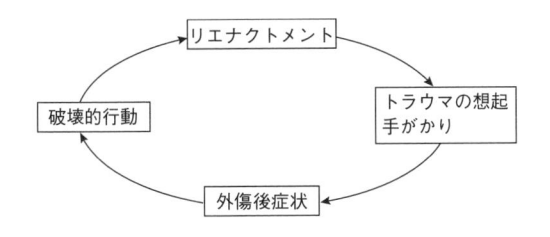

図7-1　リエナクトメントと外傷後症状

たは自傷）を通して外傷後症状に対処しようとする努力が，より早期の愛着トラウマを再現するような関係性における葛藤を激化させ，今度はそれがPTSDの症状を喚起する手がかりを形成するといった場合である。

〔★訳注7〕この言葉は，行動療法の手続きである「脱感作」（desensitization）と関連している。脱感作とは，何らかの刺激に対する感受性を弱めることを意味しており，例えば，特定の刺激により不安反応が生起するようになった場合，その刺激と不安反応の結びつきを弱め，その刺激による不安反応が起きにくくさせることをいう。

　トラウマ療法家は，より微妙な形のリエナクトメント〔再演〕と関連するメンタライジング不全をも警戒すべきである。トラウマは，悪いことに，ストレスに対する鋭敏化──つまり反応性の昂進（Post et al., 1997）──をもたらす。つまり，見かけ上は小さなリエナクトメントが，大きな情動反応（つまり，私たちが「90-10」反応と名づけたもの）の引き金になりうる。**トラウマの中核は，情緒的に孤立無援のまま一人で強い情緒的苦痛の状態におかれるという体験をめぐるものであるとすれば**，通常の成人の関わり合いにおいて幼年期のトラウマを再体験する可能性は大いにある（Allen, 2001）。例えば，①失職して不安かつ抑うつ的になっている，ある男性は，彼の困窮度が増したことに対して妻が欲求不満といらだちを募らせて反応すると，パニックになり，怒りを爆発させる。②思春期の息子のアルコール依存がますますひどくなることに怯えている，ある女性は，夫が今までよりも仕事時間を長くすることや旅行を増やすことに逃避しているように見えると，烈火のごとく怒る。③精神療法を受けている，ある患者は，不運なことに夫婦の危機と予期せぬ精神療法家の不在が重なると，その最中に精神療法を突然終結してしまう，といった具合である。

3. トラウマのメンタライジング

　私たちの基本的な介入は，目新しいものはほとんどなく，以下のとおりである。つ

まり、「何があったんですか？ そのことについて話してください」である。特定の技法ではなく精神療法家のメンタライジング能力が、患者のメンタライジング能力を促進するおかげで、その治療の成功を決定的なものにするであろう。私たちがすでに述べた理由により、メンタライジングを促進するという、この古風で率直な――ただし苦痛を伴う――方略は、幼年期に愛着トラウマを経験した人々にとっては試練となるであろう。往々にして記憶が頭を混乱させたり曖昧模糊としていたりするだけでなく、より重要なこととしては、不信・恥・罪悪感が信頼を抑制することであろう。最悪の場合、トラウマを受けた人には、信頼すること、言い換えれば安定した愛着関係がまったく欠けているであろう。

さらに、PTSD を患う人にとって、トラウマ治療は逆説を伴う。つまり、トラウマの想起手がかりは PTSD の症状を引き起こすが、PTSD 治療はトラウマについて語ることを伴っており、それは必然的に想起手がかりを生じさせてしまうのである。感覚鋭敏化とメンタライジングの機能不全との間には結びつきがあることを考慮すると、私たちは、以下のようなことに驚くべきではない。つまり、愛着トラウマの既往がある人々は、外傷体験について情動を伴わせて語ることだけに集中するような、過度に表出的な治療アプローチでは、急速に悪化することがありうるということである。したがって、トラウマ治療が精神療法家に要求するのは、トラウマを**処理すること**――それについて考え、感じ、語るという形でのメンタライジング――と、**コンテインメント**とのバランスをうまく保つことである。私たちは、表 7-2 に要約されているように、コンテインメントの四つの要素を区別している（Allen, 2001, 2005）。

悲しいことに、コンテインメントの最も重要な面――支持的な愛着とそれに付随する情動調整の有能性――は、トラウマの既往のある人たちには欠如している。PTSDの治療に関する文献を読むと、コンテインメント（安定した愛着と情動調整）の価値はトラウマの処理（メンタライジング）を可能にすることだと推論する人がいるかも

表 7-2 トラウマを処理するためのコンテインメントの中核的要素

知識	例えば心理教育を通して提供されるような、トラウマとその治療についての**知識**
治療同盟	患者と精神療法家の役割に関する明瞭で合意された役割期待を伴う、**治療同盟**および確固とした治療的枠組み
支持的関係	安定した愛着と、理想的には、そのような諸関係のネットワークを特徴とする複数の**支持的関係**。これらの支持関係においては、特定のどの関係における葛藤や決裂も、他の関係によって緩和することができる。
情動調整	ある人自身が利用できる（つまり支持的関係への信頼を補完する）、**情動調整**およびストレス・マネジメントの方略

3. トラウマのメンタライジング

しれない。しかし，私たちはその逆を主張するであろう。つまり，発達的研究が証明しているように，メンタライジングは，主に安定した愛着と情動調整という形のコンテインメントを促進するから価値があるということである。ところが，その一方で，メンタライジングを促進するためにコンテインメントの四つの要素が不可欠だと言うのは，矛盾していることになる。しかし，私たちは，相助作用（synergy）〔★訳注8〕を取り扱っているのである。つまり，結果的にはメンタライジングは，コンテインメントの手段**なのである**。

〔★訳注8〕この "synergy" という用語は，二つの機能が互いの機能を促進し合うことを意味しているので，「相助作用」と訳した。ここでは，「コンテインメントの四つの要素」と「メンタライジング」が，相互に促進し合う関係にあるということである。

愛着トラウマの既往があると，安定した愛着を背景とするメンタライジングを達成することは至難の業である。しかし，「成人愛着面接」を用いた Main（1991, 1995）の研究は，それが可能であることを示している。彼女が要約しているように，この面接は，参加者に以下のような「二つの中心的課題を提示する。つまり，(1) 人生早期の関係にまつわる数々の記憶を，そして外傷的であるかもしれない体験なら何でも，思い起こし，それについて振り返ること，そして，それと**同時並行的**に，(2) 筋の通った共同的な談話（discourse）を維持すること」（Main, 1995, p.439; 強調は原典のとおり）である。そのような談話は，想起という文脈におけるメタ認知的モニタリングを反映しており，それは情動のメンタライジングを含んでいる（第2章『メンタライジング』を参照のこと）。Main（1995）が描写したように，

愛着と関連した経験についての表現と評価が筋の通ったものであり，内的に一貫しており，反応が明瞭で，適切で，かなり簡潔であるとき……面接記録は安定‐自律型と分類される。……安定‐自律型の話し手にとって，注意の焦点は，面接者の質問と，喚起される記憶との間を流れるように行き来するように見える。注目すべきことに，安定‐自律型と分類されるのは，支えになったと思われる体験を有する人たちだけではない。困難に満ちた生い立ちを述べる多くの人たちが，自分たちの生活史がもたらした影響を筋の通った形で議論し，評価するのであり，そのため，この人たちも，このカテゴリーに分類されるのである。 (p. 439)

この一節において，Main はトラウマ治療の目的をはっきりと述べたのである。つまり，それはナラティヴの首尾一貫性（coherence）を確立することである——過去に巻き込まれず，そして情動に圧倒されずに，トラウマについて話すことである。次のような矛盾した状況がみられる。つまり，そのような談話を促進する愛着の安定性は，まさにトラウマの既往のある多くの患者にとっては無縁のものである。そのような人々にとって，トラウマ治療は，緩慢で骨の折れるものであり，同時に苦痛なもの

第7章　愛着トラウマの治療

でもあるが、それもそのはずである。だから、段階志向的な治療が標準的である（van der Kolk et al., 1996）。つまり、その治療は、最初は安全性および治療同盟を発展させることを重視し、それとともに、信頼できる治療的枠組みの中で境界を確立することを重視する。しかし、精神療法家は、治療同盟としっかりした治療的枠組みを確立することを、トラウマの処理という真の作業に先立つものとみなすような思考態度を持つべきではない。逆に、治療同盟と治療的枠組みは、決裂と修復を繰り返す運命にあり、それは愛着トラウマの既往のある患者に愛着関係を提供することに必然的に伴うジレンマのせいである。

そのようなわけで、愛着トラウマの既往を持つ人々にとって、しっかりした治療同盟——安定した愛着を背景にした協働——は、治療の前提条件ではなく治療の最適の**結果**であると解釈することができる。したがって、多くの患者は、向精神薬による付加的サポートからも恩恵を受けることができるし（Gabbard et al., 2006）、併せて、弁証法的行動療法スキルトレーニング・グループ（Linehan, 1993b）で提供されるような情動調整方略における実際的援助からも恩恵を受けることができる。これらのスキルトレーニング・グループのおかげで、①情動に注意を向け、それらに名前をつけること、②それらの機能を理解すること、③不快な情動を受け入れ、それらに耐えること、④ポジティヴな情動を促進すること、が行いやすくなる。これらのグループは、私たちの解釈によれば、情動のメンタライジングを促進するのである（Lewis, 2006）。実際、情動覚醒のレベルが高いことはメンタライジングを台無しにするので（第4章『神経生物学』を参照のこと）、ストレス調整方法は、間接的にメンタライジングを促進する。これらもまた、私たちの最も新しくない介入法の一つである。McEwen（2002）が助言したように、

> あなたが取ることのできる最も効果的なステップは、最も単純なものである。つまり、運動、健康的な食事、規則正しい睡眠、適度あるいは最小限のアルコール摂取、禁煙である。もし、このことが、あなたの祖母がいつもあなたに話したようなことであり、真偽が疑わしく思えるなら、私に言えることは、次のことだけである。つまり、入手できる限り最も洗練された、最新の、先端的な科学によれば、あなたの祖母は正しかったのである。　　　　　　　　　　(p.136)

メンタライジングを促進するという観点からみると、トラウマ治療の中核は、患者が外傷的記憶とそれに関連した情動を、意味のある、そして扱うことのできる体験として**心の中に**抱えておけるようにすることである。そして、それとともに、情動調整方略を用い、注意の焦点を定め直すことによって、それを自発的に**心から外に**出す能力を持てるようにすることである。このように、情動のメンタライジングは、トラウ

3. トラウマのメンタライジング

マ治療の中心に位置するものであり，破壊的行動から逃れる通路である。

　非常に成功した広告会社役員であるバーバラは，30代後半になって入院治療を求めた。それは，彼女の仕事仲間が，彼女の物質依存と関連する，常軌を逸した行動にうんざりして，誰かに援助を求めるか会社を辞めるかのどちらかにしてほしいと主張したときであった。この最後通告が来たのは，バーバラが3年間交際していた男性から「別の女性に乗り換える」という仕打ちを受けたすぐ後であった。彼女はこの男性と結婚することを望んでいたし，彼の子どもがほしいと願っていた──つまり，彼女は，彼女の「体内時計」が時を刻んでいることを痛切に認識していた。バーバラは慢性的にうつ状態を続けていたが，この危機のさなかですっかり失望落胆した。彼女は，助けてもらえるかもしれないという僅かな希望を抱いて治療に入ったが，彼女とって，それに代わる唯一の選択肢は自殺であるように思えた。
　バーバラは，これまでに入院経験はなかったが，大学に在学していた20代前半に初めて精神療法を求め，それによってかなり助けられたのであった。彼女は，ずっと学業成績は良かったが，うつ病と格闘していた。彼女は，週末には大量飲酒に耽り，短命の熱烈で狂おしいほどの関係に次々と巻き込まれていた。
　バーバラは，以前の精神療法のおかげで，幼年期および成人期に受けた幅広いトラウマの既往を言葉で表現することができた。そして，彼女も十分に認識していたが，トラウマは絶えず彼女につきまとい続けたのである。彼女は二人きょうだいの上の方の子どもであった。両親はアルコール依存で，互いに対して暴力的であるのに加えて，彼女に対しても，彼女の3歳下の弟に対しても，暴力的であり，彼女は弟を守るように努めた。彼女は，台所での両親の悪意に満ちた口論を記憶していたが，それは彼女の10歳の誕生日に起きたことであった。その口論の最中に，彼女の母親は父親を平手でぴしゃりと叩き，今度は父親が母親を冷蔵庫に投げつけ，その後，母親は床に倒れた。彼女の父親は，バーバラに背を向け，母親を見下ろすようにして立っていた。そして，彼女には，父親の背中を刺したい衝動に駆られて肉切りナイフを手にしたという鮮烈なイメージが今でも残っている。彼女が実際にそのナイフを手にしたのか，単にそうすることを想像しただけなのかは，彼女にもわからない。彼女は，弟がダイニングルームで泣き叫んでいるのを聞いて台所から走って出たことを覚えており，その後，彼女は走りながら弟を彼の寝室に連れて行き，彼を慰めたのであった。
　バーバラは，ときどき受けたむち打ちよりも，言葉による攻撃で深く傷ついたことを覚えている。例えば，父親は，酔っぱらっているとき，彼女を「ばかの役立たず女」と呼ぶのが常であった。彼女が思い出したことであるが，母親が，彼女に向かって，あんたは私の人生を台無しにした「災い」だと叫び，それに対してバーバラは，私なんか生まれてこなければよかったと言い返したそうである。不可解なことに，青年期の初期にバーバラがパーティーに行き始めると，母親は彼女を「尻軽女」と，ひどく叱りつけた。バーバラの救いは，近くに住むおばであり，そのおばは，彼女と彼女の弟に快く逃げ場を提供してくれた。彼女と弟は，両親が許してくれる限りそこで長い時間を過ごした。彼女のおばは，バーバラの両親の行動については話したがらなかった。バーバラが語ったことであるが，彼女たちには，逃げ場が必要だということについて「無言の了解」があったそうである。彼女のおばは，慰めと愛情を提供しただけでなく，バーバラの芸術的才能を高く評価し，育ててくれた。それに加えて，おばは，バーバラの学業と成績の良さに強い関心を抱いていた。このようなわけで，バーバラは，彼女の友人を，両親の家ではなく，おばの家に連れてきた。
　バーバラが思い出したことによると，青年期の中期に，バーバラは，次に述べるような意

味で「分裂した人格」の持ち主であった。つまり，彼女は，学校では良い生徒であり，「教師のお気に入り」でさえあったのに，学校の外では，とくに週末は「野生児」だったのである。彼女は，アルコール，薬物，食べ物，セックスに溺れた。また，彼女は万引きの腕を上げたが，初めて捕まるに及んでそれをやめた。

　バーバラは，利発で，才能があり，野心的だったので，大学に行くことが可能な奨学金をもらうことができ，補助的支援をパートタイムの仕事とおばから得た。大学での「パーティー通い」が彼女の学業を妨げ始めたとき，彼女は，精神療法が有効であることを知っていた友人の強い勧めで精神療法を求めた。そして，大学の最後の2年間，精神療法を受け続けた。彼女は，人生で初めて，家族の中で味わったトラウマ体験について語ることができ，それにまつわる感情を表現することができ，その全体像をつかむことができ始めた。それまでよりも感情をうまく扱うことができたので，彼女は薬物を使用するのをやめ，飲酒を制限することができた。彼女は，最悪だった大量飲酒と狂おしいほどの性的関係との結びつきを考慮し，一時的に恋愛関係をもたないことを決心した。彼女の精神療法家は，彼女のおばが行ったように，彼女の学業に関心を向け，彼女の学業面での達成を奨励した。

　仕事はバーバラの強みであったが，その一方，男性との親密な関係が依然として彼女の弱点であったことは，驚くにあたらない。彼女は，恋愛関係において繰り返される欲求不満・失望と関連した情動的混乱を扱う手段として，次第に物質乱用に戻っていった。そのため，彼女の仕事や仕事仲間との関係も悪化した。彼女は，上司にあたる男性の同僚に対して公然と敵対するようになったが，その男性は，どちらかといえば批判的で要求がましい人であった。

　バーバラは，入院中に再び精神療法を始めると，悲観論を表明し，以前精神療法を受けていたが，明らかに「効果がなかった」と述べた。彼女の現在の苦境をみても明らかなように，トラウマについて彼女が行ったすべての作業が「時間の無駄」だったというのである。だから，「再びそれをすべてほじくり返すことは無意味だ」とのことであった。彼女の精神療法家は，最初の数セッションで，彼女が幼年期の体験を力強く筋の通った形で語るのを聞いて，正反対の見解にたどり着いた。つまり，彼女は，幼いときのトラウマの多くの側面に対して効果的に取り組んだのであり，その取り組みから相当な恩恵を受けていたのである。彼女は，誰とでも性的関係をもつパターンを長い間断念していたが，相変わらず行き詰まったままであった。性的親密さが，行き詰まりを生じさせる点であった。彼女にとって，性交は「堪え忍ぶ」ものであった。彼女は，嫌悪を表現せずにはいられず，最善の場合でも明らかな緊張の反応を示し，最悪の場合には接触を突然尻込みするのであった。彼女は，身体的嫌悪だけでなく口論とあら捜しによって男性を退けていた。彼女は自分がそうしていることを知っていたが，そのことを理解していなかったし，やめることもできなかった。

　ここで概観したトラウマの既往から，性的親密さに対するバーバラの嫌悪には，多重的な複数の理由があることが推論できるであろう。妊娠したいという願いとそれに対するアンビヴァレンスを話し合っていたとき，彼女の心に一つのトラウマが思い浮かんできたが，それは，彼女がこれまで考えることもほとんどできず，またそれ以前には誰とも話し合ったことのないものであった。つまり，彼女は，青年期の後期に妊娠中絶をしていたのである。彼女は，おそらく思い出すことも説明することもできないほど外傷的な複数の出来事をくぐり抜けてきていたが，彼女は，その妊娠中絶を，人生で最悪の経験として思い起こした。妊娠中絶後のバーバラの失望落胆を悪化させたのは，彼女が酔っていたときに妊娠したということであった——彼女には，その出来事についてのはっきりした記憶さえなかった。彼女は，恥ずかしい・罪深い・怯えていると感じただけでなく，誰にも話せないと感じた。彼女は，両親が彼女を「殺す」か勘当するのは確実だと思ったし，おばの寵愛を受けられなくなることを考

えると耐え難かった。彼女は，ある知人に助けられて中絶したが，その知人は後方支援をしただけであり，情緒的サポートを提供することはできなかった。彼女は，まったく孤独だと感じながら，中絶手術を受けた。彼女の記憶によれば，彼女はどうにかして死にたいと思ったが，次のような多くの理由により自殺を試みることはなかった。つまり，彼女は，うまく死ねないかもしれないことを恐れた。彼女は死に怯えていた。彼女は，死ねば地獄に行くかもしれないと思った。おばが大打撃を受けるだろうということが彼女にはわかっており，一方，母親はそのことを幸せに思うだろうと彼女は確信した――後者の確信が意識的な抑止力になっていた。

　バーバラは，以前の精神療法の助けによって，広範囲にわたる幼年期のトラウマについて考え，かつ語ることができていたにもかかわらず，妊娠中絶のトラウマに関しては，そうすることができないでいた。彼女の記憶によると，彼女は以前の精神療法の中でときどきその中絶について考えたことがあったが，それを心から閉め出し，決してそれを話さなかったのである。彼女が思い出したことによると，妊娠中絶の後，彼女は，自分自身のことを「怪物」「人殺し」「胎児殺し」と思ったそうである。最も好意的にみても，子どもの生命よりも自分自身の欲求を優先したのだから自分は「利己的」なのだと，彼女は考えたそうである。

　妊娠中絶の衝撃について話すときのバーバラの苦悩は，彼女を責めさいなみ，それは彼女の精神療法家にとっても，見るに堪えないほど苦痛であった。その男性精神療法家は，その体験に女性が共感できるのと同じくらい十分に共感するという点での自分の能力の限界を痛切に認識していた。それでも，バーバラの苦悩は，心を揺さぶるものであった。精神療法家は，妊娠中絶に関して殺人者であるというバーバラの見解と，父親の背中をナイフで刺すというイメージとの間には関連がありうることを認識していた。彼は，次のようなことも考えた。つまり，バーバラを妊娠中絶に至らせた無意識的動機は，バーバラが生まれてこなければよかったのにという彼女の母親の願いではないだろうかということである。しかし，彼は，これらの推論を持ち出すことはせず，中絶するということにおいて自分は「利己的」だったという見解を再考するように，バーバラを誘った。今回は振り返って考えることができたので，彼女は，多くの理由で自分は子どもを育てるような立場ではなかったという結論に達した。この認識は，彼女の罪悪感を取り除きはしなかったが，改善をもたらした。それ以前には，利己的な殺人者というのが彼女の行為についての唯一の（そして，非メンタライジング的な）見方であったが，彼女は，もはやそうは思わなくなった。

　過去を振り返って，バーバラは，次のような結論に達した。つまり，彼女の性的嫌悪においても，彼女が意識的には妊娠を望んでいながら無意識的にはアンビヴァレンスを抱えていたことにおいても，妊娠中絶と関連した，彼女の想像を絶する体験が重要な役割を演じていたということである。これらの気がかりは，彼女を不安定な恋愛関係に駆り立てる原動力であった。そして，次には，このような関係での情動的混乱が，彼女の飲酒の激化や機能の悪化を引き起こすのに中心的役割を果たしたのである。

　数週間の入院中の，この比較的短期間の精神療法は，事実上，10年以上も前に開始された精神療法過程の再出発であった。バーバラは親密さに対する主な障害物に気づいていたが，退院後に彼女の住む他の州の地域社会で精神療法を続ける際には，この障害物を乗り越えるという長い作業が待ち受けているだろうと思われた。彼女は，精神療法のこのエピソードの結論として，以前よりも精神療法の価値を信頼していることをあげ，それに加えて，以前の精神療法で行った貴重で効果的な作業に，より大きな感謝を表明した。しかし，バーバラと彼女の精神療法家にとって，彼女がその精神療法から得たどのような洞察よりも印象深かったことは，以下のことである。つまり，彼女は，深刻なほど苦痛な情動に耐えることがで

第 7 章　愛着トラウマの治療

き，例えば，それらをアルコールによって鎮静化する必要がないということを学んだのである。皮肉なことに，彼女の破壊的なアルコール乱用という回避的パターンは，非常に多くの情緒的強さを目立たなくさせていたのである。これは普通のトラウマ療法であったが，バーバラにとって，妊娠中絶およびそれが恋愛関係に与える影響と関連した空想・情動を自分自身でメンタライズできることを発見したことは，特別なことであった。彼女が最も苦痛な情動を感じることができ，また語り尽くすことによってそれらを理解できることを学習したことは，彼女に，それまでよりはるかに大きな自由を与えた。彼女は最も苦痛な情動をメンタライズする能力を高めたのであり，彼女はもはや彼女自身の心から逃げる必要がなかったのである。

バーバラの精神療法の過程は，メンタライジングに焦点を合わせる治療における中心的テーマを例証するものである。その中心的テーマとは，**内容よりもプロセスを重視すること**である――この場合には，洞察のためにトラウマの明示的記憶を回復することではなく，情動をメンタライズすることに価値をおくことである。バーバラと彼女の精神療法家は，二人の共同作業の最後に，その精神療法について次のことに合意した。つまり，きわめて苦痛な情動を――その発生源が何であれ――堪え忍び，理解し，調整することができるという自信を彼女に与えた点で，その精神療法は最も価値あるものだったということである。したがって，彼女は，心に思い浮かぶどのような外傷的記憶をも，内容が何であれ，上手に取り扱うことができるだろうと思われた。そして，重要なことであるが，彼女は，もはや彼女自身の心をそれほど恐れる必要がなくなったのである。明らかなことであるが，性的親密さをめぐる葛藤や妊娠に関するアンビヴァレンスに妊娠中絶が影響していることについての洞察があれば，それは，彼女の現在の関係にみられる‘付いたり離れたり’のパターンを理解するのを助けてくれることが予想された。しかし，これらの葛藤に取り組み続ける際に不安をうまく処理できるという自信のほうが，彼女が成功するためには最も重要であろうと思われた。

バーバラの生活史はトラウマの中核的な面の実例でもあり，それはいくら強調しても強調しすぎることはない。つまり，それは，現在の諸関係におけるトラウマのリエナクトメント〔再演〕ということである（Allen, 2001; van der Kolk, 1989）。PTSDの診断基準（American Psychiatric Association, 2000）は，トラウマを‘再体験すること’を含んでいるが，それを‘再演すること’を含んではいない。さらに，幼年期の愛着トラウマを現在の諸関係の中で再演することは，見過ごされてはならないことである。なぜなら，‘再体験’の症状はトラウマの想起手がかりによって呼び起こされるのであり，‘リエナクトメント’はそのような想起手がかりの主要な発生源だからである。バーバラの恋愛関係で頻繁に起きる敵対およびそれと関連した騒動は，彼女が幼年期に目にした頻繁な喧嘩を――ずっと程度を和らげた形ではあるが――鏡映

しにしたようなものであった。しかし，不可避的に起きる仲違いが，最も心をすさませるものであった。彼女は，恥ずかしく，絶望的で，**孤立無援**だと感じた——それは，彼女の妊娠中絶の体験を思い起こさせるような情動状態であった。入院前に，彼女は，まさにこのような心理状態に陥って，再び自殺しそうになりかけていたのである。

①外傷的関係を再演すること，②それと関連して過去のトラウマの想起手がかりが自然発生的に生じること，③外傷的な記憶と情動を再体験すること，の間の緊密な関係は，精神療法にとって直接的な関連性をもつものである。つまり，もし患者が現在進行中のリエナクトメント〔再演〕に巻き込まれているなら，過去のトラウマの記憶を回復することは無益であろう。実際，記憶の回復が不安定化を引き起こす可能性があるなら（例えば，もし必要とされるコンテインメントなしにそれが行われるとき），それはリエナクトメントを煽りたてるものになりうる。したがって，愛着トラウマの治療の主要な焦点は，愛着の安定性を増大させる方向に**現在の諸関係を修正する**ことにあり，それは，メンタライジングを促進することによって行われるのである。Fonagy & Target（1997b）は，この焦点の移動を，以下のようなものとして特徴づけた。

> もしこの修正された精神分析的モデルが妥当であるなら，精神療法における記憶の役割についての本質的改訂が必要とされる。エピソード的または自伝的な記憶は，もはや心的変化に直接関連するものとみなすことはできない。変化は，対人関係についての異なる心的モデルの間で強調点が移動することに伴って生じるのだと考えられる——つまり，自分自身および他者と共に生きる手続きまたは方法の変化であり，自伝的記憶の変化ではないのである。
>
> (p. 213)

確かに，Fonagy & Target（1997b）が述べるように，過去の外傷的関わり合いの記憶は，現在の愛着関係にみられる問題含みのパターンを明らかにする点では有益でありうる。それでも，依然として重きをおくべき点は，他者との関係だけでなく自分自身との関係を改善することを通して，現在において効果的な機能を高めることである（Allen, 2005）。このように，過去への洞察は重要な要因でないのであり，それは以下に示すとおりである。

> 治療において，より適応的で満足の得られる関わり方（つまり，古い関わりのパターンと併存する形で作り出される新しい関わりのパターン）が達成されると，患者にとって，古いモデルの起源「について知る」ことは，不可欠ではない。これらの起源についての認識が根本的変化をもたらすのではない。ただし，その患者が頼りにしている規範についての知識は，以下のような場合には有益でありうる。まず，その古くて不適応なパターンに戻ってしまう

第7章　愛着トラウマの治療

のはいつなのかを認識できるように患者を助ける場合である。次に，それと同じくらい選択的に，より適切で適応的なパターンを活性化できるように患者を助ける場合である。

(Hurry, 1998, p.51)

このような強調は，長期のトラウマ療法の後にもトラウマと格闘し続けている多くの患者にとっては救いとなる。

> チャールズは，うつ病・物質乱用・自傷行動の長い病歴を持っていたが，それらは，極端なネグレクトに加えて，幼年期に性的虐待と搾取を受けた既往と関連していた。自傷が段々ひどくなったため，彼は，何ヶ月にも及ぶ入院治療を受けており，そこでは集中的な記憶の探求が焦点になっていた。退院後も，一連の恋愛関係の中で続いている葛藤との絡みで，彼は，相変わらず抑うつ的であり，自殺念慮があった。そして，彼は再び入院した。チャールズは，トラウマ治療を継続するために，本書の著者の一人に紹介された。彼は，最初の2セッションの間，トラウマのことを持ち出さなかったが，第二セッションの終わり近くになって，精神療法家は，トラウマと現在も続いている困難との関連性について彼に尋ねた。彼は，その前の入院期間中に「それをすべて語り終えた」し，「重い足取りで過去の汚泥の中を進むこと」には意味を見出せないと語った。精神療法家は，そのトラウマの衝撃についての彼の見解を聞くことが，彼を理解するうえで助けになるだろうと指摘した。そして，彼らは，このことを次のセッションで話すことに合意した。
> 　チャールズは，次のセッションにやって来て，前の晩に2回のパニック発作を経験したことを述べた。そして，彼は，そのセッションについて非常に不安そうであった。それにもかかわらず，彼は，広範な数々のトラウマについて話すことができ，ついには「子どもの頃の苦しみには決して消え去ることのないものがある」という彼の確信を切々と涙ながらに表現したのである。「重い足取りで汚泥の中を進むこと」は，コーピングに焦点を合わせることほど生産的ではないだろうというのがチャールズの見解であったが，精神療法家はそれに同意を表明した。ちなみに，コーピングというのは，彼の現在の感情，そして，それらと恋愛関係で彼が抱えている持続的問題との関連に取り組むことであった。その点まで到達すると，チャールズは，見た目にもわかるほどの安堵のため息をついた。

しかし，すべての患者たちが現在の諸問題に鋭く注意を向けるというわけではないのであり，以前に述べた以下のような治療過程（Allen, 2006b）はその一例である。

> その患者は，眼球運動による脱感作と再処理法（EMDR）（Shapiro, 1995）を含む，強い情動的負荷のかかる外来治療を受けていた。彼女の機能は悪化していたし，彼女の夫婦間葛藤は，彼女が入院を求めるくらいひどくなっていた。初回に，精神療法家が，彼女の過去の外傷体験を話すよりも彼女の健康や情動的安定を回復することに焦点を合わせる治療のほうがベストであると指摘すると，彼女は安心した。つまり，入院治療と同様に精神療法も，コンテインメントに焦点を合わせるだろうと思われたのである。しかし，患者は，最終的には精神療法の中で次第に不満感と剥奪感を募らせるようになり，精神療法家を情緒的ネグレクトの張本人である彼女の両親に似ていると捉えた。彼女によれば，精神療法家も，事実上，感情に

「蓋をする」ことを彼女に求めており，彼女の苦痛に無関心だとのことであった。彼女は，怒りっぽく要求がましい行動を繰り返し始めたが，それは，夫を遠ざけ，両親との和解の可能性を閉ざした際の行動であった。この精神療法と家族での治療作業においてリエナクトメントに焦点を合わせたことが，彼女の現在の関係におけるポジティヴな転換につながり，その転換が，彼女の幼年期のトラウマを現在でも生々しいままにしておくことから逃れる道を提供したのである。

重ねて言うと，私たちは外傷的な幼年期の愛着関係の原型を，以下のようなものとして解釈している。つまり，その関係において，子どもは，圧倒されるような苦しみを感じており，そして最も重要なこととしては，彼/彼女の心を心に留めてくれる人が誰もいないという意味で，孤立無援だと感じているのである。最悪の場合，過度に情動表出的な治療アプローチは，必要なコンテインメントを提供できないため，この早期のトラウマを修正するどころか再現してしまう。つまり，患者は，適切なサポートもなく，その苦しみを調整する内的能力もないので，圧倒され，孤立無援であると感じるのである。一方で，メンタライジングを支える適切なコンテインメントがあると，精神療法は，安定した愛着のモデルを提供し，それによって他の支持的関係への架け橋を提供するので（Allen, 2001），修復的でありうる。Emdeと共同研究者たちが，次のように要約したとおりである。

> 心の健康に関するすべての介入は，関係が他の関係に及ぼす効果を伴っている。このことは，私たちが現在の関係に焦点を合わせていようが，将来の関係に焦点を合わせていようが，そうである。また，行動に焦点を合わせていようが，表象的世界に焦点を合わせていようが，そうなのである。伝統的な精神療法は，このような角度から考察される頻度が他に比べて少ないが，実は良い実例なのである。それは，一般に，「関係に基づく」介入形態と言われており，それが意味することは，以下のとおりである。つまり，介入者とクライエントは，より苦悩を減らし，適応的で満足感につながる行動を増やすことができるように，より進んだ理解という目標を共有する協働的関係を確立するのである。正当に評価される頻度は他に比べて少ないが，伝統的な「個人」精神療法は，協働的（つまり精神療法的）関係からの影響を他の数々の関係にも波及させるという目標を伴っている。ここでいう他の関係とは，表象化された関係と現実の関係の両方である。個人精神療法の目的は，他者との関わりの中にいる自己という表象化された関係に影響を与えることであり，また，問題含みの期待をはらむ，その内的世界に影響を与えることである（それは，複数の選択肢を考慮する**省察能力**をより増大させ，自滅的な負荷をより減少させるためである）。さらに，その患者の日々の社会的関係という現在の世界に影響を与えることも目標である（それは，より柔軟で，より自滅的でない相互関係を生じさせるためである）。
> (Emde et al., 2004, pp.267-268; 強調は後から追加)

4. 認知行動的トラウマ治療におけるメンタライジング

　私たちは，愛着トラウマと関連した複雑な精神病理を治療する際のメンタライジングの役割について考察してきた。そして，転移におけるリエナクトメント〔再演〕を含めて，リエナクトメントの問題への私たちの全般的アプローチは，トラウマ治療の精神力動的・関係的アプローチの一連の説明と一致している（Davies & Frawley, 1994; Herman, 1992b; Pearlman & Courtois, 2005）。しかし，PTSDの侵入的・回避的症状に対する，より焦点を絞った，根拠に基づく治療の数々も，技法が多少異なるとはいえ，メンタライジングを通して治癒を促進するのだと考えるほうが有益であると，私たちは信じている。ここで，私たちは，三つのよく研究されたトラウマ治療法におけるメンタライジングの役割を浮き彫りにする。その三つとは，エクスポージャー療法，認知的再構成，眼球運動による脱感作と再処理法（EMDR）である。

(1) エクスポージャー療法

　脱感作を促進する目的のための，不安喚起刺激へのエクスポージャーは，不安障害を，なかでもPTSDを治療するための最も直接的なアプローチである。Rachman (1980) が数十年前に述べたように，「恐怖は，減じられるか除去されることがありうるが，その前に体験されなければならない」（p .52）。私たちが言及してきたように，Rachmanの主張とも一致することであるが，情動のメンタライジングは，**情動状態の中にとどまりながら**感情について考えることを伴っている。またこの見解に一致することであるが，Foaと共同研究者たち (1995) は，次のようなことを見出した。つまり，PTSD治療における最良の結果は，患者がセッション中に苦しみを体験すること，および，それと併せてセッションからセッションの間に苦しみに馴化すること (habituating)〔★訳注9〕と関連して生じる。しかし，Foa & Kozak (1986) と Rachman (1980) が認識していたとおり，どのような手段を用いようがトラウマを治療することは，危ない綱渡りを伴う。つまり，その情動の強さは，トラウマの再体験を防ぐために，限度を超さない程度に保たれなければならない。私たちの観点からみると，情動を体験しているさなかにメンタライジングを稼働状態に保つためには，情動のレベルを調節することが不可欠である。

〔★訳注9〕エクスポージャーの考え方によれば，不安や恐怖を引き起こす刺激に直面すると，その不安や恐怖は一時的には高まるが，そのままにしていると，不安や恐怖は次第に減弱していく。この過程を馴化（habituation）と呼ぶ。

　条件統制を伴う実証研究に基づいて，Foa & Rothbaum (1998) は，レイプと関連

したトラウマに対する治療プロトコルを開発したが，それは，現実場面でのエクスポージャーと想像による持続的エクスポージャーの両方を含んでいる。現実場面でのエクスポージャーは，安全な条件のもとで，レイプが起きた場所の周辺に戻ることを伴う。そして，そこに30～45分間留まり，不安が減少するまで，その不安を体験するのである。セッション内での想像によるエクスポージャーは，あたかも外傷的体験が現在形で生じているかのように語ることを伴い，またそのセッションの終わりまで何度もそうすることを伴う。セッションはテープに記録され，患者は，セッション内でのエクスポージャーを補うための宿題として，その記録を聞くことを指示される。

　私たちのコンテインメント重視と一致することであるが，持続的エクスポージャーを行う臨床家は，患者にトラウマを再体験させるのを防ぐ防御策の必要性を強調している（Foa & Rothbaum, 1998; Pitman et al., 1991）。これらの防御策は，以下のようなものを含んでいる。つまり，①患者にトラウマと治療について教育すること，②リラクセーションのような情動調整方略を教えること，③セッションを終わる前に，患者が比較的平穏な状態にあり，現在に再方向づけされているように確実に導くこと，④私たちの観点からみると最も重要なことであるが，強力で支持的な関係を背景にして治療を行うこと，である。

　持続的エクスポージャー療法は，消去という基本原理に基づいているが（つまり，反復される不安喚起刺激への馴化），Foa（1997）の研究は，変化の過程の心理的複雑さを証明している。彼女は，変化の中核的要素として以下の三つのものを提案したが，それらはどのような形のトラウマ治療にもあてはまるものである。つまり，1）トラウマ記憶への情動を伴う関与，2）筋の通ったナラティヴを構成すること，3）自分自身と他者についての見方を，よりバランスのとれた，現実的な方向に変えること。これらの三つの構成要素のそれぞれは，メンタライジングの観点から眺めることができる。重ねて言うと，最初の構成要素，つまり情動的関与は，情動のメンタライジングにとって決定的に重要である。私たちがすでに述べたように（第2章『メンタライジング』を参照のこと），情動は，メンタライズされるためには，喚起され，維持され，調節されなければならない。二つ目の構成要素に関しても，私たちは，Main（1991）の研究（第3章『発達』）と結びつけて展望したが，ナラティヴの首尾一貫性は，トラウマが解決されていることを示す指標である。最後に，三つ目の構成要素についていえば，安定した愛着を形成するためには，トラウマと併せて自分自身と他者についての歪んだメンタライジングが修正されなければならないということである。私たちは，バーバラが妊娠中絶に関して彼女自身をどう見ているかということと関連させて彼女に対するトラウマ治療を記述したが，そのトラウマ治療は，自分自身についての

見方を,よりバランスがとれた,現実的な方向に変える必要があるとするFoa (1997) の主張を例証するものである。さらに,メンタライジングを通して達成された,そのような変化は,親密な関係を発展させ,維持することの中軸となるものである。

(2) 認知的再構成

　広範囲にわたる研究が,トラウマと関連して認知に有害な変化が生じることを立証している。例えば,Janoff-Bulman (1992) は,トラウマが,幸福感を味わうために必要とされる三つの基本的前提を打ち砕いてしまうという説を提唱した。その基本的前提とは,①世の中は意味がある,②世の中は善意に満ちている,③自己には価値がある,ということである。Foaと共同研究者たち (1999) は,PTSDを持続させる三つの認知の次元を見出した。それらは,1) 自己についてのネガティヴな認知,2) 世の中の危険性,3) トラウマのことでの自己呵責,である。

　すべての精神療法は,トラウマについての談話を伴う以上,認知を対象にしているであろう。Resickと共同研究者たちの認知処理療法 (cognitive processing therapy) は,レイプに関連して生じるPTSDを治療するために開発されたものであるが,根拠に基づくアプローチの典型例である (Calhoun & Resick, 1993; Resick & Schnicke, 1992)。その治療は,エクスポージャーと認知的再構成 (cognitive restructuring) を混合したものであり,患者が,出来事とそれらに対する自分の反応を含むトラウマ・ナラティヴを書くことから始まる。患者は,その話を声に出して自分自身に読み聞かせ,それから精神療法家に読み聞かせる。その治療は,安全・信頼・力・自尊感情・親密性というテーマに焦点を絞って,認知の歪みを探索し,それらに挑戦するというものである。

　明らかに,Foa (1997) が言葉にした中核的な精神療法的要素 (情動を伴う関与,筋の通ったナラティヴ,自己と世の中についての見方の変容) は,認知的再構成にも,持続的エクスポージャーにも,当てはまる。そして,どちらの方法も,程度は様々であるがエクスポージャーと認知療法の技法を混合させている点では折衷的である。例えば,Foa & Kozak (1991) が述べたように,「エクスポージャーの間に,私たちは,非公式な認知療法を実践しているのであり,そこでは,脅威を評価する際の方法を吟味できるように患者を援助し,そして,より現実的な結論に至る推論過程を展開できるように患者を援助しているのである」(p.45)。驚くほどのことではないが,条件統制を伴う諸研究が示しているのは,エクスポージャー療法も認知的再構成も,有効性の点では似ているということである (Marks et al.,1998; Tarrier et al.,1999)。私たちの見解では,エクスポージャーという要素は,苦痛な情動を伴う体験を心に思い浮か

べる際のメンタライジングにとって重要である。そして，認知的再構成という要素も，メンタライジングの過程において同じくらい重要である。ちなみに，ここで言うメンタライジングの過程とは，①トラウマについて柔軟に考える能力，②多重的な複数の見方を考慮する能力，③関連する情動を調整することに積極的に取り組む能力，の発達のことである。

(3) 眼球運動による脱感作と再処理法（EMDR）

　Shapiro（1989, 1995）は，トラウマに対する新たな治療法として，眼球運動による脱感作と再処理法（EMDR）を提唱した。その名称にもかかわらず，EMDRは，エクスポージャーや認知的再構成を含む他のアプローチとかなり重なる部分のある，多面的で折衷的な治療プロトコルである。患者と精神療法家は，中核的な外傷的イメージを，関連する情動や生理的感覚とともに，確認する。そして，これらの外傷的イメージが治療中に心に呼び起こされる。さらに，患者は，そのトラウマとともに，自己についてのネガティヴな見方（例えば無能感や自責感）を言葉にする。そして，彼ら／彼女らは，それに代わるポジティヴな認知を構成する（つまり，彼ら／彼女らが見たいのは，自分自身がトラウマとどのように共存しているだろうかということである）。その治療は，教育と情動調整方略という形のコンテインメントをも含み，それに加えて患者‐精神療法家関係への注意をも含んでいる。

　その新たな介入法は，脱感作手続きの文脈で導入される。つまり，患者は，外傷的イメージを心に思い浮かべ，それと同時に，患者の顔の前で精神療法家の指が行ったり来たりするのを追いながら両眼を左右に動かすように，と教示される。両側性刺激のそれぞれのサイクルの後に，患者は，外傷的イメージを消し去り，心に浮かぶことを何でも連想風に言葉で語るように教示される。EMDRがまったく一般化するのと並行して，眼球運動という構成要素は，その介入法についての激しい論争に寄与することになった（Greenwald, 1999; McNally, 1999a）。結果についての研究は，EMDRの有効性を支持している（Rothbaum, 1997; Wilson et al., 1995, 1997）。しかし，条件統制を用いた研究によると，結果に対して眼球運動独自の寄与があるかどうかは疑問であるし（Cahill et al., 1999），EMDRが様々な認知行動的アプローチよりも効果的であるということは示されていない（Rothbaum et al., 2005; Seidler & Wagner, 2006; Taylor et al., 2003）。それだから，McNally（1999b）は，批判者たちを代弁して，「EMDRの効果的なところは新しいものではなく，新しいところは効果的ではない」（p.619）と結論を下したのである。EMDRは，トラウマへの短時間のエクスポージャーを伴っており（Rothbaum et al., 2005），おまけにそれから距離を置くこと

第7章　愛着トラウマの治療

を伴っているが（Lee et al., 2006），その両方が精神療法的でありうる。メンタライジングの観点からみると，重要なのは技法ではない。むしろ，患者が情動的覚醒状態にとどまりながらメンタライズできるように，治療の様々な時点で情動を十分に調節する必要があることが，重要なのである。

5. まとめ

　メンタライジングに焦点を合わせることは，愛着トラウマを理解し，治療するための幅広い枠組みであることがわかる。メンタライジング不全は，二つの意味で，そのトラウマの中核を成すものである。第一に，トラウマを引き起こす愛着人物が，その子どもをメンタライズすることに失敗する。第二に，その子どもの心を心に留める人が誰もいないために，その子どもは愛着関係における外傷的体験をメンタライズすることができない。それだから，その子どもには，そのひどい苦しみに対処するための資源が欠如している。したがって，治療の中心に位置するのは，次の二つの領域でメンタライジングを回復することである。第一に，メンタライジングは，PTSDの侵入症状と戦う手段だということである。第二に，メンタライジングは，トラウマのリエナクトメント〔再演〕を遮る重要な鍵だということである。

　回避という自然発生的方略は問題を永続させるだけであるから（Brewin et al., 1996），メンタライジングがその解決策である。つまり，PTSDを患う人は，外傷的記憶を有意味で情動的に耐えうる体験として心に抱える能力を発達させなくてはならない。メンタライジングは，心的等価から脱却する道であり，現在から過去を分離する道であり，したがって再体験から想起へと移る道である。それに加えて，メンタライジングは，情動調整の基盤である。私たちの見解では，治療のおかげで，患者が，情動を交えて関与しながら，情動に圧倒されずにトラウマについて考え，感じ，話すことができるのであれば，いかなる治療もメンタライジングを促進する。PTSDに対する，エクスポージャーに基づく認知行動的治療法は，これを成し遂げる。精神力動的な治療法も，トラウマに焦点を合わせている限り，同じことができる。しかし，より構造化されたアプローチのほうが，患者と精神療法家を否応なしにその方向に進ませるという利点を有している。つまり，そのアジェンダ（agenda）〔★訳注10〕には，トラウマの処理が明示されているということである。

　　〔★訳注10〕アジェンダ（agenda）とは，認知行動療法の1回のセッションにおいて話し合う話題あるいは課題のことである。認知行動療法では，患者またはクライエントと精神療法家が協議してアジェンダを決めて話し合う。

5. まとめ

　これも私たちがすでに述べたことであるが，メンタライジングが欠如している場合，PTSD を患う人たちは，以下に示すとおり，シーシュポスのような報われないサイクルに巻き込まれてしまう〔★訳注11〕。つまり，彼ら/彼女らは，過去のトラウマを現在の関係の中で無意識に再演するのであるが，そのリエナクトメント〔再演〕は脅威感を激化させる形で行われる。そして，これらの激化するストレッサーは，過去のトラウマの記憶と PTSD の症状を呼び起こし，今度は，それらが，衝動的・破壊的な行動と手を携えて，リエナクトメントを煽りたてるのである。そのようなわけで，現在を過去から分離し，リエナクトメントのサイクルを鎮静化させようとしてリエナクトメントおよび関連する想起手がかりを確認する際には，メンタライジングが同じくらい重要なのである。トラウマ治療のための精神力動的アプローチは，リエナクトメントのこの領域を専門的に取り扱ってきた（Davies & Frawley, 1994; Pearlman & Saakvitne, 1995; van der Kolk, 1989）。結局，これらのパターンに巻き込まれている患者たちにとって，トラウマ治療の目的は，安定した愛着の増進を目指して現在の関係を安定させることである。私たちがこれまでずっと議論してきたように，メンタライジングは安定した愛着の**基盤**である。

　　〔★訳注11〕シーシュポスとは，ギリシア神話に登場する人物である。彼は，神の怒りを買い，罰として大きな岩を押して山頂に運ばなければならなくなった。彼は岩を押して山頂に運ぶが，岩は運び終えた瞬間に山の麓まで転がり落ちてしまう。その結果，彼はこの経過を延々と繰り返すことになる。

　PTSD を患う人たちは，殻にこもり，孤立し，社会的接触を避けるライフ・スタイルに自ら囚われてしまうことがまれではない。さらに悪いことに，彼ら/彼女らは，自分自身の心に怯えながら，そして**考えることを恐れ**ながら，精神的牢獄の中で生きている。彼ら/彼女らが考えることを恐れるのは，思い出すことを恐れ，**感じることを恐れる**からである。バーバラの精神療法が良い例であるが，考えたり感じたりする自由を取り戻すことが，メンタライジング焦点化療法の基本的目標である。そして，考えたり感じたりする自由は，親密な愛着関係を形成する自由と不可分である。さらに，考えたり感じたりする自由は，その人の**自分自身との関係**に同じくらい依存している。哲学者の Hannah Arendt〔ハンナ・アレント〕(2003) は，この点について洞察力豊かな指摘をした。つまり，「もし考えたいと思うなら，あなたは，考えながら対話する二人がうまくいくように，つまりその二人が友人でいられるように気をつけなくてはならない」(p.185)。したがって，私たちは，メンタライジングを基盤にした，安定した愛着をモデルにして，自分自身との理想的な関係を思い描くことができる（Allen, 2005）。つまり，あなたが探求的な関心と慈しみをもって，あなたの考えや感情を尊重することが予想される場合に，あなたは，考えたり感じたりする自由を

手にしているのである。理想的な場合、患者 - 精神療法家関係は、メンタライジング的姿勢に基づいているので、自己とのより安定した関係のモデルになりうる。

6. 臨床的重要点

- **愛着トラウマの性質**：愛着トラウマは、子どもにおけるメンタライジングの発達を台無しにするような養育者のメンタライジング不全のせいで、外傷的なのである。
- **メンタライジング的治療の中核的介入法**：メンタライジングに焦点を合わせるトラウマ治療の全体的目標は、単純である。そして、中核的介入法は、おそらく太古の昔に遡るものである。つまり、トラウマを受けた人がそのトラウマについて考え、感じ、話すことができるような、安全な関係風土を提供することである。この課題は、単純ではあるが困難なものである。つまり、私たちは誰でも、深刻な苦しみをメンタライズすることを生来的に嫌悪するのである。
- **他の精神療法との重なり**：メンタライジング的介入法は、（患者が外傷的体験を心にとどめることを可能にする点では）エクスポージャーに基づく治療と重なる。そして、（患者 - 精神療法家関係を含む現在の関係の中にリエナクトメント〔再演〕のパターンを確認する点では）精神力動的アプローチと重なる。
- **最適の結果**：トラウマ治療においてメンタライジング的姿勢を維持するためには、適切なコンテインメント、とりわけ安定した愛着と情動調整スキルという形でのコンテインメントに支えられながら、トラウマの処理が行われる必要がある。高められたメンタライジングを媒介とすれば、コンテインメントの能力は、トラウマ治療の最適の**結果**である〔★訳注12〕。

〔★訳注12〕トラウマ治療とコンテインメント能力との間には、高められたメンタライジングを媒介項として、「トラウマ治療→高められたメンタライジング→コンテインメントの能力」という因果関係があるということである。

第8章 養育と家族療法

　子ども向けの有効な精神保健介入法をさらに発展させることの重要性は，いくら強調しても強調しすぎることはない。明白なことであるが，介入法を向上させなくてはならない最大の理由は，子どもの精神医学的障害がすっかりその裾野を広げたことである——そのような障害の現在の発生率は，重篤度のレベルにもよるが，12～15%から20～30%である（Fonagy et al., 2002b）。しかし，早期の介入がきわめて重要な予防的役割を演じる可能性もある。なぜなら，幼年期・青年期の精神病理は，成人期の精神病理の大半がそこから発展する基盤だからである。ある画期的な縦断的予後研究において，Kim-Cohenと共同研究者たち（2003）が見出したことであるが，精神障害を持つ成人の約75%は，18歳以前に，何らかの診断が下される可能性のある障害を有しており，そして約50%は，15歳以前に，すでに障害を有していた。このような結果から，彼らは，「成人の障害のほとんどが思春期の障害の延長として捉え直されるべきである」（p.709）と結論づけたのである。

　Emdeと共同研究者たちの主張を繰り返すことになるが，私たちが行う精神保健的介入は，対人関係が対人関係に及ぼす影響を必然的に伴うものである（Emde et al., 2004）。この原理は，治療を発達的精神療法とみなすAnna Freudの見解に暗示されていたものである。つまり，「Anna Freudが指摘したように，全ての人生段階において，日々の生活における対人関係や出来事は，変化と成長の機会を提供することができる。発達的精神療法は，患者の発達的ニーズと見事に波長の合った関係を通して，そのような変化の機会を提供するのである」（Hurry, 1998, p.34）。したがって，児童分析は**発達支援**を提供するものであると，Anna Freudは解釈していたということである。私たちの言葉で言うなら，「発達的ニーズ」と「見事に波長の合った」注意は必然的にメンタライジングを伴うのであり，メンタライジングは，対人関係が対人関係に精神療法的影響を与える際の媒介だということである。

第8章 養育と家族療法

　メンタライジングがメンタライジングを生むのと同様に，非メンタライジングは非メンタライジングを生む。それは，私たちが繰り返し言及しているトラウマの世代間伝達が証明しているとおりである。私たちは，本章を始めるにあたり，まず，この世代間というテーマを再度取り上げる。そして，前章で述べたような，成人の関係におけるトラウマのリエナクトメント〔再演〕に関する考察を，親子関係におけるトラウマのリエナクトメントにまで拡張する。私たちがレビューするのは Fraiberg と共同研究者たち（1975）による「赤ちゃん部屋のお化け」（Ghosts in the Nursery）という古典的研究である。それは，もっと最近になって親子関係におけるメンタライジングに焦点を合わせる介入法へと発展したものの臨床的基盤であると，私たちは考えている。Fraiberg による先行研究が先見の明のあるものだったことを，メンタライジングという見方が浮き彫りにしているというのが，私たちの見解である。そして，私たちは，同じ精神に立脚する他の練達な臨床家たちから得た臨床的挿話をも，ここに含めることにする。多少恣意的ではあるが，私たちは，こうした研究を，乳児 - 親精神療法と児童 - 親精神療法とに分けて扱い，その後に，メンタライジングに焦点を合わせる家族療法アプローチについて述べることにする。

1. リエナクトメント再考

　ダーリーンは 20 代半ばの女性で，大量服薬をした後に入院していた。その大量服薬は，夫から，離婚して生後 15 ヶ月の息子の養育権を自分が持つと脅かされたことによって突発的に生じたものであった。ダーリーンは，絶望状態で精神療法を開始し，夫が取った態度から自分が妻としても母親としても「まったく役立たず」であることがわかると語った。
　彼女は，数年間アルコールと薬物の乱用を自制していたが，再びそれを開始したことから，急に夫婦の危機が到来した。精神療法の初期の数セッションで，彼女は，慢性的なアルコール依存症者だった母親からネグレクトを受けていたという生活史を詳しく語った。彼女の父親は，妻のアルコール依存症に対して，回避によって対処していた。彼女が言うには，「彼はいつも仕事をしているか友人たちと出歩いており」，彼女や彼女の弟と過ごすのは休日か特別な行事の時だけであった。青年期の早期までには，彼女自身も同じことをしていた。つまり，友人たちと「出歩き」，できるだけ自宅で過ごす時間を少なくした。16 歳の時，彼女は，自宅がある通りの少し離れた所で友人と事実上の同居をするに至った。彼女は，自らの青年期の生活の特徴を，「パーティーに行くこと」がすべてだったと描写したが，彼女が言おうとしたのは，アルコールや薬物に加えて，乱脈な性的関係のことでもあった。
　彼女の取り柄は，運動面の才能であった。高校の高学年では，あるコーチが「父親的人物」となり，彼女に運動への関心を目覚めさせた。良い身体状態を維持したいという願いが，彼女の薬物乱用を抑制した。そして，学校対抗スポーツ（varsity sports）に参加することは，学業においてもかなり良い成績をあげようとする動機づけを彼女に与えた。彼女の異性関係は，高校生らしいものに落ち着いた。そして，卒業して間もなく，彼女はボーイフレンドと

同居したが，2～3年の同棲を経て，彼女はその男性と結婚した。彼女は，高校卒業後，美容学校に通った経験があり，安定した職に就いていた。

ダーリーンは，息子を出産した約6週間後に，再び物質乱用を始めた。彼女は，この時間的脈絡の重要性をきわめて低く見積もっていたが，それでも，「産後うつ」を患ったことや，家の中で赤ちゃんと二人で過ごすのが「退屈」だったことについてだけは語ってくれた。彼女は，夫が仕事を休むのを拒否したことを恨んでいた。そして，彼女がアルコールの常用を再開すると，夫はますます家の外で過ごす時間を増やした。夫婦間の葛藤が激化し，抑うつが悪化すると，彼女は，生まれて初めてメタンフェタミン〔★訳注1：覚醒剤の一種〕を使用し始めたが，それが悪循環の一途をたどり，ついには，夫が，彼女と別れて生後15ヶ月の息子を引き取ると脅かすに至ったのである。

物質乱用の再発とその激化を招いたストレスについて，精神療法家が探求していくにつれて，ダーリーンは，夫婦の緊張関係に関心を集中していった。ちなみに，その緊張関係のせいで，彼女は，自分が見捨てられており，孤独であり，恨みを抱いていると感じていたのである。その時間的脈絡にもかかわらず，自らが抱える困難が何らかの形で息子との関係に結びついていることを，彼女は否認していた。自分は息子を心から愛しているし，入院中で息子に会えないためにとてもさみしい思いをしていると，彼女は語った。夫が息子を病院に連れてきたときに，息子が彼女から後ずさりし，夫だけと関わろうとすることに，彼女は心を痛めていた。そして，彼女は，入院が「母子の絆を破壊した」のではないかと恐れていた。彼女がとくに辛かったのは，治療プログラムにおいて，息子が若い女性看護師との関わりを楽しんでいるように思えることであった。

息子との関わりにおける困難がダーリーンの産後うつや苦痛に一役買っていることについて，彼女は異議を唱えたが，精神療法家はそのことにうすうす気づいていた。そして，彼は，より具体的に息子との関係を語るように彼女を励まし続けた。精神療法家の粘り強い勧めに応じる形で，ダーリーンは，ついに次のことを認めることができた。つまり，彼女は，息子の身体的世話をよくし，抱っこや添い寝を楽しんでいたが，実際のところ息子にどう接したらよいのかわからなかったのである。そして，妊娠しているとわかったとき，自分の母親がそうであったような「恐ろしい母親」に自分もなるのではないかと恐れていたことを，彼女は語った。息子と遊んだり息子に何かを教えたりするときに自分が恐ろしく不適切な振る舞いしかできないと感じたことを，彼女は涙ながらに吐露した。彼女は息子におもちゃを見せることはしたが，彼の遊びに関与することはなかった。彼女は，テレビの子ども向け番組を見せたまま息子をほっておいた。

彼女の母親としての不適合感を強化したことでもあるが，彼女の夫，ベビー・シッター，義理の母親は，彼女の息子と，はるかに心地よさそうに交流していることを，彼女は痛切に認識していた。さらに，その3人のなかの誰かが家の中にいるときには，息子はすぐに──彼女ではなく──その3人との関わりに引き寄せられていくだろうと思われた。ダーリーンは，息子から拒否されていると感じているのに加えて，息子と彼女以外の人との関係に対して嫉妬と恨みを感じていることを，ひどく恥じ入りながら認めた。

ダーリーンは，母親としての不適合感をあまりに恥じていたために，それを認めることもできず，助けを求めることもできないでいたのである。アルコールへの逃避と薬物乱用は，彼女のすべての問題をこじれさせ，ついには夫が心配するのも無理からぬほどの身体的ネグレクトをもたらした。精神療法の助けを借りて，ダーリーンは，夫婦間のストレスだけでなく，息子との関わりにおける困難も，彼女の精神医学的問題に一役買っていたことを，認めることができた。それからは，彼女は，息子との関わり方がより自然に思い浮かぶ人たちから

第 8 章　養育と家族療法

の援助や指導を拒まなくなった。

　Bruschweiler-Stern（2004）が詳述したように，またダーリーンの経験が例証しているように，母親と赤ん坊との関係は，誕生のはるか以前から始まっている。身体的妊娠とともに，「心理的妊娠」とも言うべきものが存在するのであり，その期間には，赤ん坊のことが活発にメンタライズされるし，母親は母親としての自分自身をメンタライズする。子どもの誕生とともに，その想像上の赤ん坊と現実の赤ん坊との間に相互作用が生じ，母親は情動的負荷のかかる一連の課題に直面する。その課題とは，「その赤ん坊を生かし続けること，その赤ん坊の状態を調整すること，その乳児の欲求に応えること，**新たな関係を形成すること**である。これらの課題の**どれか一つでも**実行されない場合には，母親の不安の水準が急速に高まる」（p.191; 強調は後から追加）。明らかに，ダーリーンの困難は息子の誕生以前から始まっており，母親としての適格さに関する彼女の不安は妊娠期間中に高まった。そして，彼女が乳児期の息子との間に心地よい関係を築くことができないことを知るに及んで，その不安は減少する機会を失ってしまったのである。ダーリーンと夫および息子との関係は，悲しいことに彼女の原家族における関係パターンの直接的反復を反映したものであった。ダーリーン自身が後に認めたことであるが，彼女は母親であるための「役割モデル」を持っていなかった。そして，母親としての不適格さに関する彼女の恐れと恥のせいで，彼女が自分自身にとっての発達的難題に正面から向き合い，それに積極的に対処することが妨げられてしまったのである。それだから，彼女は，そうと気づかずに，そして苦痛な思いをしながら，母親によるネグレクトの既往を再演してしまったのであり，それと併行して，両親の結婚生活の諸側面を夫との関係で再体験し，再演してしまったのである。

　自分が受けた虐待の既往を就学前の娘との間で再演した母親についての，参考になる実例を，Silverman & Lieberman（1999）が提示している。ローラは，離婚歴のある 29 歳の女性である。彼女の 4 歳の娘であるイザベルが，家庭裁判所制度によって著者らの「子どもトラウマ研究プロジェクト」に紹介されてきたが，それは，ローラと前夫ジェイクとの関係の中で起きたひどい暴力をイザベルが目撃したことについての危惧による紹介であった——ローラはイザベルが 2 歳の時にジェイクのもとを去ったが，暴力はその前にも後にも行われていた。ローラとジェイクが一緒に暮らしていた期間に，イザベルは，身体殴打とレイプを含む頻回の暴力を目撃していた。ローラがジェイクのもとを去ることに決めたのは，ジェイクが——手に銃を持って——酔っ払って帰宅し，その銃でバーにいた男を脅してやったと豪語したときのイザベルの怯

えた様子を目にした後のことであった。それから数ヶ月後，離婚判決が確定しつつあった時期に，イザベルは，ジェイクがローラを殴打するのを目にした。

　ダーリーンがそうであったように，ローラもそうと気づかずに両親との関係を再演していた。Silverman & Lieberman（1999）が述べていることであるが，アルコール依存症であったローラの父親は嫉妬深い人で，妻とローラがしている活動について執拗に聞くのであった。彼は，あるとき嫉妬による怒りで，3人が乗った車をわざと反対車線に進入させた。その結果，3人とも入院するはめになった。ローラが11歳のとき，父親は母親の頭に銃を突きつけてロシアン・ルーレットを行い，ローラはそれを見るように強要されたが，その後に，母親は夫のもとを離れた。ジェイク〔夫〕がバーでの出来事を自慢げに語る経過で，そうと気づかずに銃のことでイザベル〔娘〕を恐怖に陥れるまでは，ローラは，自らのトラウマのリエナクトメント〔再演〕を認識していなかった。この著者らが述べていることであるが，「ローラは，イザベル〔娘〕にこの場面を目撃させてしまったという考えが湧いて，突然，『恐怖に打ちのめされた』のである」（p.166）。

　不幸にも，イザベル〔娘〕にとって，トラウマのリエナクトメントは，ローラとジェイクの間の暴力がなくなっても終わることはなかった。Silverman & Lieberman（1999）が詳述していることであるが，ローラは，自分が暴力的な男たちの手にかかって体験させられたものからイザベル〔娘〕を守りたいという意識的意図とは裏腹に，無意識的にはイザベル〔娘〕に恐怖を与え続けた。つまり，「ローラは，自己防衛的になることを教えようとして，イザベル〔娘〕を苦痛で恐ろしい場面にさらし，その結果，彼女を守ろうとしていながら，繰り返し彼女にトラウマを与え続けたのである」（p.163）。例えば，公園にいた見知らぬ人に頼んで，イザベルにおもちゃを差し出して誘惑してもらったのである。そして，彼女は，その様子を遠くから監視し，イザベルがおもちゃを受け取ると，その後に厳しく叱りつけ，「見知らぬ人から贈り物を受け取った幼い子どもにどんな『恐ろしいこと』が起きる可能性があるかを，生々しいほど詳しく語って聞かせた」（pp.167-168）。皮肉なことであるが，ローラがイザベル〔娘〕をそのような恐ろしい状況にさらしたことに反応して，イザベルは，解離的防衛（「ぼーっとすること」）を発展させた。ちなみに，その防衛は，ローラによる忠告をエスカレートさせただけでなく，イザベル〔娘〕が意図せずに危険な状況に陥る可能性を増大させたのである。

　ダーリーンやローラと子どもとの関係は，トラウマのリエナクトメントがとくに悩ましい形で現れた実例である。つまり，子どもはリエナクトメントの被害者としてトラウマを受けるだけでなく，多世代にわたるトラウマの持続化に引きずり込まれる。

また，ダーリーンとローラは，メンタライジング不全の実例でもある。ダーリーンは，妊娠中には，自分が不適格な母親になるのではないかと恐れていたが，出産後には，息子と関わる能力がないことについて考えることができず，結果的に，二人の関係が自分の抑うつや物質乱用と関わりがあることを否認したのである。ローラのメンタライズ不全は，もっと顕著である。つまり，彼女は，娘を守ると見せかけて，実際には恐怖を与えていた——自らの幼年期の体験を娘の怯えと関連づけた際に突然洞察がひらめいた*後*でさえ，そうだったのである。

'過去を想起できない人はその過去を反復するように運命づけられている'というSantayanaの尊い名言を例証するものが，トラウマのリエナクトメントである。この点では，子どもの虐待の世代間伝達に関するOliver（1993）の包括的レビューは，とくに説得力がある。世代をまたいだ虐待のリエナクトメントについては幅広く記録されているが，ただし，それは必ずしも常にダーリーンやローラほど直接的であるわけではない。世代をまたぐと特定のパターンが変化することがありうるし，異なる世代の間で代わる代わる虐待が行われることもありうる。虐待された既往のある親がわが子を虐待する割合は，サンプルごとに異なるが，その割合はかなり大きな値である。

> 私たちがレビューした諸研究によれば，子どもの虐待の世代間伝達が起きる大体の割合は，以下のとおりである。虐待の被害者である子どもの3分の1は，成長すると，親としてひどく不適切か，ネグレクト的か，虐待的な養育パターンを続けることになる。3分の1は，そのようなことはしない。残りの3分の1は，社会的ストレスの影響で虐待的な親になりやすい脆弱性を抱えたままになる。 (Oliver, 1993, p.1315)

メンタライジングの視点から見ると，Oliver（1993）の最も説得力のある結論は以下のとおりである。「子どもの虐待の世代間伝達における唯一の最も重要な修復因子は，被害者である子どもが過去および現在の個人的関係の現実に直面する能力を身につけながら成長する余地があるということである」（p.1322）。Oliverの説明のなかの一つには，メンタライジングの特徴的不全が顕著に表れている。

> 不適切な養育を行う親は，自らの生物学的親，とりわけ母親について，当たり障りのない人物像か理想化された人物像を報告することが多かった。しかし，それらの人物像は，古い記録と大きく食い違っている可能性があるので，同一の家族のことであるのを確かめるために何度もチェックすることが必要であった。そのような事例においては，現在の面接よりも過去の記録のほうが真実を物語っていた。 (p.1320)

このような「当たり障りのない人物像か理想化された人物像」は，「成人愛着面接」

(Main & Goldwyn, 1994) においてしばしばみられる拒否 - 回避型の不安定愛着パターン〔★訳注2〕の典型的特徴である。明らかなことであるが，そのような事例では，メンタライジング的介入が好適である。しかし，その取り組みは，前章で述べた個人向けのトラウマ療法における取り組みの域を一段階超えたものである。つまり，リエナクトメント〔再演〕を行う可能性のある親は，自分自身の以前のトラウマをメンタライズするだけでなく，自分の子どもとメンタライジング的関係を培っていくうえでの援助も受けなければならないのである。

〔★訳注2〕成人愛着面接で取り出される「拒否 - 回避」（dismissing-avoidant）型とは，自分の人生における愛着関係の意義や影響を軽視しているタイプで，表面的には自分の親のことを肯定的に評価したり理想化したりするが，それを裏づける親との相互交流やエピソードについてはほとんど語らない。親や他者との親密な関係を避けていると思われ，理論的には乳幼児期における「回避型」（avoidant type）に相当する。

2. 赤ちゃん部屋のお化け

数十年前，Fraiberg と共同研究者たち（1975）は，トラウマの世代間伝達を断ち切ることを意図した親 - 乳幼児向けの介入法を，他に先駆けて開発した。彼女らは，自分たちの『乳幼児精神保健プログラム』を受診した典型的な赤ん坊の特徴を，「家族の悲劇における物言わぬ役者〔★訳注3〕であり……この世に生まれた瞬間から両親の重苦しい過去による重荷を背負わされている」（p.388）と述べた。お化けは〔★訳注4〕，メンタライジングの欠如を反映している。つまり，「3世代，あるいはそれより多数の世代にわたって当然の権利のように住み着いているお化けは，実際には，親の過去を表すものであるのに，そう認識されないこともありうる」（p.388）。Fraiberg と共同研究者たちは，そのお化けたちを葬り去るために白日の下にさらすという，英雄的作業としか述べようのないものを詳しく記述している。

〔★訳注3〕この「役者」（actor）の部分は，本書では"partner"となっているが，原典では"actor"であるので，原典どおりに翻訳した。

〔★訳注4〕本章では，"ghost"を「お化け」と訳した箇所と「亡霊」と訳した箇所がある。本来であれば「亡霊」で統一したかったが，Fraiberg の "ghosts in the nursery" が『赤ちゃん部屋のお化け』と訳されることが多いので，Fraiberg と関連する箇所では「お化け」と訳してある。

Fraiberg と共同研究者たちの説明によると，マーチ夫人が生後5ヶ月半の娘メアリを連れて彼女らのプログラムを訪れたのは，メアリを養子に出したいという彼女の願いへの同意を夫が拒否した後のことであった。マーチ夫人は重い抑うつ状態にあり，自殺を考えた既往もあった。メアリは，元気がなく，かろうじて母親とのつながりを維持していた。

第 8 章　養育と家族療法

その母親自身は，何かの恐怖に囚われており，よそよそしく，遠いところにいるように思えたが，まれに養育能力の存在を垣間見せる瞬間もあった。数週間にわたって，私たちは，ビデオテープに録画された短い断片的場面に釘づけになった。ちなみに，その場面では，赤ん坊がぎこちなく母親に手を伸ばしており，一方母親の手も自発的に赤ん坊の方に伸びていた。二人の手は決して触れることはなかったが，その仕草は，精神療法家からみると，相手にたどり着こうとすることを象徴するものであり，私たち精神療法家は，この象徴的な希望にすがりついた。
(p.391)

　しかし，この希望の兆しは，メアリの苦しみに対するマーチ夫人特有の無関心によって覆い隠されていた。その文献の著者たちは，メアリが「絶望して泣き叫んでいる」期間を描写している。メアリは，母親の腕に抱かれているが，母親の方を向いて慰めを求めることはない。つまり，「母親は，よそよそしく，自分だけの世界に浸っているように見える。彼女は，うわの空で赤ん坊をなだめる仕草をするが，そのうち諦めてしまう。彼女は視線を逸らす。甲高い泣き声がビデオテープ上で流れ続ける 5 分間は，恐ろしいほどである」(p.391)。重要な診断上の疑問は，**「なぜこの母親には赤ん坊の泣き声が聞こえないのだろうか」**(p.392；強調は原典どおり) ということである。
　生育歴から明らかになったことであるが，マーチ夫人の母親は，マーチ夫人が生まれて間もなく産後精神病を発症し，そして銃で自分の顔を撃ち，自分自身を無残な姿にしてしまった。マーチ夫人は，おばと母方祖母の手で育てられた。彼女は，言わば「見放された家族の中の見放された子ども」であり，「片田舎の貧乏生活，忌まわしい家族の秘密，精神病，犯罪，女性たちにおける性的乱脈さの伝統という物語，家庭における不潔さや無秩序という物語，警察や保護機関もなすすべがなく背後で手をこまねいているだけという物語」(p.392) を生きていた。
　マーチ夫人とメアリは Fraiberg と共同研究者たちの最初の患者であり，治療のためのモデルがなかったので，間に合わせの治療アプローチが作られた。彼女らは，手始めにマーチ夫人に対する週 2 回の個人精神療法と，赤ん坊のための発達ガイダンスを提供する家庭訪問を行った。しかし，マーチ夫人は担当の男性精神療法家を恐れていたし，赤ん坊は危機状態のままであった。家庭訪問を担当する女性の精神療法家アデルソン女史は，彼女たちが「台所での精神療法」と呼んだものを行い始めた。ちなみに，それは，「子どもの欲求と合図を母親に気づかせるための，機転のきいた，押しつけがましくない教育」(p.394) ——私たちの言葉で言うならメンタライジング——を含むものであった。徐々に，そして苦痛な思いをしながらも，マーチ夫人は，自分が受けた見捨てられとネグレクトの物語を語ることができるようになったが，それは，彼女がメアリとの間で再演していたものであった。マーチ夫人がなぜメアリの

叫びを聞くことができなかったのかという問いへの答えは，あまりにあっけないものであった。つまり，「この人は，自分自身の叫びを聞いてもらった経験のない母親の一人である。その居間には泣き叫ぶ子どもが二人いるのだと，私たちは考えた」(p.395)ということである。マーチ夫人は，自分自身の叫びを聞いてもらえたときにはじめて，メアリの叫びが聞こえるであろうと，この著者たちは推測した。彼女らは，私たちならメンタライジング・アプローチと呼ぶものを，以下のように述べている。

> そこで，アデルソン女史の作業は，次のような治療関係を発展させることに集中した。それは，信頼というものを知らなかった若い女性が信頼を寄せてくるような治療関係，そして，その信頼のおかげで，彼女を子どもから遮断している古い感情の正体が明らかになるような治療関係を発展させることであった。マーチ夫人の語る物語は，自分の子どものこと，たとえば「私はメアリを愛せない」ということと，自分自身の幼年期のこと，例えば，要約すると「私は誰からも必要とされていなかった」ということとの間を行きつ戻りつしたが，そうするうちに，精神療法家は，感情が流れ出る通路を切り開いていった。アデルソン女史は，マーチ夫人の言葉に聞き入り，子どもとしてのマーチ夫人の感情を言葉にしていった。「これはさぞかしつらいことだったでしょうね……このことではきっと深く傷ついたことでしょう……もちろん，あなたは，お母さんを必要としていたのよ。頼りにできる人が誰もいなかったのよ……そうよね。こういうことが子どもにとってどういう意味があるのか，大人はわからないことがあるわよね。あなたはきっと泣き叫ぶ必要があったんだわ……あなたの声を聞いてくれる人は誰もいなかったのよ」。
> (p.396；省略は原典のとおり)

このメンタライジング過程は，マーチ夫人とメアリとの関係に変容をもたらしたが，その前兆は以下のようなものであった。「マーチ夫人は，ほとばしり出る悲しみのなかで，メアリを抱き上げ，とてもしっかりと抱きしめ，沈んだ声で彼女にささやきかけた」(p.396)。Meins (1997) の用語を使えば，アデルソン女史は，マーチ夫人の心理 - 志向性 (mind-mindedness) を促進していたのである。「泣き叫ぶメアリが母親の慰めを求め始め，母親の腕の中に安らぎを見出したとき，アデルソン女史は，メアリの思いを代弁して言った。『あなたが欲しいものをお母さんがわかっていると，とてもいい気持ちがするよね』」(Fraiberg et al., 1975, p.397)。マーチ夫人は，この介入に対して，はにかみながらも誇らしげに反応した。治療は，このような調子で続けられ，それは，メアリが1歳のときの分離にまつわる問題に関して行われた介入の数々にも示されている。再び仕事に復帰したときに，マーチ夫人は，メアリのベビー・シッティングに関して性急で不適切な手配をしてしまい，そのせいでメアリは苛立つようになり，より扱いにくい子どもになった。メアリは甘やかされており，強情であるというのが，マーチ夫人の見解であった——事実，マーチ夫人は，「もういい加減にして」という態度をとっていた。アデルソン女史にできることは，マーチ夫人が自分

第8章　養育と家族療法

の体験した苦痛な見捨てられと喪失の既往について語るのを手助けすることであった。もう一つ別の心理‐志向的介入は，以下のとおりである。

> 母親の膝に座っているメアリを見ながら，アデルソン女史は次のように言った。「もしメアリが，突然気がつくと自分が新しい家にいて，ベビー・シッターと1～2時間過ごすなんてものじゃなくて，永久に，もう父親や母親と会えないことになっていたと仮定すれば，私たちは，メアリがまさにいまどのように感じているかを理解できるんじゃないかしら。メアリには，このことを理解する方法がないでしょう。そして，そのせいで彼女はとても心配になり，とても怒ることでしょう。あなたが小さい子どもだった頃，それは，あなたにとってはどうだったかしら」。　　　　　　　　　　　　　　　　　　　　　　　　　　　　　(p. 400)

しばらく省察した後，マーチ夫人はこう答えた。「ある人を別の人で代用するなんて，できっこない。……人を愛することや，人について考えることをやめるなんて，できっこない」。自分自身の苦痛な経験に思いを馳せながら，彼女は，「自分の赤ん坊には，そんな思いをさせたくないでしょうね」と言って話を終えた（p. 400; 省略は原典のとおり）。

SantayanaおよびFreud（1914）の先例に倣い，Oliver（1993）に先んじる形で，Fraibergと共同研究者たちは，私たちがメンタライジングと呼ぶものによって世代間伝達の過程から逃れる親たちのことを，以下のように述べている。

> 自分自身は苦痛に満ちた幼年期を生き抜いてきたが，子どもにはその苦痛を背負わせることのない親たちは，たくさんいる。この人たちは，明示的に，あるいは実質的に，次のように語る親たちである。「それがどのようなものであったか，私は覚えています……父親が感情を爆発させたとき，私がどんなに恐ろしい思いをしたか，私は覚えています……あの人たちがあの家に住まわせるために私と妹を連れ出したときに，私がどれほど泣き叫んだか，私は覚えています……私は，子どもを自分が遭ったような目に遭わせることは決してないでしょう。」このような親たちにとって，苦痛や受難は，完全に抑圧されているわけではない。覚えているということにおいて，その親たちは，病原的な過去の盲目的反復を免れているのである。
> (p.420；省略は原典のとおり)

Fraibergの著作が証明しているとおり，トラウマを負った多くの親や乳幼児は，お化けを葬り去るために専門家の助けを必要としている。Freud（1900）は，無意識過程を「叙事詩オデュッセイアに登場する黄泉の国の亡霊——血をなめたとたんに蘇る亡霊」に似たものして表現した（p.592n）。Loewald（1960）は，Freudの比喩を用いて，以下のように述べた。「亡霊を知っている人々が私たちに告げることであるが，その亡霊は亡霊の生活から解放され，先祖として安らかな眠りに導かれたいと願

っているのである。……亡霊であるから，霊的生命をかけて，現在の世代につきまとうように強いられているのである」。彼は，続けて次のように記している。治療において，「無意識という亡霊は，先祖として葬られ，安らかな眠りへと導かれるのであり，その際にその力は奪い取られ，現在の生活における新たな力強さに変容するのである」(p.29)。FreudやLoewaldが分析家に対する転移に取り組んでいたのに対して，とくに強烈であり破壊的でもありうる転移の対象としての赤ん坊を治療過程に引き込んだのは，Fraibergの非凡な才能のなせる技である。マーチ夫人とメアリとの関係が相互に疎遠なものから愛情を伴う関わりへと変容したことは，Loewaldの言う「現在の生活における新たな力強さ」の格好の実例である。

3. 乳児‐親精神療法

　Fraibergと共同研究者たちは，現在，臨床実践の領域として芽生えつつあるものにとってのモデルを創り出したのである (Coates et al., 2003a; Maldonado-Duran, 2002 ; Osofsky, 2004 ; Sameroff et al., 2004)。当然のことであるが，この実践領域にとっても，すべての精神療法的介入の場合と同様に，黙示的にはメンタライジングが中心的なものであった (Slade, 印刷中)。「メンタライジング」という言葉が英語の臨床論文に登場し始めるより15年も前に，Fraibergの取り組み (Fraiberg et al., 1975) は，メンタライジングに基づく介入の最良のものの範例を示したのである。しかし，最近では，メンタライジングについての研究が明示的にこの領域に導入されるようになっている (Fonagy, 2002)。

　乳児や児童の親に対する治療において黙示的なものを明示的にするうちに，Slade (2006) は，**親の省察機能**を高める介入法を開発した。この機能の定義は，養育者が子どもの心理状態について省察する能力であり，また，自分自身の心理状態が子どもの心理状態や親子関係に影響している程度に応じて自分自身の心理状態についても省察する能力である (Slade, 印刷中)〔★訳注5〕。メンタライジング・スキルの程度は一つの連続体上の差異であり，治療を求める親に巧みなメンタライジングがみられるのはまれだということを認識したうえで，Slade (2006) は，親たちが単純なものから複雑なものへと段階を踏んでメンタライジングを向上させることができるように，親たちを援助する。彼女は，まず親が単に子どもの基本的な心理状態（例えば感情）について考えるのを援助することから始める。そして，次に，行動の背後に心理状態があることを親が認識できるように援助する（例えば，子どもが気むずかしいのは「意地が悪い」からではなく，「お腹がすいているうえに疲れている」からである，とい

第8章 養育と家族療法

うこと)。それから，彼女は，二人の心理状態の間の力動的関係へと進んでいく（例えば，親の怒りが子どもを怖がらせ，子どもの怯えがさらに親を苛立たせる，ということ)。

〔★訳注5〕該当する書籍は，次のとおりである。Bergner, S., Jurist, E., & Slade, A. (2008). *Mind to Mind: Infant Research, Neuroscience, and Psychoanalysis.* New York : Other Press.

　Slade（印刷中）が明言しているように，メンタライジングという観点からみると，Fraibergの臨床的アプローチ（Fraiberg et al., 1975）における精神療法的な心理的過程が明確になる。Sladeの見解によると，臨床家は，心でその親の心を思う間に，省察性のモデルを提供しているのである——それは，愛着トラウマの既往をもつ親にとっては，比較的まれな体験のことがある。さらに，臨床家は，親の代わりに，心でその子どもの心を思うのである。その結果，その親は，臨床家のメンタライジング的姿勢を内在化することによって，次第に心でその子どもの心を思うことができるようになる。最終的に，子どもは，親が持っている，現実性の増した心的表象を内在化するのであり，それは自己感の発達を支えるような形での内在化である（Fonagy et al., 2002a）。注目すべきことであるが，親が子どもを効果的にメンタライズできれば，それは，子どもの側の情動調整を促進するだけではない。それは，相互に不満と嫌悪を引き起こすような親子間交流を防ぐことによって，親の情動を調整することにも役立つのである。つまり，子どもがより穏やかであれば，親もより穏やかになるということである。

　Slade（Sadler et al., 2006 ; Slade, 2002 ; Slade et al., 2004）は，この理論モデルを用いて，共同研究者たちと連携して，『マインディング・ザ・ベイビー』〔赤ちゃんへの思いやり〕という，メンタライジングに基づく子育てプログラムを開発した〔★訳注6〕。それは，スラム街に住んでいる，高リスクで初産の親と乳児を対象にしたものである。コミュニティを基盤にした，このプログラムは，子どもの妊娠から2歳の誕生日までを対象範囲とするものであり，看護師による伝統的な家庭訪問モデルに，Fraibergが創始者である乳児-親精神療法モデルを統合している。この職域横断的プログラムのスタッフは，有資格の臨床ソーシャルワーカーと上級実践看護師〔★訳注7〕で構成されている。家庭訪問は，多重的な複数の介入を含んでいる。つまり，①母親に乳児の基本的な世話の仕方を教えること，②オムツや食物のような必需品はもちろん教材や玩具も，母親に提供すること，③母親自身と赤ん坊に対する医療的ケアはもちろん，住宅や社会福祉サービスを得るための実際的支援も行うこと，である。このような実際的な支援の諸形態は，メンタライジング的介入への下ならしをしてくれる。なぜな

ら，それらが臨床家の近づきやすさや頼り甲斐を示しているからである。ちなみに，臨床家の近づきやすさや頼り甲斐は，それらの諸関係における安心基地の形成のために不可欠なのである。

〔★訳注6〕この研究の詳細については，下記の訳書にくわしい記述がある。
J. G. アレン・P. フォナギー編，狩野力八郎監修・池田暁史訳，『メンタライゼーション・ハンドブック——MBTの基礎と臨床』，岩崎学術出版社，pp.353-376.

〔★訳注7〕ここに出てくる上級実践看護師（advanced-practice nurse）とは，アメリカ合衆国の看護師制度において高度看護専門職と位置づけられている人たちである。この資格で活動するためには，上級実践看護師になるための修士課程を修了し，国家試験に合格し，州から免許を交付される必要がある。

『マインディング・ザ・ベイビー』の明示的目標は，母親の自分自身および乳児についてのメンタライジングを向上させることによって，省察的な養育を促進することである。このプログラムに参加する母親たちは，自分自身の母親に対して安定した愛着関係を体験したことなどほとんどない人たちである。多くの母親たちは，不適切な養育および暴力・見捨てられ・裏切りへの遭遇という既往を持っている。同時に，母親たちは一連の精神医学的障害に陥りやすく，そのなかには不安，抑うつ，心的外傷後ストレス，精神病が含まれており，おまけにアルコールや薬物への依存も含まれている。したがって，本プログラムに登録した時点では，母親たちのメンタライジングにはかなりの機能不全がみられるのが特徴であり，とくに物質乱用の既往をもつ母親たちの場合には，そうである。

メンタライジング促進的介入は，臨床家が手助けをして母親たちに自分自身の心理状態についての認識をさらに発展させてもらうことから始まる。母親たちは，このプログラムを始める時点では，自分の情動体験を表す言葉をほとんど持ち合わせていないのが典型的な姿である。彼女らは援助を受けて，妊娠や出産についての心配を言葉に表す。この援助は，例えば，身体的・性的な虐待の既往のせいで出産時に自由を拘束されることへの恐れを抱いている母親に対しては，とくに重要である。これらの母親たちは，手助けを受けながら出産計画を練り上げる。そして，この介入は，メンタライジングを通して主体性を促進するというモデルの基本原則の一例である。つまり，母親たちは，手助けを受けながら自分の感情を同定し，また自分の感情を調整する手段を開発するのである。

母親をメンタライズすることを通して，臨床家は，母親が自分自身に関してメンタライズする際の手助けをしているだけでなく，母親が自分の赤ん坊をメンタライズする際のモデルを提供しているのである。Sadlerと共同研究者たち（2006）が観察していることであるが，「赤ん坊が感情や願望を**もっている**のだと理解することは，母

親たちの大部分にとって新たな達成である」(p.280；強調は原典のとおり)。臨床家は，モデルを示すことによって——例えば，赤ん坊のまねをし，赤ん坊の代弁者となることによって——乳児の心理状態に対する母親の注意や応答性を育てる。母親が歪んだメンタライジングか不正確なメンタライジングを行っているときには，臨床家は，巧みに，それを修正するような介入を行う。

> 例えば，ある母親は，息子がドアで指を挟んで泣き叫んだ際，息子を嘲笑した。「大げさな子ね！」と彼女は声高に言い，息子をけなした。その時の家庭訪問者は，優しく赤ん坊の思いを代弁した。「まあ，痛かったわね。ちょっと怖くて，お母さんに安心させてほしいのね。」このようにして，彼女は，まず母親に子どもの意図を**正確**にとらえてもらうための援助を試みた。その後に，母親が子どもの苦痛を理解し始めると，家庭訪問者は，子どもを慰めることができるように母親を導くことができた。母親に向けられた赤ん坊の意図を意味づけし直すことによって，家庭訪問者は，逸脱した相互交流を修正することができるのである。
>
> (Sadler et al., 2006, p.282；強調は原典のとおり)

このプログラムには，母親-乳児相互交流についての，定例的なビデオ録画も含まれており，それを，ソーシャルワーカーが母親と共に振り返ることになっている。ビデオ録画を観察することによって，ソーシャルワーカーには，赤ん坊の思いを代弁する機会が与えられる。家庭訪問者に助けられながら，母親は，母子の相互交流から多少距離をおいて，赤ん坊の感情や意図はもちろん自分自身の感情や意図についても振り返ることができる。家庭訪問者は，また，母親が赤ん坊と遊ぶ際の手助けもするが，それは，多くの母親が最初に困難を覚える活動である。遊びは，比較的脅威の少ない状況下で，母親に赤ん坊の欲求，感情，空想を思い描いてもらう機会を提供する——つまり，心理状態についての複数の考えと戯れるという，最も自由な意味でメンタライズする機会を提供するのである。

　2群〔★訳注8：介入群と統制群〕を用いた実験的な縦断的研究が進行中であるが，その最初の結果は，心強いものである (Sadler et al., 2006)。介入を受けた家族は，全般的に，家庭訪問者と良好な関係を発展させている。乳児の健康に関する結果は，良好である。母親たちは，メンタライジング能力を向上させている。深刻なほど不安定な（無秩序型の）愛着を示す乳児は，ほとんどいない。

4. 児童-親精神療法

　Slade（印刷中）が提唱したことであるが，省察的な子育て法は，児童精神療法に

4. 児童 - 親精神療法

おける親への働きかけの過程を向上させるような，一貫した理論的枠組みを提供する。そして，その際の親への働きかけは，伝統的な児童ガイダンス・モデルを超える形で行われる。愛着理論の視点から彼女が述べているのは，ある少年に週2回の精神療法を行い，その母親に隔週のセッションを行った数年間の間に，彼女が親子間の愛着の安定性を強化しようと努めたことや，実際にそうすることに成功したということである。後知恵として彼女が認識したことであるが，母親を助けて息子との関係においてメンタライズさせたおかげで，彼女〔Slade〕は，それについて意識的に考えたわけではないのに，愛着関係を強めていたのである。したがって，彼女の見解によれば，親との作業は，児童精神療法にとって中心的なものであり，その付属物ではないのである。

Slade は，ある6歳の子どもの，メンタライジング能力の乏しい両親を援助し，省察的姿勢にたどり着かせたという生々しい事例を提示している。両親は，情け容赦なく非難し合う離婚協議の渦中にいた。息子は何が何だかわからず，ぞっとするような空想にふけっていた。両親は，互いに相手を避けており，その時の勢いで突発的に数日間家出することを代わる代わる繰り返していた。親を助けて息子の体験をメンタライズさせようとする試みの中で，Slade は，自発的に，ある比喩を用いたが，それは，2001年9月11日に起きた，テロリストによる世界貿易センタービル攻撃の直後に方角を見失ったという消防士に対するインタビューを見た経験から思い浮かんだ比喩であった。その消防士は，瓦礫に埋もれた仲間の消防士たちと無線で連絡を取り合っていた。必死になって仲間たちを見つけ出そうとしながら，彼は，仲間たちに目印を尋ね，仲間たちはそれを告げた（ウェスト・ストリートとフランクリンの角）。その消防士は，すすり泣きながら，その角は跡形もなく破壊されて，**なくなっていた**と語った。彼には，基本的な目印がなかったのである。Slade は，この視覚的比喩を用いることによって両親を助け，息子の世界が砕け散り，その結果，息子が方向喪失に陥り，必死で拠り所と予測可能性の復活を求めていることを両親に理解させたのである (Slade, 印刷中)。

Coates と共同研究者たち (2003a) は，9・11テロによってトラウマを負った親子に対する介入に省察的養育促進モデルを応用した。Coates (2003) の主張によれば，ストレスをトラウマに変えるものは，それが「孤立無援の状態で体験される」ことである。そして，彼女は，いみじくも，「トラウマと人間的関係性を逆相関という観点から考え始めてもよい」(p.3) と主張している。疫学的研究が示したことであるが，あの大惨事の後，ニューヨーク市に暮らす子どもの4分の1が主要な精神障害を発現させた (Hoven et al., 2003)。しかし，子どもの精神的健康は，親子関係と強く関連していたのである。Coates と共同研究者たちが報告したことであるが，抑うつ状態

にある親の子どものほうがはるかに行動上の問題を呈しやすいのであり，そして最も目を見張るのは，以下のことである。

> 9・11の後に子どもがどのような反応を示しているのかを知らない親の子どもは，より行動上の問題を呈しやすく，その倍率は，6歳〜11歳で11.1倍，12歳〜17歳で4.0倍だったのである。外傷的出来事の後に子どもの体験を心に留めておくことのできない親の子どもは，行動面での障害を示すことがより多いのである。そして，この影響力は，より幼い子どもの場合には青年の3倍も大きかったのである。これらの知見は，有害な状況におかれた子どもを守る保護的要因としての省察的機能の重要性について，さらなる確証を与えてくれるものである。
> (Coates et al., 2003b, p.33)

　このようなわけで，Coatesと共同研究者たち（2003b）は，都市の中心部に設けられる『キッズ・コーナー』というコミュニティ介入法を開発した。ちなみに，そこでは，子どもたちは，自分の体験を遊びの形で表現することを奨励され，また，それは親の省察機能を促進するものであった。その介入法では，臨床家は，親に自分自身の外傷的体験を理解してもらうための援助を行うのに加えて，親に子どもの問題や症状の根底にある外傷的基盤を理解してもらうための援助を行った。悲しいことに，Coatesと共同研究者たち（2003a）の著書に記されたおびただしい数の語りは，Fraiberg（Fraiberg et al., 1975）が何年も前に言葉にしていたことを見事に例証するものであった。つまり，多くの親たちは，9月11日に起きた出来事によってあまりに大きなトラウマを負ったので，子どもの体験をメンタライズすることができなかったのである。なぜかといえば，そうすることで自分自身の耐えがたい情動的苦痛が呼び起こされるからであった。しかし，行動上の障害についての知見が証明しているように，メンタライズすることにおける失敗は，苦痛な体験を増幅させるのである。

　メンタライジングという概念は用いていないが，Liebermanは，私たちがこれまでに述べてきた治療作業をさらに豊かなものにするような，児童-親精神療法の一形態を開発した。Lieberman（2004）のアプローチは，Fraibergの先駆的な治療作業（Fraiberg et al., 1975）の適用範囲を生後6年目まで拡張しようとするものであり，安心基地としての親への信頼をより高めることによって子どもの精神的健康を向上させることを意図しており，親のメンタライジング能力を頼りにするものである。Liebermanのアプローチは，乳児よりも幼児の治療に向けられたものであり，親の幼年期の体験にはそれほど重きをおかず，**心理的パートナーシップ**の促進のほうに，より重きをおいている。そして，親子関係は，子どもを援助するための手段とされている。

4. 児童-親精神療法

> 精神療法家は，親子合同面接の図式を採用し，遊び・行動的介入・言語的解釈を頼りにしながら，子どもの情動体験を親がわかる形に翻訳して親に伝えたり，親の行動を子どもに解説したりするのであり，その目的は，共感的理解を促進することと，情動の双方向的伝達を奨励することである。　　　　　　　　　　　　　　　　　　　　　　　　　　　　(p.98)

　トラウマの世代間伝達を痛切に認識しつつ，Lieberman は，子どもが**母親による歪んだ帰属**を内在化することがもたらす悪影響に取り組んでいる（Lieberman, 1997 ; Silverman & Lieberman, 1999）。

> 母親による帰属とは，わが子の実存的中核（existential core）について母親が抱く固定的な数々の確信ということができよう。ちなみに，それらの確信を母親は子どもの本質についての正確な知覚と捉えているけれども，それは，実際には，母親の空想を反映しており，その空想に含まれているのは，子どもについて，また母親の人生で子どもが演じる機能について，母親が抱く恐れ・葛藤・願望である。　　　　　　　　　　　　　　　(Lieberman, 1997, p.282)

　例として，Lieberman（1997）は，生後3ヶ月の娘をもつ母親について述べているが，その母親は，朝方に出る母乳が予想したほど多くないと感じていた。その母親は，次のように捉えることによって，このことを自分に納得させた。つまり，彼女の娘は，とても抜け目がなくて，彼女がまだ眠っている間にベビーベッドから跳び出してきて母乳を飲み，それからまた跳ぶようにしてベビーベッドに戻るのだということである。この確信は，母親が応答してくれないときでも娘が自分で自分を世話することができればよいのにという，その母親の願望を満たすものであった。Lieberman は，別の例として，過剰に性的関心の強い2歳の娘を「愛の女神」だとして特徴を詳細に述べた母親をあげている。同様に，Lieberman（2004）は，アセスメントを受けさせるために3歳になる男の子を連れてきた母親の例をあげている。その子のパンクスタイルの頭髪は，背中に骸骨の紋章のある黒い革ジャケットで引き立てられ，まるで「小柄なギャング」（p.108）のように見えたが，それは彼の恥ずかしがりで引っ込み思案な様子とはいかにも不釣り合いであった。その母親は，過去に複数の男性から暴行を受けており，彼女の息子も，銃で脅されながらのレイプの間に宿した子どもだったのである。彼女がお手洗いから戻ってきた後にその子どもが涙ぐんで母の膝に上ろうとしたとき，彼女は，精神療法家にこう告げた。「ほら見た？　私が言ったとおりでしょ？　この子は私を求めるふりをしているだけで，本当に意地が悪いんですよ。」(p.108)。

　Lieberman（2004）が主張するように，過剰に性的関心の強い娘も，パンク風の息子も，投影同一視の過程で生じる母親のネガティヴな帰属の受け皿なのである。そこでは，歪んだ帰属が子どもに投影されるだけでなく，子どもがその帰属と一致する形

299

で振る舞うよう親が子どもに圧力をかける。子どもが常にその圧力に屈するとき，その歪んだ投影は内在化されてしまう――しかし，その投影は，本当の自己にとっては，よそ者のままにとどまる。ちなみに，その投影は，非メンタライジング的な親がそう認識することに失敗したものである。

　Lieberman（2004）は，精神療法家が以下のことを行うための機会として，親子合同遊戯セッションを利用する。つまり，精神療法家は，子どもの行動について熟考し，子どもの思いを代弁し，このようにして親を助けて，親に（私たちの言葉で言えば）メンタライズしてもらうのである。彼女によれば，「子どもと親の行動および語りに柔軟に反応することによって，児童 - 親精神療法家は，すべてのことに意味があり，親や子どもの言動のすべてが丁寧に注意を向けるに値するというメッセージを伝えるのである」(p.112)。例えば，彼女が共に治療作業をした一人の母親は，怪獣への恐怖におびえる3歳の息子に‘怪獣など実在しない’と何度も告げることで対応していたが，それは効果的な対応法ではなかった。精神療法家は，母親を助けて彼の視点を取り入れさせたが，その際に次のように語った。「私たちにとっては現実的であっても，他の人にとってはそうじゃないことがあるのは，わかるでしょう？　子どもについても，それはそういうものなの。彼らは怪獣を信じているし，想像の中で怪獣を見ることもあるのよ」(p.115)。この介入は，心理的パートナーシップを作り上げる地ならしであったが，そのパートナーシップにおいては，母親と子どもが協力して‘怪獣の脅威から守られている’という感覚を確かなものにしたのである。

　私たちは，精神病理に介入しようと努める傍らで，レジリエンスを促進する要因をも見逃してはならない（Stein, 2006）。いみじくも，Liebermanと共同研究者たち（Lieberman et al., 2005）が，「赤ちゃん部屋のお化け」の好対照として，注意を向けさせようとしているのは，「赤ちゃん部屋の天使」(angels in the nursery)であり，またそれと対応する‘親からの好ましい影響の世代間伝達’である。リエナクトメント〔再演〕は必ずしも常に歪んだ帰属に基づいて起こるものではなく，また外傷的記憶だけと関連しているのではないということを，私たちは心に留めておかなければならない。つまり，「知らないうちに……お化けを再演することと似ているが，愛情を伴う対人的やりとりの‘**努力を要しない再現**’(effortless recapitulation)があり，それは，長く忘れ去られていた記憶を呼び戻してくれることがある」(p.510；強調は原典のとおり）。トラウマの世代間伝達を断ち切るプロセスにおいては，天使がとても重要である。トラウマを抱えていても，慈しみを示してくれる愛着対象から愛された記憶をいくらかでも保持している親は，代替的モデルを持っているわけである。つまり，「安全感を感じるために攻撃者との同一化に頼るしかないのとは異なり，このよ

うな親たちは，力強くて慈愛のある『赤ちゃん部屋の天使』をモデルにすることができたのである」(p.511)。このようなわけで，Liebermanと共同研究者たちは，**庇護者との同一化**という健康促進過程を提唱するのである。したがって，彼女らは，トラウマを負った人たちと治療作業をする臨床家に対して，メンタライジングを促進するような，よりバランスのとれたアプローチをとりながら，幼年期の好ましい記憶を引き出すことに注意を払うようにと，促している。

> 支えとなる早期の記憶と，葛藤，虐待，ネグレクトの記憶の両方を等しく重視する精神療法的姿勢は，治療の開始時に確立されるべきである。なぜなら，精神療法家が何を注目に値すると考えているかについてのクライエントの知覚を形作るのは，初回の精神療法セッションだからである。喜び，親しさ，快感，愛といった体験がネガティヴな体験と同じくらい精神療法的注目を浴びるに値するとみなされるような心のあり方を養うことは，精神的健康に向かおうとする動きを加速させる上で大きな助けとなりうる。親についての狭隘化・硬直化したイメージは，より人間的で柔軟な知覚に円熟していき，その知覚には，年長の世代がおかれた状況についての理解が取り入れられていく。そして，彼ら／彼女らの行動面での世代間伝達を形作った諸条件は，その後，良くなったり悪くなったりしながら，年長の世代と若い世代の両方を認識と受容のプロセスに包み込むであろう。そして，そのプロセスが，結果的には，トラウマの世代間伝達だけでなく，赦しと慈しみの世代間伝達をも可能にするのである。
>
> (Lieberman et al., 2005, p.517)

5. メンタライゼーションに基づく家族療法（MBFT）

　Peter Fonagy，Mary Target，Pasco Fearonと共同研究者たちは，児童および青年を対象とする，メンタライジングに焦点を絞った家族療法的アプローチとして，「メンタライゼーションに基づく家族療法」（旧称は短期メンタライゼーション・関係療法：SMART）を開発した（Child and Family Program, 2005；Fearon et al., 2006a）。Slade（印刷中）が児童-親精神療法における彼女の省察的養育アプローチに関して明言したのと同じく，MBFTにおける全般的な精神療法的方略は，根本的に新しいものというわけではない。しかし，メンタライジングへの一貫した焦点合わせが，臨床的プロセスに首尾一貫性を与えている（Fearon et al., 2006a）。家族療法的アプローチに，より全般的にあてはまることであるが，精神療法家は，別居している親も含めて，関係のある家族成員全員を関与させるように努める。MBFTは，心理教育的要素（第10章の『心理教育』を参照のこと）を内包しているが，それは次の点においてである。それは，治療モデルを家族に明示するという点であり，そして，メンタライジングの性質やメンタライジングが家族の問題に取り組むうえで助けになるこ

とを家族に教えるという点である。

　MBFTは6〜12セッションの介入法として企画されているが，その介入法は，すべての問題の解決を意図したものではない。その介入法が意図しているのは，メンタライジングのスキルを養うことによって，より長期的なレジリエンスを促進することである。そして，そのスキルは，家族成員が互いに支持し合い，建設的で協同的な問題解決を行うように家族成員を助けるものである。主訴となっている諸問題はメンタライジング不全から生じるものであり，メンタライジング不全は関係-特異的なものであるという確信の具体例が，MBFTにおける介入である。したがって，その治療は，「関係性の問題とメンタライジング的解決」（Fearon et al., 2006a, p.203）に焦点を合わせている。大雑把に言えば，MBFTは，精神療法家をモデルとして差し出しながら，メンタライジング的態度を一貫して促進するのである。ちなみに，ここでいうメンタライジング的態度とは，心理状態に対する探究心と好奇心を真髄とし，それにマインドリーディング能力の限界への認識が付加されたものである。したがって，MBFTの精神療法家が一貫して焦点を合わせる対象は，互いの心理状態を理解することや理解における歪みを修正することに家族成員の関心を振り向けることである。MBFTで用いられる七つの中心的な介入法（Fearon et al., 2006a）は，表8-1に示されている。

　他の心理教育的アプローチと同様に，MBFTは課題やゲームを取り入れているが，それらは，メンタライジングに遊び心の性質があることを評価してもらい，それと併せて，家族成員に視点取得の直接的体験を提供するものである。例えば「感情ホットポテト」（feeling hot-potato）というゲームでは，悲しい，腹が立っている，怖いといった基本的感情が記されたカードを子どもが手に取る。その子どもは，その感情を実際に体験しているときのように演じてみせる。そして，その後に，どの大人も（ホットポテトをもらうと）〔★訳注9〕子どもが体験し表現している感情をもう一度演じ，子どもに訂正してもらう立場になる。また別の例として，「立場逆転」（trading places）というゲームがある。そのゲームでは，子どもが様々な場面で演じている役割（例：雑用をする，学校へ行く）を，親が演じる。そして，子どもは，何を考え，語り，感じるべきかについて，親にコーチする。

　　〔★訳注9〕この遊びは，アメリカの子どもたちの遊びであるホットポテト・ゲームの変形である。ホットポテト・ゲームとは，音楽を流しながら，複数の人が輪になって，熱いポテト（ボールなどでもよい）を隣の人に渡していき，流れていた音楽が止まったときにポテトを持っている人が「負け」になる。本書で述べられている「感情ホットポテト」の場合には，子どもは，複数の感情を一通り演じた後に，特定の感情を言いながら大人の誰かにボールを投げる。その大人は，子どもが演じた感情を演じ，子どもからOKが出ればボールを他の人に手渡す（OKが出なければ，他の人には手渡せない）。なお，この心理教育プログラムとゲームの詳細は，下記の訳書に記載されている。
　　J. G. アレン・P. フォナギー編，狩野力八郎監修・池田暁史訳，「メンタリゼーション・ハンドブック

表8-1 メンタライゼーションに基づく家族療法（MBFT）の中核的介入法

- 巧みなメンタライジングの実例を同定し，強調し，賞賛すること
  （例：母親が息子の視点に関心を示したことに対する息子のポジティヴな反応について母親に説明すること）

- 好奇心を共有し，喚起すること
  （例：子どもが感じていることに興味を示し，例えば次のような言い回しに反映されているような探求的な態度で仮説を共有すること。つまり，「これについて私が理解したことが正しいかどうかわからないんですが，私は……かなと思っているんです……」といった言い回しである）

- 一時停止することと探索すること
  （例：非メンタライジング的な相互交流を中断し，相互交流が展開するのに合わせて，その相互交流の中でそれぞれの人が考え，感じていたこと自体に関心を示すこと）

- 好んで用いられる非メンタライジング的な語りを同定すること
  （例：不毛に終わることを特徴とする反復的会話に光を当て，家族成員をメンタライジング的姿勢に移行させること）

- 隠れた感情状態を同定し，それに名前をつけること
  （例：自分が抱いた感情に名前をつけるように家族成員を励ますこと，そして，認識されていないか表現されていない何か他の感情はないかと尋ねること）

- 仮説的なことや事実に反することを活用すること
  （例：「もし〜だったらどうでしょうか」といった問いで，複数の考えと戯れるように家族成員を励ます）

- 精神療法家が自己を活用すること
  （例：自分自身の心理状態について，そして，これらが家族成員の行動や相互交流からどのように影響を受けているかについて伝えること）

MBTの基礎と臨床」，岩崎学術出版社，pp.264-292.

MBFTは発展途上の治療作業である。つまり，それは，まだ訓練モジュール（Williams et al., 2006）が発展を続けている，マニュアル化された介入法（Child and Family Program, 2005）であり，有効性の評価が進行中である。

6. まとめ

本章では親とその子どもを対象とする革新的な治療作業をレビューしてきたわけであるが，そのような治療作業は，基礎的な発達の実証研究から臨床実践への橋渡しの最も優れた実例である。第3章（『発達』）でレビューしたように，メンタライジ

ングと安定した愛着の相助的発達は，乳児期に始まり幼児期へと受け継がれる。私たちがメンタライジングと呼ぶものは，親子関係において，心理 - 志向性（Meins et al., 2002），省察的養育（Slade, 2005），母親の洞察性（Oppenheim & Koren-Karie, 2002）といった表題の下で，綿密に研究されてきた。こうした親のメンタライジング能力は，愛着関係の進化の一部分であり（Fonagy, 2006），だからこそ，それらは生来的なものであり，直観的なものである。しかし，ダーレーンの経験が例証しているように，愛着関係における早期のトラウマは，これらの能力の自然な発達を損なわせてしまうのである。

　私たちは，いまや，Anna Freud が描いたヴィジョン（Hurry, 1998）を実行に移すのにふさわしい立場にいる。子どもたちとその親たちに対して，必要とされる**発達支援**を提供するための，理論に後押しされ，実証研究に基づいた臨床的介入法の数々を，私たちは手にしている。本章で論じてきたすべての介入法の中心にあるのは，トラウマを負い，メンタライズする能力が損なわれている親のために，精神療法家が子どもについてのメンタライジングのモデルを示すことである。これらの介入法の必要性は，火を見るよりも明らかである。子どもたちとその親たちの苦難を軽減することは臨床家が常に念頭においていることであるが，もう一つ私たちが心に留めておかなければならないことは，次のような予防的目標である。つまり，トラウマの世代間伝達のパターンを断ち切り（Oliver, 1993），併せて，幼年期の精神病理が成人期の精神病理へと高い確率で発展していくのを未然に防ぐことである（Kim-Cohen et al., 2003）。

7．臨床的重要点

- **トラウマの伝達**：トラウマの世代間伝達は，非メンタライジング的なリエナクトメント〔再演〕を媒介として生じるが，リエナクトメントにおいては，トラウマを負った親が，外在化を通して，自分の子どもにトラウマを負わせることになりがちである。
- **精神療法においてモデルを示すこと**：メンタライジング志向的な親 - 乳児精神療法において，精神療法家は，親にメンタライジングのモデルを示す――それは，例えば，乳児の行動に関する心理 - 志向的解説の形をとる。加えて，精神療法家は，親自身のトラウマや，それが乳児との関係に与える影響について親がメンタライズする際の手助けをする。
- **プロセスへの焦点合わせ**：メンタライジングに焦点を合わせる治療の全般的趣旨と

一致することであるが，家族療法における「メンタライゼーションに基づく家族療法」(MBFT) アプローチは，内容よりもプロセスに焦点を合わせる。つまり，数々の介入は，家族の個々の問題を解決しようとするのではなく，家族規模でのメンタライジングを促進するのである。そして，その促進の仕方は，すべての家族成員を助けて，家族成員が自分たちの様々な見方を認識し，言葉に移すことができるようにしてあげるということである。

第9章
境界性パーソナリティ障害

　本章では，境界性パーソナリティ障害（BPD）の発現と治療にメンタライジングの概念を適用する。BPD に対する私たちのアプローチは，次のような想定に基づいている。その想定とは，治療的介入は，発達的観点から理解された中核的精神病理過程に向けて行われるときに最も効果的であろうということである。私たちは，精神病理および治療の中核的要素としてのメンタライジングに焦点を合わせる。BPD という文脈において，私たちがこの焦点合わせを推奨するのは，メンタライジングの機能不全が感情調整の問題や愛着関係における障害の中核的部分であるからというだけではない。治療におけるメンタライジングへの焦点合わせは，とくに精神療法的介入のネガティヴな効果に脆弱であると思われる一群の患者たちに害を与える可能性を減少させるからでもある。

　私たちは，本章を始めるにあたり，BPD をより広い発達的枠組みの中に位置づけるが，その発達的枠組みは，その障害のとびきりの複雑さとその発達を重視するものである。次に，私たちは，メンタライジングと関連があり，BPD の脆弱性に寄与している中核的発達過程を明確に記述する。そして，その後に，私たちは，愛着関係の阻害（disturbance）とメンタライジングの機能不全との結びつきに関するレビューを行う。この発達的立場は，BPD の現象と症候にみられるメンタライジング不全について説明するための土台を提供する。本章の締めくくりとしては，BPD に対する'メンタライゼーションに基づく治療プログラム'とその有効性に関する実証研究を記述する。

1. 発達的枠組み

　私たちは，メンタライジングに関心を向ける際に，BPD 症候群の複雑さを短絡的

に片付けてしまうべきではない。ちなみに，BPD症候群は，認知的・情動的・行動的・対人的な機能における無数の阻害を特徴としている。共通点として，これらの欠損には，次のようなものが含まれている。つまり，①情動的不安定，②空虚感，③アイデンティティの障害，④衝動性，⑤自殺行動と故意の自傷，⑥纏綿状態で，機能不全で，移ろいやすい対人関係，⑦大切に思う人たちから見捨てられることについての異常なほどの不安，⑧パラノイド的考え，である（Lieb et al., 2004）。BPDの複雑性とともに，BPDのとびきりの重篤さも強調されるに値する。他の大半のパーソナリティ障害に比べて，BPDは，生活の質に対する強力でネガティヴな影響力を有している（Cramer et al., 2006）。また，BPDは，他に類を見ないほど，ネガティヴなライフ・イベント，とくに対人ストレスを伴うライフ・イベントにさらされることと結びついている（Pagano et al., 2004）。他のパーソナリティ障害を持つ人たちに比べて，BPDを持つ人たちは，自殺企図を行う危険性が高い（Yen et al., 2003）。また，BPDを持つ人たちが精神保健サービスを利用する頻度は，大うつ病性障害を持つ人たちよりも高いが（Bender et al., 2006），それは驚くべきことではない。

　BPDの複雑な症候は，同じくらい複雑な発生因と釣り合うものである。より広い視野でメンタライジングの機能不全に焦点を合わせるなら，BPD特有の発達的脆弱性は，**愛着関係における交流の力動**を背景にして発展してきたものだというのが，私たちの見解である。表9-1は，私たちが抱いている力動的・発達的見解の基本的想定を列挙したものである（Crick et al., 2005; Hughes & Ensor, 印刷中）。

表9-1　発達的想定

- **症状の段階特異的な表れ方**：その障害の数々の症状は，発達の時期が異なれば表れ方が異なるであろう。
- **欠損の段階特異的な影響**：ある特定の発達段階では，ある特定の影響力が決定的に重要であるが，他の諸段階ではそれほど重要ではないであろう。それに付随して，特定の欠損の影響力も，子どもの発達段階と関連しているであろう。
- **メンタライジング能力の多重的な複数の前駆形態**：メンタライジングのような複雑な能力には多重的な複数の要素があり，一つの要素には，それ自体の発達的前駆形態，媒介機制，関連する補償的方略が存在するであろう。
- **発達課題と関連する障害**：危険因子と病理的結果との関係を調整する（moderate）複数の背景要因が存在するであろう〔★訳注1〕。したがって，非定型的なパーソナリティ発達は，発達的に適切かつ規範的な課題を処理するうえでの困難さがあるかどうかを考慮することによってのみ，同定することが可能である。
- **障害と回復についての複数のモデル**：BPDの自然な成り行き，とくに，回復させることができる可能性があるというその性質を考慮すると，力動的モデルは，その障害の出現を説明するだけでなく，自然発生的な——そして，ときに劇的な——回復をも説明するのでなければならない。

第9章　境界性パーソナリティ障害

〔★訳注1〕病理的結果（B）をもたらす恐れのある危険因子（A）があるとき，両者の関係に影響する変数（C）があれば，（C）のあり方によって，（B）の表れ方が異なるが，この（C）の作用を「調整」（moderation）と呼ぶ。一般に，変数（A）と変数（B）の関係に影響する変数（C）を「調整変数」（moderating variable）と呼ぶ。

　Depue & Lenzenweger（2005）は，BPDの発生について影響力のあるモデルを提唱したが，そのモデルは，力動的で相互作用的なアプローチの一例である。彼らは，パーソナリティ障害を次のようなものとみなすべきであると示唆した。つまり，パーソナリティ障害は，正常なパーソナリティの領域内にある複数の神経行動学的次元が特有の集合を形成したことによって生み出される流動的で多元的な構成体（configurations）だというのである。したがって，BPDは，多重的な複数の背景因子のあり方に応じて，より安定的なものでもありうるし，より不安定なものでもありうる（Gunderson et al., 2003; Morey & Zanarini, 2000）。McGlashanと共同研究者たちが言うように，「DSM-Ⅳのパーソナリティ障害は，より安定的な特性と，より不安定な症状的行動が組み合わされたものである」（McGlashan et al., 2005）。このように，通常なら，パーソナリティは，対人的出来事に対して，適応を向上させそうな複雑な情動反応が生じるように両者を媒介する（mediate）ものであるが〔★訳注2〕，これらの情動反応が**不適応的である**——欠如しているか不適切なほど激しい——ときには，パーソナリティ**障害**の存在が明らかになる。例えば，見捨てられることへの恐れは，通常の親和的反応の不適切なほど激しい亜型（variant）であると解釈することができる。

〔★訳注2〕人間のように複雑・高度な生体においては，ある刺激に対して常に特定の反応が生じるという単純な結果にはならず，同じ刺激であっても個体内要因によって反応が異なる。このような場合に，反応の違いを生み出す個体内要因を仮説的に構成し，刺激と反応を媒介する（mediate）ものと考える。本書のこの箇所では，パーソナリティが刺激と反応を媒介する仮説的構成体とみなされ，「対人的出来事→（健康な）パーソナリティ→適応を向上させそうな情動反応」「対人的出来事→パーソナリティ障害→不適応な情動反応」という媒介過程が想定されている。

　相互作用モデルは，変化の可能性をそのモデルの中に織り込んでいる。つまり，個人は，自分の環境に変更を加える過程で，環境とともに自分自身の特徴をも変化させる。そして，その変化は，その二つ〔★訳注3：環境と自分自身〕の間の将来の相互作用の性質を変容させるような形での変化である（Cicchetti & Rogosch, 2002）。相互作用モデルは，メンタライジング能力の出現と，BPDにおける特有の不全の特徴を明らかにするものでもある。例えば，愛着システムの組織化の欠如は，子どもを次第に操作的・支配的にさせることであろう。そうすると，そのような支配的行為のせいで，養育者は，子どもに標準的な遊びの環境を提供する能力を削がれてしまうで

1. 発達的枠組み

あろう。もちろん，相互作用的力動は，子どもが社会的環境との相互作用を調節する際の特徴であるだけでなく，'生まれ'（nature）と'育ち'（nurture）との相互作用〔★訳注4〕という，より広い現象の特徴でもある。初期の諸研究は，BPDに重要な遺伝負因があることを示唆しており，それはとくに感情調整の困難さにおいて顕著に表れるものである（Lieb et al., 2004; Torgersen et al., 2000）。縦断的な諸研究が示していることであるが，BPDを発症することになる子どもたちが脆弱であるのは，扱いにくい気質を親子関係に持ち込みやすいからであることが少なくない（Depue & Lenzenweger, 2001）。例えば，子どもの新奇性追求，刺激欲求，反応性，不安傾向が高いときには，親にとってその子どもの自律性を支持する形での相互交流は困難になることが，想像できる（Cloninger et al., 1993）。もっと広く言えば，社会的体験は，脳の構造と機能に影響を与える——そして，同じように，脳の構造と機能は，主観体験に深く影響するのである。

〔★訳注4〕発達における先天的要因（遺伝）と後天的要因（環境）の相互作用を指している。発達に遺伝と環境がどのように関与するかについては，遺伝重視または環境重視の古いモデルから，遺伝も環境も影響するというモデル（輻輳説や環境閾値説）を経て，最近では，遺伝的要因と環境的要因が作用し合って互いを変化させると考える相互作用モデルが提唱されている。

私たちが採用する力動的で発達的なモデルは，発達的因果の複雑な**連鎖**を含意している。私たちの予想では，早期経験および発達過程早期の産物が，後の発達段階の影響を調節し，その形を決めるのである。そして，そのことは，その発達過程が成熟によるものか心理社会的なものかを問わない。BPDの人たちに関しては，私たちは，次のように想定している。つまり，発達の早期段階で形成される心的構造が十分に強靭なものではないため，後期児童期・青年期・早期成人期の経験が不可避的に引き起こす難題の増加に耐えきれないということである。したがって，後に起きるこのような難題は，破局的な機能崩壊を早めてしまう。この脆弱性を暗示していると思われる児童期の指標は，以下のものを含んでいる。つまり，①敵対的-妄想的世界観，②強烈で，不安定で，不適切な情動，③衝動性，④過度に密着した関係，⑤自己感の欠如，である（Crick et al., 2005）。BPDになりやすい脆弱性を持つ人たちの脳に対して青年期の生物学的変化が与える神経病理的影響について，Bairdと共同研究者たち（2005）は，説得力のある比喩を用いて述べている。つまり，青年期のこのような変化は，「自動車を作ろうとして，段ボール箱に330馬力のエンジンを取り付けるようなものである。それは，まったく機能しないであろう」（p.1046）。「段ボール箱」から私たちが思い浮かべるものは，不確実なメンタライジングである。そして，私たちは，今度は，この不確実さに寄与する中核的な発達的欠損に目を向けることにする。

2. BPDになりやすい脆弱性を作り出す発達過程

　ここまで，私たちは，BPDを，メンタライジングの機能不全と絡み合った相互作用的力動に由来する多面的障害と解釈することによって，全般的領域を精査してきた。次に，私たちは，メンタライジングと関わりのある発達的研究の三つの領域に光を当てる。それは，感情調整，注意のエフォートフル・コントロール〔努力を要する制御〕，社会的認知である。私たちが議論しているように，これらの三つの次元のそれぞれにおいて，愛着関係が中心的役割を演じている。

(1) 感情調整

　BPDの患者を治療する臨床家たちが大体において同意することであるが，この障害の中心にあるのは，感情調整の機能不全と対になった過度にネガティヴな感情である（Conklin et al., 2006）。DSM-Ⅳ-TRの診断基準には，「気分の顕著な反応性による感情の不安定さ（例えば，激しい周期的な不機嫌，いらだちやすさ，不安）」および「不適切で強烈な怒り，または怒りを制御することの困難さ」が含まれている（American Psychiatric Association, 2000, p.710）。この特徴的な感情調整不全は，精神分析の文献において示唆されたのがそもそもの始まりであり（Schmideberg, 1947），それ以来，その主題について様々な――生物学的，認知行動論的，対人的――観点から書かれた文献において再確認されてきたものである。Sieverと共同研究者たち（2002）は，定評のあるレビューにおいて，感情調整の問題を，BPDの二つのエンドフェノタイプ〔★訳注5〕のうちの一つについての指標とみなした――ちなみに，もう一つは衝動的攻撃性である。Linehan（1993a）は，感情調整不全を三つの中心的脆弱性のなかの一つであるとみなしており，他の二つは苦痛への耐性の低さと不認証環境〔★訳注6〕である。私たちがこれから論じることを予告しておくと，以下のとおり

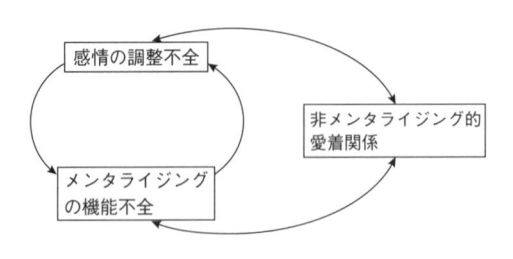

図9-1　非メンタライジング的環境の影響

である。つまり，図9-1に簡略に描写されているとおり，感情調整不全とメンタライジングの機能不全は，互いに悪循環の関係にある。さらに，絡み合うこれらの障害の**両方**が，非メンタライジングを伴う愛着環境と互いに悪循環の関係にある。

〔★訳注5〕「エンドフェノタイプ」(endophenotype) とは，遺伝に規定される精神障害において，その障害の遺伝子型（genotype）と表現型（phenotype）の中間に位置すると考えられる内的表現型のことをいう。「中間表現型」(intermedeate phenotype) とも呼ばれる。一般に，遺伝子型とは生物の持つ遺伝子の構成であり，表現型とはそれが形質（特徴や性質）として表現されたものである。しかし，ある精神障害の発症に関与する遺伝子が複数であったり，様々な環境要因も関与したりするため，表現型としての症候と遺伝子型の間に明確な関連が見出しにくいときもある。そこで，表面化している症状の奥にあり，遺伝子型に規定される神経生物学的障害で観察や測定が可能なものに注目し，そこに遺伝子型の表れをみるのが，エンドフェノタイプという考え方である。

〔★訳注6〕不認証環境とは，子どもの主観体験の妥当性を認めない親や家族を指している。不認証環境については，本章のもっと後にくわしく解説されている。

　BPDの人たちには高水準の感情的反応性がみられることを示す研究がいくつかある。BPDの人たちは，よりネガティヴな感情を体験するのであり，BPDの人たちにとっては，ネガティヴな体験のほうがより顕著性（salience）が高いのである（Brown et al., 2002; Korfine & Hooley, 2000）。6年間にわたるマクリーン病院の追跡研究では，300人以上の参加者のうち90%が，感情の不安定性を自分たちの状態の典型的特徴であると認めた（Zanarini et al., 2003）。パーソナリティ障害についての，一つの主要な縦断的研究においては（Sanislow et al., 2002），参加者668人の呈する症状について因子分析が行われ，次の三つの因子が抽出された。それらは，関係性の障害，行動調整不全（つまり衝動性），感情調整不全である。

　さらに踏み込んで，BPDを気分スペクトラム障害，あるいは，もっと詳しく言うと，極端に速い周期をもつ双極性障害であると解釈した専門家たちもいる（McKinnon & Pies, 2006）。この見解と一致することであるが，長期的経過と新規発症の可能性という観点でみると，これらの障害が両方とも生起することは結構ある（Gunderson et al., 2006b）。しかし，BPDにおいて日常的に観察される感情調整不全のパターンは，双極性障害における気分変動とは区別することが可能である（Goodwin & Jamison, 2007）。BPDにおける感情調整不全は，状況依存性が高く，何よりも高水準の対人的感受性と結びついている（Bradley & Westen, 2005）。さらに，BPDが比較的好ましい経過をたどる（Zanarini et al., 2006）のとは対照的に，双極性障害の自然な経過は，病的エピソードが繰り返し出現し，本質的には症状が残存するというものである（Judd et al., 2002）。とはいえ，これらの二つの障害には重なり合う部分があることを考慮すると，ある気分エピソードの期間に，横断的にその期間だけの情報からBPDの診断を下すことは危険であるし，逆に，BPDの症状を背景にして双極性障害

の診断を下してしまう場合を見逃してはならない (Goodwin & Jamison, 2007)。

　BPD に感情調整不全がみられるという臨床的証拠を，神経生物学的研究が裏づけている (Gabbard et al., 2006) ——そして，私たちが間もなく議論するように，この調整不全は，注意のエフォートフル・コントロール〔努力を要する制御〕にみられる諸問題と絡み合っている。BPD の患者たちには，正常なら感情調整において中心的役割を担うとされる脳領域に構造的・機能的な障害があることを示す証拠が見出されている (Putnam & Silk, 2005)。例えば，脳機能画像診断による諸研究から，BPD では扁桃体機能が混乱していること，そしてそれがネガティヴな感情の顕著さと関連していると思われることを示す証拠が見出されている (Donegan et al., 2003; Herpertz et al., 2001a)。加えて，画像診断による諸研究から，眼窩前頭皮質におけるセロトニン機能の混乱が，衝動性と結びつき (New et al., 2004; Soloff et al., 2003b)，また，破壊的衝動を調節／制御する能力の低下に結びつくことを推測させる証拠が見出されている (Skodol et al., 2002)。これらの欠損は，次には，慢性ストレスと関連したコルチゾール水準の増大や，視床下部 - 下垂体 - 副腎系の過活動と結びつくであろう。そして，その過活動は，セロトニンの活動を鈍らせる (Minzenberg et al., 2006a) だけでなく，慢性ストレスとの悪循環を形成し，視床下部の機能を混乱させるであろう (Schmahl et al., 2003)。しかし，構造または機能に神経生物学的差異が存在することを，生物学的因果関係だけと結びつけて考えてはならない。神経生物学的差異が社会的または家族的な影響から生じることもあるだろうし，もっとありそうなのは，素質的（例えば気質的）要因と心理社会的過程 (Fruzzetti et al., 2005) との複雑な相互作用過程から神経生物学的差異が生じるという場合である。

　子どもの情動についての親のメンタライジングの欠如が子どもにおける情動調整の発達の阻害に寄与することを，私たちは強調してきた（第 3 章『発達』を参照のこと）。実証的根拠が示唆するところでは，生後 6 ヶ月時点で有標的な随伴的ミラリングが欠けていることは，生後 12 〜 18 ヶ月に無秩序型の愛着が発達することと関連している (Koós & Gergely, 2001)。乳児期における無秩序型のパターンは，乳児が養育者との短い分離を経て養育者と再会した直後の自己調整の試みが一貫しておらず，効果的でもないことを特徴としている。詳しく言うと，無秩序型の愛着を示す乳児は，分離の後に，身動きしなくなること，体を揺らすこと，自傷（例えば頭を打ちつけること）などの行動を示し，おまけに解離状態を示す (Lyons-Ruth & Jacobvitz, 1999)。無秩序型の乳児は，学童期になると，他者を支配しようとする反抗的行動を発達させ (Green & Goldwyn, 2002; van IJzendoorn et al., 1999)，青年期や成人期になると解離的特徴を示すようになる (Lyons-Ruth, 2003; Sroufe et al., 2005; Weinfield et al.,

2004）。無秩序型の愛着は，自己制御の不全や感情制御の不全ともつながりがあるとされてきた（Kochanska & Murray, 2000; Kochanska et al., 2001）。このようなわけで，私たちは，以下のように推測している。つまり，乳児期に有標的で随伴的なミラリングを受ける体験が欠如していると，情動喚起という内的状態の自己表象が通常より強固なものでなくなり，その結果，感情の制御不全に陥りやすい脆弱性が作り出されてしまうのである。この発達過程は，情動をメンタライズする能力を増進できないことによって，自己調整の能力を損なわせ，情動体験の予測不能性と過激さに寄与するのである。

　私たちは，感情調整を促進することにおける養育者の役割を強調してきたが，その相互作用モデルは，乳児側の寄与をも考慮に入れている。情動調整の阻害が親‐乳児二者関係における乳児側の欠損から生じるようなBPDの亜型を想像することもできよう。乳児の反応性における，そのような欠損が，親の随伴的応答の形成を困難にするか，不可能にさえすることがあるかもしれない。例えば，海馬または扁桃体の機能の異常は，高い不安を伴う情動的に不安定な乳児側の行動に寄与する可能性がある。このような布置は，主としてその子どもの素質的脆弱性に起因する無秩序型の愛着関係を生じさせるかもしれない（Lakatos et al., 2000）。しかし，私たちは，この発達最早期の親子関係に対する素質的要因の影響を過大評価しないように注意している。というのは，愛着の安定性は，双子研究において遺伝性が証明されない点で，乳児の行動のなかでも希な例だからである（Bokhorst et al., 2003; Fearon et al., 2006b）。こうして，私たちは，十分な理由に基づいて，注意のすべてを環境の影響に向けるのである。

（2）注意のエフォートフル・コントロール

　BPDの患者に，実行機能の全般的不全があることは明らかである（Belbo et al., 2006; Dinn et al., 2004）。しかし，認知神経的欠損がBPD特有のものであるのか，合併症としての大うつ病と関連しているのかの程度については，いくらか議論の余地が残っている（Fertuck et al., 2006）。私たちが示唆してきたことは，以下のことである。つまり，無秩序型の愛着が自己の主体性感覚の発達を阻害するのであり，エフォートフル・コントロール〔努力を要する制御〕（Posner & Rothbart, 2000）における諸問題は，主体性欠如に付随して生じるものかもしれないということである（Fonagy, 2001b）。BPD患者における注意過程に関する最近の諸研究の成果は，私たちが提唱する説と一致している（Hoermann et al., 2005; Lenzenweger et al., 2004; Posner et al., 2002）。認知神経学的研究についての包括的レビュー（LeGris & van Reekum, 2006）は，希死念慮がある人たち，またはBPDと診断された人たちについての研究が36あるこ

とを確認した。そして，抑うつのレベルがどうであれ，一つかそれ以上の認知領域に機能不全がみられるのが一般的であった。これらの認知的機能不全の大部分は，背外側前頭前部領域・眼窩前頭領域とつながりのある個別的または全般的な欠損と関わりがあるものであった。また，これらの領域は，自己制御，とくに注意のエフォートフル・コントロールの不全と関わりの深い領域である。最も頻繁に報告されるのは，反応抑制と意思決定における問題であり，それと併存するのが視覚的記憶の不全である。また，多くの研究で見出されているのは，注意および言語的記憶における不全であり，それらは視空間体制化における不全と併存している。この認知の機能不全の多くは，メタ認知水準（第2章『メンタライジング』を参照のこと）に属するものであるように思われる。

　当面重要ではない情報が嫌悪的性質のものであれば，それを積極的に抑制すればよいのであるが，BPDの患者たちは，その能力が乏しいことを示している。彼ら／彼女らは，主要な関心事からみて周辺的な考えを抑制するか心から閉め出すことを要求される課題の成績が良くないのである。例えば，BPDの人たちは，忘れるように教示された単語を思い出してしまうのであるが，これらの単語が彼ら／彼女らにとって特別の情動的関わりがあるときには，とくに思い出してしまうのである（Domes et al., 2006; Korfine & Hooley, 2000）。最近の知見の数々は，このような選択的想起の失敗を，次のような脳活動の布置と結びつけている。つまり，その脳活動の布置に伴って生じるのは，①自己関連づけモード（self-referential mode）の処理の過剰活性化であり〔★訳注7：何でも自分と関連づけて考えてしまう〕，そして，②情動的に顕著な刺激への反応と中立的な刺激への反応を比較したときに扁桃体，眼窩前頭，帯状回の活性化のあり方に差異が見られないことである〔★訳注8：顕著な刺激に対しても中立的な刺激に対しても同じように活性化が生じる〕（Schnell et al., 2006）。注意を意図的に方向づけることにおける，そのような失敗は，私たちが先に考察した不安定な感情という問題とは直接的に結びつくが，自己報告された衝動性とは結びつかないように思える（Domes et al., 2006）。後者は，BPDの患者にみられる脆弱性の側面のなかでも，社会関係に規定される程度がより弱い，別の側面なのであろう。いずれにせよ，注意の統制不全は，情動の調整不全と相俟って，対人ストレスへの対処能力を衰退させてしまうであろう。このようなわけで，BPDの人たちは，自分の関わる相手が考えたり感じたりしていることへの考慮が不十分であるため，軽率な行為をしてしまうのだと思われる。さらに詳しく言えば，彼ら／彼女らは，他者の思考や感情に関する仮説のうち，根拠が乏しく，他の大半の人なら無視するか抑制すると思われる一連の仮説を，考慮しないでおくということができないのである。

2. BPDになりやすい脆弱性を作り出す発達過程

　エフォートフル・コントロール〔努力を要する制御〕は，早期経験とどのように関連しているのであろうか。私たちは，先に（第2章『メンタライジング』を参照のこと），安定した愛着が注意と関連していることを示す実証的根拠をレビューした。自己調整は，養育者による乳児の活動性の調整を手本にして形成されるのだと思われる。養育者との共同注意が発達早期に自己組織化機能を担っているとする複数の提言（Mundy & Neal, 2001）があるが，これらの提言は，愛着の安定性と全般的知能との関連が文献的にも裏づけられていることと符合する（van IJzendoorn & van Vliet-Visser, 1988）。実証研究が示していることであるが，自己制御の発達は，相互的応答性に起源があり，その相互的応答性は，必ずと言ってよいほど，メンタライジング的交流に基づいている。Kochanskaと共同研究者たちによる縦断的研究（Kochanska et al., 1996, 1997, 2000）が見出したのは，以下のことであった。つまり，生後26ヶ月〜41ヶ月の母子の二者関係における相互的応答性の水準が高ければ高いほど，そのことは，①自己制御がより優れていること，②母親の定めた規則の内在化，③母親の制御と強制が必要でなくなること，を予測しているということである。二つの大規模な縦断的研究も，生後30ヶ月以降にはエフォートフル・コントロールにおける個人差が比較的一定したものになることを示しており，そして，次のことを示唆している。つまり，エフォートフル・コントロールは，その起源が発達早期にまで遡るといってよい能力の一つだということである。Kochanskaによる縦断的研究のサンプルのなかで，母親との交流において相互的応答性がより高いことを特徴とする子どもたちは（Kochanska et al., 2001; Kochanska & Murray, 2000），エフォートフル・コントロールをより多く示し，「しなさい」という指示にも，「してはいけない」という指示にも，より適切に従うことができたのである。Kochanska（2001）によるユニークな研究が証明したことであるが，生後14ヶ月時点での乳児の愛着分類は，生後3年間の情緒発達の道筋を予測するものであり，また，愛着は，より早期の情動的応答性の経歴よりもずっと優れた予測因子なのである。

　相互的応答性が有益な影響をもたらすことと符合するのであるが，次のことを示す証拠がかなりある。つまり，親の側に——非メンタライジング的関わり合いに典型的な——統制的行動がみられないことは，子どもが就学前段階になると統制が内在化されることを予知するものだということである。Ryanと共同研究者たちが作成した作業プログラムは，以下のことを証明した。つまり，全体として，親が統制的で，子どもの自律性を支持する程度がより弱い場合，子どもは，①達成への動機づけがより弱く，②危険を伴う行動をより行いやすく，③幸福感と心の健康をより体験しにくくなるということである（Ryan & Deci, 2003）。親が子どもの自律性を支持することがも

たらす良い効果は，青年期まで持続し，自尊心・アイデンティティ・自己決定において顕著に表れる（Chirkov & Ryan, 2001; Ryan & Kuczkowski, 1994）。

要するに，私たちは，主要な養育者への安定した愛着を，メンタライジング的交流に基づくものとみなすのである。そのような交流は，注意のエフォートフル・コントロールによって内的な諸状態を調和させ調整する能力を促進する。含みとしては，そのような内的統制は，自律性・主体性の感覚と関連しており，適応的で互恵的な対人的交流を行う能力に貢献しているということである。対照的に，非メンタライジング的交流は，阻害された愛着関係との相助作用（synergy）も手伝って，注意のエフォートフル・コントロールを衰退させがちであり，おまけに，より広い範囲にわたって，実行機能と自己調整を衰退させやすい。BPDは，この有害な発達過程がもたらした結果と思われるものである。

（3）社会的認知

BPDを他のパーソナリティ障害から区別するものは，混乱した対人的関係性に特徴的な数々のパターンである（Livesley & Jackson, 1992; Skodol et al., 2006）。例えば，BPDの場合には，抑うつと関連する他の障害の場合よりも，対人ストレスが自殺企図を誘発しやすい（Brodsky et al., 2006）。さらに，BPDの人たちは，社会的認知における欠損のせいで，対人的ストレッサーに対して特に感受性が高くなる。複数の観察研究が一貫して示唆していることであるが，BPDの人たちは，対人関係において，情動的な過剰反応性（Herpertz, 2003; Leichsenring & Sachsse, 2002）だけでなく，情動認識と共感能力における欠損（Bland et al., 2004; Soloff et al., 2003a）を露呈する。しかし，社会的認知における欠損は，背景依存的である。例えば，情動認識の不全は，敵対と脅威が背景にある場合の複雑な情動刺激に対して，最も顕著に表れる（Minzenberg et al., 2006b）。同様に，臨床経験が示唆することであるが，より一般的に，認知機能が最も掻き乱されるのは，①見捨てられること，②迫害されること，③虐待されること，④苦痛を与えられることに関して，自分も情動的関わりを感じる情報が背景にあるときである（Zanarini et al., 1998）。したがって，BPDの人たちは，対人的問題解決において欠陥を示すのである――例えば，手段-目的問題解決課題において，より不明確な解決策を定式化するし，また，ネガティヴな態度の水準がより高く，社交的問題を解決するスタイルがより衝動的-不注意であるとする報告がある（Bray et al., 2007）。BPDの患者は，大うつ病のような他の障害を持つ患者たちに比べて，他者の内的状態について形成する表象の複雑性や分化度がより低いということを，Westenの実験室から生まれた研究が証明した（Baker et al., 1992; Westen et al.,

1990a)。したがって，BPDという診断は，メンタライジング課題における機能不全と関連しているのである（N. A. Stokes, J. D. Feigenbaum, P. Fonagy et al.: "Theory of mind in borderline personality disorder," 投稿中）。

　要するに，私たちは，臨床的・実証的な文献が以下のことを示していると解釈するのである。つまり，BPDの患者たちは，社会的刺激のより高次の統合において脆弱性を抱えている。また，これらの脆弱性に対処する方法が不適応的であるため，この障害のより重篤な症状が発生する。明らかなことであるが，対人的諸問題は，数々の困難の布置全体にわたるものであり，①他者に対する理想化から失望への劇的な移行，②見捨てられたと知覚することを避けようとする，なりふり構わぬ努力，③不適切な対人的攻撃性，を含んでいる（Raine, 1993）。しかし，これらの対人的問題がすべて共通の機制を有していることを示唆する文献も，出現しつつある。ちなみに，その共通の機制とは，患者たちにとって重要な他者の心理状態を正確に識別・表象化することにおける一時的困難，および，自分自身の主観体験を確実に把握しておくことにおける一時的困難のことである（Fonagy et al., 2000; Gunderson, 2001）。そういうわけで，BPDの患者たちが直面しているのは，対人関係で苦痛を体験しやすい（そして，自ら積極的に苦痛を引き起こしやすい）傾向性，および対人的問題解決に——とりわけ強烈な情動を伴う愛着関係を背景にして——取り組む能力の不全，という不幸な組み合わせである。

3. BPDにおける愛着阻害とメンタライジングの機能不全

　本書のいたる所で，私たちは，愛着とメンタライジングの緊密な結びつきを強調してきた。そして，阻害された愛着関係から不安定なメンタライジングが生じるという主張は，BPDについての私たちの見解にとって中心的なものである。本節の最初の部分では，この見解についての次のような4系列の根拠をレビューする。それらは，1）BPDの成人にみられる不安定な愛着パターン，2）BPDの人にみられる混乱した親子関係の既往，3）その障害に関する親子間の一致という形でのBPDの世代間伝達，4）BPDを発現させる人にみられる正真正銘の外傷的愛着関係の既往，である。本節の第二の部分では，私たちはBPDを愛着関係でのメンタライジングの機能不全と関連づける。

(1) BPD における愛着阻害の根拠

　18歳またはそれ以上の年齢までを範囲とする，いくつかの縦断的研究が示していることであるが，早期の愛着の不安定さは，BPDを病む人のどちらかといえば恒常的（つまり持続的）な特徴であり，とくに，その不安定さが後のネガティヴなライフ・イベントと対になって生起しているときには，そのことがあてはまる（Hamilton, 2000; Waters et al., 2000; Weinfield et al., 2000）。BPDに苦しむ人たちは，不安定な愛着のパターンを示す。複数の子どもたちを乳児期から成人期早期まで追跡した二つの縦断的研究は，幼児期における不安定な愛着とフォロウ・アップ時にみられたBPD症状との関連を明らかにした（Lyons-Ruth et al., 2005; Sroufe et al., 2005）。Levy（2005）は，BPDと成人期の愛着パターンとの関連について見事なレビューを行った。そこで報告された研究のなかの9編は，成人の愛着に対する最も利用しやすい査定ツール，つまり「成人愛着面接」（Main & Goldwyn, 1994）を使用していた。さらに進んだ二つの研究は，臨床的評定尺度を使用していた。そして，12以上の研究が，自己報告式の測定法を使用していた。BPDが何らかの形の不安定型愛着と関連していることに疑問を差しはさむ余地はほとんどない。例えば，BPDの人たちのなかで安定型愛着を示す人は6～8％しかいないことを，面接法による複数の研究が示唆している。さらに詳しく言うと，面接法による諸研究は，不安定 - 無秩序型の愛着が過剰であることを示しており，質問紙法による諸研究は，恐れ - 回避型およびとらわれ型の愛着パターンを見出しているのが特徴である。

　BPDの人たちの成人愛着の不安定なパターンに関する幅広い証拠と符合することであるが，彼ら／彼女らの幼年期の生活史には，親の養育や親が築く絆に問題があったことを示す，同じくらい一貫した証拠が見出される（Johnson et al., 2001; Paris, 2003; Russ et al., 2003）。しかし，ほとんどの研究は，回想を用いた研究デザインであるという制約を背負っている。それだから，Johnsonと共同研究者たち（2006）による縦断的研究は，とくに注目に値する。この研究者たちは，593家族について，コミュニティを基盤にした調査を行ったのであるが，主対象とする子どもの幼年期（6歳），青年期（14歳と16歳），成人期早期（22歳），より後の成人期（33歳）に，それらの家族に面接を行った。彼らは「DSM-Ⅳ・パーソナリティ障害のための臨床的構造化面接法」（First et al., 1997）を用いて，子どもにみられるパーソナリティ障害を査定し，また，これらの診断を，子育ての時期に観察された親の養育行動と関連づけた。もちろん，彼らは，幼年期の行動的・情緒的な問題および親の精神障害については条件統制を行った〔★訳注9：これらが結果に影響する変数とならないように統計処理を行った〕。成人期の早期および成人期のより後の時期にパーソナリティ障害を発症する危険性が

3. BPDにおける愛着阻害とメンタライジングの機能不全

増大するかどうかは，子育ての時期に家庭で観察された，様々なタイプの，問題含みの親行動の数と関連していた。より詳しく言うと，親の愛情または養育の水準の低さは，BPDおよび反社会性・妄想性・統合失調症型のパーソナリティ障害が生じる危険性の上昇と関連していたのである。厳しい処罰のような嫌悪的親行動も，BPDと妄想性パーソナリティ障害が生じる危険性を増大させていた。さらに，それらの知見が示したことであるが，幼年期の行動上の問題はBPDを予測するものではないのであり，そのことは，子から親への影響がある〔★訳注10：子どもの問題行動が親の養育を歪ませる〕という主張に対する反証となる。加えて，親の精神障害（I軸）もBPDを予測するものではなく，そのことは，遺伝が介在するという主張には不利となる結果である。中心的な発達的要因は，問題をはらむ親の行動である。さらに，問題のある子育てとパーソナリティとの関連の強さは，成人期早期と成人期のより後の時期の間でも減少することはなく，そのことは，これらの有害な早期経験によって持続的な脆弱性が作り出されることを示している。最後に，その研究が示唆していることであるが，ネグレクトも身体的虐待も，副産物として，パーソナリティ障害が生じる可能性を増大させるのであり，また，私たちがこの後に詳述するように，メンタライジングの十分な発達を阻害してしまうのである。

主たる研究に付随して行われたいくつかの研究は，家庭不和をBPDの発現と関連づけてきた。一般に，家族の凝集性の低さと高い不安定性がBPDの患者の家族の特徴であることが明らかにされてきた（Feldman et al., 1995）。方法論の洗練度はより低い研究であるが，より以前の複数の横断的研究が見出したことを紹介すると，BPDを持つ青年の母親は，自分自身を，より共感的でなく，より自己中心的で，より未分化であると評定していた（Golomb et al., 1994; Guttman & Laporte, 2000）。BPD症状の測定尺度で高得点であった大学生の親は，過去を振り返って，子どもにのめり込みすぎていたと自己評定するか，一貫性がなかったと自己評定した（Bezirganian et al., 1993; Brennan & Shaver, 1998）。

しかし，そのような全般的な研究は，子どもにBPDを発現させやすくする相互交流過程に注意を向けているのではない。Lyons-Ruthの実験室から生まれた魅力的な研究（Lyons-Ruth et al., 2005）は，そのような相互交流を調査したものである。サンプルは小さいが，その研究は，乳児期における母親の混乱したコミュニケーションが，その子どもの18歳時点で査定された境界性病理（borderline pathology）の症状と有意な相関関係にあることを示した。混乱したコミュニケーションというのは，①子どもを怯えさせるような行動，②全面的に波長が合っていない情動的応答，③役割逆転（例えば，乳児に慰めを求めること）であった。これらは，子どもをメンタライ

ズすることにおける親の重大な失敗を示す行動の種類である。さらに，混乱したコミュニケーションを示す母親の赤ん坊の 40％が後に BPD の特徴を示すのであり，それに比べて，混乱したコミュニケーションを示さない母親の場合には，その割合が 12％にとどまることから，その影響の大きさは甚大である。注目すべきことであるが，母親が乳児から不適切な形で引きこもることは，17 年後の子どもに生じる BPD 症状の最も強い予測因子であった。混乱したコミュニケーション以外で，後に BPD が生じることを予測する付随的予測因子の中に含まれるものとしては，(a) 乳児との不適切な養育の証拠があるため母親が社会福祉機関に送致されたこと，そして，(b) 青年期に報告された，それまでの虐待の全体的水準，があげられる。特異度（specificity）〔★訳注 11〕は相当なものである。というのは，他の条件を等しくした統制群では BPD の特徴を示した人は 9％に過ぎなかったのに比べて，ハイ・リスクで専門機関への臨床的紹介を受けた乳児の半数は，後に BPD の特徴を示したからである。

〔★訳注 11〕測定における「特異度」（specificity）については，第 6 章の〔★訳注 6〕を参照のこと。

　縦断的研究はわずかであるが，愛着行動の世代間伝達に関しては，私たちの間で全般的に合意が形成されている。したがって，BPD を持つ母親の養育行動についての観察結果は，この障害の形成に関する情報を与えてくれる（Fonagy et al., 1995; van IJzendoorn, 1995; van IJzendoorn & Bakermans-Kranenburg, 1997）。BPD を持つ母親についての観察結果は，彼女と乳児との相互交流にみられる特異性を明らかにしている。例えば，BPD を持つ母親は，静止表情姿勢〔★訳注 12〕をとった後に再び乳児と関わることを要求される実験状況では，乳児との相互交流において自分の情動表出を調節することができない。再度の関わりの段階に特徴的なのは，非随伴的な相互交流である（Danon & Graignic, 2003）。静止表情法を使用し，注意深く統制された実験研究から明らかになったことであるが，BPD を持つ母親は，自分の生後 2 ヶ月の子どもに対して侵入性と鈍感さをより多く示すのである（Crandell et al., 2003）。それに続く研究も，生後 12 ヶ月の子どもに対する母親の養育行動がより侵入的であることを示しており，一方，その子どもたちは，愛着がより無秩序になりやすいと思われた（Hobson et al., 2005）。

〔★訳注 12〕静止表情（still-face）という実験法は，母親の情緒的応答性の欠如が乳児に与える影響を観察するための以下のような実験手続きである。母親は，まず乳児と表情による相互交流した後，表情を静止させ，乳児との表情による相互交流を停止する。そして，一定時間が経過した後に，母親は再び表情による相互交流に戻る。

　このような，特異な愛着体験の影響は，その子どもたちにかなりの情緒的・行動的な問題がみられることのなかに顕著に表れている。BPD を持つ母親の子どもたち

3. BPDにおける愛着阻害とメンタライジングの機能不全

は，精神医学的診断名をつけられることがより多く，その診断名の中にはBPDに特有の症状も含まれることが明らかにされている（Weiss et al., 1996）。BPDを持つ母親の幼い子どもたちは，様々な手がかりをもとに物語を作るように求められると，トラウマ的話題の侵入がより多いことを含む，よりネガティヴな調子のナラティヴを生成する（Macfie et al., 2005）。早期に体験されるミラリングの特異性は，外傷的体験をしやすい脆弱性を作り出す点で有害なのだというのが，私たちの推論である。そのような脆弱性は，本来ならそれほど外傷的でない体験の影響を強めてしまうか，生来的な治癒能力を妨害してしまうかのどちらか——または両方——であろうと思われる。外傷的体験の世代間伝達に関しては，関連する研究が一つある。その研究によると，BPDを患う子どもの親のほうが，他の条件を等しくした統制群よりも，戦争と関連したPTSDの罹患率がずっと高かったのである（Eurlings-Bontekoe et al., 2003）。しかし，後の有害環境（例えば，外傷的出来事にさらされることとか，世代間伝達を媒介とする代理的トラウマ）がなければ，特異な早期経験がBPDのような重篤な後遺症をもたらすことはないだろうということを，私たちは認識している（Fonagy, 1999）。

幼年期の愛着関係における外傷的体験は，特異な親子相互交流のなかでも最も極端なものである。幅広い研究が，早期の愛着トラウマをBPDの形成と結びつけている。例えば，BPDの患者と，他のパーソナリティ障害の患者および統合失調症やうつ病のような他のI軸障害を区別するものは，幼年期に長期にわたる外傷的分離または永久的喪失を体験したという既往であることを，Bradley & Westen（2005）は見出した。メタ分析的レビューを行うと，BPD患者の20〜40％が幼年期に親の片方または両方との外傷的分離を経験していることが見出された（Gunderson & Sabo, 1993）。文献についてのより最近の要約（Levy, 2005）は，分離と喪失を37〜64％と見積もっているが，このような知見を確証できなかったとする四つの研究があることも確認している。したがって，分離と喪失の経験は，BPDの形成にとって必要条件でもなく，十分条件でもないと思われる。

数多くの臨床的研究と実証的研究が，幼年期のトラウマ，とりわけ幼年期の性的虐待をBPDと関連づけてきた（Herman et al., 1989; Zanarini, 1997; Zanarini et al., 1997）。さらに，いくつかの研究が提唱していることであるが，親の不適切な養育の特定の特徴やパターンはBPD特有のものである可能性がある。そのようなパターンに含まれるものは，①虐待の重症度，②開始された年齢，③虐待の種類数またはタイプ，④虐待者との関係の近さ，⑤関与した養育者の数，である（McLean & Gallop, 2003; Silk et al., 1995; Yen et al., 2002）。すでに示唆したとおり，BPDの発生に関連がある

とされることが最も多かったのは幼年期の性的虐待であるが，その根拠は，それがこの集団には高率で見られること（Battle et al., 2004），そして，それが結果をも連想させること（Gunderson et al., 2006a）である。

(2) 愛着と関連するメンタライジング欠損と BPD との関連づけ

　本書の第Ⅰ部（第3章『発達』）において，私たちは，安定した愛着を頑健なメンタライジングと関連づけ，愛着トラウマをメンタライジングの機能不全と関連づける根拠を展望した。私たちは，愛着の阻害およびメンタライジングの機能不全を BPD の発達的前駆体と思われるものと関連づける手続きを終えたので，今度は，不適切な養育（maltreatment）と関連するメンタライジング欠損が BPD の**診断**と結びつく根拠について考察する。愛着のナラティヴを用いた二つの研究において，私たちは，不適切な養育，メンタライジング能力，BPD の間の関係を調査した。パーソナリティ障害と診断された 86 人のサンプルのうち，不適切な養育の既往とメンタライジング能力の乏しさがみられる患者たちのうち 97％が BPD の診断基準を充たしていた（Fonagy et al., 1996）。私たちは，このような知見を犯罪的暴力についての一研究において再確認し，犯罪的暴力の既往のあるパーソナリティ障害の人たちの場合には，愛着を背景にしてメンタライズするということができない可能性がきわめて高いことを示した（Levinson & Fonagy, 2004）。より最近の未公刊の研究において，私たちは，研究参加者のうち，BPD の基準を充たす人たちと，パーソナリティ障害のない（またはBクラスターではないパーソナリティ障害を持つ）集団の間で，性別，年齢，教育水準，〔★訳注13：DSM-Ⅳ-TRの〕Ⅰ軸診断を対応させたうえで，メンタライジングの非言語的測定法，つまり「眼から心を読む検査」（Reading the Mind in the Eyes Test）（Baron-Cohen et al., 2001）を実施したところ，BPD の基準を充たす人たちのほうがより低い成績を示した。さらなる分析が明らかにしたことであるが，有害環境を体験した既往を持つ，メンタライジング得点が低い人たちも，BPD と診断される可能性がより高かったのである。

　しかし，BPD を持つ多くの患者たちは性的虐待も身体的虐待も経験**していない**のであるから（Paris, 2004），発症モデルは，虐待を受けていない人たちにおける BPD の形成をも説明するものでなければならない。逆に言えば，虐待被害者の大多数は，パーソナリティ障害を形成することはないだろうということである（Binder et al., 1996; Horwitz et al., 2001）。BPD の人たちの生活史には不適切な養育が高率でみられることから，私たちは，その有害環境の劇的な小部分に目を奪われやすく，原因として重要な背景変数を見落としてしまう。つまり，性的・身体的虐待自体は，長期的結

果という点では最も重要な要因ではないかもしれないと，私たちは示唆しているのである。むしろ，例えば，その虐待を開示することに対する養育者の態度のような，家族環境における背景因子が重要なのかもしれないということである（Horwitz et al., 2001）。不適切な養育という家族背景の数多くの側面が，子どものメンタライジング能力の健全な発達を阻害する点で重要な役割を演じていると思われるが，これらの側面には，①家族の無秩序，②阻害された愛着，③多数の養育者，④親のネグレクト，⑤アルコール依存，⑥家族成員にみられる情動の不安定さ，が含まれている。

　家族背景の重要性についての私たちの見解を詳述すると，心理状態の理解——とりわけ情動の理解——は，親子の二者関係における情動についての率直な話し合いと密接に関連しているということである。不適切な養育によって危機にさらされるのは，親子の間で——あるいは子どもと子どもの間でさえ——交わされる，束縛がなく，率直で，省察的なコミュニケーションであると，私たちは主張しているのである（Fonagy et al., 2007）。親の一人による不適切な養育は，その親の信用を失墜させてしまう。つまり，内的状態は考慮されないか正確に表象化されることがなく，行為は心理状態についての正確な表象と関連づけられることがない。虐待が家族外で生じる場合でさえも，その影響は，家族内でのメンタライジングに左右されるであろう。例えば，もしその虐待が否認されるか過小評価されるか，あるいはその責任が子どもにあるとされるなら，その子どもは，親が子どもの主観体験を心に思い浮かべることができないという，その親の失敗に影響されるであろう。こうして，その語り合いは，表面的には省察的に見えても，その子どもの主観体験の核心と一致しなくなるであろう。そして，この不一致は，そのトラウマをメンタライズする子どもの能力を損なわせてしまうであろう。

　要するに，子どもをBPDに陥りやすくさせる中心的要因は，**心理状態に関する筋の通った談話を減退させる家族環境**であると，私たちは確信している。被虐待体験自体はBPDの主因ではない。しかし，家族内での不適切な養育は，メンタライジングの不在または歪みと関連している可能性が高いのである。実際，メンタライジングの成立のためにはミラリング的関係の存在が重要であると私たちが強調していることと一致するのであるが，BPDの重要な予測因子として——身体的・性的虐待の存在よりも——①ネグレクト，②親の関わりの度合いの低さ，③情緒的虐待，のほうが重要であることを指摘する研究がいくつかある（Johnson et al., 2001; Ludolph et al., 1990）。BPDにおける幼年期のトラウマの家族背景を調査した諸研究は，虐待の重要な社会的媒介としての不安定で非養育的な家族環境に焦点を合わせている（Bradley et al., 2005）。さらに，自殺（Johnson et al., 2002）およびパーソナリティの機能不全

第9章 境界性パーソナリティ障害

(Zweig-Frank & Paris, 1991) を予測するのに最適の因子は，関わりの乏しさである。したがって，メンタライジング能力の適切な発達を損なわせる可能性が最も高いのは，**子どもに対する親の情緒的関わりの乏しさ**であると，私たちは解釈している。しかし，特筆すべきことであるが，波長合わせ（attunement）〔★訳注14〕の欠如だけでなく，一貫した波長合わせの**誤り**（misattunement）も，メンタライジングの発達を損なわせてしまう。さらに，愛着関係において相手から誤解されることは，非常に嫌悪を引き起こしやすい。このようなわけで，精神療法において繰り返しメンタライジングの焦点になるのは，**誤解を理解しようと努める**ことである。

〔★訳注14〕"attunement" に対して「調律」という訳語が使用される場合があるが，調律とは「楽器の音の高さを特定の標準音と音律に従って整えること」（広辞苑，第六版，2008）であり，"attunement" の含意が伝わりにくい。そのため，本書では原語の含意が伝わりやすい「波長合わせ」という訳語を使用している。

　情緒的ネグレクトに関する私たちの定式化は，BPD に対する Linehan（1993a）の弁証法的行動療法の基底にある発達理論ともうまく重なり合う。Linehan の見解では，鍵となる重要な因子は，BPD の前駆的徴候をもつ年少者がおかれている，**認証してくれない**（invalidating）家族環境である。Fruzzetti と共同研究者たちは，認証を与えてくれない家族内交流の性質を，有害な効果と併せて詳述してきた（Fruzzetti et al., 2003, 2005）。親の不承認（invalidation）は，その年少者の報告にみられるような，①家族の苦しみ，②自分自身の苦しみ，③心理的諸問題，と関連しているだけではない。不承認は，社会的認知の諸側面，つまり情動を確認し，情動に名前をつける能力とも関係している。このような知見は驚くに値しないものである。なぜなら，不承認は，内的状態という自己知覚（self-perception）を衰退させることを含んでいるからである。例をあげると，①子どもの自己描写の正確さや真正さを認めないこと，②子どもたちの報告にある彼ら／彼女らの諸反応を妥当でないか，不適切か，欠点のあるものとして扱うこと，③子どもたちの意見・考え・願望を却下するか取るに足らないものとみなすこと，④子どもたちが報告したことに対して批判するか罰を与えること，⑤問題があったり異常であったりする反応を正常だとみなすこと，である。

　不承認は，自分自身の心があるという子どもの体験を崩壊させるが，私たちの定式化は，そのような不承認の諸側面を浮き彫りにしている。この不承認は，①直接的な不承認を通して起きることもあるだろうし，②困難を過小評価することによって起きることもあるだろうし，③子どもが感じていることと養育者が感じていることの効果的な区別を子どもに教えないことによって起きることもあるだろう。愛着人物からの不承認的（非メンタライジング的）応答にさらされた幅広い既往が存在するので，主

3. BPDにおける愛着阻害とメンタライジングの機能不全

として，社会的認知の能力が不可欠な，情動的負荷の大きい対人的状況においてスキルの欠損が生じるのだと，私たちは提唱しているのである。その点において，私たちのアプローチは弁証法的行動療法と一致している。対人的理解の不全は，社会的ストレスを倍加させ，その結果，情動調整と対人的問題解決についての主要な困難につながる——最悪の場合には，それ自体が数々の関係に混乱を引き起こす。

このように，私たちはトラウマに独自の役割を付与するわけではないが，それにもかかわらず，以下のことを信じているのである。つまり，早期の不適切なミラリングと無秩序な愛着のせいで，(とりわけ愛着の文脈において) ストレスを伴う心理社会的体験に対して脆くなった人たちにおいては，不適切な養育が，BPDの病理を形成するうえで重要な役割を演じるだろうということである。また，不適切な養育は，メンタライジングを衰退させることによって，BPDの発生に直接的に関与するかもしれない。トラウマの影響力は，子どもの見方を考慮できないという，より全般的な失敗の一部である可能性がきわめて高いと，私たちは考えている。この失敗は，①ネグレクト，②拒否，③過度な支配，④一貫性のない関係，⑤混乱，を通して表れる。まとめて言うと，これらの有害環境は，発達途上の子どもの体験世界を混乱させ，社会的認知機能の歪みにみられるような深刻な傷跡を残す可能性がある。

とはいえ，性的虐待と関連する深刻な境界侵犯もそうであるが，直接的に子どもに向けられる攻撃性や凶暴性は，私たちがいま述べた'非特異的'な影響に加えて，'特異的'な影響をもたらすであろうと，私たちは信じている。例えば，攻撃性と凶暴性を向けられたために，自分に対して他者が悪意のある考えや感情を抱いているかどうかを考える能力の防衛的抑制が生じる可能性がある (Fonagy & Target, 1997a)。傷つきやすい年少者に対して虐待者がそのような行為をするのは虐待者が露骨に敵対的で悪質な考えや感情を実際に抱いているからに相違ないので，不適切な養育を受けた側が心理状態を思い浮かべることを嫌がるのは，無理もないことである (Fonagy, 1991)。同様に，Freyd (1996) は，近親姦的な性的虐待を**裏切りトラウマ** (betrayal trauma) と解釈してきたが，それは，「その裏切りを行う人が，被害者にとってその人を信頼しないわけにはいかない誰かである」ということを背景にして生じるものである (p.11; 強調は原典のとおり)。そのため，その裏切りを認識すること (つまりメンタライジング) は，愛着関係を脅かすことによって，その子どもを危機に陥れる〔★訳注15：裏切りを認識すると (裏切りの張本人である) 養育者との関係が脅かされるので，子どもは危機に陥る〕。このような背景の下では，解離が日常的な非メンタライジング的防衛である (Allen, 2001; Freyd, 1996)。この思考の流れと一致することであるが，悪意があることが明白で，子どもを標的にしていることが明らかな，不適切な養育の諸形態——例

325

えば，身体的，性的，心理的な虐待――は，メンタライジングに最も有害な影響を与える。繰り返しになるが，そのような虐待は，虐待者側の非メンタライジング的行動の**典型例でもある**。

4. BPDにおける不安定なメンタライジング

　BPDの発現においてメンタライジングの機能不全が中心的役割を演じることを論証したので，私たちは今や，BPDの現象面と症状面に注目してメンタライジングの特徴的な不全を述べる段階に来ている。第4章（『神経生物学』）において，私たちは，感情の制御不全がメンタライジング能力に及ぼす有害な影響をレビューしたので，ここでまたそれを繰り返す必要はないが，ただし，それとBPDとの特異的関連性（Gabbard et al., 2006）を強調することは必要である。これから私たちが詳述するのは，以下のことである。つまり，①活性化している愛着欲求がメンタライジングを衰退させること，②BPDでは前メンタライジング・モードの体験が表れていること（それと関連して投影同一視が働き始めること），③メンタライジングの機能不全は，BPDにおける自己の無秩序化と関連していること，である。

（1）愛着の活性化とメンタライジングの機能不全

　本書の第Ⅰ部で述べたように（第3章『発達』および第4章『神経生物学』），愛着はメンタライジングと複雑な関係にあり，ときには愛着とメンタライジングは互いを活性化し合うこともありうる（Fonagy, 2006）。最も問題になることであるが，BPDにおける愛着の過剰活性化は，愛着関係での虐待や情緒的ネグレクトの結果であるかもしれない。ところが，愛着欲求の活性化は，トラウマの想起手がかりとなるものである。そして，トラウマと関連して闘争‐逃走反応が誘発されることは，BPDの人たちの場合には，メンタライジングを抑制する恐れのあるメカニズムである。したがって，トラウマと愛着の同時喚起は，悪循環を生み出すことがありうる。トラウマは，通常，保護してもらうために愛着人物との近接を求めることに子どもを導く。しかし，不適切な養育を行う愛着人物に依存することは，①それまで以上の不適切な養育，②苦痛の激化，③愛着人物を渇望する内的欲求の増大，という連鎖を激化させる危険性がある。本章で先に言及したように，BPDと関連して纏綿‐とらわれ型（enmeshed-preoccupied）〔★訳注16〕の愛着が高率で認められることを多くの研究が指摘しているが，とらわれ型の愛着は，過剰に活性化された愛着システムを示すものである。この悪循環は，外傷的愛着を永続化させる。つまり，トラウマの後遺症としてのBPDでは愛

4. BPDにおける不安定なメンタライジング

着システムが誘発されやすくなるのであり，1）対人関係において親密になるテンポが急に速くなることや，おまけに，2）このような関係において愛着欲求が活性化されるとメンタライジングの一時的喪失が起きやすいことのなかに，それが表れている——愛着システムの過剰活性化を考慮に入れると，それらは，しばしばありうることである。

> 〔★訳注16〕「纏綿-とらわれ型」の愛着とは，「成人愛着面接」（AAI）によって抽出される成人期の愛着のタイプであり，このタイプに分類される人は，自分と親との過去の愛着関係についていまだに強いこだわり（とらわれ）を持っている。他者との親密な関係を強く望みながら，他者から見捨てられるのではないかという不安をも抱いており，対人関係は不安定になりがちである。理論的には，乳幼児期のアンビヴァレント型に相当する。

要するに，私たちは，以下に示すように，BPDの人たちにおいてメンタライジングが抑制される三つの道筋を思い描いているのである。

1. メンタライジングに抵抗する防衛は，自分に対して悪意のある考えや感情を抱いている人たちの心理状態を考えなくてもすむよう個人を防御するために動員されるのであろう。
2. メンタライジング・モードから闘争-闘争モードへの切り替えが起きる際の閾値はトラウマと関連して推移するが，その閾値の推移は，とりわけ高水準の情動喚起に対して脆弱であるBPDの人たちにメンタライジングの急速な喪失が起きる理由の説明になるであろう。
3. 安全性追求と関連して愛着システムに生じる過剰活性化が，その人を，虐待的愛着人物との，さらなる接触へと駆り立てるのであろう。

次に論じるように，メンタライジングの喪失に伴って，複数の前メンタライジング・モードの体験が生じるが，それらもまたBPDの特徴である。

(2) 前メンタライジング・モードの体験と投影同一視

私たちは，すでに第3章（『発達』）において前メンタライジング・モードの体験を述べており，ここでは，それらをBPDに適用するとどうなるのかを強調するにとどめる。BPDにおいて最も顕著なのは，**心的等価モード**であり，このモードでは，心理状態が外的現実と混じり合っている。精神療法家なら誰でも知っていることであるが，心的等価は「かのような」モードの体験を停止させる。つまり，考えたことや感じたことや想像したことがすべて「本当に」存在するように見えてしまう——それは，

ときにぞっとするようなことである。この体験が対人関係にドラマ性および危険性を付与することがありうる。そして，患者たちが自分自身と他者の考えや感情を突然に体験する際の深刻さを考慮すれば，患者たちの誇張された情動反応は妥当なものである。それと軌を一にした主観体験の鮮明さと奇妙さが，疑似精神病的症状として出現することがありうる（Zanarini et al., 1990）。

　反対に，**プリテンドモード**では，考えや感情が無意味になるところまで解離されることがありうる。プリテンドモードでは，心的表象の生成に対して現実が課す制約がより少なくなり，患者は，経験を現実に根ざしたものにしないまま，それらの経験について議論することができる。BPDの人たちについて投影法検査や他のナラティヴ的手法を用いて行われたいくつかの研究は，他者の心理状態についての表象が，①過度に複雑で，②奇異なほど精緻で，③悪意を含むものである，ことを示す証拠を提示してきた（Stuart et al., 1990; Westen et al., 1990a, 1990b）。したがって，BPDの患者たちは，あまりに現実的な（心的等価）体験と，あまりに非現実的な（プリテンド）体験との間で揺れ動きやすい。プリテンドモードにいる患者たちに対して精神療法を試みると，精神療法家は，真正の情緒的体験とは無縁の，延々と続く実りのない議論に導かれることがありうる（第6章『メンタライジング的介入法』を参照のこと）。

　最後に，発達早期の**目的論的モード**は，心的表象よりも具体的現実が優位になるという結果を伴う。例えば，BPDにおいてきわめて顕著なのは，言葉よりも行為のほうが雄弁だということである。経験は，その結果が目に見えて明らかなときにのみ妥当だと感じられる。例えば，愛情は，手で触れることや愛撫のような身体的表現を伴うときにのみ，真剣に受け取られ，そのようなものとして感じ取られる。情動的苦痛は，例えば，腕の切り傷から流れ出る血を見ることを通してのみ，十分に表出されうる。

　効果的な感情調整にはメンタライジングが不可欠である。したがって，前述のような前メンタライジング・モードは，BPDの患者を，制御できない感情に翻弄されたままにするか，解離的な無感情に陥らせるかのどちらかである。BPDにみられる認知の特徴で，社会関係にとって最も破壊的な特徴でもある投影同一視は，メンタライズされていない感情に直面した場合によくみられる防衛である。投影同一視は，受け入れることができない体験を他者の内部に生じさせるという，阻止しがたいように見える傾向である。無秩序な自己の分割‐排除された部分を外在化することは，子どもにとって無秩序な愛着に対処する一つの方法である。そして，トラウマを負い，虐待者を自己の一部として内在化した人にとって，外在化は，生死に関わることのように感じられる可能性がある。この体験は，BPDの人が報告する極度に高いレベルの不快感情をみれば明らかである——それは，Zanariniと共同研究者たちが境界的である

4. BPDにおける不安定なメンタライジング

ことの苦しみとして特徴づけたものである（Zanarini et al., 1998）。耐えがたい情動体験に含まれうるものは，①見捨てられた，②自分が悪い，②裏切られた，③無力だ，④ひどい扱いを受けた，⑤被害者だ，⑥劣っている，⑦永久に立ち直れない傷を負った，⑧芯まで腐っている，⑨モンスターのようだ，と感じることである（Allen, 2001）。そのような感情は，日常的に，そして比較的一貫して，患者の体験を特徴づけているものである（Bradley & Westen, 2005; Zanarini et al., 2003; Zittel-Conklin & Westen, 2005）。

　前述のような耐えがたい内的状態の，投影同一視による外在化は，BPD患者と治療作業を行う精神療法家の逆転移反応おいて広範に認められるものである。そのような逆転移反応は，①怒り・恨み・憎悪，②無力感・無価値感，③恐れ・心配，④患者を安全かつ迅速に救いたいという付随的衝動，を含んでいる（Gabbard & Wilkinson, 1994）。精神療法家が情緒的に距離を取ることによって自らを守ろうとするときには，込み入った事態が生じる（Aviram et al., 2006）。BPD患者は，拒否されることや見捨てられることに異常なほど敏感であるから，距離を取ることは，とくに問題を含んでいる。例えば，そのように距離を取られることを患者たちが拒否として捉えたときには，患者たちは，自分自身を傷つけたり，治療から逃避したりすることによって反応するであろう。Aviramと共同研究者たち（2006）が指摘していることであるが，患者の自己の'よそ者'的部分の，そのような外在化を通して，臨床家には患者に汚名を着せ，患者を拒絶するような態度が生じるのであるが，そのせいで，汚名を着せるという，その臨床家の態度を最初に生じさせた患者の行動は，さらに悪化する可能性がある。その結果は，自己充足的予言〔★訳注17〕であり，患者と精神療法家の双方が寄与する，汚名の着せ合いの循環である。

〔★訳注17〕自己充足的予言（または自己成就的予言）（self-fulfilling prophecy）とは，①ある現実が存在するという思い込み，②ある現実が生じるのではないかという予期，②ある現実が生じてほしいという期待などが人の行動に影響を及ぼし，結果的にそのような現実を生じさせてしまう現象である。

　投影同一視を伴う悪循環においては，目的論的で行動志向的なモードへの逆戻りによって，つまり，例えば薬物乱用，故意の自傷，自殺行動によって，圧倒的で耐えがたい情動体験からの救いを手にすることができる。しかし，自己を傷つける，このような行為は，恐れに取り憑かれた'よそ者'的自己を，他者のなかに――他者が精神療法家であれ，友人であれ，親であれ――生じさせるのであり，こうして，その他者は情緒的に耐えがたいものの受け皿となるのである。患者が抱えている未調整の感情に「独自の理解を示す」（したがって，それに耐え抜く），このような他者を求める欲求は，固執的・嗜癖的な疑似愛着が発達するにつれて，どうにも抑えがたいものにな

329

る可能性がある。私たちがすでに示したように，BPD患者たちの成人愛着パターンに関する諸研究が繰り返し明らかにしているのは，とらわれ型愛着〔★訳注18〕と未解決型愛着〔★訳注19〕の結合がみられるということである（Fonagy et al., 1996）。そのため，投影同一視を介して，そのような激しい愛着に引きずりこまれる精神療法家は，メンタライズする能力を失ってしまうのである——最悪の場合には，最初のトラウマを再演してしまい（つまり，メンタライジング不全），その過程であらゆる精神療法的影響力を失ってしまう。

〔★訳注18〕326ページにある，「纏綿‐とらわれ型愛着」についての本章〔★訳注16〕を参照のこと。

〔★訳注19〕「未解決型」(unresolved type) の愛着とは，「成人愛着面接」(AAI) によって識別される成人期愛着のタイプの一つであり，過去に愛着対象を喪失する体験や愛着対象から虐待された体験を持ち，それを心理的に解決することができていないタイプである。つまり，愛着対象に対する葛藤があったり，喪失体験による喪の過程が完了していなかったりするタイプである。理論的には，乳幼児期の「無秩序型」愛着に相当する。

(3) 自己の無秩序化

BPDについての臨床的記述には不安定な自己感が含まれているのが通例であり（Janis et al., 2006; Parker et al., 2006），BPDの診断基準は，「アイデンティティの混乱，つまり顕著かつ永続的に不安定な自己像または自己感」(American Psychiatric Association, 2000, p.710) を含んでいる。私たちの見解では，安定した自己感を維持するためには，メンタライジングがきわめて重要である（Fonagy et al., 2002a）。そして，メンタライジングが損なわれるような社会的文脈では，自己組織化の失敗を示す，多くの指標が目につくようになる。心理的なセルフ‐ナラティヴという形でのメンタライジングは，普通であれば，自己の主体感を維持してくれる（Fonagy & Target, 1997a）。この文脈で，私たちは，自己を一つの表象として解釈しているのではなく，一つの**プロセス**として解釈している。そして，そのプロセスは，自律性や主体性と密接に関連する特有の性質を伴うものである——つまり，それは，自分で自分自身の行動を調整しているという，意識的に接近できる感覚である（Ryan, 2005）。

プロセスとしての自己に対する私たちの強調は，メンタライジングの一時的崩壊と関連して自己の現象面に生じる変化とも辻褄が合っている。例を一つあげるなら，メンタライジングが支えにしているのは，自己対話（self-talk）を通しての正常な自己調整と，内的状態についての思考を伴う他の諸過程である（Dennett, 2001）。メンタライジングの機能不全があるので，BPDの患者たちは，自己調整の方略として，自己処罰的でネガティヴな発話に頼ってしまう（Rosenthal et al., 2006）。さらに，BPDの患者たちは，ネガティヴな感情に直面すると，自分自身を自分の行為の作者（author）

として体験することができないであろう。この主体感の喪失は，アイデンティティが一時的に拡散しているという感覚（Kernberg, 1983）だけでなく，本当の自分ではない，あるいは苦痛なほど一貫性がないという体験，空虚感と没頭不能，身体像の混乱，性別への違和感（Akhtar, 1992）につながる。BPD の患者の自己体験における，このような変容は，臨床経験豊かな情報提供者から得られたデータについての因子分析的研究によって確証されている（Wilkinson-Ryan & Westen, 2000）。

　私たちの発達的見方と一致することであるが，私たちは次のように推論している。つまり，鏡で映し出してもらうような体験を通して自分自身の体験についての安定的かつ一貫した表象を発達させることができない子どもたちは，養育者の歪んだ表象を自分の自己表象の一部として内在化しがちである（Winnicott, 1971）。私たちは，自己の内部のこの不連続性を**よそ者的自己**（alien self）と呼んできたが（Fonagy et al., 2002a），それは，消化されていない取り入れ物（introject）という Kernberg（1975）の仮説と置き換えてもよい概念である。そのような取り入れ物は，よく分化した抽象的な表象ではなく，養育者との関係の中にいる自己についての，具象的水準で符号化された体験である（Bradley & Westen, 2005）。私たちが，よそ者的自己という比喩を用いて捉えようとしているのは BPD 患者の病理的行為であるが，このような行為は――他者からは意図的で意識的なものとして解釈されても不思議ではない場合でさえ――自認された（self-endorsed）ものとしては体験されていないのである。そのような行為は，自己から解離されているか，強迫として自己に押しつけられているかのどちらかであるという意味で，よそ者として体験されているのである（Ryan, 2005）。

　無秩序型の愛着の既往を持つ子どもたちの，人を支配する行動（Kochanska et al., 2001; Solomon et al., 1995）を，私たちは，投影同一視に似たものとして理解している。ちなみに，投影同一視においては，自己に一貫性がないという体験が外在化を通して緩和される。この見解は，BPD の患者にみられる死にものぐるいの愛着希求行動に，新たな角度から光を当てている。無秩序型の愛着は，児童期早期〔★訳注20〕に養育者を求める欲求が並外れて強いことと関連があるとされており，その欲求は分離不安と同類のものである（Moss et al., 2004）。近接を求めるこの必死の懇願は，自己のよそ者的部分を外在化するための受け皿としての養育者を求める欲求によって，強められている可能性がある。

〔★訳注20〕原文では"middle childhood"で，6～8歳くらいの年齢を指しているが，日本の年齢区分では「児童期早期」に相当するので，原文からは離れるが児童期早期と訳した。

(4) 臨床的示唆

　早期愛着関係における広範囲の有害な体験を背景にして BPD という障害が形成されることを示す実証をレビューすることによって，メンタライジングに焦点を合わせながら，私たちは，BPD に対する治療アプローチの土台作りをしてきた。あからさまな虐待は有害環境の最も劇的な形ではあるものの，中核的問題は，作為（commission）ではなく**不作為**（omission）である，つまり子どもとの関わり合いにおいて養育者がメンタライズし損なうことであるという説を，私たちは提唱してきた。頑健なメンタライジング能力を発達させることに子どもが失敗すると，今度はそれが，感情調整，注意のエフォートフル・コントロール〔努力を要する制御〕，社会的認知，における発達的欠損と結びつく。不運なことであるが，不安定な愛着および同様に不安定なメンタライジングが永続化すると，人は，潜在的に不安定化を引き起こしやすい愛着関係に追いやられてしまう。つまり，①高まった愛着欲求が激しい感情を引き起こし，②メンタライジングが崩壊し，③前メンタライジング・モードの体験が，投影同一視と相俟って，人との関係や自己組織をさらに侵蝕する。

　このようなわけで，私たちが次に見ていくことであるが，精神療法的治療を提供する際に，私たちは危ない綱渡りをするのある。つまり，私たちは，一方では，メンタライジングを強化する愛着的背景を提供しなくてはならない。ところが，もう一方では，愛着を刺激することによって，治療が成功するために不可欠なメンタライジング能力自体を衰退させる危険を冒し続けることになる。

5. 治　療

　私たちは，先ほど紹介したジレンマの根拠を提示することから，この節を始めることにする。つまり，BPD の人たちは治療から恩恵を受けることができるが，治療はその人たちを悪化させる可能性もあるというジレンマである。したがって，BPD の患者を治療する臨床家は，とりわけメンタライジングを促進するように，また気づかずにそれを台無しにしてしまうことがないように，注意していなくてはならないと，私たちは主張し続ける。私たちは，BPD 患者に対する，メンタライゼーションに基づく治療プログラムを述べて，本章を締めくくることにする。

(1) BPD の経過と医原性の害が生じる可能性

　臨床家は，BPD が永続的性質を持つものだと予想する。初期の追跡研究によってその障害の変化しにくく見える性質が浮き彫りにされ，その結果，回復は思い描かれ

5. 治　療

ず，勢いが衰える可能性があるとはいえ長期的経過をたどる疾病過程が思い描かれるに至った（Stone, 1990）。最悪なのは，症状の正真正銘の重篤さ――つまり，情動的苦痛の激しさと理解不能性，劇的な自傷，対人関係における不可解なほどのアンビヴァレンス――によって，精神療法的ニヒリズムが正当化されたことである。

　細心の注意を払って計画された二つの予後研究は，BPDの経過についての前述のような悲観的見解に異議を唱え，したがって，精神療法的悲観論の不適切さを浮き彫りにした。ちなみに，その精神療法的悲観論が，重症パーソナリティ障害の人たちを，潤沢とさえ言える健康ケア・システムの隅の方に追いやってきたのである（Shea et al., 2004; Zanarini et al., 2003）。BPDの患者たちの大部分が，症状の実質的減少を経験する――そして，以前想定されていたよりもずっと早く，そうなるのである。入院が必要なほど重症のBPDを持つと診断された患者たちの75％が，6年後には，標準化された診断基準に示されている寛解状態に到達する（Cohen et al., 2006; Skodol et al., 2006; Zanarini et al., 2006）。したがって，BPDの患者は，寛解を経験することが**ありうる**のである――なお，寛解というのは，以前ならI軸障害という文脈でのみ使用された概念である。4年後までなら50％の寛解率というのが一般的であるが，その後も定率（1年で10〜15％）の寛解が持続する。再発はまれであり，おそらく6年経過しても10％を超えないであろう。この軌跡は，多くのI軸障害，例えば気分障害のような障害の自然経過とは対照的である。ちなみに，後者では，改善はより速く進むが，再発するのがより一般的である。

　BPDの改善は実質的なものであるが，衝動性やそれと関連する自傷および自殺傾向は，気分の不安定性および損なわれた社会的機能よりも劇的な変化を示す。こうして劇的な症状は減少するが，①見捨てられるのではないかという心配，②空虚感，③人との関係の問題，④抑うつに陥りやすい脆弱性は，少なくとも半数の患者たちには残存しがちである。劇的な改善が起きるときには，改善はときに迅速に起きることがあり，1）過酷なストレスを伴う状況か虐待的関係からの解放，2）薬物乱用の中断，3）不安障害か気分障害の効果的治療，と関連して起きていることがきわめて多い（Gunderson et al., 2003）。したがって，数々の併存的条件（comorbid conditions）が改善の可能性を摘み取ることもありうるので（Zanarini et al., 2004），これらも治療されなければならない。

　BPDの症例の大多数が6年以内に自然に回復するのであれば，世界中の臨床家たちは，なぜ伝統的にその障害の治療-抵抗的な性質に同意してきたのであろうか。より早期の調査研究が示すところでは，アメリカ合衆国で治療に訪れたBPD患者たちの97％は，平均して6人の精神療法家から外来治療を受けていた。2〜3年後に測定

された結果の分析が示唆していることであるが，型通りの治療は，せいぜい，ほんのわずかだけ効果的であるにすぎない（Lieb et al., 2004）。そのような知見を，その障害の自然経過に関する新しいデータから現在わかることと，どのように折り合わせることができるであろうか。

　現在実施されている——そして，多分，過去にはもっと一般的に実施されていた——いくつかの心理社会的治療は，それを行ったばかりに，その障害の自然経過と思われるもの通りに回復する患者の能力を妨げてしまったのであろうと，私たちは推測している（Fonagy & Bateman, 2006b）。約 40 年前に治療を受けた患者たちについての Stone（1990）による古典的な追跡研究においては，20 年かけたときにのみ 66％の回復率が達成された——より最近の諸研究で報告されている期間よりも 4 倍ほど長くかかったことになる。その障害の性質が変化したとか，治療が以前よりもずっと効果的になったということは，ありそうにない。新旧の薬物の既知の効能は，前述のような相違を説明することはできず（Tyrer & Bateman, 2004），根拠に基づく心理社会的治療はどこででも受けられるわけではない。悲しいことであるが，その障害の経過における明らかな改善は，有害な治療が実施される頻度がより低くなったことで説明がつくというのが，はるかにありそうなことである。おそらく，この変化は，治療の利用可能性が減少したことを反映しているのであろう。そして，それは，臨床家が医原性の悪化の可能性を認識したことや，そのため治療の手痛い副作用を回避していることよりも——とくにアメリカ合衆国においては（Lambert et al., 2004）——健康ケアのパターンが変化したことによるものであろう。薬物療法と同様に，精神療法的介入も有害となる可能性があることを，私たちは真摯に受けとめなくてはならない。

　精神療法が要求していることは，患者が精神療法家によって提供される別の見方を利用できることであるが，これこそまさに BPD の患者が苦手とする領域である（Fonagy & Bateman, 2006b）。こういう理由で，BPD の精神療法的治療は，どちらかといえば一心にメンタライジングの育成に集中すべきだということを，私たちは主張するのである（第 6 章『メンタライジング的介入法』を参照のこと）。この点では，私たちのアプローチは，BPD における中核的メタ認知不全（様々な心の状態を統合する能力の欠如，空想と現実を区別する能力の欠如，情動調整の不全）に対する，Dimaggio と共同研究者たち（2007）の精神療法的介入と，おおむね一致している。

(2) BPD に対する，メンタライゼーションに基づく精神療法

　メンタライゼーションに基づく精神療法（MBT）のプログラムを準備するときに（Bateman & Fonagy, 2004, 2006），私たちは，まず文献をレビューすることから始め

た。そして、効果的な治療は、表9-2に要約したような、いくつかの一般的特徴を共有しているという結論に、私たちは到達した。ありがたいことに、これらの属性の多くは、調査可能な治療プロトコルを特徴づけるものでもある。

私たちは、MBTの二つの亜型（variant）を発展させたが、その第一は『デイホスピタル・プログラム』〔★訳注21〕である。最初に、患者たちは週5日を基本にして参加し、患者たちがそのプログラムの中で過ごす最長の時間は、18〜24ヶ月である。このプログラムは、個人精神療法と集団精神療法を組み合わせたものである。これらの精神療法は、黙示的メンタライジング過程に焦点を合わせたものであるが、明示的メンタライジングのスキルを促進する表現療法（例えば、芸術活動や作文を含む）も併用される。個々のグループの構造と内容そのものはより重要度が低く、より重要度が高いのは、①そのプログラムの異なる側面どうしの相互関係、②グループとグループの間でのテーマの連続性、③その治療が一定期間にわたって適用される際の一貫性、である。このような'非特異的'側面は、おそらく効果的な治療の重要部分を形成していると思われる。一方、様々な精神療法的活動の効果という'特異性'については、まだ判断が行われていない。プログラム内部での統合は、私たちがメンタライジングに焦点を合わせていることを通して達成されている。すべてのグループが共有している全体的目標は、心による心の探索を奨励するという枠組みの中でメンタライジングを増進することである。

〔★訳注21〕患者が日中は病院に滞在して、入院に近い形の治療を受け、夜間は自宅に帰るという治療形態。「部分入院」ともいう。

『デイホスピタル・プログラム』に参加するには、患者が少なくとも次のような特徴のなかのいくつかを示していることが必要である。それらの特徴とは、①自己または他者にとって高リスクであること、②不適切な福祉的サポート、③日常生活への適応を妨げるような反復的入院、④住居不定、⑤物質乱用、⑥非常に不安定なメンタラ

表9-2　BPDに対する効果的治療に共通する諸特徴

- よく構造化されている。
- コンプライアンスを高めるためにかなりの努力を傾ける。
- 自傷や問題のある対人関係パターンのような特定の問題行動に鋭く焦点を合わせている。
- 患者と精神療法家が共有することができる首尾一貫した概念的枠組みを提供する。
- 精神療法家が受身的な姿勢ではなく、どちらかといえば積極的な姿勢を取ることと併せて、精神療法家と患者との間の支持的愛着関係を奨励する。
- 継続期間が比較的長い。
- 患者にとって利用可能な他のサービスとよく統合されている。

イジング，である。いくらか日常生活を送る能力を示しており，安定した福祉的サポートと宿泊場所のある患者たちは，とりわけ彼ら／彼女らのメンタライジング過程が親密な関係における脆弱性のみを特徴としているなら，MBTの二番目の亜型，つまり『集中的外来通院プログラム』の枠内で治療される可能性がより高い。いまのところ，パーソナリティ障害の重篤度の測定法で，標準化された得点〔★訳注22〕に基づいて個人をどちらかのプログラムに振り分けるのに適した測定法を，私たちは持ち合わせていない。第一に考慮されることは，リスクのレベルと社会的環境の不安定性である。

〔★訳注22〕標準化された得点（standardized score）とは，ある測定法で測定された個人の得点（粗得点）がその個人を含む特定集団内でどのくらいの位置にあるのかを示す得点である。具体的には，Z得点（偏差値）やパーセンタイル順位などを指す。

　18ヶ月にわたる『集中的外来通院プログラム』は，週1回50分の個人精神療法セッションが週1回90分の集団精神療法セッションと組み合わされたもので構成されている。『デイホスピタル・プログラム』の場合と同様に，集団精神療法家は，個人精神療法家とは別の人たちである。『集中的外来通院プログラム』に参加する患者たちに課される要件は，『デイホスピタル・プログラム』に参加する患者たちに課される要件よりも面倒なものである。というのは，外来通院への参加者は，混乱の度合いがより低く，より優れたメンタライジング能力を持ち，おまけに注意制御と情動調整のより優れた能力を持っているからである。そのプログラムの二つの要素，つまり集団セッションと個人セッションは，分離することができない。したがって，どちらかへの頻繁な欠席があると，治療継続についての話し合いが行われる。私たちは，欠席があるからといって自動的に患者を退院させるという方針をとるわけではない。しかし，患者がそのプログラムの一つの構成要素に参加しないなら，それが個人セッションであれ集団セッションであれ，患者が参加する次のセッションで，患者と一緒にこのことが話し合われるのである。患者は，治療開始時に，プログラムのどの構成要素であろうがそれに一貫して持続的に欠席すると，治療についてさらに検討するために，通院回数が少なくてすむ外来クリニックに転院することになるだろうと，伝えられる。この転院が行われた後も，プログラムへの復帰は依然として可能であるが，それは潜在的な不安についてのさらなる作業が行われた後に限られる。

　私たちが参加についてこのような厳格な姿勢をとるのは，次のような患者たちが多いからである。その患者たちは，集団セッションよりも個人セッションのほうが受け入れやすいことに気づき，後者には参加するが，前者には参加しないのである。そのような患者たちは，査定面接の際にはグループワークという要件を受け入れたように見えたが，内心では個人療法に触れるためだけにそうしたのであろう。この問題は，

治療開始後すぐに注目されなければならない。なぜなら，私たちは，集団治療がメンタライジングを促進する最も豊かな対話の場だとみなしているからである。BPDの患者たちが集団を嫌悪するとしても，それは驚くべきことではない。BPDの患者たちが集団を嫌悪するのは，自分自身のことを心に留めておく能力が減退しているからか，自分が他者の問題に耳を傾けているときには他者もこちらのことを心に留めているのだということを認識する能力が減退しているからであろう。患者たちが集団に不安を抱き，他者に対する過剰関与と過小関与の間を揺れ動く理由は，前述のような困難によって，ある程度説明がつく。患者たちは，他者の問題に関わるにつれて，その他者の心の中で自分自身を見失いがちである。そうしているとき，患者たちは自己感を喪失しているのであり，それが，次には，自己維持のために他者から急に距離をとることにつながるのである。

　MBTの行程には三つの主要な段階があり，そのそれぞれが異なる目標を持ち，固有の複数の過程を従えている。全般的にいうと，初期段階は，メンタライジング能力とパーソナリティ機能を査定すること，および患者を治療に関与させることを目的としている。この段階特有の諸過程は，以下のことを含んでいる。つまり，①診断を付与すること，②心理教育を施すこと，③精神療法の目標を階層化すること，④社会関係・行動に関する問題を安定化させること，⑤投薬歴を振り返ること，⑥危機回避経路を明確にすること，である。中期段階になると，すべての積極的な精神療法的作業は，増進し続けるメンタライジング能力を刺激することを目的として行われる。最終段階では，患者に集中的治療を終える準備をさせる。この終結段階が精神療法家に要求するのは，1）治療を終結することと関連した喪失感に焦点を合わせること，2）得られた成果を維持する方法を考えることができるように患者を助けること，3）その患者特有のニーズに添った予後観察的治療プログラムを開発すること，である。

　治療の初期段階は，記述された定式化を作成することを含んでいるが，それは発展していく作業であり続ける（第6章『メンタライジング的介入法』を参照のこと）。『部分入院プログラム』〔★訳注23：デイホスピタルと同じ〕および『集中的外来通院プログラム』に参加する患者たちは全員，3ヶ月に1回，治療チーム全員との振り返りに参加する。集団精神療法家，個人精神療法家，精神科医，他の関連する精神保健専門家が患者と共に一堂に会し，①前進したこと，②数々の問題，③治療の他の側面，について議論する。実践家たちを患者たちと共に集わせるという実践が保証してくれることは，すべての人の見解が考慮され，筋の通った一組の考えに統合されるということだけにとどまらない。異なる視点の議論を通して現れるメンタライジングが，理解をさらに深化させる建設的活動のモデルになるということも，保証されるのである。このような

定期的振り返りが再定式化をもたらし，その再定式化は，進行中の治療の土台となることができる。

　中期段階では，メンタライジングを強化するという，患者にとって辛い作業が待っているけれども，この段階は，精神療法家にとっては，表面的には，より対処しやすいように思えるであろう。つまり，初期段階を切り抜けるまでには，①危機の多くが沈静化しているであろうし，②治療への関与が明確になっているであろうし，③患者の動機づけも高まっているであろうし，④個人精神療法と集団精神療法の中で作業する能力もより優れたものになっているであろう。さらに，精神療法家は，患者の困難全体についてのより進んだ理解を持っているであろうし，そのため，患者たちについてのより確固としたイメージを心に抱いているであろう。同時に，患者たちは，精神療法家の欠点や作業の進め方をも認識するであろう。しかし，別の精神療法家たちと患者たちにとっては，中期段階の治療は，関係断絶の連続になるかもしれない。そうなると，その精神療法家は，メンタライジングへの焦点合わせを維持しようと努めながら，治療同盟における断絶を修復し続け，また，この段階での自分自身と患者の動機づけを維持し続けなくてはならない。

　BPDの患者たちは，時間が経過すれば自然に改善するけれども，改善が起きるのは主に衝動的行動と感情の不安定さの面である。①情動的負荷の大きい対人関係を維持すること，②面倒な社会的状況についての込み入った交渉に関与すること，③複雑な社会システムと効果的に交流すること，といった問題は，治療の影響をより受けにくいであろう。すでに故意の自傷をしていないBPD患者でも，他者との生産的で親密な関係を形成する能力がないことによって，ひどく制約のある生活を送っているであろう。そのような患者たちは，他者と交流する効果的な方法を身につけるまでは，人生をどう生きたらよいのかわからないままである。このように，治療の最終段階は，以前の段階の治療作業を統合し，確固としたものにするのと併行して，機能状態の対人的・社会的側面に焦点を合わせるのであるが，ただし，それは症状面および行動面での問題が十分御されている限りにおいて，である。

　最終段階が始まるのは，患者にまだ6ヶ月間の治療が残っている時点である。精神力動的精神療法の原則とも一致することであるが，精神療法期間中に得られた成果を確固としたものにするうえで，治療の終結とそれに関連する分離反応は非常に重要であると，私たちは考えている。患者が分離体験を不適切な形でやり過ごす場合，それは精神療法家が終結について不適切な処理をすることに後押しされている可能性があるが，そうなると，患者の中には，より早期の感情処理法が再登場し，それに伴ってメンタライジングの減退が生じるであろう。そのような場合には，社会的・対人的機

5. 治 療

能が損なわれるであろう。

　一貫性のある予後観察プログラムを開発する責任とさらなる治療を協議して決める責任は，患者と個人精神療法家に委ねられる。たいていの患者たちはさらなる治療を受けたいと願うが，私たちは，定常的に特定の予後観察プログラムを提供することはしていない。精神保健サービスとの関わり合いが多年に及ぶ患者たちもいる。こうしたサービスから離れることは，ライフ・スタイルの大きな変化を要求するのであり，患者は，18ヶ月経過後の終結までに，そのための準備が十分にできているとはいえないかもしれない。治療の失敗，複数回の入院，社会的安定の不十分さを多年にわたって経験した重症パーソナリティ障害患者が，18ヶ月後に精神保健サービスから立ち去ることができ，二度と戻って来ないということは，ありそうにない——治療が成功しているにもかかわらず，そうなのである。たいていの患者たちは，新しい生活に適応するときに，さらなるサポートを求める。

　多くの患者たちが求めるのは，さらなる正式の精神療法ではなく，断続的な予後観察的面接である。この予後観察は，治療チーム内で準備が整えられる。例えば，その患者を熟知しており，患者にも熟知されている年長の実務家が，4～6週間ごとに30分間の面接を提供する。予後観察的面接の間も，その精神療法家は，メンタライジング的技法を使用し続けるのであり，そうして，対人的問題解決と親密な関係の維持のために自分と他者の心理状態を探索し続けるようにと，患者を励ますのである。予後観察の契約は柔軟であり，患者が特定の困難を抱えているなら追加的面接を求めることができる。しかし，一般的には，予後観察期間の最適の行程は，患者の自律性と責任をより大きくするために，面接と面接の間の期間を6ヶ月以上に延ばすことを伴っている。このように，いつまで患者への面接が行われるかは，その精神療法家と患者の判断に委ねられ，持続期間は双方が合意したものでなくてはならない。予後観察期間の比較的早期に，今後いつでも電話で面接予約を求めることができるという条件つきで，退院することを選択する患者たちもいる。他に，何ヶ月も前に面接予約をしておくことを好む患者たちもいるが，この構造は，患者たちの心に，私たちが患者のことを心で思い続けているのだという適切な保証を与え，その結果，患者たちに日常生活のストレスや緊張を切り抜けるための，より大きな自信と自己信頼（self-reliance）を与えるのである。

(3) MBTの有効性に関する実証研究

　MBTに関する私たちの実証研究は，日常的な臨床実践に忠実であり続けるという意味で自然主義的（naturalistic）なものである。そういうわけで，私たちの解釈に

第9章 境界性パーソナリティ障害

よれば，結果についての私たちの査定は，効果性研究であって効力研究ではないのであり，前者は，どちらかといえば他の臨床的設定への直接的な準用（translation）が容易であるという利点を有している。そのプログラムは，大学の研究部門にいるような，高度な訓練を受けた研究員たちではなく，精神分析志向的精神療法に関心があり，総合的訓練を受けた精神保健専門家のチームによって開発され，実施される。それだから，通常の臨床的設定の中で，そして，患者が他のどこかで治療を受けることができそうにない地域や健康ケア・システムの中で，その研究は行われる。したがって，私たちは，そのサービスの枠内で患者を追跡することができており，そうすることで，正確な臨床的データおよびサービス利用データを集めることができている。加えて，患者たちは，医学的緊急事態には二つの地域病院だけで治療を受けるのであり，このおかげで，私たちは，医学的危機介入を必要とする自傷や自殺企図のエピソードについて非常に正確なデータを得ることができる。しかし，実証研究に対するこの自然主義的な臨床的アプローチには，ネガティヴな側面もある。つまり，その部分入院プログラムは複雑で多面的であり，そのため効果のある要素を特定することが困難になる〔★訳注24〕。とはいえ，私たちは，後に，結果に対する特定の精神療法的要素の寄与を決定するための要素分割を行うのに適したプログラムを編成した。

〔★訳注24〕複数の要素を持つ治療プログラムの効果を実証的に検討する場合，プログラムの各要素が複雑に絡み合っていて個々に分割できないなら，プログラム全体の効果は測定できても，個々の要素の効果は測定できない。

　治療の結果に関する限り，私たち自身が得ている証拠は小さなものにとどまっている。しかし，複数の追試的研究が進行中であり，治療においてメンタライジングの技法を使用する実務家の数も増えている。それだから，今後は，より多くの情報が急速に集まるであろう。私たちが『部分入院プログラム』で独自に行った，無作為化され，統制されたBPD治療の試行（Bateman & Fonagy, 1999, 2001）から，気分状態と対人的機能状態において有意で持続的な変化がみられることが明らかになった。通常の治療と比較して，成果は相当なものであり，18ヶ月の予後観察期間に増加することが観察された。

　その独自の研究に参加した44名の患者たちは，より早期の試行が完了した後に，3ヶ月間隔で査定が行われた。結果の測定尺度は，①自殺企図と自傷行為の頻度，②入院の回数と期間，③サービス利用，④抑うつ・不安・症状性苦痛全般・対人的機能状態・社会的適応についての自己報告式尺度，を含んでいた。部分入院治療を受けた患者たちは，実質的な成果を保持しているだけでなく，大部分の測定尺度において，改善が続いていることを証明した――対照的に，統制群の患者たちは，同じ期間の間に

ごく限られた変化しか示さなかった。このことが示唆しているのは，機能回復的変化が生じ，そのおかげで，患者たちは，自傷行動のような以前の対処法に頼ることなく，日常生活のストレスや緊張をくぐり抜けることができたということである。

その試行に参加した患者たち全員の健康ケア利用が，ケース記録とサービス提供者からの情報を用いて査定された（Bateman & Fonagy, 2003）。精神医学的治療，薬物治療，危機介入室治療の費用が，次の三つの時期にわたって比較された。その三つの時期とは，①治療前6ヶ月間，②18ヶ月の治療期間，③予後観察の18ヶ月間，である。治療前または治療期間中のサービス利用の費用については，MBT群と統制群の間に差がみられなかった。デイホスピタル治療で発生する付加的費用は，その間の精神医学的入院ケアと危機介入室の訪問回数がより少なくなることによって，相殺されていた。MBT群には18ヶ月の予後観察期間に費用が減少する傾向がみられたが，統制群ではその傾向はみられなかった。このことから，BPDに対するデイホスピタル治療は，一般的な精神医学的ケアよりも高額ということはなく，治療後には，相当な費用の節約を示すことが示唆される。

初代のMBT試行に参加した患者たちに対する，8年間にわたる予後観察が最近になって完了し，そこから得られた知見は，まだ公刊されていないが，MBTの長期的効果を通常の治療と比較した結果である。統制群の患者たちに比べて，MBT群の患者たちでBPDの診断基準に合致する人はごく少数になっていたが，一方，統制群では，まだ大多数が診断基準に合致していた。両群間の最も大きな相違は，衝動性と対人的機能状態の領域にみられた。他の多くの領域においても，MBT群の患者たちのほうが優れていた。つまり，MBT群は，統制群よりも，①全般的機能状態が有意に良好であり，②自殺企図がより少なく，③緊急相談室への訪問回数や入院日数がより少なく，④薬物治療の利用がより縮小しており，⑤就業者がかなり多いのである。

この複雑な治療プログラムの効果的要素が何であるのかは不明確なままであるが，異なる治療的要素のすべてに共通する特徴は，私たちがメンタライジングに焦点を合わせているということである。『デイホスピタル・プログラム』の患者たちは，個人精神療法と集団精神療法に加えて一連の複数の治療を受けたが，その治療は，治療初期における多少の心理教育と共に，サイコドラマや他の表現療法を含むものであった。メンタライジングへの焦点合わせが中心的要素であるかどうかを決定するために，また，より軽症のBPD患者たちのグループにおいては，より控えめのプログラムが効果的かどうかを知るために，私たちは，『集中的外来通院プログラム』で提供される個人精神療法と集団精神療法のみについて，無作為化され，かつ条件統制された試行を行った。最近になって完了し，まだ公刊されていない，この研究の結果を紹介すると，

支持的な臨床的マネージメントに較べて，MBT は，①自殺企図，②故意の自傷，③入院，④主観的苦痛を表す多数の指標における，有意に高い減少率と結びついていた。重要なことであるが，MBT は，社会的機能状態のより大きな改善とも結びついていた。したがって，MBT ——比較的純粋な形の場合——の効果は，BPD のより劇的で自己破壊的な症状を減少させることだけにとどまるものではないのである。

6. まとめ

本章の出発点に戻ると，私たちは，BPD に対する概念的枠組みを提唱したが，その枠組みにおいては，発達的精神病理に由来する心理的過程の機能不全に適合するように治療的介入が組み立てられる。私たちの発達モデルは，環境的不遇と神経生物学的脆弱性の絡み合いを重視している。私たちは，BPD が複雑な発症因と症状を持つことを認めながらも，メンタライジングを頼りにできないことが中核的問題であるという説を提唱してきた。この概念化は，かなりの精神療法的助力を与えてくれる。というのは，私たちは，個人精神療法と集団精神療法において，メンタライジングに対する遅ればせの発達支援を提供することができるからである。したがって，ともすれば起きがちであった精神病理の世代間伝達という長期的過程を抑止できる可能性を，私たちは手にしているのである。

BPD という現象は，次のようないくつかの要因の結果だというのが，私たちの中心的命題である。

1. 愛着との関連で生じるメンタライジング抑制
2. 内的現実を体験するモードのうち，発達に伴うメンタライジングの出現よりも前からあるモードの再出現
3. 投影同一視を引き起こそうとする持続的圧力
4. 自己破壊的なよそ者的自己の再外在化——メンタライジング・感情調整・愛着関係をさらに衰退させる悪循環を引き起こすもの

第4章（『神経生物学』）で述べたように，愛着とメンタライジングは，ある程度まで相互抑制的でありうるので，効果的な治療は，両者を同時に活性化させなくてはならない。したがって，治療の難所は，愛着欲求を背景にしてメンタライジングを維持・促進することである——ちなみに，愛着欲求は，逆説的であるが，メンタライジングを衰退させ，患者の機能状態を不安定化する可能性のある欲求である。すでに述べた

ことであるが，MBT は，そうと気づかずに BPD の経過を長引かせる過剰刺激的治療に陥ることを回避するように組み立てられている。メンタライジングに一貫して注意を向けることは，医源的な害を防ぐ最良の防御策であり，また，現在の私たちが知る限りでの，BPD からの自然な回復経過を速める最適の焦点合わせでもあると，私たちは信じている。

　実証研究を志向している以上，私たちが，MBT の有効性についてのそのような証拠で完全に満足することなどありそうにないし，しかも，MBT は，その領域に対して，どちらかといえば新参者である。とはいえ，その多面的な部分入院 MBT プロトコルの効果性によって，さらには，より焦点を絞った集中的外来通院プロトコルの効果性を示す根拠によって，私たちは勇気づけられている。その一方で，私たちも，そして他の臨床的設定で研究している共同研究者たちも，私たちの知識の基盤を積極的に拡大しようとしている最中である。

7. 臨床的重要点

- **不安定な愛着と BPD**：境界性パーソナリティ障害を不安定な愛着と関連づける幅広い根拠があるが，その不安定な愛着は，不安定なメンタライジングにつながるような問題をはらむ親子相互交流に由来する。話は変わるが，メンタライジング不全は，①感情調整，②注意のエフォートフル・コントロール〔努力を要する制御〕，③社会的認知に，機能不全を引き起こすことにおいて，突出した役割を演じている——これらの機能不全はすべて，BPD の症候群の中に表れている。
- **情動的利用不能性と BPD**：BPD を持つ多くの患者たちの生活史には虐待が日常的にみられるが，その共通の中核の部分は，情動的利用不能性とそれに付随するメンタライジング促進不全である。BPD についてのこの見解は，弁証法的行動療法における「不承認環境」の重視と一致している。
- **支持的療法としての MBT**：精神療法は愛着欲求を刺激する。そして，愛着欲求の高まりは，BPD の人たちの対人関係を不安定化させるのであり，過剰刺激的な精神療法的関係が有害でありうるのは，そのような理由によるのである。したがって，メンタライゼーションに基づく精神療法（MBT）は，愛着関係が背景にあっても，メンタライジングを活用可能にしておこうとする，どちらかといえば支持的なアプローチである。
- **MBT の効果性**：デイホスピタル・プログラムと集中的外来通院治療プログラムに関する，統制された実証研究は，BPD に対する MBT の効果性についての〔★訳注

25]，かなりの実証的支持を与えてくれる。詳しくいうと，MBT は，自己破壊的行動と不機嫌を減少させ，併せて治療的資源の利用頻度を少なくしてくれる。同時に，MBT は，社会的機能状態と職業的機能状態を改善し，しかも，これらすべての改善がかなり長期間にわたって維持される。

〔★訳注 25〕原文に校正ミスによる単語（of）の脱落があるので，それを補って訳した。

第10章 心理教育

　心理教育は,「専門家によって提供される治療様式で, 精神療法的介入と教育的介入を統合するとともに両者の相助作用をもたらすもの」(Lukens & McFarlane, 2004, p.206) と定義できる。これまで, 心理教育的介入は, 特定の精神疾患に照準を定めてきた。メニンガー・クリニックは, 幅広い専門分野に対する精神医学的訓練と精神疾患に関する公的教育を提供してきた長い歴史があり (Menninger, 1930, 1947), 心理教育的介入を拡大し洗練させるための豊かな土壌を提供してきた (Allen, 2005, 2006a; Craig, 1985)。しかし, ごく最近では, 治療全体に対する患者の関与を促進するため, メンタライジングに関する心理教育グループを開発することによって, 伝統的な障害中心の心理教育アプローチを超えるところまで, 私たちは到達している。この新しいアプローチの土台には, メンタライジングが治療において中心的役割を担っているという私たちの確信があり, それに加えて, 私たち臨床家が患者と共に行おうとしていることを患者が理解すれば患者はより良い協力者になることができるはずだという私たちの信念がある (Haslam-Hopwood et al., 2006)。

　第8章 (『養育と家族療法』) からの流れを引き継いで, メンタライジングに基づく子育てに関する教育グループについて述べることから, 本章を始めることにする。本章の残りの部分では, メニンガー・クリニックを受診する成人患者たちのために私たちが開発した, メンタライジングに関する数々の教育グループについて述べる。私たちは, メンタライジングに関する教育グループを単独の介入法として企画したのではない。むしろ, それらは, 多様式的な院内治療プログラムの欠かせない構成要素である。したがって, 私たちは, それらの効果を実証する研究をしてきたわけではないし, それらの介入法が治療結果にどれだけ独自の貢献をするのかについても, 私たちにはわからない。患者や家族成員を対象にして明示的にメンタライジングの概念を使用し, それに沿った形で患者や家族を教育したいと願う臨床家のために, 私たちが患者やそ

の家族に対して行う，メンタライジングについての説明（『メンタライジングとは何か・なぜそれを行うのか』）を，本章の付録として添付する。

1．省察的養育ワークショップ

　第8章で述べたように，Sladeと共同研究者たち（Sadler et al., 2006; Slade et al., 2004）による『マインディング・ザ・ベイビー』プロジェクトは，実質的には教育的要素を含むものである──例えば，子どもへのケアおよび社会的資源について親に教えることが，それである。しかし，その介入の主要な狙いは，親とその乳児の間のメンタライジング的相互交流を育てていくことにある。対照的に，乳児／始歩期の幼児／就学前児を持つ親たちに対するSladeと共同研究者たちの集団介入法の特徴は，私たちに言わせれば，はじめから心理教育的なものということになるであろう〔★訳注1〕。

〔★訳注1〕第8章では，Sladeと共同研究者たちが開発したプログラムとして，乳児とその親を対象にした『マインディング・ザ・ベイビー』と，それよりも年長の子どもとその親を対象にしたものの2種類が紹介されている。ここで，本書の著者たちは，後者のほうがより心理教育的であると述べているわけである。

　ハイ・リスクの親と乳児のために企画された『マインディング・ザ・ベイビー』とは異なり，『ペアレント・ファースト』〔親が第一（Parents First）〕（Slade, 2006）は，通常の教育や子育ての場面で実施されるように企画された予防的介入法である。そのプログラムは，グループへの介入に加えて，スタッフや家族に対する精神保健相談をも提供するが，本章に関連する部分は**省察的養育ワークショップ**である。このワークショップは，12週間にわたって行われる一連の省察エクササイズを含んでいる。そして，エクササイズは，難易度の段階に沿って一定の順序で提示される。親のメンタライジングを促進することを目的とした家族活動も，各ワークショップの狭間の期間のエクササイズとして処方される。

　ワークショップのリーダーたちは，省察性のモデルを示すとともに，メンタライジングの様々なレベルやメンタライジングにおける問題点を確認することができるように訓練されている。また，彼ら／彼女らは，メンタライジング的姿勢，つまり，心で心を思うことを目的とする探究心や好奇心といった態度を体現している。子どもたちはどんなに幼くても自分の思考，感情，目標に従って行動するのであるが，親たちはそのことを認識できるように援助される。第8章で述べた，メンタライゼーションに基づく家族療法アプローチにもあてはまることであるが，『ペアレント・ファースト』が意図しているのは，全般的有能性を促進するという目的に基づいて，主としてメン

タライジング能力を養うことであり，子育て上の特定の問題を解決できるように親たちを援助することではない。しかし，省察する傾向の乏しい親たちは，子どもにみられる特定の問題への助言を求めがちである。

　段階に分けられたその一連のエクササイズの最初の段階では，親たちは，ただわが子の行動をよく見て，観察したことについて語ることを求められる。次に，親たちは，わが子の行動の基底にあるものを，願望，情動，思考という観点から解釈するように励まされる。それから，もう一段階複雑なレベルに進み，親たちは，自分自身の心の状態と子どもの体験との関係について認識するように援助される――例えば，親の情動や期待が子どもの自己体験に与えている影響を考えるということである。それと関連して，親たちは，見方の相違に気づかされるのであるが，このような相違は，例えば，親と子の見解の不一致に顕著に表れているものである。これらの全ステップは，情動的負荷がかかる瞬間においてもメンタライズする能力を親が保持できるように援助するための下準備である――ちなみに，その能力は，私たちがメンタライジングの至適基準（gold standard）とみなしているものである。

　ワークショップの最終段階では，親子関係における実に複雑なメンタライジングに対する取り組みが行われる。親の注意は，①アンビヴァレンス，②マインドリーディング能力における限界，③互いの意図の解釈を誤るという，親にも子にもみられる傾向性，に注がれる。このグループ・プロセスは，参加者の努力への支持を提供しつつ，上記のような諸問題を正常範囲に落ち着かせるための助けとなるのである。ちなみに，このことは，クリニックを基盤とした私たちの心理教育グループにもあてはまることである。

2. 成人の精神科入院患者を対象とするコースの構成要素

　私たちの臨床的作業や実証研究のなかで，メンタライジングという，この一見すると普通の能力の複雑さや繊細さを私たちが最も痛切に認識するきっかけになったのは，患者たちにメンタライジングについて教えようとする私たちの努力であった。私たちは，メニンガー・クリニックで実施される『危機状態にある専門家のためのプログラム』において，そのような数々の介入を開始した（Bleiberg, 2006）。このプログラムにおいて，私たちは，とくに探究心が豊かで教育水準も高い患者グループを対象にして治療作業を行った。そのグループは医師や他の保健領域従事者，弁護士，企業経営者などの人たちで構成されていたが，その人たちは，気分障害や不安障害を含む諸問

題で治療を受けていた。また，しばしば嗜癖問題を併存させており，外傷的な愛着やパーソナリティ障害の既往が絡んでいることも多かった。そのような人たちは，次のような厄介な質問をしてくる。つまり，「メンタライジングは共感とはどう違うんですか」「メンタライズしすぎることってあるんですか」「同じことを繰り返し考えているなら，メンタライズしていることになるんですか」「私はいまメンタライジングを学んでいるところですが，今度は，私の夫／妻にメンタライズさせるにはどうしたらいいですか」といった質問である。1時間かけてメンタライジングについて語り合った――しかも，それを実行したいと願った――後に，物怖じしない患者が，「しかし，メンタライジングって**いったい何ですか**」と尋ねるようなことも珍しくない。その一方で，メンタライジングに関するセッションに数回参加しただけ（そして，メンタライジングを重視する治療プログラムに2～3週間通っただけ）なのに，「もうわかりました！」と叫ぶ患者たちも，しばしば現れる――これは，患者が，家族やスタッフや仲間といった人との情動的負荷の大きい対人的葛藤のさなかで，メンタライジング能力を活用することができ，しかもそれをそうだと認識することができた後に，典型的に現れる反応である。

　グループに新しく参加した患者はこの概念がわかりにくいと表明することがあるが，そのようなときに，グループのセッションへの参加回数の多い患者たちが，新しく参加した患者の困惑に共感を示し，最終的にはわかるようになるだろうと期待しながらそれに取り組んでみるようにと励ましてくれるのは，ありがたいことである。グループ・リーダーたちは，日頃から，患者が**メンタライジング**という概念のニュアンスを理解しようと努力し続けていることを認めているだけでなく，患者が日常生活においても，つまり臨床的作業や同僚との関係はもとより，主要な愛着関係においても，うまくメンタライズしようと格闘し続けていることを――より重要なこととして――認めている。

　『危機状態にある専門家のためのプログラム』において初めて心理教育グループを確立した後に，私たちは，青年期から成人期への移行段階で深刻な困難を抱えている若者を対象としたプログラムへと，その適用範囲を拡大した。ちなみに，その若者たちの多くは，多数の臨床的症状を呈しており，パーソナリティ障害や嗜癖をも併発していた（Poa, 2006）。専門家たちのグループも，若い成人たちのグループも，50分単位の複数のセッションのために毎週集まるのであるが，それらのセッションは，講義，討議，グループ・エクササイズで構成されている。グループの大きさは様々であるが，ときには患者だけで24人にまで膨らむことがある。もちろん，スタッフと訓練生も参加する。後でより詳細に述べるが，グループは三つの部分で構成されるカリキュラ

2. 成人の精神科入院患者を対象とするコースの構成要素

表 10-1　心理教育グループ・カリキュラム

---

1. **メンタライジングとその発達についての理解**
   メンタライジングの過程を中心に据えて，治療同盟を築くことが必要である根拠を提示する。メンタライジングの様々な面について，そして上手にメンタライズすることが自己認識と健康な対人関係にもたらす利益について議論する。安定した愛着と至適情動喚起の観点から，メンタライジングの発達と維持に必要となる至適条件を述べる。

2. **精神医学的障害とメンタライジングの機能不全**
   精神医学的な障害や症状がメンタライジングの機能不全との悪循環に陥ってしまう経緯を説明する。まず物質乱用から議論を始め，抑うつ，不安障害，トラウマ，パーソナリティ障害へと議論を拡大する。

3. **治療におけるメンタライジングの促進**
   治療は，メンタライジングを実践するための，またメンタライジングの不全とその理由を同定するための一連の舞台をすべて包括するものであるというように，治療を概念化する。ここでいう舞台に含まれるのは，以下のことである。①入院環境内での仲間やスタッフとの相互交流についての討議，②アセスメントの過程，③個人精神療法・集団精神療法，④メンタライジングにとって試練となる，ストレスがとくに大きい二つの治療過程，つまり治療チームとの臨床的対戦と家族課題。

ムを有しており，それぞれの部分が2～3セッションで構成されている。概要を表10-1に示す。

　グループは時間制限が設けられておらず，患者たちは数週間の滞在期間中のどの時点でもグループに参加することができる。必然的に，患者たちは，そのカリキュラムの様々な時点で，グループに入ることになる。したがって，各セッションは，メンタライジングに関する短い説明から始まる（そのグループにおける理解度のレベルや答えるのに骨が折れる質問がどのくらい出るかによって，短い説明では終わらない場合もある）。参加経験がより豊富な患者たちが，より経験の浅い患者たちの道案内となる説明をしてくれることも多い。患者たちをこの概念に慣れさせるために，そして，とりわけカリキュラムの中盤または終盤にグループに入ってくる患者を助けるために，『治療の羅針盤としてのメンタライジング』（Allen et al., 2003）という，私たちが患者向けに書いた論文が受付で配布される。

(1) メンタライジングとその発達についての理解

　コースの最初の部分である『メンタライジングの理解』は，メンタライジングの基本概念とメンタライジングを促進する発達的要因を取り扱う。メンタライジングとは

心理状態に注意を向けることであると，私たちは定義する。そして，その後に，メンタライジングの対象領域は自己および他者の思考と感情についての認識を含むものであると強調する。私たちは，メンタライジングを共感と対比し，メンタライジングが他者だけでなく自分自身に対する共感を伴うものだということを述べる。私たちは，メンタライジングをマインドフルネスとも関連づける。つまり，メンタライジングは，心についてのマインドフルネスを伴うものだということである。メンタライジングが知的プロセスであるという誤解を払拭するために，私たちは，情動のメンタライジングを強調する。実際，その誤解とは裏腹に，メンタライジングは情動を伴うもの**である**。

　私たちは，メンタライジング不全の二つの基本的類型――つまり，メンタライジングの不履行と歪んだメンタライジング――について説明する。後者に関しては，滑りやすい斜面にたとえて想像と投影に言及する――この両者はどちらもメンタライジングにとって不可欠なものであるが，歪曲を生じさせる可能性もあるということである。私たちは，メンタライジング不全が自己中心性に由来するものであることを強調し続けるのであるが，ここでいう自己中心性とは，省察を経ることなく，他者の思考・感情が自分自身の思考・感情と一致していると想定する傾向である。反対に，メンタライジングは，異なる複数の見方を同時に考慮する努力を要求する。心理教育グループで，私たちは，日頃から「エクスクレメンタライジング」（excrementalizing）〔★訳注2〕という概念を，歪んだメンタライジングの口語的表現として用いる（第2章『メンタライジング』を参照のこと）。この記憶に残りやすい用語は，患者の注意を引きつける。

　　〔★訳注2〕第2章でも述べたように，自分自身を非常にネガティヴに捉える自嘲的メンタライジングのことである。

　メンタライジングが最もよく発達するのは，安定した愛着関係という背景があり，同時に，至適情動喚起という条件があるときだということを，私たちは患者たちに説明する。私たちは，これらと同じ条件を治療環境においても作り出そうとしているのだということを主張する。つまり，メンタライジングが花開くためには，患者たちは，基本的な安心感を抱いていなくてはならず，私たち臨床家に対してだけでなくお互いに対しても信頼を抱いていなくてはならないのである。したがって，各自が基本的な慈愛と善意を抱く必要性があることを，私たちは強調する。私たちは，一方で，患者たちに，過度な情動喚起や闘争‐逃走反応がメンタライジングを損なうものであることを教える。しかし，もう一方で，ストレスが増大する条件の下でメンタライズするのを助けているという意味では限界に挑戦しようとしているのだと，私たちは説明する。患者たちは，パラノイド・モードに陥ると，このような目的のために私たちが故意に彼ら／彼女らを挑発しているのだと信じていることが珍しくない。反対に，私た

ちが説明することにしているのは，以下のことである。つまり，治療に伴う通常の試練とともに，臨床家側の避けがたいメンタライジング不全があり，その結果，情緒的試練が引き起こされるであろうが，その試練は必要なものだということである。

実質的にすべてのセッションで，私たちは，次のことを繰り返し述べている。つまり，基本的なメンタライジング能力は当然備わっているものと私たちは考えており，私たちは，メンタライズする方法をあえて患者に教えるつもりはないということである。そうではなくて，私たちが促進しているのは，メンタライジング親和的**態度**，つまり心理状態についての探究心と好奇心を伴う姿勢なのだと，私たちは明言する。したがって，私たちは，患者が注意を配分する際のあり方に影響を与えたいと願っており，同時に想像力を活用することを患者に奨めているのである。実際，私たちは，善意を背景にしてこのメンタライジング精神を提唱しており，そのことにおいて，私たちは，治療プログラムの全般的基調を定めようとしているわけである。要するに，私たちは，臨床家たちの間だけでなく，患者たちの間にも，メンタライジング的姿勢を行き渡らせようとしているのである。

(2) メンタライジングと精神病理

カリキュラムの第二の部分は，様々な形態の精神病理とメンタライジングの機能不全との関係を認識できるように患者を助けることに役立つ。ここにおいては，考慮している精神病理の領域にもよるが，私たちが大なり小なり盤石な基盤の上に立っていることは，周知のとおりである。本書の内容が示唆しているとおり，トラウマや境界性パーソナリティ障害の文脈におけるメンタライジングについて，私たちはかなりの知識を有している。心の理論を標題に掲げてはいるが，いくつかの研究は，うつ病（Inoue et al., 2004; Lee et al., 2005）および双極性障害（Kerr et al., 2003）にメンタライジングの欠損がみられることを明らかにしてきた。不安障害（Wells, 2000）や広範囲のパーソナリティ障害（Dimaggio et al., 2007）を対象にして，メタ認知的欠損を取り扱う数々の臨床的介入法が開発されてきた。統合失調症においてもメンタライジングの欠損が目立つが（Doody et al., 1998; Frith & Corcoran, 1996），私たちは，主要な精神病的障害をもつ患者たちを，メンタライジングに関する私たちの心理教育グループに参加させたことはまだない。

私たちは，メンタライジングと精神病理との双方向的関係に関する全般的討議へと患者たちを引き込んでいく。一番わかりやすいのは，精神病理がメンタライジングを機能不全に陥らせるということである。もっとわかりにくいのは，メンタライジングの機能不全が精神病理に寄与するということである。私たちは，物質乱用について考

察することから始めるが,それは,物質による朦朧状態とメンタライジングの機能不全との間には明らかに関連がみられるからである。しかし,この議論では,嗜癖が自己に関するメンタライジングを機能不全に陥らせるだけでなく,他者,とくに愛着人物の心理状態に対する鈍感さと関連しているということが,強調される。メンタライジングの機能不全は精神医学的障害の発現や悪化に影響を与える可能性があるが,物質乱用は,そのような影響の実例としても適している。例えば,情動をメンタライズする能力の損傷は,激しい情動喚起から物質乱用へと至る,固定的で,反射に似た経路の発生に関与する。また,その現象は,次のことを説明する機会を与えてくれる。つまり,コーピング反応の柔軟性を高めることができる「一時停止ボタン」が必要なのであり,それを与えてくれるのがメンタライジングだということである (Allen, 2005)。最後に,私たちが言及するのは,メンタライジングの機能不全が親密な関係における葛藤を助長するということである。そして,次には,これらの葛藤が苦痛をもたらし,その苦痛がアルコールや薬物の乱用のエピソードを生じさせる可能性があるということである。

不安がメンタライジングに及ぼす悪影響は,心理教育グループの主要なテーマとなる。なぜなら,メンタライジングにとって至適水準の情動喚起が重要だということや,過度の不安が非メンタライジング的な闘争-逃走反応を引き起こすという問題について,私たちは日常的に議論しているからである。逆に,反芻思考という,不備のあるメンタライジングや,他者の心理状態についての歪んだメンタライジング(例えば,自分自身の自己批判的態度を他者に投影すること)が不安を焚きつけているのだということについても,私たちは議論する。このような議論においては,患者たちに共通してみられる愛着トラウマがとても重要な役割を演じる。闘争-逃走反応モードへの切り替えが起きる閾値を下げる要因として,ストレスへの鋭敏化が関与しているのだということを,私たちは説明する。そして,過去のトラウマを現在の対人関係に投影することは,不安を悪化させる歪んだメンタライジングの一形態であるということについても,私たちは議論する。

抑うつは,注意の集中と柔軟な思考に対して幅広く悪影響を及ぼすので,メンタライジングを台無しにするものであることを,患者たちは容易に認識する。私たちは,自己および他者に関するネガティヴな思考の硬直したパターンがメンタライジングに背くものであることについて論じる。そして,私たちは,他者の心理状態への波長合わせの失敗がもたらす悪影響について考察するが,それは,抑うつエピソードの一部でもある。私たちは,患者たちの対人関係を阻害する抑うつ的行動(例えば,情緒的な反応性や表出性の欠如,単調な話し方,他者の体験への関心の乏しさ,過度に

保証を求めること）の諸側面に，患者の注意を引きつける。抑うつ的な人たちの親密な対人関係の特徴である葛藤についても，私たちは議論する。ちなみに，その葛藤とは，まずパートナー同士や配偶者同士が不満を募らせ，批判的で，高圧的になる傾向であり，次に，このような努力が無駄に終わると諦めて引きこもる傾向である。もちろん，どちらの傾向も抑うつをさらに重くすることになる。メンタライジングの観点から，私たちは，抑うつにおけるこのような対人的プロセスを同定し，患者の注意を，自分の行動が他者に与える影響に引きつける。

　私たちは，抑うつに対する認知療法をマインドフルネス実践によって補強するという最近の営為についても，患者たちに教える。なぜなら，このマインドフルネスに基づく認知療法アプローチは，メンタライジングの精神を体現しているからである（Segal et al., 2002）〔★訳注3〕。認知療法とマインドフルネス・トレーニング〔★訳注4〕を組み合わせると，それに助けられて，患者は，抑うつ的な心の状態をそのようなものとして確認し，多少距離をおいて「これもやがて過ぎ去るもの」という感覚をもって，その状態を眺めることができる。認知療法のこの新しいアプローチは，再発予防に効果的である。この介入法は，反芻思考や歪んだネガティヴな思考を阻止するという形で抑うつ的情動をメンタライズするのを助けてくれるというのが，この介入法についての私たちの理解であり，患者に説明する内容でもある。私たちが患者に説明することであるが，これらの非生産的な思考パターンを阻止することは，抑うつ**感**が固定化して抑うつ性**疾患**に陥るのを防ぐうえで，とても重要な役割を演じる。メンタライジングは，この病原的連鎖を阻止するうえでも非常に重要なのである。

〔★訳注3〕マインドフルネス（mindfulness）において重視されることは，何かについての考えや感情を，現実そのものとみなしたり価値的に評価したりせず，一歩距離をおいて，ありのまま受容的に眺めてみることである。たとえば，「自分は無能だ」と考えたとき，それは現実に自分が無能だということを意味するのではなく，「自分は無能だという考え（言葉）が浮かんだ」ということである。このような考え（言葉）を現実自体と混同し，その考え（言葉）にとらわれるとき，私たちは病的な不安や抑うつに陥るのである。もちろん，この考え（言葉）が浮かんだのは，そう思わせる契機となった何らかの事象が存在するからであろうが，その事象に対しては別の見方もできるかもしれないし，自分は無能だということの反証となる事象も見つかるかもしれない。私たちが捉えた現実は，現実についての表象であるから現実そのものではなく，現実について複数の表象化がありうると考えるメンタライジングの視点は，上記のようなマインドフルネスの視点と重なり合う部分が大きい。

〔★訳注4〕マインドフルネスの視点を取り入れた認知行動療法では，マインドフルネスを実際に体験してもらうために，瞑想を取り入れたトレーニングや種々のエクササイズが開発されている。そのような認知行動療法の1つである「アクセプタンス・コミットメント・セラピー」（ACT）では，比喩を用いた種々のエクササイズによって治療が行われる。例えば，心に浮かんだ考え（言葉）をイメージの中で「葉に乗せて川に流す」ことにより，その考えと現実とのフュージョンを回避するといった具合である。

　メンタライジング的心理教育グループは，パーソナリティ障害を議論するための理想的な設定を与えてくれる。なぜなら，その設定は，開かれた心のあり方や探究心を

第10章 心理教育

導き出すことを目的にしているからである。このような精神は、とても重要である。なぜなら、パーソナリティ障害という話題は、感情を煽る可能性のあるものだからである。つまり、多くの患者たちは、パーソナリティ障害があると診断されたことを知らされると、啓発され、援助されていると感じるのではなく、非難され、軽蔑されていると感じるのである。私たちは、このような感情を認識し、「あなたはパーソナリティ障害です」と言われることが決して褒め言葉ではないことを認めることにしている。私たちは、よくある二つの誤解が生じていないか直ちに確認する。つまり、第一に、パーソナリティ障害は問題のある一面ではなく、患者のパーソナリティ全体の特徴を言い表しているという誤解がある。第二に、パーソナリティ障害は治療に反応しないものであるという誤解がある。私たちは、この第二の点を強調することにしている。なぜなら、多くの患者たちは、パーソナリティ障害の診断をめぐって意気消沈し、自分たちは治療不能であると信じ込むからである——それは、広範な証拠（Perry et al., 1999; Target, 1998）とは正反対の確信である。とはいえ、私たちは、とても重要な警鐘をも紹介する。パーソナリティ障害の治療が有効かどうかは、問題の自覚および変わろうとする意欲があるかどうかに左右されるということである（Yudofsky, 2005）。

　私たちは、パーソナリティ障害を、一般的に以下のように定義する。つまり、パーソナリティ障害とは、主として愛着関係に影響を及ぼす対人行動にみられる、問題含みの反復的パターンである（Rutter, 1987）。パーソナリティ障害の診断は、適切に理解されるなら、問題のある行動パターンを変えるためにそれらに光を当てるうえで、有益なものになりうると、私たちは提言する。虚心坦懐な心のあり方を促進しようとして、私たちが指摘することであるが、大部分のパーソナリティ障害は通常のパーソナリティ特性が極端な形で表れたものとして理解できるのである（Parker & Barrett, 2000）。これらの特性は、適度であれば、潜在的には適応的な機能も有しているのである。このことは、強迫性、依存性、回避性、自己愛性においては明らかであり、妄想性においてさえそうである。私たちが強調しているのは、硬直性がパーソナリティ障害における中核的問題だということである。そして、私たちが繰り返し述べていることであるが、メンタライジングの中心的価値は柔軟性を育てることである。私たちは、メンタライジングの精神に基づいて、中心的なパーソナリティ障害に関する開かれた議論に患者たちを引き込んでいく。そのようにして、私たちは、これらの障害が自己および他者についてのメンタライジングの機能不全とどのように関連しているかということに焦点を絞るのである。例えば、自己愛性パーソナリティ障害に関する議論においては、他者に対する理想化と価値切り下げの循環を検討する。ちなみに、そ

の両者ともメンタライジングにおける歪みを伴っており，両者とも自己についての歪んだ見方から生じていると思われる。

　境界性パーソナリティについては，議論がより込み入ったものとなる。なぜなら，それは，単にパーソナリティ特性が肥大化したものとして解釈することはできないからである。私たちは，不安定な愛着とそれに関連した見捨てられ恐怖に議論の焦点を絞り，それと併せて，拒否されることや見捨てられることを**引き起こす**対人行動にも議論の焦点を絞る。心理教育グループ全体にあてはまることであるが，これらの議論が意図しているのは，パーソナリティ障害に関する治療同盟を醸成するために，防衛的姿勢を回避し，省察性を開拓していくことである。

(3) 治療におけるメンタライジング

　治療が全体として目指すものはメンタライジングの促進であるという解釈に基づき，ここからは，治療の様々な構成要素が患者たちにメンタライジングの実践とスキルの洗練のための機会を与えることについて論じる。私たちが注目していることであるが，最初の査定の過程は，現在の問題とその生活史的背景について筋の通ったナラティヴを提供するように患者たちに求めるという意味で，メンタライジングを要求するものである。患者たちがしばしば不満として述べることは，入院前の接触から治療初期を通して，同じ話を何度もしなければならないということである。その際に私たちが指摘することは，患者たちにはメンタライズする機会が与えられるのであり，暗唱のように同じことを言うのではないということである。つまり，治療が患者たちに求めているのは，その過程を通して，新たな視点で新鮮な物語を生成することなのである（Holmes, 1999）。

　私たちが患者たちに説明することであるが，私たちが願っているのは，幼児期に始まったメンタライジングの発達を促進している，その同じ条件，つまり安定した愛着と至適情動喚起を，治療環境の中で再創造することなのである。しかし，不安定な愛着や情動調整上の問題が，治療のいたる所でメンタライジング能力を損ねてしまうことをも，私たちは認識している。それでも，大多数の患者は，その治療環境を――昼夜を問わず他の患者たちやスタッフたちと打ち解けて相互交流する機会を――メンタライジングのための**比較的**安全な空間として体験している。しかし，途切れることのない安心感は――それが可能ということではないが――患者に最も必要なものを導き出すわけではないことを，私たちは認識している。患者に最も必要なものとは，試練と情動喚起に直面しても，とりわけ愛着欲求が高められ脅威にさらされていても，メンタライズすることができるという，そのような能力が増大することである。

第10章 心理教育

　そういうわけで、私たちが患者たちに説明することであるが、入院治療環境は一連の段階的な挑戦的課題を与えるのである。メンタライジング・グループを含む心理教育グループは、メンタライジングを促進する。しかし、その構造のレベルが高いために、これらのグループは、一般に、情動的試練を抱えてはいない。Bowlby (1988) が思い描いたような個人精神療法は、心的探究のための安心基地を提供するが、そのような関係の安定性が崩壊することは不可避であり、それによって情動的負荷のかかる条件の下でメンタライズする機会が与えられる。集団精神療法は、自己および他者に関するメンタライジングにとって豊かなフィールドを提供してくれる。なぜなら、そこには、メンタライズされるべき多様な他者がおり、自己をメンタライズしてくれる多様な他者もいるからである。とりわけストレスが大きいのは、臨床的対戦 (clinical round)、つまり患者たちが定例的な治療の振り返りのために集合し、中核的治療チームの数人のメンバーと治療計画を練る15分間である。臨床的対戦の際に、患者たちは、喫緊の問題をたくさん抱えていることが多い——例えば、チーム・メンバーに働きかけて、①特権や外出許可書を与えてもらおう、②治療プログラムのいくつかの側面を変更してもらおう、③特定の退院計画を支持してもらおう、と願っているのである。同時に、チーム・メンバーは、治療抵抗についても患者に立ち向かわなければならない。とくに治療過程の初期には、患者は、調べられている、おびやかされている、厳しく審判されている、というように感じがちである。したがって、私たちは、メンタライジングがパラノイド的過程によって歪められている可能性について議論する。私たちが患者たちに言うことであるが、すべての人は、たとえ高いレベルの不安や欲求不満が引き起こされるとしても、他のすべての人の心を心に留めなくてはならないのである。心理教育的焦点合わせのおかげで、患者は、一貫してできることではないとしても、このような文脈でメンタライズすることの必要性を痛切に認識するようになる。そして、私たちにはわかるのであるが、心理教育の文脈でこれらの試練について議論すると、そのおかげで患者たちは臨床的対戦の体験について、より省察的になることができるのである。

　最後に、通常は電話によるカンファレンスの形で行われ、ときに対面会議の形で行われる家族課題の特徴を述べておくと、これは治療の中で最もストレスが大きい部分だということである。私たちの共同研究者である心理学者の Toby Haslam-Hopwood が患者たちに告げることであるが、この家族セッションは、言わば「戦場でのメンタライジング」を伴うものである——それは、愛着的関係における脅威に直面しながらもメンタライジング・モードにとどまることである。患者たちは、自分自身だけでなく自分の家族成員もメンタライジングが非常に困難であることを、日常的に観察して

いる。私たちが患者たちに説明することであるが，私たちは「限界に挑戦」したいのである。実際には，そこまでなら患者と家族成員がメンタライジング能力を維持できる'情動喚起の閾値'をさらに引き上げることによって，限界に挑戦したいのである〔★訳注5〕。

〔★訳注5〕情動喚起のレベルが高くなるほど，つまり情動が激化するほど，メンタライジングは困難になる。そして，情動喚起のレベルがある値に達するとメンタライジングが放棄されて闘争-逃走モードに切り替わる。そのような切り替わりが生じる情動喚起レベルが，ここで述べられている「閾値」である。この閾値を引き上げるということは，それまでならメンタライジングが不可能であった情動喚起レベルでも，メンタライジングが行われるようになるということである。

　私たちは，ありふれた理解可能な現象としての治療抵抗に取り組むためにも，メンタライジングに関する心理教育グループの利点を活用する。抵抗とは，ある意味では適応的であるが他の意味では不適応的な行動パターンが変化しつつあるという予感によって引き起こされる，避けがたい不安の自然な表れであり，私たちは，そのことを患者が理解できるように援助する。この文脈では，私たちは，治療および変化に関するアンビヴァレンスを探索するように患者を励ます。抵抗の認識は，まさにメンタライジングを証明するものの一例，つまり，アンビヴァレンスやせめぎ合う情動への耐性の一例である。ちなみに，そのような耐性は，当然のことながら，同じ現実に対して多重的な複数の心的視点を採用することを伴っているのである。

(4) メンタライジング・エクササイズ

　メンタライジング能力が向上するかどうかは，明示的なものと黙示的なものを統合できるかどうかにかかっている。明示的には，私たちは，その概念を説明するだけにとどまらず，メンタライジングへのポジティヴな態度を促進しようと努めており，それと併せて，メンタライジングを行うことに対する注意を増大させようとしている。しかし，私たちの願いは，日常生活で黙示的にメンタライズすることができる患者の能力を育てることによって，明示的理解を超えることである。すでに述べたように，とりわけ情動的負荷のかかる条件の下で，メンタライジングに注意を払い，より優れたスキルを編み出すための多様な場を，治療は提供する。私たちは，「言うだけでなく行為で示すこと」(walking the walk as well as talking the talk) という決まり文句を用いることが珍しくない。とはいえ，私たちは，語ること——明示的メンタライジング——の価値を過小評価したいのではない。ピアノの弾き方や車の運転方法を明示的教示なしで誰かに教えようとする場合を想像していただきたい。それは可能ではあろうが，非常に非効率的であろう。私たちは，黙示的に実行されなければならない

第10章　心理教育

こともあるプロセスに注意を引きつけるために，明示的教示を用いるのである。

『危機状態にある専門家のためのプログラム』における心理教育モデルに従って，私たちの共同研究者である心理学者 April Stein は，移行期の若年成人を対象とした治療プログラムに，初めて同様の小グループを導入した（Poa, 2006）。彼女は，本書の第一著者と共に数週間にわたってグループをリードし，このような若者たちがより積極的な関与を求めていることを確認した。そして，その後に，彼女は，次のように提唱した。私たちは，説話的な教材や議論をメンタライジング・エクササイズで補うべきであり，そのエクササイズは，メンタライジングの実例を示すとともにメンタライジングを向上させるように仕組まれた課題にすべきである，と（Haslam-Hopwood et al., 2006）〔★訳注6〕。これらの課題は，メンタライゼーションに基づく家族療法（Fearon et al., 2006a）に取り入れられているエクササイズと，その精神の点では類似したものである。そのエクササイズは，患者がメンタライジングを黙示的レベルで理解するのを助けるものである。このように，私たちは，自分たちが説いていることを実践に移したいと願っているわけである。これらのエクササイズは進化し続けている。表10-2 は，私たちが好むエクササイズのなかのいくつかを強調したものであるが，次に，これらについて論じることにしよう。

〔★訳注6〕この心理教育プログラムについては，下記の訳書にも詳しい説明がある。
J. G. アレン・P. フォナギー編，狩野力八郎監修・池田暁史訳，『メンタライゼーション・ハンドブック──MBT の基礎と臨床』，岩崎学術出版社，pp.324-349．

メンタライジングのための最も実り多いエクササイズは，『対象関係検査』（Phillipson, 1955；Shaw, 2002）から借用した曖昧な投影法検査刺激を用いるものであることに，私たちは気づいた。その検査は，濃い陰影のある数枚のカードで構成されており，その大部分は，曖昧な場面の中に陰影のある人物が描かれている。これらの刺激は，曖昧さが適度であるため，個人ごとに実に多様な反応を引き起こす。そのセットの中に私たちが決まって頼りにしていた2枚のカードがある。第一のカードには，一人でぽつんと立っている人物がくっきりと描かれており，その近くに，一人のしゃがんだ人物が微かにわかる程度に描かれている。第二のカードには，二人の人物が互いに向き合って，うつむいているように描かれており，二人は親密な関係であると解釈されることが多い。私たちは，セッションごとに1枚のカードを使用する。私たちは，そのカードをグループ・メンバーたちの間で回し，各メンバーに，そのカードを「一目で把握」して，一つの短い物語を書き留めるように求める。それから，私たちは，各患者の物語の骨子を大きなボードに書く。

この集団実施方式の投影技法は，メンタライジングに関する示唆をきわめて豊かに

2. 成人の精神科入院患者を対象とするコースの構成要素

表10-2 メンタライジング・エクササイズ

エクササイズ	活　　動
投影法的刺激	グループ・メンバーは，ある対人場面を描いた曖昧な刺激を見て，各自が一つの物語を創作する。それらの物語の要約が板書され，メンバーは他者の物語と自分自身の物語に解釈を加える。
治療の比喩	グループ・メンバーは，現在の治療体験を表す比喩を考案する。それらの比喩のリストが板書され，メンバーは，他者の比喩と自分自身の比喩に解釈を加える。
状況のメンタライジング	グループ・メンバーの一人が，情動的負荷の大きい対人状況を，関与する人物の心理状態に触れずに客体的に描写する。他のグループ・メンバーは，そこに伴われていた可能性のある心理状態についての推測を言葉で表現する。
予期的ロールプレイ	グループ・メンバーの一人が，相手役を選んで，やがて起きそうで面倒なことになりそうなやり取り（例えば，家族課題の最中に起きそうなやり取り）のロールプレイを行う。グループ・メンバーに対して他者の視点への気づきを促すような形で，そのやり取りについての議論が行われる。
非言語的交流の観察	二人のグループ・メンバーが自発的にグループの前に座り，2～3分間，声を出さずにやり取りする。その後に，残りのグループ・メンバーは，前に出た二人のそれぞれが考えていたことと感じていたことを推測しようとする。
偽りの同定	それぞれのグループ・メンバーが5～6個のパーソナリティ特性を書いた表を作成するが，それらの特性のうちの一つは自分にあてはまらないものである。その後に，他のグループ・メンバーは，その偽りの特性を同定しようと努め，その人について自分たちが知っていることに基づいて判断の根拠を述べる。

含むものである。私たちが指摘していることであるが，まず，物語を構成することがメンタライジングである——つまり，ある状況に心理状態を帰属させることである。実に多様な物語は，単一の刺激に対する心的視点の多重性を証明するものである。この課題におけるメンタライジングは，曖昧な対人状況をより一般的な形で解釈することにほかならない。なぜなら，これらの状況も，投影を要求するものであり，個人差が入り込む余地をたくさん残しているからである。

　この課題におけるメンタライジングの第二の面は，それぞれの患者を，自分独自の物語が生まれた根拠についての省察にいざなうということである。この省察へのいざないは，ボードに書き記された物語にみられる幅広い個人差を背景としたきわめて強力な介入である。つまり，それぞれの人の独自性が顕著に表れるのである。（くっきりと描かれた人がいる）第1カードに寄せられる物語は，「親に無視されている子ども」から「今にも殺人を犯しそうなストーカー」までの広がりがある。（カップルを描いている）第2カードに寄せられる物語は，「婚約した瞬間の愛の抱擁」から「別れの後の情緒的よそよそしさ」までの広がりがある。事後になって初めてその物語の意味

第10章　心理教育

に気づいて衝撃を受ける患者も多い。物語を作っているときには，その意味は不明確なのである（つまり，「とにかくそのように見えたんです」にとどまる）。このようにして，患者たちは，自分の知覚において無意識の心的活動が演じている役割に気づくのである。

　この課題におけるメンタライジングの第三の面は，討論の中で自然発生的に生じることが多いが，患者が他のグループ・メンバーの物語の意味について，あれこれ思いを巡らす機会だということである。そして，この思索は，個人ごとに程度は異なるものの，治療中の共有体験から得られた互いについての知識に裏打ちされている。あるいは，私たちは，まずグループに対して，その物語が語り手の心について何を明らかにしているか推論するように求めることもある。そして，その後に，私たちは，語り手に対して，グループ・メンバーたちによる推論が妥当かどうかコメントするように求める。このプロセスは，語り手が自分の心の中で進行しているものについてグループから何か新たなことを学んだときに，最大の利益をもたらしてくれる。

　私たちは，関連の深い単純な課題をもう一つ考案したのであるが，その課題は，メンタライジングの精神を，異なる複数の心的視点と「戯れること」であると捉えている。私たちは，グループの参加者に，自分の現在の心理状態に関して何かを捉えているような隠喩〔★訳注7〕または直喩を考案するように求め，その際に，「私はブルーな気分だ」という常套句を例として示す。ここでもやはり，患者たちは，驚くほど多様で，その人らしい比喩〔★訳注8〕を思いつく（例えば，「大海原で火事になった船」「台所の生ゴミ処理機の中から残りかすを取り除くこと」「暴風雨の最中に噴火している火山」）。私たちは，このエクササイズを，臨床的対戦のような特定の治療様式についての体験にも適用する（例えば，「私は，法学の学位もなしに裁判官の一団の前で被告を弁護しようとしている人のようだ」）。この課題で私たちがグループ・メンバーに求めるのは，その比喩を語った患者に関する知識に基づいて，その比喩の意味について思い巡らすことである。そして，その後に，その比喩を思いついた人が，その個人的意味についての自分自身の理解を述べるのである。同じような形で，私たちは，グループ・メンバーに描画をするように求め，その後に，他のメンバーにその描画の個人的意味を解釈するように求めることがある。比喩の場合と同じく描画の場合にも，創造することと解釈することは，メンタライジングを伴うのである。

　　〔★訳注7&8〕これらの箇所に出てくる"metaphor"は，"similie"（直喩）と対比して使用されている場合と，直喩および隠喩を含む比喩を総称して使用されていると思われる場合がある。前者の場合には「隠喩」と訳し，後者の場合には「比喩」と訳した。

　心理教育グループのリーダーは，グループ・メンバーに対して，治療に関する現在の体験

2. 成人の精神科入院患者を対象とするコースの構成要素

に合う比喩を見つけるよう求めた。ある女性患者は，自分の治療を機織りにたとえ，機織りは順調に進んでいるが，とても複雑で面倒な部分が目前に迫っていると述べた。この箇所の機織りは最終的には終了するだろうが，ずっと織り続ける必要があるだろうと，彼女は付け加えた。

グループ・メンバーたちは，この比喩のいくつかの側面について次のようなことをコメントした。つまり，①その織り手はスキルを用いていたということ，②機織りは他の人からスキルを学ぶ伝統芸の一つだということ，③その織り手は機織りを続けるために好調を維持する必要があったということ，④その織り手は自信をもっていたということ，である。グループ・リーダーも，機織りは治療に対する見事な比喩であるだけでなく，メンタライジング過程に対しても適切な比喩であると，コメントした。

対照的に，もう一人のグループ・メンバーは，ある悪夢を描写した比喩を提示した。夢の中で彼は，海の底に閉じ込められ，目玉を抜き取られ，魂を盗まれたのであった。グループのメンバーやリーダーは，その比喩のぞっとさせるような性質について，さらに，それが暗示している絶望について，コメントした。その比喩の中に何らかの希望を見出すことは骨の折れるメンタライジング課題であろうと，あるグループ・リーダーが答えた。ものの見事に，あるグループ・メンバーが，希望はそれが**悪夢**である——つまり，夢であって現実ではない——という事実にあると指摘したのである。そのグループ・リーダーは，絶望という心理状態と絶望的な現実を区別することの重要性，つまり絶望的だと**感じること**と絶望的**であること**との相違を強調した。

もう一つ単純な課題があるが，その課題では，患者は，情動的負荷の大きかった最近の対人的相互交流を一つ思い浮かべ，その状況をまったく客体的に描写するように求められる。その際，そこに関与した人の心理状態に関する情報は，一切含めてはならない。例えば，「私の母親は，私が生まれてすぐに父親のもとを去ったが，私の父親は，母親がその理由を説明するために彼に書いてよこした手紙を私も読むべきだと，しつこく言った」といった具合である。グループ・メンバーたちは，そこに関与している全員——この場合，その患者だけでなく母親および父親も含む全員——の心理状態に関する互いの考えを共有するように求められる。ここでもやはり，討論の後に，シナリオを提供した患者は，グループ・メンバーが行ったメンタライジングの正確さについてコメントする。シナリオを提示した患者が，この討論の経過のなかで，自分自身の体験についてのより豊かな理解を発展させることも珍しくない。

メンタライジングは，ロールプレイの本質的部分である。なぜなら，役割を交代することは，ある関係について異なる複数の見方を採用することを必然的に伴うからである。私たちは，患者が予想している面倒な相互交流（例えば，離婚申し立ての意志があるかどうか探るために配偶者にかける電話）に関して，メンタライジング・エクササイズとしてロールプレイを使用する。ロールプレイの経過で，患者は，自分自身の将来の心理状態を予想することができるし，さらに，パートナーの視点をもっとじ

っくり考える機会をもつことができる。他の患者たちから観察してもらうことによって，双方の見方が豊かなものになる。患者たちの事後報告によれば，予定していた相互交流を行うのに，このロールプレイが役に立ったとのことである。

　ここで，最も単刀直入なメンタライジング・エクササイズの一つを紹介しよう。私たちは，グループから二人の自発的協力者を募り，グループの前の椅子に座ってもらい，2〜3分間だけ声を出さずにやり取りをするように依頼する。それから，私たちは，その短時間の間に二人がそれぞれ何を考え，何を感じていたのかについて述べるように，グループ・メンバーたちに求める。その自発的協力者たちは，その後に，グループ・メンバーたちのメンタライジングの正確さに関するフィードバックを行う。さらに単純な形としては，私たちは，グループから一人の自発的協力者を選び，「メンタライズされる」人になってもらう。そして，1〜2分の沈黙の後に，患者たちは，その自発的協力者の心に何があると思うかについて述べるのである。印象に残る場面をあげるなら，あるグループに参加していた一人の若い女性は，そのプログラムに初めて参加した男性参加者について，彼が体験しているのは「情緒的な飢え」だと語った。そして，驚いたことに，全てのグループ・メンバーの発言のなかでも，この観察が最も的を射ていたと，彼は語ったのである。

　私たちが全体として焦点を合わせるのは，心の状態に関するメンタライジングであるが，私たちは，パーソナリティ特性に関するメンタライジングを伴うエクササイズも持ち合わせている。各グループ・メンバーは，自分のパーソナリティを特徴づける形容詞をいくつか書きつけるが，そのなかの一つは偽りのものである。他のグループ・メンバーは，その偽りのものを同定し，それを選んだ理由を述べる。以下に示すのが，代表的なリストである。例えば，自意識が強い，親切，操作的，自己批判的，他者批判的などである。明らかに，これらの特性は，程度の差はあれ観察可能なものであると思われ，グループ・メンバーがどの程度それを認識できるかは，彼ら／彼女らが互いをどの程度知っているかにかかっている。その課題は，グループに新しい参加者がいるときには，とくに難しいものとなる。他の人には比較的見透かしにくく，他の人を驚かせるような特性を含めるという意味では，リスト作りもメンタライジングを必要とする。例えば，「操作的」という形容詞を自分のリストに含めた患者がいて，これが彼にあてはまると他の人たちは思わないだろうと彼は予想していたが，その予想は正しかった。そして，彼は，自分の微妙な操作性について，説得力のある複数の実例を示したのである。

　考えうるメンタライジング・エクササイズの数は，グループ・リーダーたちの創造性と想像力による制約しか受けないことは明らかである。そして，グループ・リーダ

ーたちは，自分たちの想像力に制約される必要もないのである。患者たちがひとたび全般的な考え方になじめば，患者たちも，示唆に富むエクササイズを考案してくれる。

(5) 家族ワークショップ

患者教育での私たちの経験に基づいて，私たちの共同研究者である Efrain Bleiberg と Toby Haslam-Hopwood は，1セッション・1時間の心理教育的プレゼンテーションを開発した。それは，各患者の入院期間中に行うのが定例となっている2日間の家族ワークショップに参加する家族成員を対象としたものである。患者の場合と同じく，家族成員たちにも，メンタライジングに関する解説資料が用意されている（Allen et al., 2003）。

家族ワークショップでのプレゼンテーションでは，本章でレビューされた説話的資料の凝縮版が提示される。解説者が説明するのは，①メンタライジングの概念，②メンタライジングを導き出す発達的条件，③メンタライジングの適応的機能，④入院治療においてメンタライジングに焦点を合わせる理由，⑤様々な治療的介入がメンタライジングを促進する機序，である。私たちが家族成員に知らせることにしているのは，自分自身によるメンタライジング，とくに愛する人の情動的苦痛に共感しようとする際のメンタライジングには勇気が必要だということである。患者に対してもそうであるが，私たちがこの教材を家族成員に提示する意図は，治療同盟を強化することである。つまり，家族成員をより効果的に共同作業に引き入れるために，私たち臨床家が治療についてどのように考えているのかを家族成員に理解してもらうことが，私たちの援助の目的である。家族成員がメンタライジングの重要性について患者と話しているのを聞くと，私たちは満たされる思いがする。もちろん，患者の場合と同じように家族にとっても，メンタライジングは，'言うは易く行うは難し'である。そして，家族課題は，家族全員に試験を課すようなものである。

3. まとめ

患者教育に関する他の諸領域で私たちが見出してきたことであるが，教えることに勝る学習法はない（Allen, 2005, 2006a）。私たちの共同研究者である George Gergely (2007) が述べたように，**伝承**（pedagogy）は，知識の迅速な伝達を促進する人間特有のメンタライジング能力である（第3章『発達』を参照のこと）。メンタライジングの他の面と同じく，伝承的相互交流は，関与する人のそれぞれに対して，他者の心を心に留めることを要求する。逆説的なことであるが，メンタライジングに関する心

理教育グループでの討論は，患者たちの混乱を認識しつつ，患者たちがより深い理解に至るように援助するという点で，高度のメンタライジングを要求するのである。

心理教育グループは，目的がどれほど良くても，患者の知性化を促進してしまう危険をはらんでいる。私たちはメンタライジング・コミュニティを形成したいと願っているが，それに関して，Michels（2006）が問題提起したことは，「疑似メンタライゼーションが生じる潜在的危険性であり，ここでいう疑似メンタライゼーションとは，実体がないのにメンタライゼーションのふりをするという，患者と精神療法家の共謀のことである」。そして，彼は，明示的メンタライジングだけしているのに，それが「より正常な黙示的能力だと勘違いされる」（p.331）ことについての懸念を表明した。それに続いて，彼は以下のように述べた。

> 自分自身と他者の精神力動ばかりに目を奪われて，他者がどのように反応するかに無頓着な精神療法患者についてのユーモラスな描写は，私たちにとってなじみ深いものである。疑似メンタライゼーションに明示的に没頭するあまり，それと似た現象に陥る人やコミュニティを思い浮かべることも可能である。　　　　　　　　　　　　　　　　　　　　　　　(p. 331)

もちろん，知性化――私たちが，プリテンドモードでの動きと呼ぶもの――は，患者教育が始まるよりもずっと前に生じていたものである。しかし，私たちが述べてきたような教育が，それを肥大させてしまう可能性は確かにある。私たちがメンタライジングは情動的過程であることを強調し，とくに情動のメンタライジングに焦点を絞る理由の一つは，これである。加えて，心理教育グループにメンタライジング・エクササイズを取り入れていることも，単なる説話ではなく，実践することの価値を強調しているのである。しかし，黙示的にメンタライズすることの必要性を認識する際に，私たちは，明示化の価値を軽視すべきではない。そのようなことをすれば，言語の価値を，そして，実質的には意識というものの価値を見落とすことになるであろう。つまり，努力を要する注意の調整を通して，言語という手段を用いることで，私たちは，非効率な行動の硬直したパターンから脱け出すことができるのであり，非意識的な日常行動が適応的でなくなるときには，新しく柔軟な方法で反応することができるのである。私たちは，知性化には注意しながらも，考えることの価値をないがしろにすべきではない。

4. 臨床的重要点

● **目的**：心理教育は単独の介入法を意図したものではなく，メンタライジング焦点化

治療において治療同盟を強化するために企画されるものである。それは，メンタライジングとその価値を理解することがメンタライジング活動を促進するという確信に基づくものである。

- **カリキュラム**：心理教育のカリキュラムにおける三つの主要な構成要素は，以下のとおりである。
    1) メンタライジングの概念について，それを促進する発達的条件やそれを台無しにする発達的条件と併せて理解すること
    2) メンタライジングの機能不全と相互に作用し合って悪循環に陥るような，一連の精神医学的な症状および障害について検討すること
    3) 様々な治療様式がどのようにメンタライジングを促進するのかについて評価すること
- **エクササイズ**：心理教育は，グループ・エクササイズを取り入れることによって，明示的メンタライジングと黙示的メンタライジングを結びつけるのであるが，それらのエクササイズのおかげで，患者たちは，グループ・メンバーたちが互いの心理状態に対して抱く異なる見方をいま・ここにおいて比較することになる。このように，多くのエクササイズは，同一刺激に対する知覚と解釈にみられる，グループ・メンバーの間の個人差を浮き彫りにするように仕組まれている。

付録
メンタライジングとは何か・なぜそれを行うのか

　あなたが自分の心の中で起きていることや他者の心の中で起きていることを認識しているとき，あなたはメンタライズしています。あなたが「何であんなことをしたんだろう」と頭を抱えているときや「あのことを言ったとき，彼女を傷つけてしまったんだろうか」と考えているとき，あなたはメンタライズしています。メンタライズする能力のおかげで，あなたは行動の意味を理解することができるのです。車のドアがバタンと閉まる音が聞こえ，それがあなたの注意を引いたとしましょう。その後，あなたの目に映ったのは，車のドアを閉めた男性が服のポケットの中に手を突っ込み，何か探しながらそれをみつけることができないでいる様子です。その男性は動揺し始め，車のドアを開けようとしますが，うまくいきません。そして車の窓から中のエンジン点火装置に目をやり，汚い言葉で罵り始めます。もしあなたに，この男性は車の中にキーを閉じ込めてしまったので不満を募らせているのだという推測が自動的に思い浮かばないとしたら，この行動のすべてがあなたを困惑させることでしょう。

　メンタライズしているとき，あなたは，行動が願望，信念，感情といった心理状態に基づくものであると自動的に解釈しています。つまり，その男性は，自分の車を運転したかったのに車の中に入るのは無理だと確信し，不満感を募らせていたのだ——おそらく，無力感も感じていただろう——というように。**自分自身の行動を解釈する**ために，メンタライズすることが必要になる場合もあります。例えば，「彼が全く信用できない人物であることぐらい十分わかっていたのに，お金を貸してしまった私は，なんてお人好しだったんだろう」というように。また，自分に起きた感情反応を理解するために，メンタライジングが必要になることも，よくあります。例えば，「彼女がすぐに電話をかけ直してくれないからといって，私はなぜ**こんなに**怒っているんだろうか。なぜ私はいまこんなに敏感なんだろうか。そういえば，私は，このところずっと，私をないがしろにする人が多いように感じているなあ……」というように。

付録　メンタライジングとは何か・なぜそれを行うのか

　このような問いは，あなたが物事を自分自身で納得していく経過の始まりにすぎません。車にキーを閉じこめてしまったことで腹立たしさに陥る男性を見たことで，あなた自身が同じ状況に陥ったときの記憶が蘇り，自分の場合には注意散漫になっていたときにこういうことが起きたという認識が生まれるかもしれません。もしあなたがその男性に同情し，何か手助けができないか考えるところまで踏み込むとすれば，その場合には，あなた自身の経験を詳しく検討してみることから，先に述べたような，より深い理解が生じ，それを用いることで，あなたと彼の言葉のやり取りは，より良いものになることでしょう。

　メンタライジングを簡潔明瞭な概念で表すとすれば，それは，**心で心を思うこと**です。メンタライジングは注意を必要とするものですし，また心理的努力を必要とします。それはマインドフルネスの一形態でもあります。つまり，それは，あなたが，他者の考えていることや感じていることを認識していることであり，それとともに，あなた自身が考えていることや感じていることを認識していることでもあります。ですから，メンタライジングは，共感に似ています。しかし，メンタライジングは，共感の域を超えています。なぜなら，それは，あなた自身の心の状態についての認識――あなた自身への共感――を含んでいるからです。ですから，あなたが，しばらく休暇がほしいと上司に頼むために部屋に入ろうとして，次のように考えているとすれば，あなたはメンタライズしているのです。つまり，「私は，いま不安を感じているなあ。いま不安を感じたとしても，それは無理もないことだ。なぜって，上司が嫌な思いをするかもしれないからだ。大丈夫，私はこの不安に耐えられる」というように。しばらく休暇を取ることについて，あなたが上司から不当に悲しい思いをさせられたなら，あなたは，次のように考える場合にメンタライズしていることになるでしょう。つまり，「私はいま不満が溜まっている。だから，ここは慎重に言葉を選ぶ必要がある。このことで上司の生活がより大変になることを認めたうえで，この休暇が私にとってどれほど重要なものであるかを上司に知ってもらう必要がある」というように。このようにしてあなたが上司のいらだちについての理解を示し，それに注意を向けようとし，同時にあなた自身の見方を説明するとき，あなたはメンタライズしているのです。

　メンタライジングが求められる状況として，以下のような場面が考えられます。

・苦しんでいる友人を慰める
・友人との間で生じた誤解を解く
・かんしゃくを起こしている子どもを落ち着かせる
・過食を抑える戦略を練る
・給与を上げてくれるように雇い主を説得する

付録 メンタライジングとは何か・なぜそれを行うのか

- 結婚を申し込む
- 精神科主治医に自分の症状や問題を述べる

　上記のすべての例が証明しているように，メンタライジングは自然に身についた常識的判断ということができます。行動を理解しようとするとき，そして，人々がなぜそのような考え方や感じ方をするのかを理解しようとするとき，私たちは誰でも生まれつきの心理学者なのです。メンタライジングは，生まれつきのものである点では言語に似ています。自閉症のように遺伝によって決定された状態を除けば，私たちは誰もがメンタライズする能力を発達させます。そうは言っても，言語と同じように，メンタライジングも，学習に有利な環境において最適の発達を遂げます。

　言語の使用と同じように，メンタライジングも自然に身につくものです。ほとんどの場合，それについてことさら考える必要はありません。言語を用いるからといって言語学者である必要がないのと同様に，メンタライズするからといって心理学の専門家になる必要はありません。ただし，メンタライジングは，身につける**スキル**であり，その発達の程度は人によって異なることがあります。メンタライズし損なうと，人間関係における重大な問題が起きることがあります。もしあなたが，あなたの友人，家族，配偶者の欲求や感情に鈍感であるとか，その人たちの行為を誤って解釈し続けるとしたら，その人たちは不幸になるでしょう。抑うつや物質乱用のような精神医学的障害がメンタライジングを妨げることは，よく知られています。なぜなら，それらの障害は，柔軟に考える能力を妨げ，自分についての歪んだ見方をもたらし，他者の体験に対する注意を衰えさせるからです。それらの障害が現れた場合でも，あなたは，①メンタライジングについて学ぶことから，②それを行うことにもっと注意を向けることから，③もっとそれに熟練することから，恩恵を得ることができます。

　ここ数十年間にわたって，発達心理学者たちがメンタライジングを研究しており，その結果，私たちはいまやメンタライジングがどのような経路で発達するのかということや，どうすればそれを改善できるのかということについて，多くの知識を持っています。ここでの要約は，①メンタライジングの様々な側面，②メンタライジングに影響を与える諸条件，③巧みなメンタライジングの性質，④メンタライジングがもたらす恩恵，を述べるものです。そして，最後の締めくくりとしては，私たちの主な目標を明らかにします。それは，メンタライジングに対するあなたの態度に影響を与えるということです。

1. メンタライジングの側面

　メンタライジングは，自分自身および他者についての意識的認識を伴っています。私たちの共同研究者でイギリスのエクスター大学に勤める精神科医であるジェレミー・ホームズ（Jeremy Holmes）は，メンタライジングを次のように言い表しています。つまり，メンタライジングとは，**自分自身を外側から見ることであり，また他者をその内側から見ること**だというのです。他者に関するメンタライジングは，努力を必要とします。他者があなたと同じ考え方や感じ方をすることもあるでしょうが，そのような場合だけを想定しておけばよいというものではありません。他者に関するメンタライジングでは，**見方を変えて**，他者の視点から見ることを試みなければならないのです。したがって，あなたが相手の人について知れば知るほど，あなたのメンタライジングは正確なものになるでしょう。例えば，あなたは，より距離の遠い知人の動機を把握することよりも，あなたが親しくしている人やあなたの身近な人たちを理解することのほうがおそらく上手にできることでしょう。しかし，この後に論じることですが，あなたが最も身近な人たちと対立するときには，あなたのほうも，メンタライズすることが最も困難だということに気づくでしょう。たいてい，私たちが何らかの脅威を感じているときや激しい感情をかき立てられているときには，誰でも，メンタライズする能力を思い通りに発揮できない状況に陥るのです。

　あなたは，自分自身についてメンタライズする能力を当然持っていると考えてはいけません。あなた自身の心はあなたにとって住み慣れた場所のようだとしても，あなたは，自分の心がどのように動いているのかを必ずしも常に知っているわけではないのです。私たちは誰でも，自分を偽ることができます。しかし，自分には見えていない自分自身の側面が他の人には見えているということがよくあります。しばしばあることですが，他者との対話を通してこそ，自分自身のことが一番よくわかるものなのです。例えば，あなたが，ただ漠然と「怒っている」と感じ始めているとしましょう。しかし，あなたは，気心の知れた友人と話すうちに，自分は傷ついていると感じており，屈辱感を覚えており，恨みを抱いているのだということを認識するかもしれません。このように，外側から私たちを見ている他者の助けを借りることによって，自分自身を，より明瞭に，内側から見ることができるのです。

　あなたは，異なる複数の時間枠でメンタライズすることができます。あなたは，**現在の特定の心理状態**についてメンタライズすることができます。例えば，「私は，わけもなく興奮し始めているぞ」とか「彼女は，私に対していらだち始めているな」といったように。もちろん，あなたは，**過去の心理状態**を振り返ることもできます。例

付録　メンタライジングとは何か・なぜそれを行うのか

えば,「私は,今はもう落ち着いたから,彼女が批判したのは私を助けるためであり,私をけなすためではなかったことがわかる」というように。さらに,あなたは,**将来の心理状態**を予測することによってメンタライズすることもできます。例えば,「もし私が遅刻することを彼女に知らせなければ,彼女はきっと心配するだろうし,そのことで私は後ろめたいと感じるだろう」というように。

　最も重要なことですが,「後知恵(あとぢえ)」を「先見の明(せんけんのめい)」に変えることもできます。つまり,過去の問題についてメンタライズすることで,将来においてメンタライズする能力を向上させることができるのです。「そうか,私は自分が批判に対して極端に過敏で,自分がとても防衛的になるので,彼女の視点に耳を傾けることができないのだ。次回は,彼女がそう考えているのはどうしてなのか考え,彼女が話していることに注意深く耳を傾け,再び怒らせてしまうのを避けるようにしよう」というように。

　現在,過去,未来についてメンタライズすることができるのと同様に,より狭い視野や,より広い視野でも,メンタライズすることができます。ある人物のある瞬間の感情に的を絞ることもできます。例えば,「彼女はイライラしているようだ」というように。さらに,あなたは,彼女の心理状態を引き起こしている,より広い背景を認識することもできます。「彼女は,私が彼女に嘘をついたと思っているんだな」というように。そして,あなたは,その人の人生の長い道のりを考慮に入れることもできます。例えば,「彼女は,裏切られていることを暗示するものに極端に敏感だけど,それは,彼女のお父さんが何度も信頼を裏切るような行動をしたからなんだ」というように。このようにメンタライジングの視野を広げることによって,より広い時間枠を考慮することができますし,人の心理状態に影響を与える対人的やり取りと対人関係のより広いネットワークを考慮に入れることができるのです。

　同じことは,あなた自身の心理状態にもあてはまります。つまり,自己理解を深めるためには,あなたは,現在の時点を超えて,より広い背景について考慮することが必要です。例えば,あなたが次のように考えるとしましょう。「私がこのプロジェクトでどれほど多くの仕事をしたのかを彼は認めてくれないが,だからといって,私はなぜこんなに怒っているんだろう」というように。メンタライズすることで,あなたは,長いこと正当に評価されていない感じがしていたことや,このプロジェクトを認めてもらえないならもう我慢の限界だということを認識するかもしれません。あなたは,この線に沿って考え続け,はるか幼年期にまでさかのぼることもありえます。そして,例えば,演劇会とか運動会に親がいつも参加してくれなかったときに感じた失望にたどり着き,あなたの現在の感情を,過去に何度も感じた失望と関連づけるかもしれません。あなたが現在について常に感じていることは,あなたの過去の経験によ

って色づけられています。そして，メンタライジングは，この色づけ——つまり，過去から届いた「荷物」——を認識することを伴うのですが，そうして初めて，あなたは現在をありのままに見ることができるのです。

　あなたは，程度の差はあれ意識的にメンタライズすることができます。**明示的に**メンタライズすることは，あなたがある行為をした理由について意図的に考えるときのような意識的過程です——あなたが，次のように悩んでいるときには，しばしばそれがみられます。「なぜ彼女はあんなことを言ったんだろう」「それが彼にとってどれほど重要か知っていたのに，なぜ私はそうすることを忘れていたんだろう」というように。あなたは，自分の感情を言葉にするとき，明示的にメンタライズしています。そして，それは，あなたが，自分自身の心の中で自分を理解しようとしているときであれ，あなたが感じていることを他の誰かに表現する必要に迫られているときであれ，まったく同じことなのです。

　しかし，一番よくあることですが，他者とやり取りをしているときには，明示的にメンタライズする時間的余裕がありません。そのようなとき，あなたは，**黙示的に**メンタライズしているのです——つまり，そうしていることについて考えることなく自発的かつ直観的にメンタライズしているのです。黙示的にメンタライズしているとき，あなたは心の声のようなものに導かれています。あなたの友人がとてもがっかりした体験をあなたに告げたとき，あなたは，気持ちを通わせ合うために前屈みになり，悲しみと気遣いを，織り交ぜて表現することでしょう。このように，あなたが他者に対して抱く自然な共感は，黙示的にメンタライズする能力に基づくものです。あなたが会話に没頭しており，相手の視点を心に留めながら，とくに考えもせずに自然に話し手と聞き手の役割を交替しているとき，あなたは黙示的にメンタライズしているのです。（他の人たちがメンタライズしてくれず，あなたの知り合いではない人たちの名前をあげて話し，誰のことを話しているのかあなたにはわからないのに，そのことを考慮してもくれないとき，あなたは会話を煩わしいと思うことでしょう。）

　すべてがうまく運んでいるときは，直観的かつ黙示的にメンタライズすることで何とかやっていくことができます。言葉を自然に使っているときには，あなたは，どんな言葉を使おうかなどと言葉の選択について考える必要はないのですが，自分の話が相手から誤解された場合にはそういうわけにはいきません。同様に，ある人間関係で思いもよらない問題にぶつかったときには，意図的かつ明示的にメンタライズする必要があります。あなたの**明示的メンタライジング**の多くは，**筋の通った物語（ナラティヴ）**の形を取ります。それによって，あなたは，自分自身および他者の行為を意味がわかるものにしているのです。あなたは，思考や感情を含む物語を絶え間なく創造

しているのです。例えば，上司に休暇を願い出る場合のように，誰かに自分の行為の正当性を示さなければならないときをのことを考えてみてください。他の誰かの行動に反応して起きた，あなたの感情をどう説明するかについて考えてみてください。喧嘩している子どもたちの前に親が立ちはだかったとき，その子どもたちがどのように振る舞うかについて考えてみてください。どの子もそれぞれ異なる物語を持ち出してきます。そのとき，親は，その物語を整理し，適切な介入を行うためにメンタライズすることが必要です。

　人は，人生早期に，自分の行為を説明するための物語を作ることによってメンタライズすることを学び始めます。そして，人は，自分自身の心の中でも，これを行うのです。良いことでもあり，ときには悪いことでもあるのですが，人は，自分自身についての物語を自分自身に対して語り続けるのです。そして，このような物語は，自分は何者なのかということに影響を与えるのです。例えば，自己批判的な物語は，人の自信を打ち砕いてしまうことがあります。「どんなに一生懸命やっても，私のすることは全部，最終的には間違いだということになる。私は役立たずだ。何かが悪い方に転ぶと，いつも私のせいだということになる。私の人生物語なんて……」といった具合です。

　より一般的に，物語ること自体がそうなのですが，メンタライジングは創造的であるのが理想的です。つまり，メンタライズすることで，新たな見方を発見し，自分自身と他者を一つよりも多い視点から眺めるというのが理想的だということです。ですから，あなたは，次のように考えるとき，メンタライズしていることになります。「彼には本当にイライラするなあ。まてよ，私は**他**に何か感じていることがあるんだろうか。そうか，おそらく彼が私の感情を傷つけたんだな」というように。同様に，次のような場合に，あなたはメンタライズしているのです。つまり，あなたが「私はなんて馬鹿なことをしたんだろう」と思った後に，もう一度考え直し，「私のしたミスは，納得できるものだなあ。一度に多くのことをしようとしすぎたんだ」と考えるような場合です。ジェレミー・ホームズは，精神療法を「物語作成」と「物語破壊」のプロセスであると解釈しているのですが，これは鋭い洞察です。あなたは，メンタライズするたびに，自分自身と他者についてあなたが作り出す物語の中の古い路線から抜け出していくのです。

2. メンタライジングのための条件

　子どもによる言葉の学習が最もよく進むのは，言葉に満ちた環境におかれるときで

2. メンタライジングのための条件

す。つまり，子どもが話すことを学ぼうとしているときに，人の会話が聞こえ，他の人から話しかけてもらい，耳を傾けてもらい，応答してもらうことによって，言葉の学習は最もよく進むのです。同じように，メンタライズすることの学習が最もよく進むのは，家族が子どもの心理状態に，とくに感情に敏感であるときです。子ども自身が**メンタライズされること**によって，つまり他の人が心でその子どもの心を思っているときに，子どもは，メンタライズすることを学ぶのです。感情を無視されるような関係の中では，メンタライジングは開花しません。そうではなくて，信頼と安心を伴う関係の中で――私たちが安定した愛着関係と呼ぶものの中で――メンタライジングは最もよく発達します。さらに，子どもが言葉を獲得し始めると，自分自身や他者の欲求，感情，恐れ，行為の理由について言葉でオープンに語ることによって，メンタライジングが飛躍的に伸びていきます。他のすべてのスキルにも言えることですが，メンタライジングは，実践を通して学習されるのであり，そのような学習は生涯にわたって続くのです。

メンタライズする能力を発達させたからといって，それを一貫して**使用すること**ができるとは限りません。他の場合よりもメンタライジングを引き起こしやすい条件がいくつかあります。どの瞬間にも言えることですが，メンタライズすることができるかどうかを左右する要因として，感情喚起〔感情の高まり〕のレベルがあります。メンタライジングが最もうまく進むのは，感情喚起のレベルが高すぎもせず，低すぎもしないときです。メンタライズするためには，比較的安心した感じを抱いている必要があるのです。安心感が脅かされる――つまり怒っていたり恐れを感じていたりする――なら，人は，メンタライズすることに時間や努力を費やすことよりも，自己防衛のほうに関心を向けやすくなります。高い感情喚起の状態では，本能的な闘争‐逃走反応〔相手を攻撃するか逃避するか〕が起きやすく，メンタライジングは隅に追いやられてしまいます。パニックになっているとか激怒しているのを感じるので，まともな思考ができなくなり，まして，他の誰かが考えていることや感じていることを考慮することなどできなくなってしまうのです。

すでに示したように，一般的に，情緒的距離の近い愛着関係において，確執が生じ，感情が高ぶると，メンタライジングは最も困難になります。矛盾することなのですが，メンタライジングは，**そうすることが最も必要なときに最も困難になる**のです。そういう理由で，私たちのメンタライジングの多くは，その事実が生じた後に行われます。しかし，幸いなことに，「後知恵」を「先見の明」に変えることができ，それによって誤解を理解に変えることができるのです。それは，パートナーと喧嘩した後に，そのパートナーと何とか折り合いをつけていくのとよく似ています。そして，愛着関係

付録　メンタライジングとは何か・なぜそれを行うのか

で確執を体験しているとか安心感を脅かされていると感じるときにもメンタライズすることができるように，個人精神療法かカップル療法の形での専門的援助を求めてもよいでしょう。メンタライジングのおかげで，あなたは自分の感情をも，パートナーの感情をも認識することができます。建設的な問題解決を行うためには，それぞれの人が，自分自身の心と他者の心を，心に留めておくことが必要です。そして，他の人をメンタライジングに引き込むための最良の方法は，自分自身がそれを行っているということなのです。

　感情の喚起は，あまりに激しすぎてもメンタライジングを妨げますが，あまりに乏しすぎてもメンタライジングを妨げる可能性があります。もしあなたが，とても抑うつ的であるか無気力であるなら，メンタライズする気にはならないでしょう。メンタライジングは努力を必要とするものですから，それを行おうとする動機づけがなくてはなりません。もしあなたが他者の欲求や感情に無関心であるなら，メンタライズしようという気にはならないでしょう。

3. 巧みなメンタライジング

　巧みなメンタライジングであることを証明する二つの指標は，**正確さ**と**豊かさ**です。正確にメンタライズすることとは，他者を現実どおりに理解することと，自分自身を現実どおりに理解することを意味しています。メンタライジングには，想像力が要求されます——例えば，①自分自身の経験を他者に投影し，他者にもその経験があると想定できること，②他者の身になって考えること，③もし自分がその他者の立場であればどう感じるだろうかと想像すること，が要求されるのです。しかし，自分自身の経験からの投影は，滑りやすい斜面のように注意が必要なものでもあります。想像から，歪んだメンタライジングが生じることもありえます。例えば，あなたが，自分は恥さらしで不適格であると感じているか，過度に自己批判的であるなら，あなたは，他者があなたを見下しているとか，あなたを厳しく批判しているという誤った想像をするかもしれません。そうする際に，あなたはメンタライズしているつもりでも，おそらく正確にメンタライズしているのではないでしょう。

　私たちは，「メンタライズしすぎることってあるんですか」と聞かれることがよくあります。この質問が示しているのは，非効率的または不正確なメンタライジングであり，例えば，他の誰かが考えていることについてのこだわりや気がかりであったり，自分の過去の失敗や欠陥について反芻的に考えていることであったりするのです。それとは逆に，巧みなメンタライジングは，柔軟で探索的です。ある路線にはまってし

3. 巧みなメンタライジング

まうことはないのです。もちろん，他のすべての場合と同様に，健康であるということは，バランスがとれていることです。人生には，メンタライジング以外のこともたくさんあるのです。

　気がかりや反芻思考の問題をみればわかるように，正確にメンタライズするということは，**想像を現実に根づかせること**を意味しています。これを行うにはどうしたらよいかというと，あなたの仮説や投影のみを頼りにするのでなく，他者に，何を考え，何を感じているのかを尋ねることです。あなたに対して気分を害しているように思えたり，あなたがしたことに対して批判的であるように思えたりする人がいるとして，あなたがそのことに確信がもてないなら，尋ねてみるという手もあります。もしある状況についてのあなたの解釈に確信が持てないなら，他の人たちがそれをどのように理解したのか確かめることもできます。同じ状況でも，人によって解釈の仕方が異なることはよくあります。このことは，私たちをメンタライジングの本質に近づけてくれます。つまり，同じ外的現実に対して，多くの心的観点が存在するのです。それが，**心的現実**というものなのです。

　メンタライジングにおける豊かさとは，**心理的洗練**の過程のことをいいます——それは，想像力を駆使して，表に現れていないことまで考えようと努めることです。ある父親が，息子の涙を見ても，「あの子は，とにかく甘ったれだ」ということの表れとして片付けてしまい，彼の失望や不満の原因を考えようとしないとき，この父親はメンタライズしていないのです。同じように，同僚を「とにかくバカな奴」と考えることも，メンタライジングとはいえない見方です。あなたは，自分自身についても，メンタライジングとはいえない捉え方をするかもしれません。例えば，「私は，とにかく怠惰だ」とか「私は，とにかく衝動的だ」といったように。「とにかく」という単語は，メンタライジングとはいえないものを示す手がかりです。それは，複数の理由が重なり合って行動を引き起こしている可能性についての思慮深い探索を妨げてしまうのです。

　小説家であり哲学者でもあったアイリス・マードック（Iris Murdoch）は，『善の至高性』（The Sovereignty of Good）という著書の中で，義理の娘（息子の嫁）に対する見方を転換させた義母の例をあげていますが，この例は今では有名なものになっています。ここに出てくる視点の転換は，不正確なメンタライジングから正確なメンタライジングへの変容の一例です。その義母は，最初，嫁のことを，ド品で，洗練されておらず，未熟であると思いました。彼女は，息子が格下の相手と結婚してしまったと考えました。彼女は，嫁に対して，表面上は非の打ち所のない親切な態度で接していましたが，心の中では軽蔑したい気持ちでした。しかし，その義母は，自分の態

度に居心地の悪さを覚えており，自分が傲慢になっているのではないかと考えました。彼女は，正確に，公正に，愛情を込めて，嫁を見るように心がけました。彼女は，嫁を現実どおりに見てみようと決意したのです。注意と想像力が調和した努力のおかげで，彼女の目には，嫁は下品なのではなく，すがすがしいほど天真爛漫で，自発性にあふれ，愉快なほど若者らしいのだと見えるようになりました——それは劇的な見方の転換でした。

メンタライジングはそもそも終わりのないものですし，重なり合う複数の見方を許してくれるものですから，あなたが絶対にこうだという感覚を持ったときにはいつでも，メンタライズすることをやめているのだということが，おわかりでしょう。「私には**わかるんだよ**，君が，本当は，私にここにいてほしくないんだってことがね」と断言するなら，あなたはメンタライズすることをやめているのです。「君は，本当は，私にここにいてほしくないんだと，私は**思っている**んだけど——そうなのかな」とあなたが言うなら，あなたはメンタライズすることに移行しているのです。

4. メンタライジングの恩恵

　メンタライジングがもたらす最も明らかな恩恵は，**他者との関係を充実させることへの関与**です。ここで言う他者とは，とくに愛着を通して情緒的に結びついている他者のことです。メンタライジング——つまり，それぞれの人が相手の心を心に留めること——は，親密さの中心にあるものです。巧みにメンタライズするなら，あなたは，他者に対して効果的に影響を与えることもでき，しかも他者の個性を尊重しながら他者の視点を考慮に入れることもできるのです。メンタライズすることを怠ると，あなたは，自分の視点や意志を他者に**押しつけ**，他者をあなたの願望，欲求，信念に従わせようとしがちになるでしょう。それに続いて，確執，反抗，恨みが生じることになります。そして，メンタライジングのおかげで，あなたは他者に影響を与えることができるだけでなく，他者から**影響を受けること**に対しても開放的になることができます。自分の心に他者の心を思い浮かべることができないなら，物事を他者の視点から見ることによって他者から学ぶことなどできるわけがないでしょう。健康な対人関係は，そういうことに依存しているのです。

　メンタライジングは幼年期の安定した愛着関係の中で最もよく発達するのですが，その反面，意外なことに，安定した愛着の利点として，一般に，物事が円滑に進んでいる間は，メンタライジングにそれほど意識的な努力を傾注する必要がなくなるということがあります。しかし，競争的な関係の中にいるときや，相手が信頼できるかど

うか確信が持てないときには,メンタライジングに努力を傾注する必要が生じるでしょう。もしあなたが人を疑うことを知らない人——他者の本当の動機や意図を見極めようとする努力をしない人——であれば,あなたは危険な目に遭う可能性があります。したがって,新しい人間関係においては,あなたの心の声に耳を澄ませるとともに,用心深い見極めが不可欠です。もし相手がメンタライジングを通してあなたの純真さを感じ取り,個人的利益を得るためにあなたの純粋さを食い物にしようとするなら,メンタライズしないことはさらに悲惨な結果を招くことさえあるでしょう。メンタライジングのそのような悪用は,自分を振り返る過程やお互いを理解しようとする試みではなく,自分の欲望を満たし,自分だけの利益を追求する手段になってしまうでしょう。もちろん,組織のリーダーのなかには,このようにして出世競争の階段を上っていく人もいますし,詐欺師もうまく人をだますためには他者の心を理解しなければなりません。他のどのようなスキルもそうですが,メンタライジングは悪用される可能性があるのです。

　メンタライジングは,他者との良好な関係にとって不可欠であるだけでなく,**あなたのあなた自身との関係**にとっても不可欠です。他者に影響を与える必要があるのとまったく同様に,あなたは,自分自身にも影響を与えることができる必要があります——例えば,自分の感情,態度,思考パターン,行動を変えたいようなときに,それがあてはまります。自分自身に影響を与えるためには,心に自分自身の心を思い浮かべながら,自分自身を知り,自分自身と波長が合っていなければなりません。例えば,あなたが嗜癖を何とかしようともがいているのであれば,誘惑が起きそうな状況を予測し,それを回避することが必要です。

　自分自身の感情をメンタライズすることは,最も重要ですが最も難しいことでもあります。メンタライズすることなく,ある感情状態にどっぷり浸かってしまうことがあります。あなたが自分の感じているものを認識せず,感情がかき立てられた状態になり,他者からみると,ぴりぴりしていて,とげとげしいように思えることもあります。あるいは,何となく「機嫌が悪い」ことは漠然と認識しているものの,何を感じているのか,またなぜそうなのかについてはよくわからないという場合もあるでしょう。感情をメンタライズすることは,**感じること**,および**感じることについて考えること**を同時に要求し,あなたの感情とその源をはっきりさせるのです。あなたの感情は,あなたの欲求および対人関係がどうなっているのかを教えてくれる心の声なのです。誰かがあなたのいる所に突然入ってきて,あなたは不快感を覚え,その不快感に促されて,あなたは自分の権利を主張するとしましょう。メンタライジングによって自分の感情を認識しているなら,あなたは,自分の欲求を効果的に満たすのに最も適

した状態にあるのです。あなたは，自分の感情に従って，それを他者に表現することができ，そうして，あなたの感情が暗示している，その問題を解決することができるのです。例えば，「ノックもなく突然部屋に入ってこられるのは嫌ですね」と表現するわけです。相手に対して自分の感情を外向きに表出することが適切とは思えないときでも，少なくともそれを自分自身に対して内向きに表出することはできます。あなたは，理解と慈しみを込めた態度で自分の感情に向き合い，それとまったく同様に他者にもそうしてほしいと願うというのが，理想的です。あなたは，上司の理不尽さに腹が立っていても，それを上司に言いたくないと思うこともあるでしょう。その場合には，自分自身に向かって次のように言ってもよいということです。「このくらいのことでいらだつなんで信じられないよ——彼に休暇を願い出ることについて私が不安だったのも不思議ではないね」というように。そして，あなたは，後になって，信頼できる友人に自分の感情を表出してもよいのです。

　自分の感情をメンタライズすると，あなたは，衝動的で自滅的な行動を抑えることができます——例えば，怒り狂って上司の部屋を出て行くというようなことを抑えることができるのです。メンタライジングは，**一時停止ボタン**を押すようなものです——それは単に「10まで数えること」ではなく，自分自身に次のようなことを考える時間を与えるということです。つまり，あなたの欲求や感情について考え，必死になってそれらを抑えるのではなく，それらを制御する最善の方法について考えるということです。例えば，あなたは，メンタライジングのおかげで，不満足感を認識し，それに耐え，それを調整し，それを表出することができるのであり，その感情を取り除くために酩酊するまで酒を飲むようなことはしなくてすむのです。

5. メンタライジング的姿勢

　繰り返しになりますが，メンタライジングは，言語に似ています。つまり，遺伝的な異常や極端に愛情を剥奪されるという，めったにない場合を除いて，私たちは誰でも話すことを学ぶし，メンタライズすることを学びます。しかし，私たちは誰でも，話すことや書くことをより明確な形で学び，メンタライズすることをより効果的で一貫した形で学ぶこともできるのです。メンタライジングに関して最もよくみられる問題は，基礎能力が欠けていることではないのです。基礎能力をさらに開拓し，それを使用できるようにする段階での躓きなのです。あなたが親しい人との関係に問題を抱えているとか自分自身の感情状態を制御するのが困難であるというなら，メンタライジングにもっと注意を向け，メンタライジングに努力を傾注する必要があるでしょう。

5. メンタライジング的姿勢

専門的な援助が必要であるかもしれません。すでに私たちが述べたことですが，他の人に働きかけてメンタライズさせるための最も良い方法は，あなた自身がそれを行うということなのです。メンタライジングがメンタライジングを生み出すのです。これは，私たち精神療法家が行いたいと願っていることでもあります。つまり，私たちは，自分たちがメンタライズすることによって，私たちの患者たちがメンタライズするための手助けをするのです。実際，すべての形の精神療法が成功を収めるかどうかは，精神療法家とその患者たちがメンタライズするかどうかにかかっていると，私たちは信じています。

　精神療法家として，私たちがこの文章を書く目的は，私たちが**メンタライジング的姿勢**と呼んでいるものを刺激したいということです。その姿勢は，他者の心の中と，あなた自身の心の中で起きていることについての開放性，探究心，好奇心を特徴とする態度のことです。このメンタライジング的姿勢は，曖昧さに耐える力を要求します──それは，知らないということに対する心地良さのことです。メンタライジングは，虚心坦懐な態度で，つまり物語には常にそれ以上の何かがあるという感覚を保ちながら，複数の可能性を探ることを意味しています。ですから，この短い説明書は，ほんの導入に過ぎないのです。

第11章 社会システム

　愛着関係はメンタライジングを形作る坩堝(るつぼ)のようなものであるから，私たちは，Bowlby（1988）の先例に倣って，母子関係を原型にして個人精神療法の関係を導き出してきた。つまり，私たちは，安定した愛着とメンタライジングの相助作用を利用する関係を通して，遅ればせの発達支援を提供しようと努めるのである。しかし，Fraibergと共同研究者たち（1975）の先駆的作業を土台に据えることにより，二者的愛着関係だけにとどまらず，精神療法家との関係を利用して親子関係におけるメンタライジングを促進する方法を考察するところまで，私たちは到達した。さらに，精神療法家が家族システム・レベルでのメンタライジングを促進できるのだということを，私たちは述べてきた。しかし，メンタライジングに影響を与えるものは，愛着関係や家族だけではないことも，私たちは認識している。つまり，個人が発達させた，どのようなメンタライジング能力についても，その洗練と使用に対しては，仲間関係はもちろん，より広範な環境が影響を与えるのである。したがって，メンタライジング的介入は，個人と家族を超えて，より広い社会的コミュニティにも適用できるような役割を可能性として秘めている。

　私たちが本章で述べることであるが，コミュニティ・レベルでのメンタライジングへの私たちの関心は，コミュニティ暴力という広範な問題との関わりのなかで発展した。暴力とトラウマは，かなりの程度まで，1枚のコインの両面である。つまり，暴力は——身体的なものだけでなく心理的なものも——トラウマを生じさせる行動である。同時に，私たちが本章で解明するとおり，トラウマを受けることだけでなく，トラウマを与えることも，メンタライジング能力の機能不全と関連している。Fraibergと共同研究者たち（1975）の介入が断ち切ろうとしたのは，際限なく続く可能性のある，暴力とトラウマの世代間伝達サイクルであった。

　私たちは，暴力においてメンタライジング不全が演じる役割を浮き彫りにすること

から，本章を始めることにする。それから，私たちは，学校におけるメンタライジング促進的介入を述べる。大胆な飛躍をすることになるが，私たちは，世界中の数々の紛争もメンタライジング不全と無縁ではないことに注意を喚起して，本章を締めくくることにする。

1. メンタライジングと暴力

　世界で起きる出来事の最近の成り行きとは裏腹に，死の本能というFreudの概念を信奉する人たちは，今日ではほとんどいないであろう。しかし，最近の発達研究が示していることであるが，Freud (1929) は，以下のことを提唱した際には，正しい考え方をしていたのである。

> 人間は，愛されることを求め，攻撃されても身を守ることができさえすればよいような温和な生き物である，とはいえない。反対に，その本能的素質のなかに，攻撃的傾向の強力な領分というべきものが含まれているような生き物である。　　　　　　　　　　(p.68)

　周知のように，私たちに生来的攻撃傾向があることの結果として，「文明社会は，絶えず崩壊の危機に瀕している……［したがって］文明は，人の攻撃本能に制限を加えるために，最大限の努力をしなければならない」(pp.69-70) と，Freudは信じていた。
　Freudの見解と軌を一にして，子どもにおける攻撃傾向についての数々の縦断的研究が示していることであるが，暴力は，**脱学習される**（unlearned）〔★訳注1〕ものであり，学習されるものではない。つまり，暴力がみられる場合，「生物学的素質と社会的影響は，破壊性を新たに生み出しているのではなく，正常であれば破壊性を調整し，飼い慣らすのに役立つはずの社会的過程を損なわせているのである」(Fonagy, 2004, p.185)〔★訳注2〕。最適の発達の経過においては，身体的攻撃性は，幼児期から成人期にかけて加齢とともに減少する。しかし，攻撃的傾向の発達の軌跡には幅広い個人差があり，数々の縦断的研究は，複数の異なるパターンを詳述している。ちなみに，そのなかには，発達が進んでも攻撃性が減退することがなく，むしろ増大しさえする下位集団が含まれている (Boidy et al., 2003; White et al., 2001)。

〔★訳注1〕この箇所は，Fonagy (2004) にも記載されており，「攻撃性は学習を通して獲得される」という伝統的モデルに対する批判の文脈で登場する。"unlearn"には，既得の知識や習慣を忘れる，無視する，脱するという語義があり，Fonagy (2004) は，（暴力的なものにもなりうる）潜在的攻撃性を暴力的でないものに変えていくという意味合いで"unlearn"を使用しているので，「脱学習」という訳語を当てた。

〔★訳注2〕Fonagy (2004) によれば，暴力として表れうる潜在的攻撃性は，最初から存在する。ただ，正常であれば，潜在的攻撃性を調整し，鎮静化し，手なずけるための社会的過程，つまり愛着関係とメ

ンタライジングが展開されるのであるが、この社会的過程が損なわれる場合に暴力が出現する。いわば、暴力は正常な発達過程の失敗を知らせる信号である。

　攻撃性の発達と関連する広範なリスクと防御要因が突き止められてきた（Rutter et al., 1998）。このような複雑性を考慮に入れながら、私たちは、文明が攻撃性を手なずける重要な手段でもあるメンタライジング能力に焦点を合わせる。別の文献でも述べたように（Fonagy, 2004）、身体的攻撃性を好む性向は、発達が進むにつれて減少する。そして、それは、メンタライジングおよびそれと関連する自己調整能力がより確固としたものになるのと並行して起きる変化である。メンタライジングの中核的な面、つまり他の人の現在の心理状態に対する波長合わせと情動的応答性が、攻撃性を抑制するのである。反対に、たくさんのリスク要因が働いているとしても、暴力行為を引き起こす共通の最終経路は、メンタライジングの瞬間的麻痺である——一時的なマインドブラインドネスである。したがって、長いこと視線を合わせ続けながら、その相手を傷つけることは困難である。視線合わせがメンタライジングを導き出すからである。そして、物理的・心理的な距離が増大するにつれて、相手を傷つけることが、より容易になる。したがって、素手で相手を攻撃することは最も困難であり、ナイフや銃や爆弾を用いるほうが、攻撃はより容易になる。効果は限られていても、戦争を行う際に他よりも好まれる方式が局地的爆撃であるというのは、不思議なことではない（Grayling, 2006）。

　別の文献でもレビューしたように（Fonagy, 2003b, 2004; Fonagy & Higgitt, 2004）、安定した愛着関係は、メンタライジングを促進するので、攻撃性の発達を妨げる緩衝としての役割を演じる。逆に、非メンタライジング的な親の行動——脅かし、力の誇示、拒否など——は、子どもの攻撃性を助長する。したがって、安定した愛着は、発達の経過のなかで、攻撃性の**脱学習**（unlearning）を生じさせる。それに対して、不安定な愛着は、攻撃性の維持または激化を生じさせる。

　もう一度繰り返すと、本章で、私たちは、暴力という観点から、トラウマの世代間伝達を再考しているわけである。虐待的かつ攻撃的な行動は、欲求不満と怒りを引き起こし、同時にメンタライジング能力を台無しにしてしまう。したがって、暴力を受けると、トラウマが生み出されるだけでなく、その暴力の被害者がいつか他者に対してトラウマを与えるような暴力をふるうリスクも増大するのである。しかし、私たちは、以下のことを特筆しておきたい。つまり、不適切な養育とネグレクトは、どちらもメンタライジングの発達を妨げはするものの、相手の心を顧みないような暴力に至る唯一の経路ではないということである。第4章（『神経生物学』）で述べたように、精神病質も、メンタライジングの部分的不全（つまり、共感を伴わないマインドリー

ディング）を伴っており，暴力と関連している。より一般的にいうと，相対的に恐れ知らずな気質は，攻撃的であることと関連している。なぜなら，恐れ知らずの子どもは，愛着という安心基地を頼りにする傾向がより乏しいので，メンタライズするための強靱な能力を発達させる機会を逃してしまうからである（Fonagy, 2004）。

私たちは，第7章（『愛着トラウマの治療』）において，メンタライジングの促進がトラウマからの治癒において果たす役割を論じた。次に私たちが例示するのは，攻撃的でトラウマをもたらす恐れのある行動をくいとめるために，コミュニティにおけるメンタライジングを促進する二つの試みである。

2. 学校における暴力防止

ここで，コミュニティの暴力に関する学校中心のプログラムを二つ紹介する。その一つは，トラウマになる可能性のある暴力に高校生が遭遇するのを防ぐことを意図したものであり，もう一つは，小学生に暴力的行動が起きるのを予防するために企画されたものである。最初のプログラムは，コミュニティで実施されるが，主として，心理教育を通して個々の青年に働きかけるものである。二番目のプログラムの主な対象は，子どもたちの学校コミュニティである。

(1) トラウマ心理教育

本書の第一著者は，トラウマに関する成人向けの心理教育プログラム（Allen, 2005）の適用範囲を入院中の青年にまで拡張したことからの思いがけない副産物として，学校における暴力防止への関心を強めることになった。先鞭を付けたのは，私たちの共同研究者でソーシャルワーカーの AnnMarie Glodich であり，**過去の**トラウマへの対処を促進するための介入として開始されたものが，次のような介入法に発展したのである。その介入法は，トラウマを負った青年たちが，**今後**コミュニティで外傷的暴力に遭遇しないように支援することを主な目的として，メンタライジングを促進するように企画された介入法である。

以前に遭遇した外傷的ストレスの影響に対処する方法を話し合っていたときに，私たちは，即座に，自分たちのしていることが上流に向かって舟を漕ぐようなものだということに気づいた。つまり，青年たちは，依然として暴力に遭遇していることについて自発的に語り，おまけに，また同じことに遭遇する危険性が常につきまとう高リスク行動を行う傾向性についても語ったのである。トラウマになるかもしれない出来事，例えば，暴行，レイプ，バイク事故，警官との争いなどに遭遇する危険性の高さ

と関連していることで有名な要因としては，物質乱用が重大な問題であると思われた（Allen, 2001）。したがって，トラウマ教育への関心を放棄するわけではないが，私たちは，介入の焦点を絞り，メンタライジングを促進する方法を用いて過去のトラウマのリエナクトメント〔再演〕を予防することに専心したのである（Glodich et al., 2001）。

　トラウマ心理教育グループが形成されるにつれて，私たちは，病院や地域厚生施設に入院中の患者たちに加えて，外来患者をも含め始めた。それから，私たちは，その介入をコミュニティにまで広げ，地域の公立学校にいるカウンセラーたちと共同作業をする機会に恵まれた。挑戦というほどのことは何もないが，高リスクの人たちに対する学校中心の精神健康促進的介入には多くの利点がある（Allen-Meares et al., 1996; Lightburn & Sessions, 2006）。さらに，学校という設定は，生徒たちが授業や学習になじんでいる場所なので，私たちの心理教育図式には，とくに適している。

　私たちの心理教育的メンタライジング・アプローチの場合と同様に，トラウマ心理教育グループも，討議と体験的エクササイズの組み合わせを含んでいた。私たちは，「メンタライジング」について明示的に討議することはなかったが，黙示的にはそれを促進していた。つまり，過去における外傷的出来事への遭遇と，トラウマのリエナクトメントを続ける傾向性との関連を理解するための概念的枠組みを，私たちは参加者に提供しようとしたのである。成人向けの心理教育プログラムの場合と同様に，外傷的出来事に対する様々な情動反応への認識を促進し，併せて，情動調整の建設的手段への認識をも促進した。しかし，リエナクトメントが起きることを見越して，私たちは，迫害者，被害者，傍観者的目撃者，救済者という典型的役割を取り上げながら，トラウマにおける力関係に焦点を絞った（Davies & Frawley, 1994; Twemlow et al., 1996）。同時に，トラウマを永続化させるリエナクトメントにおいては，これらの役割を交互に演じる傾向があることを，私たちは強調した。私たちがこの介入法の基盤にしている想定は，次のとおりである。つまり，暴力的な関係および社会システムの中に表れている脅迫的な力関係は，人をメンタライジング・モードから追い出し，前述のようなトラウマと関連した役割を実演する方向に追いやるということである（Twemlow et al., 2005a）。逆に，十分に形成されたメンタライジング能力を持つ人たちは，そのような脅迫的影響力に立ち向かうことがより容易にできるのである——ただし，私たちのなかで，それにまったく影響を受けないという人はわずかである。

　青年期のグループを相手にした私たちの経験は，これらの青年たちがコミュニティで暴力に遭遇していることを浮き彫りにしたのに加えて，その青年たちの家族システムにおいて，さらなる世代間伝達のリエナクトメントが起きる可能性を痛感させるも

のであった。私たちは，参加者たちに将来の家族ダイアグラムを作成させたが，その なかで，参加者たちはジェノグラム（Bowen, 1980）を作成し，自分の（将来の）配 偶者および子どもとの関係を描いた。将来の家族の構造をダイアグラムとして描いた 後に，参加者たちは，想像される将来の自分の機能状態，配偶者および子どもとの関 係，子どもの機能状態を述べた。参加者たちが想像した将来の家族には，不適切な養 育，物質乱用，暴力がいたる所に登場し，しかも参加者たちにとってまったく自我親 和的な形で登場するのである。その程度の高さに，私たちは残念な思いになるのが日 常茶飯事であった。彼ら／彼女らは，過去に暴力とトラウマを体験し続けたのである が，将来にも同じことがまた起きるであろうと無分別に予想していたのである。

　私たちは，加害者，被害者，救済者，傍観者という役割を用いたロールプレイを通 して，行為でのメンタライジングを促進した。これらのロールプレイを録画すること により，参加者は，自分の行為が他者に与える影響についての感受性を高めた。私た ちは，参加者に，暴力を引き起こすと思われる行動とともに，暴力を緩和すると思わ れる行動をロールプレイで演じさせた。そうする際に，私たちは，メンタライジング に匹敵するような，反応の柔軟性を促進することを目標にした。コミュニティでの行 動への般化を促進するために，私たちは，地域の警察官をロールプレイに参加させた。 警察官たちは，暴力を鎮静化する手段について参加者の相談に応じただけでなく，暴 力的な青年たちと関わった自分たちの体験についても語った。したがって，警察官た ちは，自分たち自身の脆さや欲求不満に注意を向けさせることによって，メンタライ ジングと一致するような視点取得〔★訳注3〕を促進したのである。

〔★訳注3〕視点取得（perspective-taking）とは，空間的認知や社会的認知において，物事を他者の視点 から見ることができるようになることである。ここでは，暴力を（暴力行使者の視点でなく，それに対 応する）警察官の視点から眺めることができたということであり，それは，行為レベルにはとどまるが， メンタライジングに等しいものだというのである。

　青年たちのグループに対する治療的取り組みになじんでいる臨床家は容易に察しが つくであろうが，グループの**プロセス**は，臨床的内容と同じくらいメンタライジング と関わりがある。グループ・メンバーたちは，リーダーたちの話を聞くことよりも， 互いに語り合うことにはるかに大きな関心を抱いていることを，リーダーたちはすぐ に察知した。さらに，リーダーたちは，すぐに，メンバーたちに対して，敬意を持っ て互いの発言を傾聴するように——つまり他者に対してメンタライズするように—— 勧めることを主要な目標として選んだ。このようなプロセス志向は，より注意深い傾 聴を通してメンタライジングを促進することを意図した家族療法における介入法に似 ている（Fearon et al., 2006a; 第8章『養育と家族療法』を参照のこと）。

第11章　社会システム

　この比較的小規模の臨床的プロジェクトは，待機リスト法〔★訳注4〕による統制を用いた評価の部分を含んでいた（Glodich, 1999）。8セッションの介入に基づく最初の研究は，以下のような結果を示した。参加者たちは，家庭やコミュニティにおいて暴力に遭遇したことがかなりあるという既往を報告したし，おまけにコミュニティでリスク追求行動〔★訳注5〕をする程度が高レベルであったにもかかわらず，報告した古典的な外傷後症状のレベルは相対的に低かった。ただ，介入群の参加者たちは，トラウマについて高レベルの知識を習得したにもかかわらず，介入後の効果測定の際に報告された高リスク行動傾向においては，統制群の人たちと異ならなかった。しかし，参加者全体を通して，トラウマについての知識があることと，リスク追求行動に健康な適応的態度で向き合うことの間には，正の相関がみられた。さらに，きわめて共通してみられたことであるが，参加者たちは，そのグループに対する非常にポジティヴな態度を報告した。この最初の研究の追試では，前回よりやや積極度を高めた12セッションの介入を用いた（Glodich et al., 2006）。表11-1は，このカリキュラムの概要を示している。より洗練された心理測定法を取り入れたにもかかわらず，この追試においても，やはり，介入群と統制群の間に有意な差違はみられなかった。ただし，参加者たちは，グループ体験を非常に高く評価していた。しかし，このプロジェクトは，出席者減少や散発的出席が高率で発生することから，中断するに至った。さらに，参加した青年たちは，自己報告式の質問紙への回答に対しては熱心でもないし，注意深くもなかったのである。

　〔★訳注4〕待機リスト法とは，ある介入法に効果があるかどうかを実験的に検討する際に使用される方法である。一般的な実験方法では，研究協力者たちを2群に分け，一方（A介入群）には特定の介入を行うが，もう一方（B統制群）には介入を行わずにおき，介入の前・後に，介入効果に反応する測定尺度を用いて効果測定が行われる（プレ・テストとポスト・テスト）。そして，介入群においては介入効果を示す得点などの統計的に有意な上昇（または下降）がみられるが，統制群においてはみられないなら，介入の効果があったとかと考える。しかし，状況的に統制群を設けにくいとか，一方の群に介入を行わないことが倫理的に問題であるといった場合に使用されるのが，待機リスト法である。具体的には，上記のA群にもB群にも最終的には同じ介入を行うが，B群に対する介入の時期を後にずらし，「A群には介入を行ったがB群には行っていない期間」に，A群を介入群，B群を統制群として，介入効果を検討する。B群にもその後に介入を行うが，まだ介入が行われていない期間のB群を統制群とみなすのである。

　〔★訳注5〕「リスク追及行動」(risk-taking behavior)とは，自分や他者に危険や害を及ぼす可能性があるが，同時に快感などポジティヴと体験される結果が伴う行動である。車での暴走や物質乱用などがその例である。

　複数の心理測定法を用いても効果を示すことができなかったので，私たちは，グループの影響について，より臨床的の志向の強い質的研究を行った。私たちは，そのグループの潜在的影響力を個人単位で探ることにし，そのための面接の質問および手続きを開発することを目指すフォーカス・グループ〔訳注7〕に，ファシリテーター〔訳注8〕

2. 学校における暴力防止

表 11-1　青年期トラウマ心理教育グループのカリキュラム

セッション 1：参加者は，暴力への遭遇を含む典型的場面を，そこに関与する人たちの力の相違を重視しながら討議する。グループ・メンバーは，暴力に遭遇した個人的体験を一つだけ書きとめる。

セッション 2：コ・リーダー（co-leader）〔★訳注6〕が，闘争 - 逃走反応，トラウマの再体験，リエナクトメント，リスク追及行動を一通り説明する。グループ・メンバーは，選択を行う能力および慈しみの重要性について討議する。

セッション 3：自尊感情およびその回復方法に対してトラウマが与える影響に的を絞って，グループ討議を行う。

セッション 4：被害者，虐待者，救済者，傍観者という役割を通して，外傷的関係のリエナクトメントを明らかにする。コ・リーダーたちがロールプレイによって実例を示す。

セッション 5：グループ・メンバーが，トラウマと関連のある，それらの役割のロールプレイを行う。そして，虐待者になったり，被害者になったり，無視したりする形で振る舞うことの代替となる行動を実際に行う。

セッション 6：コ・リーダーは，グループ・メンバーたちがストレスの大きい対人交流をロールプレイで演じるところをビデオ録画する。それに続いて，ロールプレイの第2版，つまりトラウマのリエナクトメントを回避する方法の実例を示すロールプレイが行われる。

セッション 7：セッション6で撮影されたビデオテープをグループ全員で討議する。参加者たちは，トラウマと関連する様々な役割を同定し，外傷的リエナクトメントを避ける方法について考える。

セッション 8：地域の警察官たちが普段着の格好でグループに参加し，リスクの高い場面や暴力を抑制する方法について議論する。警察官たちは，参加者たちを相手にしてロールプレイを行う。

セッション 9：警察官たちが制服姿でグループに来るが，グループ・メンバーはロールプレイを続け，リスクの高い場面や対処について議論し続ける。

セッション 10：グループ・メンバーは，責任の外在化はもちろん，恐れ，怒り，後ろめたさのような感情がリエナクトメントと暴力を助長する経緯について議論する。参加者たちは，手助けを受けながら，自分自身が対人的確執を助長していることを確認し，対人関係における自己欺瞞を確認する。

セッション 11：グループ・メンバーは，自分たちの将来の家族を想像することを中心に据えて，将来の計画や目標について議論する。議論によって浮き彫りになるのは，将来の家族におけるトラウマの世代間伝達であり，そのようなリエナクトメントを避ける方法である。

セッション 12：参加者たちは，セッション1で書いた外傷的体験をもう一度書き，その二つのナラティヴの間の相違を確認する。グループ・メンバーは，グループで学んだことについて全般的な議論を行い，コ・リーダーに対してフィードバックを行う。

〔★訳注6〕コ・リーダーとは，リーダーの補佐役として共同でグループの進行を促進する人である。"co-" という表現が用いられる場合，役割においてリーダーとの対等性が暗示されているので，「副リーダー」などとは訳さなかった。

第11章　社会システム

と警察官を参加させた。各参加者との短い半構造化面接の質的分析によって，グループから得られる直接的効果について，いくつかの次元が見出された。それを，私たちは，表11-2に列挙されているような，いくつかのカテゴリーに分類した。面接者は，効果を証明する特定の実例を日常生活から引き出すことができるように訓練された。効果の性質と程度には個人差があったが，たいていの参加者たちは，私たちが細分化したカテゴリーの多くにおいて，効果を証明する逸話を語ってくれた（Glodich et al., 2006）。例えば，参加者たちが報告したのは，①喧嘩から立ち去ったこと，②怒りを鎮めるために自己調整スキルを用いたこと，③家族成員との対立関係を改善させたこと，④過去のトラウマが現在の行動に与える影響についての認識が増したこと，であった。評価方略における質問紙から面接法へのこの変更によって，効果は個人ごとに異なるという——後から考えれば明らかな——事実に，私たちは敏感になった。

〔★訳注7〕フォーカス・グループ（focus group）とは，フォーカス・グループ・インタビューとかフォーカス・インタビューとも呼ばれる調査面接法のことである。この方法では，インタビュー実施者が特定のテーマに沿った質問を用意し，インタビュー参加者がこれに答え，インタビュー実施者とインタビュー参加者の相互交流を通して（質的）データを収集する。得られたデータは，さらに進んだ調査のための質問項目，仮説，モデルなどを作成するために利用される。

〔★訳注8〕ファシリテーター（facilitator）とは，グループのメンバーとしてグループのプロセスに関与しながら，グループのプロセスを促進する役割を担う人である。リーダーなどという名称に比べて，グループ・メンバーとの対等性を含意する言葉である。

　心理教育的介入をクリニックから学校へと広げていく間に，私たちは，参加する生徒たちだけでなく，学校の教職員の一部に対しても影響を与えたいという自分たちの

表11-2　心理教育グループの成果についてのカテゴリー

認識と洞察
- 自己認識（例えば，トラウマの既往と現在の行動との関係）
- 自分の意志を行使しているのだという認識（例えば，行為する前に考えること）

積極的対処
- トラウマの回避（例えば，いざこざやリスクのある場面から離れること）
- 怒りと攻撃性の制御（例えば，口論を避けること，教師や管理者の要請に協力すること）
- ポジティヴな対処スキル（例えば，恐れや怒りをなだめる方法のような自己調整スキル）

対人関係
- 他者とのつながりを感じること（例えば，共感と慈しみ，世界との一体感）
- 信頼（例えば，安全だと感じることと他者に開かれていること）
- 関係修復（例えば，仲間や親とのいざこざを交渉で解決すること）
- 助けを求めること（例えば，他者と問題や感情を語り合うこと）
- 助けてあげること（例えば，他者にサポートを申し出ること）

願いを痛切に認識した。グループ・ファシリテーターたちへの個人面接から明らかになったのは，グループを実施した結果として，ファシリテーターたちが，トラウマを負った生徒たちとの作業において以前ほど無力感を感じなくなり，役に立てていると感じていることであった。ファシリテーターたちは，心理教育グループで学んだことを他の状況での生徒とのやり取りに適用していることを示す，多くの実例を提供してくれたし，個人的成長の証をも見せてくれた。このように，私たちは，参加者の青年たちに対して行ったのと同様に，ファシリテーターたちの間にもメンタライジング的姿勢を醸成しようと願っていたのである。そして，その過程で，学校や警察に所属し，トラウマと関連する暴力やそれを回避する方法について学んだ支持者たちの小さなネットワークを，私たちは形成したのである。

　この心理教育的介入の影響が及ぶ深さについて，私たちは幻想を抱いてはいない。私たちは，体系的な短期的成果を示すことを要求され，その長期的影響については査定しなかった。世の中が学校システム内での介入に熱心なのは，暴力やトラウマについて**何かすること**が必要だという切羽詰まった思いや，何かもっともなことをする際に生じる安堵感を反映しているのかもしれない。そのような根深い社会的問題に対しては，短期的介入に限界があるのだから，まして教育だけでは限界があることは，火を見るよりも明らかである（Fonagy & Higgitt, 2004）。したがって，私たちがこの作業を提示するのは，主として本書の全体的テーマの実例を示すためである。つまり，そのテーマというのは，メンタライジングを向上させることへの焦点合わせが，心理社会的介入を開発するのに有益な概念的枠組みを提供してくれるということである。次に私たちが提示するのは，より野心的で，幅広い実証研究の対象になった介入法であるが，やはり暴力予防のために企画されたものであり，社会システム・レベルに狙いを定めていることが明示された介入法であった。

(2) 平和な学校プロジェクト

　本書の全体を通して，私たちは，個人におけるメンタライジングの機能不全に焦点を合わせてきたが，メンタライジングを生成する坩堝は家族集団であると考えてきた。しかし，個人と家族を超えて，社会集団やコミュニティについて考察することも有益であると，私たちは思う。つまり，社会集団やコミュニティの場合にも，メンタライズする傾向を示したりメンタライジングを支えたりする程度には，違いが生じうる。最悪の場合には，「メンタライジングは，暴力的な人やコミュニティに欠けている中心的な心理的スキルである」（Twemlow et al., 2005a, p.265）という結果になる。学校システムにおいてメンタライジングを促進する私たちのアプローチは，ある

第11章 社会システム

偶発的出来事に端を発するものである。その出来事とは，1人の2年生女子に対する性暴力未遂事件に，数人の2年生の男子が関与したということであった。これは，衝撃的で異例の出来事ではあったが，アメリカ中西部にある一つの市立学校を背景にして起きたことであり，その学校は，その地区全体の中でも，校外停学の発生率が最も高く，標準達成度テストの成績が最も低い学校であった。その性暴力は異例のものであったが，対人的な暴力やいじめを伴う数々の問題は日常的に起きていた。それでは，10年以上もかけて発展し，現在も発展し続けているこのプログラム（Twemlow & Fonagy, 2006; Twemlow et al., 2005b）を，短く要約して示すことにしよう。

暴力的行動に対する伝統的なアプローチは，個人レベルの介入（例えば，特別支援学級や特別支援学校への配属）を伴うものであり，ときには，家族レベルの介入（例えば，家族カウンセリングや家族療法）を伴うこともある。そのようなアプローチは，コミュニティ自体が非メンタライジング的な暴力的行動を発生させやすければ，効果が限定的なものになりやすい。そのようなわけで，メンタライジング的社会システムを実現させるために，『平和な学校プロジェクト』（Peaceful Schools Project）が開発された。ちなみに，メンタライジング的社会システムとは，自分自身と他者の心理状態への認識が生まれやすく，それとの関連で他者の苦しみへの思いやりも生じやすい社会的雰囲気のあるコミュニティのことである。

社会システムという見方の中心にあるものは，そのコミュニティにいる**すべての**人がいじめや暴力において重要な役割を果たすという見方である。したがって，いじめは二者関係的な問題ではなく三者関係的な問題であるという観点から，いじめる人，いじめられる人，傍観者という三つの役割を常に考慮しなければならないことを，生徒たちは教えられる。いじめる人といじめられる人として積極的に関与するのは，おそらく生徒たちのなかの一つの下位集団だけであろうが，残りの人たちは必然的に傍観者として関与することになる（Twemlow et al., 2004, 2005b）。攻撃的な傍観者たちは，（例えば，笑ったり，攻撃者をけしかけたりして）いじめを奨励する。そこまで露骨ではないが，傍観者の役割をする人がまったく受身的であること——何もしないこと——は，攻撃性を助長する可能性がある。したがって，『平和な学校プログラム』の主要な目標は，傍観者たちを巻き込んで——一つのコミュニティとして集団的に——いじめを発見し，抑制するための手助けを積極的に行うようにさせることである。『平和な学校プログラム』は，明示的には，介入の対象を生徒間におけるいじめや対人的暴力に絞っているが，教師や他の学校職員の間でのメンタライジングを促進するために企画されたものでもある。繰り返しになるが，コミュニティ全体がメンタライジングに——好奇心，理解，慈しみを促進することに——乗り気でなくてはなら

2. 学校における暴力防止

ないのである。悲しいことであるが，教師たちは，傍観者やいじめられる人としてだけでなく，いじめる人としても，その問題における重要部分である。系統的な研究が明らかにしたところでは，小学校教員のかなりの割合の人たちが，生徒〔★訳注9〕に対する他の教師のいじめを目撃しており，あるサンプルでは，教師たちの45％が少なくてもたまに生徒をいじめることがあると認めたのである（Twemlow & Fonagy, 2005; Twemlow et al., 2006）。その問題には世代間伝達の性質があることを証明するものであるが，いじめを行ったという教師たちは，自分が生徒のときにいじめに遭ったという既往を報告する率がより高かった。さらに教師によるいじめが高率で観察されるのは，学校外停学が高率でみられる学校である。このことから，いじめに遭ったことのある教師は，暴力的文化に同化してしまうか，より暴力的な公共施設にたどりついてそこにとどまるかのどちらか——または両方——になりやすいことが示唆される。教師たちがその問題に直接的・間接的に関与していることを考慮すると，生徒たち同士のメンタライジングを促進することやそれに関連する価値を保持することに教師たちを引き込むことは，教師たちに自分自身のメンタライジング能力をより一貫して使用するように奨励する最適の方法である。『平和な学校』の多面的な介入は，いくつかの構成要素を含んでおり，表11-3に要約が示されている。

〔★訳注9〕日本の行政用語では，小学生は「生徒」ではなく「児童」と呼ばれるが，原文では公立学校に通う子どもたちを一貫して"student"と表現しているので，小学生の場合にも「生徒」と訳した。

二つの統制条件，つまり，通常の精神医学的なコンサルテーションおよび治療と比較すると，『平和な学校』の介入は，仲間からの報告を通してわかる，①いじめの被害，②攻撃性，③攻撃的な傍観者，を減少させた点で効果的であった（Twemlow & Fonagy, 2006; Twemlow et al., 2005b／P. Fonagy, S. W. Twemlow, E. Vernberg et al.：『攻撃性を減少させるための，子どもに焦点を絞った精神医学的コンサルテーションと学校に焦点を絞った介入の無作為統制試行』という論文を投稿中）。さらに，これらの有益な変化は，1年後のフォロー・アップ時点でも維持されていた。これらの知見をさらに補強してくれることであるが，個々の教師が『平和な学校』哲学をどれくらい遵守しているかについての実証的評定値をみると，『平和な学校』の手順に忠実に従っていた教師たちのほうに最も有益な効果が現れていたのである。

それが攻撃性に与える影響と符合することであるが，2年間続けて『平和な学校』の介入を受けると，読解，言語，数学における達成度テストの得点が著しく改善した——平均して，パーセンタイル順位〔★訳注10〕が8～10上昇した（Fonagy et al., 2005）。これらの成果は，『平和な学校』の対象になった学級において，授業と関係のない行動や規則を破る行動の減少が観察されたことと一致するものである。おそらく，

表 11-3　平和な学校プロジェクトの中核的要素

積極的雰囲気キャンペーン
　いじめること，いじめられること，傍観者的行動という行動が発生したときに，これらの行動への認識を高めることや，いじめに対する態度の変容を促進することを目指すものである。この意識喚起は，カウンセラーが主導する討議，宣伝ポスター，宣伝マグネット，宣伝栞（しおり）という手段を用いて行われる。

学級管理方略と規律遵守計画
　いじめが起きているときに，それに注意を向けることを含む。この過程は，いじめる人，いじめられる人，傍観者という役割をしている人たちを確認することを伴う。学級全体がその問題の確認に関与し，また学級全体がその成員の行動に責任を取るのである。たび重なる攻撃行動には，集団記入方式の暴力報告表を用いて対処するが，その結果，スクール・カウンセラー，ソーシャルワーカー，および家族を巻き込んだ，より調和的な理解の努力が生じる可能性がある。この介入は，処罰的志向ではなく，メンタライジング的姿勢を維持することを意図したものである。

メンター
　寛いでいて争いを好まない年輩の男性が典型例であり，メンタライジングの役割モデルとして貢献し，例えば，運動場での対立を交渉で解決できるように子どもたちを助ける。敵対的なやり取りにメンターが介入することは，そこに第三の見方を持ち込むことになり，敵対する者同士は，そのような援助を受けることで視点取得ができるようになる。

『優しい戦士』の身体教育プログラム
　防御のための武術の技とともに，ロールプレイとリラクセーション・エクササイズを取り入れたものである。闘争に代わるものとして，攻撃的でない認知的方略を学習する。身体的・対人的な自信の増大は，恐怖を減少させ，それによって安心感を増大させるが，その安心感がメンタライジングに貢献する。

10分間の学級省察タイム
　毎日の終わりに行うことになっている。この時間の間に，その学級の子どもたちは，いじめること，いじめられること，傍観者的行動について振り返る。その後に，その学級が良い一日を過ごしたことを宣言する垂れ幕を学級の外に掲げるかどうかを全員で決定する。

　安全感の増大と，それに伴う不安の減少のおかげで，『平和な学校』の対象になった生徒たちにおいて，集中力と課題志向性の改善が促進されるのであろう。注目すべきことであるが，その介入を1年間だけ受けた後に転校した生徒たちは，学業成績の大きな低下を示した。このことは，保護的で非暴力的な環境から，学習に資する形で安全性を高めようとする特別の努力が行われていない環境に移ることがもたらす悪影響を示している。

　　［★訳注10］パーセンタイル順位とは，テストなどの得点が，そのテストを受けた人たちの集団の中でどのくらいの位置の高さなのかを示す統計量の一つである。パーセンタイル順位は，個人の得点が，その人を含む集団全員の得点の中で，下から何パーセントの位置に相当するかということを示す。

『平和な学校』プログラムは，予防と早期介入に目を向けていたので，いくつかの小学校を対象にしていた。これらの学校は，それ自体がコミュニティではあるとはいえ，さらに大きなコミュニティからみればその一部でしかない。考慮に入れるコミュニティの規模が大きくなるほど，メンタライジングを促進することの本当の困難さと根本的な重要性が増すばかりである。

> コミュニティは，力関係についてのメンタライジング的見方を反映した秩序化のあり方を示すことができるのかという，より大きな問いには，まだ答えが出ていない。コミュニティが市民の求める質の高い生活を開かれた民主主義に反映させるためには，そのシステム全体の動き方に変化が生じなくてはならないと，私たちは確信している。
> (Twemlow & Fonagy, 2006, pp.304-305)

3. 世界的規模の争い

明らかなことであるが，小学校の校庭で目にする権力争いは，その何倍も危険な，世界的規模の争いの小宇宙であるにすぎない。その世界的規模の争いは，テロリストの攻撃，戦争，大量虐殺のニュースによって，毎日のように，私たちの注意を引きつけている。現在の出来事も十分に切迫した状況であるが，事態がもっと悪化する可能性もある。かつては地球上にいた種の99.9％以上が絶滅したのである（Mayr, 1988）。そして，私たち人間は数々の技術を開発してきたが，それらの技術のせいで，不可避に見えること——つまり私たち自身の絶滅——が早まることは確実である。核兵器や生物兵器が開発されるずっと以前に，Freud（1929）は，この苦境を次のようにはっきりと述べたのである。

> 人間は，自然の力を制御する力を獲得してきたが，とうとう，その力を借りれば互いを最後の一人まで絶滅させることも困難ではないと思われるところまで到達した。人間は，このことを知っている。そして，現在の落ち着かない状態，不幸，不安な気分の大部分が，ここから生じているのである。
> (p.112)

哲学者Hannah Arendt〔ハンナ・アレント〕（1963）が書いて議論を呼んだ『エルサレムのアイヒマン：悪の凡庸さについての報告』〔★訳注11〕という書物は，世界的規模のトラウマとなりうるものに，私たちの注意を引きつけた。ちなみに，そのトラウマは，部分的には，メンタライジング不全によって引き起こされるものである（Allen, 2007）。私たちがマインドブラインドネスと解釈しているものは，一人の人間としてのアイヒマンについてArendt（2003）が行った，心理学的洞察力に満ちた特

第11章　社会システム

徴描写と符合する。

〔★訳注11〕日本語訳は，大久保和郎訳，『イェルサレムのアイヒマン：悪の陳腐さについての報告』，みすず書房

> 彼のただ一つの個人的特徴は，多分，**通常の域を超えた浅はかさ**であったと思われる。その行為がいかに極悪非道なものであっても，その行為者は極悪非道でもなく，悪魔的でもなかったのである。そして，彼の過去に，そして裁判中に，またそれに先立つ警察の取り調べの間に，突き止めることができた唯一の特徴は，まったく欠如的なものであった。つまり，それは，愚かさではなく，興味深く，きわめて純粋な，**思考能力の欠如**であった。
>
> (p.159; 強調は後から付加)

Arendtは，多分，他の誰よりもよく，私たちがマインドブラインドネスと呼んでいるものの重大さを認識していたと思われる。Freud（1929）から数十年後に著書を執筆し，リエナクトメント〔再演〕の現象にも馴染みがないわけではなかったので，彼女は，世界的規模の惨事が起きる可能性について，Freudと同じくらい警戒していた。

> かつて出現したことがあり，人類の歴史に記録されたことがあるすべての行為は，その生々しい現実が過ぎ去った後でも，可能性として人類のもとにとどまっているのであり，そのことは，人間的なものの本性自体に含まれているのである。処罰が犯罪の実行を妨げるのに十分な抑止力を発揮したことは，いまだかつてない。それどころか，処罰がどのようなものであろうと，ある特定の犯罪が初めて出現すれば，それが再び出現する可能性は，それが最初に出現したときよりも高いのである。ナチによって行われた犯罪が再び繰り返される可能性を支持する理由のほうが，はるかに説得力がある。現代の人口爆発が以下に述べるような技術装置の発見と同時に生起したという恐ろしい事実は，私たちを震撼させるのに十分である。つまり，その技術装置は，自動化を通して，労働力という点からみても，人口の大部分を「余剰」にしてしまうであろう。そして，その技術装置は，核エネルギーを通して，また，それに比べればヒットラーのガス室など悪童が弄ぶ玩具にしか見えないような手段を用いて，この二重の脅威〔★訳注12：人口爆発と余剰人口〕に対処することを可能にするのである。
>
> (Arendt, 1963, p.273)

自動化された悪行というこの見方は，Arendtがアイヒマンの「思考能力の欠如」と理解したものに，私たちを立ち戻らせる。ここで言われている「思考」は，もちろん，メンタライジングよりもはるかに多くのことを内包している。しかし，メンタライジングは，まさに，Arendtがアイヒマンには欠如していると捉えた思考の**領域**である。彼は，ナチのイデオロギーを信奉するうちに，「産業化された殺人」（Arendt, 2003, p.xii）を行う，心を失くした官僚機械となり，彼が殺戮しようとした人たちを人間とはみなさなくなったのである。Arendtの著書を読んだ人たちの多くは，次のような彼女の挑戦的命題に不快感を覚えた。その命題とは，「アイヒマンの厄介なところは，

3. 世界的規模の争い

実に多くの人々が彼に似ていたし,しかも,その実に多くの人たちが倒錯的でもなくサディスティックでもなかった,つまり恐ろしいほど正常だったし,今でも正常だということである」(Arendt, 1963, p.276)。Arendt は,ある精神科医がアイヒマンについて「とにかく,鑑定を終えた後の私よりも正常なくらいだ」と宣言したことを引用している (Arendt, 1963, p.25)。月並みな要約であるが,正常な人たちが,メンタライズすることを怠る——マインドブラインドのまま行動する——というありふれた行為によって,計り知れないほどの害をもたらす可能性があるということである。そして,メンタライジング不全は,いたる所にある。Arendt (1971) が主張したように,「思考能力の欠如は,脳の力に欠陥がある多くの人が行う失敗ではなく,すべての人にとって常に存在する可能性である——科学者や人文学者や,心に関することに取り組む他の専門家も例外ではない」(p.191)。

Baumeister (1997) は,暴力犯罪者についての調査に基づいて,Arendt と似た結論に到達した。彼が行った最も歓迎されない推論は,次のようなものである。つまり,「悪を理解することは,これらの [悪] 事の多くを私たち自身が行うことができるという認識から始まる」(p.5) ということである。「悪」という用語を使用する際に,私たちは,超自然的現象を示唆しているのではなく,宗教的見方を採用しているのでもない。むしろ,私たちは,悪について Card (2002) が行った世俗的概念化に従っている。つまり,それは,**耐えがたい害をもたらす過失的な悪行**ということである。メンタライジングについての議論に「悪」を持ち込む点で,私たちは無謀なことをしているように見えるかもしれないが,トラウマを負った多くの人たちは,目に見える形で善と悪についての憂慮と格闘しているのであり (Allen, 2005),彼ら/彼女らの憂慮は,何世紀にもわたって哲学 (Neiman, 2002) や神学 (Taliaferro, 2005) の中心軸であった。今日では,政治的対話にも,随所に「悪」への言及がみられるのが常である。

過失性についての Card の見解は,マインドブラインドネスを内包するものであり,悪意とともに怠慢や無謀をも含むものである。Arendt が捉えていたように,悪い行いをした人のなかで意識的サディズムに動機づけられていた人は,比較的わずかである。悪行に至る多数の動機は,本当の悪意というよりも,もっとありふれたものである。例えば,物質的なものの獲得を求める欲望,自己愛的脅威,イデオロギー的目標の追求,野心,名誉,羨望,退屈である (Baumeister, 1997; Kekes, 2005)。マインドブラインドネスと結びつくと,そのような,どこにでもある動機や感情が深刻なほど危険なものになりうる。もちろん,ときどきマインドブラインドネスと攻撃性のレベルが通常の域を超えていることもあり,それは Baumeister (1997) の実例のいくつかが

証明しているとおりである。例えば，連続殺人犯のフレデリック・トレシュは，次のように述べた。「俺たちが殺した二人，傷を負わせた二人，拳銃で殴った女，そして俺たちが人の口に押し込んだ白熱電球の他には，俺たちは実際に誰も傷つけてはいない」（p.6）。異なる5人の女性を銃で脅かして拉致し，彼女らを強姦し，刺殺した男は，「少なくても『殺そうとするまでは』，いつも必ず彼女たちに『親切で優しく』するようにしていたと，語った」（p.41）。

　Arendt（1971）は，アイヒマンに関する心穏やかではいられない洞察に促されて，**思考**というものの過程と重要性に魅せられていったのであるが，思考についての彼女の思考は，マインドブラインドネスの悲惨な社会的結末と思われるものを浮き彫りにしているだけでなく，私たちがメンタライジング的**姿勢**と呼ぶに至ったもの——探究心と好奇心を伴う探索的態度——の真髄を見事に描き出している。Arendt（1971）は，カントが理性のスキャンダルと呼んだものに心を奪われた——それは，Arendtの言葉で言えば，「私たちの心が，考えないですますことができない事柄や疑問に関して，特定の検証可能な知識を持つことができないという事実」（p.14）である。この点をさらに掘り下げて，「省察したいという人間の欲求は，彼に起きるほとんどすべてのことに向けられ，彼が知っていることにも，決して知ることができないことにも，向けられる」（p.14）と，彼女は述べた。彼女は，知ることと考えることを分けるカントの区分法を使用している。つまり，知ることは**真理**の探究を伴うものであり，それに対して，考えることは**意味**の探究を伴うものである。私たちの臨床的関心と関連しているのは，この区分が，科学的探究と精神療法的探索の違いを表しているということである（Strenger, 1991）。議論に決着をつけようとして，Arendtは，考えたいという仮借ない欲求と，知りたいという願望との避けがたい葛藤を，次のように定式化して表現した。つまり，「考えることから真理が導き出されると期待することは，私たちが，考えたいという欲求と知ろうとする衝動を取り違えていることを意味する」（Arendt, 1971, p.61）。私たちは，知ることができないまま，考え続けることができなくてはならない。このように，私たちには意味を見出そうとする傾向性が常に存在すると思われるが，そのことに焦点を合わせた点で，Arendtは，私たちがメンタライジングにつきものの無知の姿勢と解釈しているものを捉えていたのである。つまり，私たちは，確実だという感覚を望まずに，多層的な複数の意味を探索するのであり〔★訳注13〕，確実だという感覚は，メンタライジングを突然中断させてしまう恐れがあるということである。

　　〔★訳注13〕私たちが「考えること」を通して行っているのは現実に対する意味づけであり，そこには絶対唯一の意味づけはなく，複数の意味づけが多層的に同居しうるということである。メンタライジン

3. 世界的規模の争い

グにおいて人が捉える（自己および他者についての）現実も，それは意味づけられた（表象化された）現実であり，絶対的なものではない。だから，Arendt の言う意味での思考（考えること），言い換えればメンタライジングを通して到達する認識は，常に暫定的なものにとどまる。人は，思考やメンタライジングにおいては，何かを絶対視することなく，曖昧さに耐えることができなくてはならない。これが無知の姿勢ということである。

　アイヒマンに関する彼女の著作が明らかにしているように，Arendt が関心を持っていたのは，思考の対人的，社会的，道徳的な意味合いである——思考自体**ではない**のである。第5章（『技芸としてのメンタライジング』）で言及したように，メンタライジングが倫理的素地を持つことは避けられない。この点をより強引に表現するなら，道徳発達にはメンタライジングが必要だということである。Arendt の解釈によれば，悪行を未然に防ぐには思考活動が不可欠であるし，また，彼女の見解によれば，思考は善悪判断の基盤となるものである。道徳性は，詰まるところ，私たちが互いをどのように扱うかということに関するものであるから（Scanlon, 1998），このような善悪判断は，メンタライジングを下敷きにしているのである。さらに，最高水準の道徳発達が起きるためには，メンタライジングの省察的側面が不可欠である。そして，それは，道徳性を可能にする人間独自の能力について，哲学者 Christine Korsgaard（2006）が述べた次のような理解が証明しているとおりである。

> 人間的でない主体は，自分の恐れや願望の対象を意識しており，それを恐ろしいものか望ましいものとして，したがって，避けるべきものか追い求めるべきものとして，意識しているであろう。それは，彼の行為の基盤である。しかし，理性的な動物は，それに加えて，自分がその対象を恐れたり望んだりしているということを，そして，その結果，特定の形で行為しやすいということを，意識している。……人は，ひとたび自分が特定の形で動かされていることを認識すると，その動機からの省察的距離を手にするのであり，「はたして，私はそのように動かされるのが当然なのだろうか。そのような結果を望んでいるということが，私にその行為をさせやすくしているのだが，それは本当にその行為をする理由になるのだろうか」と自問する立場になる。今や，何をなすべきかについての規範的な問いを発する立場になるのである。
> （p.113；強調は原典のとおり）

　道徳性のこの自己省察的側面も，それと関連するメンタライジングの発達と符合するものである。Arendt の解釈によれば，思考は対人的過程，つまり対話である——ただし，自分自身との対話である。すばらしい洞察力を発揮して彼女が推論したことであるが，自由に考えることができる能力——そして，それに伴う道徳性——は，自分と自分自身との関係の質に依存するのである。私たちが以前に引用した文章は，この文脈においても繰り返す価値がある。「もし思考したいと思うなら，その対話を行う二人が仲良くするように，つまり，そのパートナーたちが**友人**であるように取り計

らわなければならない」（Arendt, 1971, pp.187-188; 強調は原典のとおり）ということである。こういうわけで，彼女は，悪行のことを念頭に置きながら，次のように断言した。「私たちが誰もがそうである自己というものは，'一人の中の二人'が友人でいて調和的に暮らすことを不可能にするようなことをしないように注意しなくてはならない」（p.191）。別の言い方をすれば，人は，思考**しない**ことによってのみ，つまり，マインドブラインドのままでいることによってのみ，悪行を行いながら自分自身と快適に暮らすことができる。Arendt（1971）の結論は，こうである。

> 思考という風の現れは〔★訳注14〕，知識ではない。それは，善と悪を，美と醜を正しく区別する能力である。そして，これは，その後の命運がかかる，ここぞという瞬間に，少なくとも自己にとっては，本当に破滅的結末を防いでくれるであろう。　　　　　　　　　　（p.193）
> 〔★訳注14〕Arendtは，ソクラテスに倣って思考を「風」に喩えている。思考も風も，それ自体は不可視であるが，それがもたらす結果は目に見えるからである。

メンタライジング不全が諸悪の根源であると示唆するなら，それは単純化しすぎているであろう。小規模および大規模の悪行に寄与する心理的・社会的な要因はきわめて複雑であり，毎度のことであるが，個人差が大きい（Kekes, 2005）。そして，大規模にメンタライジングを促進することによって暴力を防ぐことは容易であるとか，可能であるとか，万能の解決策であると示唆するなら，私たちはあまりに素朴すぎることになるであろう。少数の小学校に肯定的な影響を与えることと世界的規模の争いを解決することとの間には，大きな隔たりがある。さらに，小学校レベルにおいてさえ，影響を受けやすいクラスとそうでないクラスがあったのである。

より小さい規模においてさえ，私たちが考察してきたような類いの有害な発達的結末を効果的に予防するためには，集中的で費用のかかる介入が必要である。より詳しく言うと，Fonagy & Higgitt（2004）が詳述したように，精神的健康を促進するのに効果的な介入は，以下のような特徴を共有している。1) 包括的であること。2) システム志向であること。3) 長期間にわたって積極度が比較的高いこと。4) 構造化されたカリキュラム。5) 発達の早期に，例えば妊娠中に開始されること。6) 特定のリスク要因に関する特異性〔★訳注15: 特定のリスク要因に特化したものであること〕。7) 特有の訓練。したがって，「最も容易な介入法は，最も効果的でないのが通例である」（p.292）。小さなコミュニティにおいてさえ――ついでに言うなら，多くの家族においてさえ――永続的な平和は，容易には達成されないのである。

4. まとめ

　本書の序章において，私たちは，メンタライジングを自閉症，発達精神病理学，境界性パーソナリティ障害に適用するという以前の試みから大きく飛躍し，メンタライジングを，一連の精神医学的諸状態に対する，あらゆる精神療法的介入法における最も基本的な共通因子であると解釈した。本書の最終章では，私たちは，世界的規模の社会的問題へと，さらに大きな飛躍を行った。しかし，私たちの誇大性は，たかが知れたものである。私たちは，メンタライジングの視界を徐々に広げ，その適用可能例を探ろうと企てているだけである。とはいえ，私たちが世界的規模の争いの領域に足を踏み入れたことは，私たちが考えるメンタライジングの根源的な重要性とマインドブラインドネスの潜在的に重大な意味合いを強調するのに役立ってくれたと思う。

　本書が示そうと願っていることであるが，メンタライジングを促進する関係性条件およびそれと関連の深い臨床的介入法についての，私たちの知識がさらに増えていくことを予想させる根拠がいくつかある。私たちは，メンタライジングに対する国際的関心が芽生えつつあることに勇気づけられる思いがしている。とくに，メンタライジングという用語が英語の専門的文献に定着し始めてから20年にも満たないし，大部分の辞典にはまだその単語が現れていないことを考慮すると，なおさら勇気づけられる思いである。しかし，その概念は，精神分析にも，愛着理論にも，発達心理学にも，おまけに哲学にも，広く深く根を張っている。また，今では，社会認知神経科学との関連づけが急速に増大していることによって，その概念の支柱が大幅に強化されている。そういうわけで，私たちは，一つの種になって以来ずっとメンタライズし続けているとはいえ，今や，私たち人間の本性のこのような真髄を以前よりもよく理解しているのである。しかし，私たちは，新たに見出された私たちの自己理解に安住しているわけにはいかない。この章で垣間見たように，私たちのメンタライジングの領域を拡大する必要性は，かつてないほど高まっている。

5. 臨床的重要点

- **メンタライジングと攻撃性**：通常であれば，攻撃性は，メンタライジングを促進する安定した愛着関係の形成を通して進む発達のなかで脱学習されるものである。ちなみに，その発達が攻撃性への緩衝となるものを与えてくれるのである。
- **社会的設定の影響**：非メンタライジング的社会環境においては，社会的影響力は，言語的コミュニケーションではなく，行為を媒介とする目的論的（teleological）な

ものであり,そのような社会的設定の創造的潜在力を制限してしまう。反応的な非メンタライジング的介入法は,それが取り組もうとする問題を,軽減するどころか悪化させてしまう。

- **学校の影響**:学校システムは,コミュニティにおける暴力予防的介入のための自然な場を提供してくれる。例をあげて示すなら,小学校において,いじめる人・いじめられる人・傍観者という役割への認識を高めるために企画されたメンタライジング焦点化介入法は,攻撃性を減少させただけでなく,学業成績をも向上させた。
- **メンタライジングの社会的重要性**:マインドブラインドネス——メンタライジングの正反対——の概念は,家族から地域的・世界的なコミュニティに至るまでの,異なる規模でのトラウマ付与行動に適用することができる。『ホロコースト』は,マインドブラインドネスが関係していることがある大規模なトラウマの,無数の恐ろしい実例の一つにすぎない。愛着関係が良い例であるが,臨床的視点と社会的視点は,切り離すことができない。最も広い見方をするなら,社会の道徳的・倫理的な骨組みは,メンタライジングに依存しているのである。

用語解説

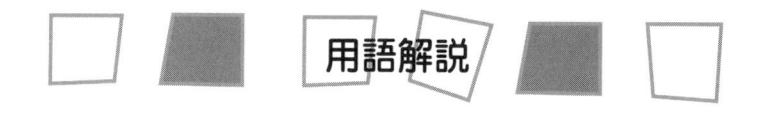

愛着トラウマ（attachment trauma）　愛着関係におけるトラウマであり，子どもの側のメンタライジングの発達を台無しにしてしまう養育者側のメンタライジング不全を媒介として生じる。

安心基地（secure base）　愛着関係が探索のための出発点として役立つような安定した愛着の一面。愛着関係における安心基地は，外的現実はもちろん心的現実についての探索をも促進し，その結果，メンタライジングをも生じさせる。

親のメタ情動哲学（parental meta-emotion philosophy）　親が子どもの情動状態を認識していること，および子どもの情動認識を育てることへの関心を指して，John Gottmanと共同研究者たちが用いた用語。親のメンタライジング的姿勢と一致する。

共感（empathy）　Simon Baron-Cohenの定義によれば，他者の情動反応を同定することと，適切な情動を交えて応答すること。大雑把に捉えれば，メンタライジングは，共感よりも包括的であり，他者に対する共感とともに自己に対する共感を含んでいる。

共同注意（joint attention）　乳児と養育者が共同で第三の対象に注意を向けるという相互交流のなかで生じるもの。〔共同注意は〕乳児が注意の対象になっているときに，もう一人の人が乳児の自己に対して示す見方を含めて，多重的な複数の見方があるという感覚を育てるのであり，そのことにおいて，メンタライジングの発達に大きく寄与するものである。

心の理論（theory of mind）　例えば行動を誤信念に由来するものとして解釈する能力に明示的に表れているような，個人における，心の表象的性質についての理解の発達と関連する広大な研究領域。心の理論の発達を説明する有力な理論には，理論説，シミュレーション〔模擬体験〕説，モジュール説が含まれている。

用語解説

志向性(intentionality)心理状態の標識的特徴，つまり，心理状態が表象的であること，言い換えれば何かについてのものであること。

自己中心性(egocentrism)他者の心理状態を自分自身のそれと等しいものであると捉える初期設定的メンタライジング・モード。

システム化(systemizing)Simon Baron-Cohen が定義したように，共感の反対概念，つまり，あるシステムの行動を理解したり予測したりするときに規則に基づいてこれを行う方法である。自閉症の人たちの一部は，深刻なほどの共感の機能不全とともに，尋常でないシステム化能力を示す人の実例である。

社会的認知(social cognition)社会的関係の媒介となる心的過程と関連する広大な研究領域であり，したがって，メンタライジングと関連する知識の集大成である。

情動知能(emotional intelligence)情動のメンタライジングと関わりの深い，多面的な査定。情動の知覚と表出における有能性，および情動理解と情動調整を含んでいる。

情動のメンタライジング(mentalizing emotion)情動状態とその意味を同定すること，情動の激しさを調節すること，情動を外側または内側に表出すること，を含む。情動調整にとって重要なことであるが，情動のメンタライジングは，情動状態にとどまりながらメンタライズすることを含んでいる。

心的等価モード(psychic equivalence mode)思考における前メンタライジング・モードの一つであり，このモードでは，現実が心理状態と等しいものとみなされており，心理状態についての表象性の感覚が欠けている。夢，トラウマの後のフラッシュバック，パラノイド的妄想が実例である。

心理-志向性(mind-mindedness)養育者が自分の子どもを心的主体として認識していることと，会話の中で子どもの心理状態に言及する傾向性を指して，Elizabeth Meins と共同研究者たちが使用する用語。

心理的利用不能性(psychological unavailability)情緒的ネグレクトを表す用語であり，子どもの心理状態に対する波長合わせの欠如を指している。決定的なメンタライジ

ング不全の実例である。

随伴的応答性（contingent responsiveness）　養育者が乳児の行動に対して示す，高いが不完全な水準の応答性であり，養育者の心理状態に乳児の注意が向くように促し，それによってメンタライジングを発達させるための下準備を行うものである。

世代間伝達（intergenerational transmission）　複数の世代にまたがって行動パターンが学習され，再演されるような相互交流過程。例えば，複数の世代にわたって連鎖するメンタライジング不全によって，トラウマの世代間伝達が永続化されるような場合。

前メンタライジング・モード（prementalizing modes）　メンタライジングの発達的前駆体に相当する，思考と相互交流のあり方であり，心的等価モード，プリテンドモード，目的論的モードを含む。

出会いの瞬間（moments of meeting）　Daniel Stern と共同研究者たちが特徴づけたように，精神療法において間主観的接触が生じる感動的瞬間であり，強力な精神療法的影響力を発揮しうる。出会いの瞬間は，自発的なものである点で，メンタライジングの技芸的性質の典型例である。

伝承（pedagogy）　心理状態についての情報を含む文化的情報を教え，かつ学ぶことができるユニークな人間的能力を指して，George Gergely と共同研究者たちが用いた用語。メンタライジングの基盤であり，有標の情動を媒介にして，とくに自分自身の情動状態について学ぶための手段である。

省察機能（reflective functioning）　Peter Fonagy と共同研究者たちによって行われたメンタライジング能力の操作化のことであり，実証研究で使用される彼らの省察機能尺度がその具体例である。一部の実証研究文献や臨床的文献では，メンタライジングの同義語として使用されている。

表象性（representingness）　心理状態は何かを特定の形で表したものだという感覚を人が持つ際の，その感覚を捉えるために，Radu Bogdan が用いた用語。心的等価モードにおいては，心理状態の表象性の感覚が失われる——例えば，自己非難は抑

用語解説

うつ気分の反映であり，客体的な現実を示すものではないということを，うつ病患者が認識できない場合が，その実例である。

プリテンドモード（pretend mode）思考における前メンタライジング・モードの一つであり，このモードでは，心的等価とは異なり，心理状態が現実から切り離されているが，メンタライジングの場合とは異なり，現実と柔軟な形で結びつけられていない。精神療法においては，疑似メンタライジング，知性化，（哲学者 Harry Frankfurt の用語を使用するなら）空疎な話として現れる。

マインドブラインドネス（mindblindness）自閉症におけるメンタライジングの欠如を指す Simon Baron-Cohen の用語。例えば，愛着関係において脅威を体験するときに顕著になるような，より一時的で力動的なメンタライジング不全にまで，拡大解釈できる用語である。

マインドフルネス（mindfulness）現在への注意の集中を指す仏教的概念。メンタライジングは，とくに心へのマインドフルネスを伴う。

マインドリーディング（mindreading）他者の心理状態を解釈することを指して，心の理論に関する文献で広く使用されている用語。ときにメンタライジングの同義語として使用されることもある。

ミラー・ニューロン（mirror neurons）ある行為を実行していたり，ある情動を体験していたりするときに活性化されるのに加えて，行為や情動を観察することによって活性化されることもある神経細胞。

無知の姿勢（not-knowing stance）根拠のない想定や解釈を行うこととは対照的に，患者の心理状態の不明瞭さを尊重するような，メンタライジング的姿勢の側面。

メタ認知（metacognition）メンタライジングの一面，つまり思考について思考することである。認知過程を観察し，調整する機能を果たす。

メンタライジング（mentalizing）自分自身および他者の行動を志向的心理状態と結びつけて捉え，解釈することであり，簡単に言えば，**心で心を思うことである**。

メンタライジング的姿勢（mentalizing stance）心理状態についての，探究心と好奇心を伴う探索的態度であり，メンタライジング的介入が促進しようと願っているもの。

メンタライジング領域（mentalizing region）内側前頭前皮質にあり，前帯状皮質と重なり合っており，神経画像研究で研究参加者がメンタライジング課題に取り組んでいるときに一貫して活性化を示す領域。

目的論的モード（teleological mode）前メンタライジング・モードの一つであり，このモードでは，心理状態が，言葉のような明示的な心的表象ではなく，目標指向的行為として表現される。例えば，極端な情緒的苦痛を伝える方法として，自分を切りつける行為が用いられる。

有標の情動（marked emotion）情動のミラリングを特徴づけるものであり，養育者が乳児の情動を調節された表現で乳児に伝え返すことを意味する。例えば，気遣いの表明を伴わせながら乳児の苦痛を映し出すことである。情動状態の自己表象を発達させる乳児の能力を促進する。

リエナクトメント〔再演〕（reenactment）そうと気づかずに過去の外傷的関係のパターンを現在の関係において繰り返してしまうこと。トラウマの再受傷を伴い，患者を外傷後症状の危険にさらす。

引用文献

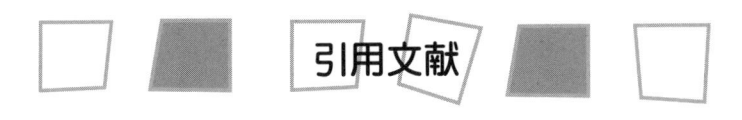

Adam KS, Sheldon Keller AE, West M: Attachment organization and vulnerability to loss, separation and abuse in disturbed adolescents, in Attachment Theory: Social, Developmental and Clinical Perspectives. Edited by Goldberg S, Muir R, Kerr J. Hillsdale NJ Analytic Press, 1995, pp 309–341

Adolphs R: Cognitive neuroscience of human social behavior. Nat Rev Neurosci 4:165–178, 2003

Adolphs R, Gosselin F, Buchanan TW, et al: A mechanism for fear recognition after amygdala damage. Nature 433:68–72, 2005

Aggleton JP, Young AW: The enigma of the amygdala: on its contribution to human emotion, in Cognitive Neuroscience of Emotion. Edited by Lane RD, Nadel L. New York, Oxford University Press, 2000, pp 106–128

Ainsworth MDS, Blehar MC, Waters E, et al: Patterns of Attachment: A Psychological Study of the Strange Situation. Hillsdale, NJ, Erlbaum, 1978

Akhtar S: Broken Structures: Severe Personality Disorders and their Treatment. Northvale, NJ, Aronson, 1992

Alexander RD: Evolution of the human psyche, in The Human Revolution: Behavioral and Biological Perspectives on the Origins of Modern Humans. Edited by Mellars P, Stringer C. Princeton, NJ, Princeton University Press, 1989, pp 455–513

Allen JG: The spectrum of accuracy in memories of childhood trauma. Harv Rev Psychiatry 3:84–95, 1995

Allen JG: Loosening traumatic bonds. Renfrew Perspective 22:7–8, 1996

Allen JG: Traumatic Relationships and Serious Mental Disorders. Chichester, UK, Wiley, 2001

Allen JG: Mentalizing. Bull Menninger Clin 67:87–108, 2003

Allen JG: Coping With Trauma: Hope Through Understanding, 2nd Edition. Washington, DC, American Psychiatric Publishing, 2005

Allen JG: Coping With Depression: From Catch-22 to Hope. Washington DC, American Psychiatric Publishing, 2006a

Allen JG: Mentalizing in practice, in Handbook of Mentalization-Based Treatment. Edited by Allen JG, Fonagy, P. Chichester, UK, Wiley, 2006b, pp 3–30

Allen JG: Evil, mindblindness and trauma: challenges to hope. Smith Coll Stud Soc Work 77:9–31, 2007

引用文献

Allen JG: Psychotherapy: the artful use of science. Smith Coll Stud Soc Work (in press)
Allen JG, Fonagy P (eds): Handbook of Mentalization-Based Treatment. Chichester, UK, Wiley, 2006a
Allen JG, Fonagy P: Preface, in Handbook of Mentalization-Based Treatment. Edited by Allen JG, Fonagy P. Chichester, UK, Wiley, 2006b, pp ix-xxi
Allen JG, Munich RL: The j-word. Menninger Perspect 36:5, 2006
Allen JG, Huntoon J, Fultz J, et al: A model for brief assessment of attachment and its application to women in inpatient treatment for trauma-related psychiatric disorders. J Pers Assess 76:420–446, 2001
Allen JG, Bleiberg E, Haslam-Hopwood GTG: Mentalizing as a Compass for Treatment. Houston, TX, The Menninger Clinic, 2003
Allen-Meares P, Washington R, Welsch B: Social Work Services in Schools. Boston, MA, Allyn & Bacon, 1996
American Psychiatric Association: Diagnostic and Statistical Manual of Mental Disorders, 4th Edition, Text Revision. Washington, DC, American Psychiatric Association, 2000
Ames DR: Everyday solutions to the problem of other minds: which tools are used when? in Other Minds: How Humans Bridge the Divide between Self and Others. Edited by Malle BF, Hodges SD. New York, Guilford, 2005, pp 158–173
Antonaccio M: Picturing the Human: The Moral Thought of Iris Murdoch. New York, Oxford University Press, 2000
Appelbaum SA: Psychological-mindedness: word, concept and essence. Int J Psychoanal 54:35–46, 1973
Ards S, Harrell A: Reporting of child maltreatment: a secondary analysis of the national incidence surveys. Child Abuse Negl 17:337–344, 1993
Arendt H: Eichmann in Jerusalem: A Report on the Banality of Evil (1963). New York, Penguin, 1994
Arendt H: The Life of the Mind, I. Thinking. New York, Harcourt, 1971
Arendt H: Responsibility and Judgment. New York, Schocken, 2003
Armony JL, LeDoux JE: How the brain processes emotional information, in Psychobiology of Posttraumatic Stress Disorder, Vol 821. Edited by Yehuda R, MacFarlane AC. New York, New York Academy of Sciences, 1997, pp 259–270
Arnott B, Meins E: Links between antenatal attachment representations, postnatal mind-mindedness and infant attachment security: a preliminary study of mothers and fathers. Bull Menninger Clin 71:132–149, 2007
Arnsten AFT: The biology of being frazzled. Science 280:1711–1712, 1998
Arnsten AFT, Goldman-Rakic PS: Noise stress impairs prefrontal cortical cognitive function in monkeys. Arch Gen Psychiatry 55:362–368, 1998
Arnsten AFT, Mathew R, Ubriani R, et al: Alpha-1 noradrenergic receptor stimulation impairs prefrontal cortical cognitive function. Biol Psychiatry 45:26–31, 1999
Aron A: Reward motivation and emotion systems associated with early stage intense romantic love. J Neurophysiol 94:327–337, 2005
Astington JW: What is theoretical about the child's theory of mind? A Vygotskian view of its development, in Theories of Theories of Mind. Edited by Carruthers P, Smith PK. Cambridge, UK, Cambridge University Press, 1996, pp 184–199

Astington JW, Filippova E: Language as the route into other minds, in Other Minds: How Humans Bridge the Divide between Self and Others. Edited by Malle BF, Hodges SD. New York, Guilford, 2005, pp 209–222

Aviram RB, Brodsky BS, Stanley B: Borderline personality disorder: stigma and treatment implications. Harv Rev Psychiatry 14:249–256, 2006

Baars BJ: A Cognitive Theory of Consciousness. New York, Cambridge University Press, 1988

Bahrick LE, Watson JS: Detection of intermodal proprioceptive-visual contingency as a potential basis of self-perception in infancy. Dev Psychol 21:963–973, 1985

Baird AA, Veague HB, Rabbitt CE: Developmental precipitants of borderline personality disorder. Dev Psychopathol 17:1031–1049, 2005

Baker L, Silk KR, Westen D, et al: Malevolence, splitting and parental ratings by borderlines. J Nerv Ment Dis 180:258–264, 1992

Barker M, Givon T: Representation of the interlocutor's mind during conversation, in Other Minds: How Humans Bridge the Divide between Self and Others. Edited by Malle BF, Hodges SD. New York, Guilford, 2005, pp 223–238

Barnett D, Manly JT, Cicchetti D: Defining child maltreatment: the interface between policy and research, in Child Abuse, Child Development and Social Policy: Advances in Applied Developmental Psychology, Vol 8. Edited by Cicchetti D, Toth SL. Norwood, NJ, Ablex, 1993, pp 7–73

Baron-Cohen S: Mindblindness: An Essay on Autism and Theory of Mind. Cambridge, MA, MIT Press, 1995

Baron-Cohen S: Theory of mind and autism: a fifteen year review, in Understanding Other Minds: Perspectives from Developmental Cognitive Neuroscience, 2nd Edition. Edited by Baron-Cohen S, Tager-Flusberg H, Cohen DJ. New York, Oxford University Press, 2000, pp 3–20

Baron-Cohen S: The Essential Difference: Male and Female Brains and the Truth about Autism. New York, Basic Books, 2003

Baron-Cohen S: The empathizing system: a revision of the 1994 model of the mindreading system, in Origins of the Social Mind: Evolutionary Psychology and Child Development. Edited by Ellis BJ, Bjorklund DF. New York, Guilford, 2005, pp 468–492

Baron-Cohen S, Swettenham J: The relationship between SAM and ToMM: two hypotheses, in Theories of Theories of Mind. Edited by Carruthers P, Smith PK. Cambridge, UK, Cambridge University Press, 1996, pp 158–168

Baron-Cohen S, Tager-Flusberg H, Cohen DJ (eds): Understanding Other Minds: Perspectives from Developmental Cognitive Neuroscience, 2nd Edition. New York, Oxford University Press, 2000

Baron-Cohen S, Wheelwright S, Hill J, et al: The "Reading the Mind in the Eyes" Test, Revised Version: a study with normal adults and adults with Asperger syndrome or high-functioning autism. J Child Psychol Psychiatry 42:241–251, 2001

Baron-Cohen S, Wheelwright S, Lawson J, et al: Empathizing and systemizing in autism spectrum conditions, in Handbook of Autism and Pervasive Developmental Disorders, 3rd edition. Edited by Volkmar F, Klinkman MS, Paul R. New York, Wiley, 2005, pp 628–639

引用文献

Barr DJ, Keysar B: Mindreading in an exotic case: the normal adult human, in Other Minds: How Humans Bridge the Divide between Self and Others. Edited by Malle BF, Hodges SD. New York, Guilford, 2005, pp 271–283

Barrett LF, Salovey P (eds): The Wisdom in Feeling: Psychological Processes in Emotional Intelligence. New York, Guilford, 2002

Bartles A, Zeki S: The neural basis of romantic love. Neuroreport 11:3829–3834, 2000

Bartles A, Zeki S: The neural correlates of maternal and romantic love. Neuroimage 21:1155–1166, 2004

Bateman AW, Fonagy P: Effectiveness of partial hospitalization in the treatment of borderline personality disorder: a randomized controlled trial. Am J Psychiatry 156:1563–1569, 1999

Bateman AW, Fonagy P: Treatment of borderline personality disorder with psychoanalytically oriented partial hospitalization: an 18-month follow-up. Am J Psychiatry 158:36–42, 2001

Bateman AW, Fonagy P: Health service utilization costs for borderline personality disorder patients treated with psychoanalytically oriented partial hospitalization versus general psychiatric care. Am J Psychiatry 160:169–171, 2003

Bateman AW, Fonagy P: Psychotherapy for Borderline Personality Disorder: Mentalization-Based Treatment. New York, Oxford University Press, 2004

Bateman AW, Fonagy P: Mentalization-Based Treatment for Borderline Personality Disorder: A Practical Guide. New York, Oxford University Press, 2006

Battle CL, Shea MT, Johnson DM, et al: Childhood maltreatment associated with adult personality disorders: findings from the Collaborative Longitudinal Personality Disorders Study. J Pers Disord 18:193–211, 2004

Baumeister RF: Evil: Inside Human Violence and Cruelty. New York, Freeman, 1997

Baumrind D: Parenting styles and adolescent development, in The Encyclopedia on Adolescence. Edited by Brooks-Gunn R, Lerner R, Peterson AC. New York, Guilford, 1991, pp 746–758

Beck AT, Rush AJ, Shaw BF, et al: Cognitive Therapy of Depression. New York, Guilford, 1979

Beitel M, Cecero JJ: Predicting psychological mindedness from personality style and attachment security. J Clin Psychol 59:163–172, 2003

Beitel M, Ferrer E, Cecero JJ: Psychological mindedness and cognitive style. J Clin Psychol 60:567–582, 2004

Beitel M, Ferrer E, Cecero JJ: Psychological mindedness and awareness of self and others. J Clin Psychol 61:739–750, 2005

Belbo T, Driessen M, Mertens M, et al: Functional MRI correlates of the recall of unresolved life events in borderline personality disorder. Psychol Med 36:845–856, 2006

Belsky J, Fearon P: Infant-mother attachment security, contextual risk and early development: a moderational analysis. Dev Psychopathol 14:293–310, 2002

Bender DS, Skodol AE, Pagano ME, et al: Prospective assessment of treatment use by patients with personality disorders. Psychiatr Serv 57:254–257, 2006

Benoit D, Parker KCH: Stability and transmission of attachment across generations. Child Dev 65:1444–1456, 1994

Berger M: A model of preverbal social development and its application to social dysfunctions in autism. J Child Psychol Psychiatry 47:338–371, 2006

Bezirganian S, Cohen P, Brook JS: The impact of mother-child interaction on the development of borderline personality disorder. Am J Psychiatry 150:1836–1842, 1993

Bifulco A, Moran P: Wednesday's Child: Research into Women's Experience of Neglect and Abuse in Childhood, and Adult Depression. London, Routledge, 1998

Bifulco A, Brown GW, Harris TO: Childhood Experience of Care and Abuse (CECA): a retrospective interview measure. J Child Psychol Psychiatry 35:1419–1435, 1994a

Bifulco A, Brown GW, Neubauer A, et al: Childhood Experience of Care and Abuse (CECA) training manual. London, Royal Holloway, University of London, 1994b

Bifulco A, Moran PM, Baines R, et al: Exploring psychological abuse in childhood, II: association with other abuse and adult clinical depression. Bull Menninger Clin 66:241–258, 2002

Binder J, McNiel DE, Goldstone RL: Is adaptive coping possible for adult survivors of childhood sexual abuse? Psychiatr Serv 47:186–188, 1996

Binder JL: Issues in teaching and learning time-limited psychodynamic psychotherapy. Clin Psychol Rev 19:705–719, 1999

Bion WR: Learning from Experience. London, Heinemann, 1962a

Bion WR: The psycho-analytic study of thinking, II: a theory of thinking. Int J Psychoanal 43:306–310, 1962b

Björgvinsson T, Hart J: Cognitive behavioral therapy promotes mentalizing, in Handbook of Mentalization-Based Treatment. Edited by Allen JG, Fonagy P. Chichester, UK, Wiley, 2006, pp 157–170

Blair RJR: Facial expressions, their communicatory functions and neuro-cognitive substrates. Philos Trans R Soc Lond B Biol Sci 358:561–572, 2003

Blair RJR: The roles of orbital frontal cortex in the modulation of antisocial behavior. Brain Cogn 55:198–208, 2004

Blair RJR, Jones L, Clark F, et al: The psychopathic individual: a lack of responsiveness to distress cues? Psychophysiology 34:192–198, 1997

Blair RJR, Mitchell D, Blair K: The Psychopath: Emotion and the Brain. Oxford, UK, Blackwell, 2005

Blair RJR, Peschardt KS, Budhani S, et al: The development of psychopathy. J Child Psychol Psychiatry 47:262–275, 2006

Bland AR, Williams CA, Scharer K, et al: Emotion processing in borderline personality disorders. Issues Ment Health Nurs 25:655–672, 2004

Bleiberg E: Treating professionals in crisis: a mentalization-based specialized inpatient program, in Handbook of Mentalization-Based Treatment. Edited by Allen JG, Fonagy P. Chichester, UK, Wiley, 2006, pp 233–247

Bogdan RJ: Interpreting Minds: The Evolution of a Practice. Cambridge, MA, MIT Press, 1997

Bogdan RJ: Why self-ascriptions are difficult and develop late, in Other Minds: How Humans Bridge the Divide between Self and Others. Edited by Malle BF, Hodges SD. New York, Guilford, 2005, pp 190–206

Boidy LM, Nagin DS, Tremblay RE, et al: Developmental trajectories of childhood disruptive behaviors and adolescent delinquency: a six-site, cross-national study. Dev Psychol 39:222–245, 2003

引用文献

Bokhorst CL, Bakermans-Kranenburg MJ, Fearon RM, et al: The importance of shared environment in mother-infant attachment security: a behavioral genetic study. Child Dev 74:1769–1782, 2003

Bonda E, Petrides M, Ostry D, et al: Specific involvement of human parietal systems and the amygdala in the perception of biological motion. J Neurosci 16:3737–3744, 1996

Bordin ES: The generalizability of the psychoanalytic concept of the working alliance. Psychotherapy: Theory Research and Practice 16:252–260, 1979

Botvinick MM, Nystrom LE, Fissell K, et al: Conflict monitoring versus selection-for-action in anterior cingulate cortex. Nature 402:179–181, 1999

Bowen M: Key to the use of the genogram family diagram, in The Family Life Cycle: A Framework for Family Therapy. Edited by Carter EA, McGoldrick M. New York, Gardner Press, 1980, p xxiii

Bowlby J: Attachment and Loss, Vol II: Separation. New York, Basic Books, 1973

Bowlby J: Attachment and Loss, Vol I: Attachment, 2nd Edition. New York, Basic Books, 1982

Bowlby J: A Secure Base: Parent-Child Attachment and Healthy Human Development. New York, Basic Books, 1988

Bradley R, Westen D: The psychodynamics of borderline personality disorder: a view from developmental psychopathology. Dev Psychopathol 17:927–957, 2005

Bradley R, Jenei J, Westen D: Etiology of borderline personality disorder: disentangling the contributions of intercorrelated antecedents. J Nerv Ment Dis 193:24–31, 2005

Bray S, Barrowclough C, Lobban F: The social problem-solving abilities of people with borderline personality disorder. Behav Res Ther 45:1409–1417, 2007

Brennan KA, Shaver PR: Attachment styles and personality disorders: their connections to each other and to parental divorce, parental death and perceptions of parental caregiving. J Pers 66:835–878, 1998

Brewin CR, Andrews B: Recovered memories of trauma: phenomenology and cognitive mechanisms. Clin Psychol Rev 18:949–970, 1998

Brewin CR, Dalgleish T, Joseph S: A dual representation theory of posttraumatic stress disorder. Psychol Rev 103:670–686, 1996

Brodsky BS, Groves SA, Oquendo MA, et al: Interpersonal precipitants and suicide attempts in borderline personality disorder. Suicide Life Threat Behav 36:313–322, 2006

Brothers L: Friday's Footprint: How Society Shapes the Human Mind. New York, Oxford University Press, 1997

Brown D, Scheflin AW, Hammond DC: Memory, Trauma Treatment and the Law. New York, WW Norton, 1998

Brown JR, Donelan-McCall N, Dunn J: Why talk about mental states? The significance of children's conversations with friends, siblings and mothers. Child Dev 67:836–849, 1996

Brown KW, Ryan RM: The benefits of being present: mindfulness and its role in psychological well-being. J Pers Soc Psychol 84:822–848, 2003

Brown MZ, Comptois KA, Linehan MM: Reasons for suicide attempts and non-suicidal self-injury in women with borderline personality disorder. J Abnorm Psychol 111:198–202, 2002

Bruner J: Acts of Meaning. Cambridge, MA, Harvard University Press, 1990

Bruschweiler-Stern N: A multifocal neonatal intervention, in Treating Parent-Infant Relationship Problems: Strategies for Intervention. Edited by Sameroff AJ, McDonough SC, Rosenblum KL. New York, Guilford, 2004, pp 188–212

Buccino G, Vogt S, Ritzl A, et al: Neural circuits underlying imitation learning of hand actions: an event-related fMRI study. Neuron 42:323–334, 2004

Bush G, Luu P, Posner MI: Cognitive and emotional influences in anterior cingulate cortex. Trends Cogn Sci 4:215–222, 2000

Byrne RW, Whiten A (eds): Machiavellian Intelligence: Social Expertise and the Evolution of Intellect in Monkeys, Apes and Humans. New York, Oxford University Press, 1988

Cahill SP, Carrigan MH, Frueh BC: Does EMDR work? And if so, why? A critical review of controlled outcome and dismantling research. J Anxiety Disord 13:5–33, 1999

Calhoun KS, Resick PA: Post-traumatic stress disorder, in Clinical Handbook of Psychological Disorders: A Step-by-Step Treatment Manual. Edited by Barlow DH. New York, Guilford, 1993, pp 48–98

Cannon WB: Bodily Changes in Pain, Hunger, Fear and Rage: An Account of Recent Researches into the Function of Emotional Excitement. Boston, MA, Charles T Branford, 1953

Card C: The Atrocity Paradigm: A Theory of Evil. New York, Oxford University Press, 2002

Carey S: Conceptual Change in Childhood. Cambridge, MA, MIT Press, 1985

Carr L, Iacoboni M, Dutton DG, et al: Neural mechanisms of empathy in humans: a relay from neural systems for imitation to limbic areas. Proc Natl Acad Sci USA 100:5497–5502, 2003

Carruthers P: Simulation and self-knowledge: a defence of theory-theory, in Theories of Theories of Mind. Edited by Carruthers P, Smith PK. Cambridge, UK, Cambridge University Press, 1996, pp 22–38

Carruthers P, Smith PK (eds): Theories of Theories of Mind. Cambridge, UK, Cambridge University Press, 1996

Carter CS, Braver TS, Barch D, et al: Anterior cingulate cortex error detection and the online monitoring of performance. Science 280:747–749, 1998

Child and Family Program: Short-Term Mentalization and Relational Therapy (SMART): A Mentalization-Based Therapy Manual for Children and Families, Version 1.7. Houston, TX, Menninger Department of Psychiatry and Behavioral Sciences, Baylor College of Medicine, 2005

Chirkov V, Ryan RM: Parent and teacher autonomy-support in Russian and US adolescents: common effects on well-being and academic motivation. J Cross Cult Psychol 32:618–635, 2001

Chu JA: Dissociative symptomatology in adult patients with histories of childhood physical and sexual abuse, in Trauma, Memory and Dissociation. Edited by Bremner JD, Marmar CR. Washington, DC, American Psychiatric Press, 1998, pp 179–203

Chugani HT, Behen ME, Muzik O, et al: Local brain functional activity following early deprivation: a study of postinstitutionalized Romanian orphans. Neuroimage 14:1290–1301, 2001

Cicchetti D, Rogosch FA: A developmental psychopathology perspective on adolescence. J Consult Clin Psychol 70:6–20, 2002

Cicchetti D, Rogosch FA, Maughan A, et al: False belief understanding in maltreated children. Dev Psychopathol 15:1067–1091, 2003

Clarkin JF, Yeomans F, Kernberg OF: Transference-Focused Psychodynamic Therapy for Borderline Personality Disorder Patients. New York, Wiley, 1999

Claussen AH, Mundy PC, Mallik SA, et al: Joint attention and disorganized attachment status in infants at risk. Dev Psychopathol 14:279–291, 2002

Cleckley H: The Mask of Sanity. St Louis, MO, Mosby, 1976

Cloitre M: Sexual revictimization: risk factors and prevention, in Cognitive-Behavioral Therapies for Trauma. Edited by Follette VM, Ruzek JI, Abueg FR. New York, Guilford, 1998, pp 278–304

Cloitre M, Tardiff K, Marzuk PM, et al: Childhood abuse and subsequent sexual assault among female inpatients. J Trauma Stress 9:473–482, 1996

Cloninger CR, Svrakic DM, Przybeck TR: A psychobiological model of temperament and character. Arch Gen Psychiatry 50:975–990, 1993

Coates SW: Introduction: Trauma and human bonds, in September 11: Trauma and Human Bonds. Edited by Coates SW, Rosenthal JL, Schechter DS. New York, Guilford, 2003, pp 1–14

Coates SW, Rosenthal JL, Schechter DS (eds): September 11: Trauma and Human Bonds. Hillsdale, NJ, Analytic Press, 2003a

Coates SW, Schechter DS, First E: Brief interventions with traumatized children and families after September 11, in September 11: Trauma and Human Bonds. Edited by Coates SW, Rosenthal JL, Schechter DS. Hillsdale, NJ, Analytic Press, 2003b, pp 23–49

Cohen P, Crawford TN, Johnson JG, et al: The children in the Community Study of developmental course of personality disorder. J Pers Disord 19:466–486, 2006

Comte-Sponville A: A Small Treatise on the Great Virtues: The Uses of Philosophy in Everyday Life. Translated by Temerson C. New York, Holt, 2001

Conklin CZ, Bradley R, Westen D: Affect regulation in borderline personality disorder. J Nerv Ment Dis 194:69–77, 2006

Conradi PJ: Iris Murdoch: A Life. New York, WW Norton, 2001

Conte HR, Ratto R, Karasu TB: The Psychological Mindedness Scale: factor structure and relationship to outcome of psychotherapy. J Psychother Pract Res 5:250–259, 1996

Cooke DJ, Michie C, Hart SD, et al: Reconstructing psychopathy: clarifying the significance of antisocial and socially deviant behavior in the diagnosis of psychopathic personality disorder. J Pers Disord 18:337–357, 2004

Corballis MC: From Hand to Mouth: The Origins of Language. Princeton, NJ, Princeton University Press, 2002

Craig JL: Survival skills workshops: support for families. Menninger Persp 2:21–23, 1985

Cramer V, Torgersen S, Kringlen E: Personality disorders and quality of life: a population study. Compr Psychiatry 47:178–184, 2006

Crandell LE, Patrick MPH, Hobson RP: "Still-face" interactions between mothers with borderline personality disorder and their 2-month old infants. Br J Psychiatry 183:239–247, 2003

Crick NR, Murray-Close D, Woods K: Borderline personality features in childhood: a short-term longitudinal study. Dev Psychopathol 17:1051–1070, 2005

Csibra G, Gergely G: The teleological origins of mentalistic action explanations: a developmental hypothesis. Dev Sci 1:255–259, 1998

Csibra G, Gergely G: Social learning and social cognition: the case for pedagogy, in Processes of Change in Brain and Cognitive Development: Attention and Performance. Edited by Johnson MH, Munakata Y. New York, Oxford University Press, 2005, pp 249–274

Cutting AL, Dunn J: Theory of mind, emotion understanding, language and family background: individual differences and interrelations. Child Dev 70:853–865, 1999

Damasio AR: Descartes' Error: Emotion, Reason and the Human Brain. New York, Avon, 1994

Damasio A: The Feeling of What Happens: Body and Emotion in the Making of Consciousness. New York, Harcourt Brace, 1999

Damasio A, Adolphs R, Damasio H: The contributions of the lesion method to the functional neuroanatomy of emotion, in Handbook of Affective Sciences. Edited by Davidson RJ, Scherer KR, Goldsmith HH. New York, Oxford University Press, 2003, pp 66–92

Danon G, Graignic R: Borderline personality disorder and mother-infant interaction. Paper presented at the Society for Child Development, Atlanta, GA, 2003

Dapretto M, Davies MS, Pfeifer JH: Understanding emotions in others: mirror neuron dysfunction in children with autism spectrum disorders. Nat Neurosci 9:28–30, 2005

Darwin C: The Expression of Emotion in Man and Animals (1872). Chicago, IL, University of Chicago Press, 1965

Davidson D: Subjective, Intersubjective, Objective. New York, Oxford University Press, 2001

Davidson RJ: Affective style, psychopathology and resilience: brain mechanisms and plasticity. Am Psychol 55:1196–1214, 2000

Davidson RJ, Jackson DC, Kalin NH: Emotion, plasticity, context and regulation: perspectives from affective neuroscience. Psychol Bull 126:890–909, 2000

Davidson RJ, Pizzagalli D, Nitschke JB, et al: Parsing the subcomponents of emotion and disorders of emotion: perspectives from affective neuroscience, in Handbook of Affective Sciences. Edited by Davidson RJ, Scherer KR, Goldsmith HH. New York, Oxford University Press, 2003, pp 8–24

Davies JM, Frawley MG: Treating the Adult Survivor of Childhood Sexual Abuse. New York, Basic Books, 1994

de Villers J: Language and theory of mind: what are the developmental relationships? in Understanding Other Minds: Perspectives from Developmental Cognitive Neuroscience, 2nd Edition. Edited by Baron-Cohen S, Tager-Flusberg H, Cohen DJ. New York, Oxford University Press, 2000, pp 83–123

de Waal F: Peacemaking Among Primates. Cambridge, MA, Harvard University Press, 1989

de Waal F: Morally evolved: primate social instincts, human morality and the rise and fall of "veneer theory," in Primates and Philosophers: How Morality Evolved. Edited by Macedo S, Ober J. Princeton, NJ, Princeton University Press, 2006, pp 1–80

引用文献

Decety J: Perspective taking as the royal road to empathy, in Other Minds: How Humans Bridge the Divide between Self and Others. Edited by Malle BF, Hodges SD. New York, Guilford, 2005, pp 143–157

Denham SA, Zoller D, Couchoud E: Socialization of preschoolers' emotion understanding. Dev Psychol 30:928–936, 1994

Dennett DC: Are we explaining consciousness yet? Cognition 79:221–237, 2001

Depue RA, Lenzenweger MF: A neurobehavioral dimensional model, in The Handbook of Personality Disorders. Edited by Livesley WJ. New York, Guilford, 2001, pp 136–176

Depue RA, Lenzenweger MF: A neurobehavioral dimensional model of personality disturbance, in Major Theories of Personality Disorder, Second edition. Edited by Lenzenweger MF, Depue RA. New York, Guilford, 2005, pp 391–453

Descartes R: Discourse on Method and the Meditations. New York, Penguin, 1968

Diamond D, Stovall-McClough C, Clarkin JF, et al: Patient-therapist attachment in the treatment of borderline personality disorder. Bull Menninger Clin 67:227–259, 2003

Dias MG, Harris PL: The influence of the imagination on reasoning by young children. Br J Dev Psychol 8:305–318, 1990

Dimaggio G, Semerari A, Carcione A, et al: Psychotherapy of Personality Disorders: Metacognition, States of Mind and Interpersonal Cycles. New York, Routledge, 2007

Dinn WM, Harris CL, Aycicegi A, et al: Neurocognitive function in borderline personality disorder. Prog Neuropsychopharmacol Biol Psychiatry 28:329–341, 2004

Domes G, Winter B, Schnell K, et al: The influence of emotions on inhibitory functioning in borderline personality disorder. Psychol Med 36:1163–1172, 2006

Domes G, Heinrichs M, Michel A, et al: Oxytocin improves "mind-reading" in humans. Biol Psychiatry 61:731–733, 2007

Donegan NH, Sanislow CA, Blumberg HP, et al: Amygdala hyperreactivity in borderline personality disorder. Biol Psychiatry 54:1284–1293, 2003

Doody GA, Gotz M, Johnstone EC, et al: Theory of mind and psychosis. Psychol Med 28:397–405, 1998

Dunn J: The Emanuel Miller Memorial Lecture 1995: Children's relationships: bridging the divide between cognitive and social development. J Child Psychol Psychiatry 37:507–518, 1996

Dunn J, Brown J: Relationships, talk about feelings, and the development of affect regulation in early childhood, in Affect Regulation and Dysregulation in Childhood. Edited by Garber J, Dodge K. Cambridge, UK, Cambridge University Press, 2001, pp 89–108

Dunn J, Cutting A: Understanding others and individual differences in friendship interactions in young children. Soc Dev 8:201–219, 1999

Dunn J, Brown J, Beardsall L: Family talk about feeling states and children's later understanding of others' emotions. Dev Psychol 27:448–455, 1991

Dutton D, Painter SL: Traumatic bonding: the development of emotional attachments in battered women and other relationships of intermittent abuse. Victimology 6:139–155, 1981

Edelman GM: The Remembered Present: A Biological Theory of Consciousness. New York, Basic Books, 1989

Egeland B: Mediators of the effects of child maltreatment on developmental adaptation in adolescence, in Developmental Perspectives on Trauma: Theory, Research and Intervention, Vol 8. Edited by Cicchetti D, Toth SL. Rochester, NY, University of Rochester Press, 1997, pp 403–434

Eichenbaum H: The Cognitive Neuroscience of Memory: An Introduction. New York, Oxford University Press, 2002

Eilan N: Joint attention, communication and mind, in Joint Attention: Communication and Other Minds. Edited by Eilan N, Hoerl C, McCormack T, et al. New York, Oxford University Press, 2005, pp 1–33

Eilan N, Hoerl C, McCormack T, et al. (eds): Joint Attention: Communication and Other Minds. New York, Oxford University Press, 2005

Ekman P: Emotions Revealed. New York, Holt, 2003

Ekman P, Davidson RJ: Voluntary smiling changes regional brain activity. Psychol Sci 4:342–345, 1993

Elliott R, Dolan RJ, Frith CD: Dissociable functions in the medial and lateral orbitofrontal cortex: evidence from human neuroimaging studies. Cereb Cortex 10:308–317, 2000

Ellsworth PC, Scherer KR: Appraisal processes in emotion, in Handbook of Affective Sciences. Edited by Davidson RJ, Scherer KR, Goldsmith HH. New York, Oxford University Press, 2003, pp 572–595

Elman JL, Bates EA, Johnson MH, et al: Rethinking Innateness: A Connectionist Perspective on Development. Cambridge, MA, MIT Press, 1996

Emde RN, Everhart KD, Wise BK: Therapeutic relationships in infant mental health and the concept of leverage, in Treating Parent-Infant Relationship Problems: Strategies for Intervention. Edited by Sameroff AJ, McDonough SC, Rosenblum KL. New York, Guilford, 2004, pp 267–292

Erickson MF, Egeland B: Child neglect, in The APSAC Handbook on Child Maltreatment. Edited by Briere J, Berliner L, Bulkley JA, et al. Thousand Oaks, CA, Sage, 1996, pp 4–20

Estes D, Wellman HM, Wolley JD: Children's understanding of mental phenomena, in Advances in Child Development and Behavior. Edited by Reese H. New York, Academic Press, 1989, pp 41–87

Eurlings-Bontekoe E, Verschuur M, Schreuder B: Personality, temperament and attachment style among offspring of World War II victims: an integration of descriptive and structural features of personality. Traumatology 9:106–122, 2003

Farber BA: The genesis, development and implications of psychological-mindedness in psychotherapists. Psychotherapy 22:170–177, 1985

Fearon P, Belsky J: Attachment and attention: protection in relation to gender and cumulative social-contextual adversity. Child Dev 75:1677–1693, 2004

Fearon P, Target M, Sargent J, et al: Short-Term Mentalization and Relational Therapy (SMART): an integrative family therapy for children and adolescents, in Handbook of Mentalization-Based Treatment. Edited by Allen JG, Fonagy P. Chichester, UK, Wiley, 2006a, pp 201–222

Fearon P, van IJzendoorn MH, Fonagy P, et al: In search of shared and non-shared environmental factors in security of attachment: a behavior-genetic study of the association between sensitivity and attachment security. Dev Psychol 42:1026–1040, 2006b

引用文献

Feldman RB, Zelkowitz P, Weiss M, et al: A comparison of the families of mothers with borderline and nonborderline personality disorders. Compr Psychiatry 36:157–163, 1995

Fernandez-Duque D, Baird JA: Is there a "social brain"? Lessons from eye-gaze following, joint attention and autism, in Other Minds: How Humans Bridge the Divide between Self and Others. Edited by Malle BF, Hodges SD. New York, Guilford, 2005, pp 75–90

Fernandez-Duque D, Baird JA, Posner MI: Executive attention and metacognitive regulation. Conscious Cogn 9:288–307, 2000

Fertuck EA, Lenzenweger MF, Clarkin JF, et al: Executive neurocognition, memory systems and borderline personality disorder. Clin Psychol Rev 26:346–375, 2006

First MB, Gibbon M, Spitzer RL, et al: User's Guide for the Structured Clinical Interview for DSM-IV Axis II Personality Disorders: SCID-II. Washington, DC, American Psychiatric Press, 1997

Flavell JH: Cognitive development: children's knowledge about the mind. Annu Rev Psychol 50:21–45, 1999

Flavell JH, Flavell ER, Green FL: Young children's knowledge about the apparent-real and pretend-real distinction. Dev Psychol 23:816–822, 1987

Fletcher PC, Happe F, Frith U, et al: Other minds in the brain: a functional imaging study of "theory of mind" in story comprehension. Cognition 57:109–128, 1995

Foa EB: Psychological processes related to recovery from a trauma and effective treatment for PTSD, in Psychobiology of Posttraumatic Stress Disorder. Edited by Yehuda R, McFarlane AC. New York, New York Academy of Sciences, 1997, pp 410–424

Foa EB, Kozak MJ: Emotional processing of fear: exposure to corrective information. Psychol Bull 99:20–35, 1986

Foa EB, Kozak MJ: Emotional processing: theory, research and clinical implications for anxiety disorders, in Emotion, Psychotherapy and Change. Edited by Safran JD, Greenberg LS. New York, Guilford, 1991, pp 21–49

Foa EB, Rothbaum BO: Treating the Trauma of Rape: Cognitive-Behavioral Therapy for PTSD. New York, Guilford, 1998

Foa EB, Riggs DS, Massie ED, et al: The impact of fear activation and anger on the efficacy of exposure treatment for posttraumatic stress disorder. Behav Ther 26:487–499, 1995

Foa EB, Ehlers A, Clark DM, et al: The Posttraumatic Cognitions Inventory (PTCI): development and validation. Psychol Assess 11:303–314, 1999

Fodor J: Hume Variations. New York, Oxford University Press, 2003

Fonagy P: Thinking about thinking: some clinical and theoretical considerations in the treatment of a borderline patient. Int J Psychoanal 72:639–656, 1991

Fonagy P: Playing with reality: the development of psychic reality and its malfunction in borderline personalities. Int J Psychoanal 76:39–44, 1995

Fonagy P: The transgenerational transmission of holocaust trauma: lessons learned from the analysis of an adolescent with obsessive-compulsive disorder. Attach Hum Dev 1:92–114, 1999

Fonagy P: Attachment Theory and Psychoanalysis. New York, Other Press, 2001a

Fonagy P: The human genome and the interpersonal world: the role of early mother-infant interaction in creating an interpersonal interpretive mechanism. Bull Menninger Clin 65:427–448, 2001b

Fonagy P: Understanding of mental states, mother-infant interaction and the development of the self, in Infant and Toddler Mental Health: Models of Clinical Intervention With Infants and Their Families. Edited by Maldonado-Duran JM. Washington, DC, American Psychiatric Publishing, 2002, pp 57–74

Fonagy P: The development of psychopathology from infancy to adulthood: the mysterious unfolding of disturbance over time. Infant Ment Health J 24:212–239, 2003a

Fonagy P: Towards a developmental understanding of violence. Br J Psychiatry 183:190–192, 2003b

Fonagy P: Early life trauma and the psychogenesis and prevention of violence. Ann NY Acad Sci 1036:181–200, 2004

Fonagy P: The mentalization-focused approach to social development, in Handbook of Mentalization-Based Treatment. Edited by Allen JG, Fonagy P. Chichester, UK, Wiley, 2006, pp 53–99

Fonagy P, Bateman AW: Mechanisms of change in mentalization-based therapy of borderline personality disorder. J Clin Psychol 62:411–430, 2006a

Fonagy P, Bateman AW: Progress in the treatment of borderline personality disorder. Br J Psychiatry 188:1–3, 2006b

Fonagy P, Higgitt A: Early mental health intervention and prevention: the implications for government and the wider community, in Analysts in the Trenches. Edited by Sklarew B, Twemlow SW, Wilkinson SM. Hillsdale, NJ, Analytic Press, 2004, pp 257–309

Fonagy P, Target M: Attachment and reflective function: their role in self-organization. Dev Psychopathol 9:679–700, 1997a

Fonagy P, Target M: Perspectives on the recovered memories debate, in Recovered Memories of Abuse: True or False? Edited by Sandler J, Fonagy P. Madison, CT, International Universities Press, 1997b, pp 183–237

Fonagy P, Target M: Early intervention and the development of self-regulation. Psychoanalytic Inquiry 22:307–335, 2002

Fonagy P, Steele H, Steele M: Maternal representations of attachment during pregnancy predict the organization of infant-mother attachment at one year of age. Child Dev 62:891–905, 1991a

Fonagy P, Steele M, Steele H, et al: The capacity for understanding mental states: the reflective self in parent and child and its significance for security of attachment. Infant Ment Health J 12:201–218, 1991b

Fonagy P, Moran GS, Edgcumbe R, et al: The roles of mental representations and mental processes in therapeutic action. Psychoanal Study Child 48:9–48, 1993

Fonagy P, Steele M, Steele H, et al: The Emmanuel Miller Memorial Lecture 1992: the theory and practice of resilience. J Child Psychol Psychiatry 35:231–257, 1994

Fonagy P, Steele M, Steele H, et al: Attachment, the reflective self and borderline states: the predictive specificity of the Adult Attachment Interview and pathological emotional development, in Attachment Theory: Social, Developmental and Clinical Perspectives. Edited by Goldberg S, Muir R, Kerr J. New York, Analytic Press, 1995, pp 233–278

引用文献

Fonagy P, Leigh T, Steele M, et al: The relation of attachment status, psychiatric classification and response to psychotherapy. J Consult Clin Psychol 64:22–31, 1996

Fonagy P, Redfern S, Charman A: The relationship between belief-desire reasoning and a projective measure of attachment security (SAT). B J Dev Psychol 15:51–61, 1997a

Fonagy P, Steele H, Steele M, et al: Attachment and theory of mind: overlapping constructs? Association of Child Psychology and Psychiatry Occasional Papers 14:31–40, 1997b

Fonagy P, Steele M, Steele H, et al: Reflective-Functioning Manual for Application to Adult Attachment Interviews, Version 4.1. London, Psychoanalysis Unit, Sub-Department of Clinical Health Psychology, University College London, 1997c

Fonagy P, Target M, Gergely G: Attachment and borderline personality disorder: a theory and some evidence. Psychiatr Clin North Am 23:103–122, 2000

Fonagy P, Gergely G, Jurist EL, et al: Affect Regulation, Mentalization and the Development of the Self. New York, Other Press, 2002a

Fonagy P, Target M, Cottrell D, et al: What Works for Whom? A Critical Review of Treatments for Children and Adolescents. New York, Guilford, 2002b

Fonagy P, Twemlow SW, Vernberg E, et al: Creating a peaceful school learning environment: the impact of an antibullying program on educational attainment in elementary schools. Med Sci Monit 11:317–325, 2005

Fonagy P, Gergely G, Target M: The parent-infant dyad and the construction of the subjective self. J Child Psychol Psychiatry 48:288–328, 2007

Foxman P: Tolerance for ambiguity and self-actualization. J Pers Assess 40:67–72, 1976

Fraiberg S, Adelson E, Shapiro V: Ghosts in the nursery: a psychoanalytic approach to the problems of impaired infant-mother relationships. J Am Acad Child Psychiatry 14:387–421, 1975

Franco F: Infant pointing: Harlequin, servant of two masters, in Joint Attention: Communication and Other Minds. Edited by Eilan N, Hoerl C, McCormack T, et al. New York, Oxford University Press, 2005, pp 129–164

Frank JD: Persuasion and Healing. New York, Schocken Books, 1961

Frankfurt HG: On Bullshit. Princeton, NJ, Princeton University Press, 2005

Freud S: Project for a scientific psychology (1895), in The Origins of Psycho-Analysis: Letters to Wilhelm Fleiss, Drafts and Notes: 1887–1902. Edited by Bonaparte M, Freud A, Kris E. New York, Basic Books, 1954, pp 347–445

Freud S: The Interpretation of Dreams (1900). New York, Avon, 1965

Freud S: Remembering, repeating and working-through (1914), in The Standard Edition of the Complete Psychological Works of Sigmund Freud, Vol 12. Edited and translated by Strachey J. London, Hogarth Press, 1958, pp 147–156

Freud S: Civilization and Its Discontents (1929). New York, Norton, 1961

Freyd JJ: Betrayal Trauma: The Logic of Forgetting Childhood Abuse. Cambridge, MA, Harvard University Press, 1996

Frith CD, Corcoran R: Exploring "theory of mind" in people with schizophrenia. Psychol Med 26:521–530, 1996

Frith U, Frith CD: Development and neurophysiology of mentalizing. Philos Trans R Soc Lond B Biol Sci 358:459–473, 2003

Frith U, Morton J, Leslie AM: The cognitive basis of a biological disorder: autism. Trends Neurosci 14:433–438, 1991

Fruzzetti AE, Shenk C, Lowry K, et al: Emotion regulation, in Cognitive-Behavior Therapy: Applying Empirically Supported Techniques in Your Practice. Edited by O'Donohue JE, Fisher SC. New York, Wiley, 2003, pp 152–159

Fruzzetti AE, Shenk C, Hoffman PD: Family interaction and the development of borderline personality disorder: a transactional model. Dev Psychopathol 17:1007–1030, 2005

Gabbard GO: When is transference work useful in dynamic psychotherapy? Am J Psychiatry 163:1667–1669, 2006

Gabbard GO, Wilkinson SM: Management of Countertransference With Borderline Patients. Washington, DC, American Psychiatric Press, 1994

Gabbard GO, Miller LA, Martinez M: A neurobiological perspective on mentalizing and internal object relations in traumatized patients with borderline personality disorder, in Handbook of Mentalization-Based Treatment. Edited by Allen JG, Fonagy P. Chichester, UK, Wiley, 2006, pp 123–140

Gallagher HL, Frith CD: Functional imaging "theory of mind." Trends Cogn Sci 7:77–83, 2003

Gallagher HL, Jack AI, Roepstorff A, et al: Imaging the intentional stance in a competitive game. Neuroimage 16:814–821, 2002

Gallese V: The "shared manifold" hypothesis: from mirror neurons to empathy. Journal of Consciousness Studies 8:33–50, 2001

Gallese V, Keysers C, Rizzolatti G: A unifying view of the basis of social cognition. Trends Cogn Sci 9:396–403, 2004

Garland AF, Landsverk JL, Hough RL, et al: Type of maltreatment as a predictor of mental health service use for children in foster care. Child Abuse Negl 20:675–688, 1996

Gergely G: The obscure object of desire—"nearly, but clearly not, like me": contingency preference in normal children versus children with autism. Bull Menninger Clin 65:411–426, 2001

Gergely G: The social construction of the subjective self: the role of affect mirroring, markedness and ostensive communication in self development, in Developmental Science and Psychoanalysis. Edited by Mayes LC, Fonagy P, Target M. London, Karnac, 2007

Gergely G, Csibra G: Teleological reasoning in infancy: the naive theory of rational action. Trends Cogn Sci 7:287–292, 2003

Gergely G, Csibra G: The social construction of the cultural mind: imitative learning as a mechanism of human pedagogy. Interaction Studies 6:463–481, 2005

Gergely G, Watson JS: The social biofeedback theory of parental affect-mirroring: the development of emotional self-awareness and self-control in infancy. Int J Psychoanal 77:1181–1212, 1996

Gergely G, Watson JS: Early social-emotional development: contingency perception and the social biofeedback model, in Early Social Cognition: Understanding Others in the First Months of Life. Edited by Rochat P. Hillsdale, NJ, Erlbaum, 1999, pp 101–137

Gergely G, Nadasdy Z, Csibra G, et al: Taking the intentional stance at 12 months of age. Cognition 56:165–193, 1995

Gergely G, Egyed K, Király I: On pedagogy. Dev Sci 10:139–146, 2007

Giedd JN: The anatomy of mentalization: a view from neuroimaging. Bull Menninger Clin 67:132–142, 2003

Gilbert DT, Driver-Linn E, Wilson TD: The trouble with Vronsky: impact bias in the forecasting of future affective states, in The Wisdom in Feeling: Psychological Processes in Emotional Intelligence. Edited by Feldman Barrett L, Salovey P. New York, Guilford, 2002, pp 114–143

Glodich A: Psychoeducational groups for adolescents exposed to violence and abuse: assessing the effectiveness of increasing knowledge of trauma to avert reenactment and risk-taking behaviors. Doctoral dissertation, Smith College, Northampton, MA, 1999

Glodich A, Allen JG, Arnold L: Protocol for a trauma-based psychoeducational group intervention to decrease risk-taking, reenactment and further violence exposure: Application to the public high school setting. Journal of Child and Adolescent Group Psychotherapy 11:87–107, 2001

Glodich A, Allen JG, Fultz J, et al: School-based psychoeducational groups on trauma designed to decrease reenactment, in Community-Based Clinical Practice. Edited by Lightburn A, Sessions P. New York, Oxford University Press, 2006, pp 349–363

Godfrey-Smith P: On folk psychology and mental representation, in Representation in Mind: New Approaches to Mental Representation. Edited by Clapin H, Staines P, Slezak P. Amsterdam, Elsevier, 2004, pp 147–162

Goldberg E: The Executive Brain: Frontal Lobes and the Civilized Mind. New York, Oxford University Press, 2001

Goldberg S, Benoit D, Blokland K, et al: Atypical maternal behavior, maternal representations and infant disorganized attachment. Dev Psychopathol 15:239–257, 2003

Goldie P: Emotion, feelings and knowledge of the world, in Thinking about Feeling: Contemporary Philosophers on Emotions. Edited by Solomon RC. New York, Oxford University Press, 2004a, pp 91–106

Goldie P: Emotion, reason and virtue, in Emotion, Evolution and Rationality. Edited by Evans D, Cruse P. New York, Oxford University Press, 2004b, pp 249–267

Goldman AI: Simulating Minds: The Philosophy, Psychology and Neuroscience of Mindreading. New York, Oxford University Press, 2006

Golomb A, Ludolph P, Westen D, et al: Maternal empathy, family chaos and the etiology of borderline personality disorder. J Am Psychoanal Assoc 42:525–548, 1994

Gómez JC: Apes, Monkeys, Children and the Growth of Mind. Cambridge, MA, Harvard University Press, 2004

Gómez JC: Joint attention and the notion of subject: insights from apes, normal children and children with autism, in Joint Attention: Communication and Other Minds. Edited by Eilan N, Hoerl C, McCormack T, et al. New York, Oxford University Press, 2005, pp 65–84

Goodwin FK, Jamison KR: Manic-Depressive Illness: Bipolar Disorders and Recurrent Depression, 2nd Edition. New York, Oxford University Press, 2007

Gopnik A, Meltzoff AN: Words, Thoughts and Theories. Cambridge, MA, MIT Press, 1997

Gottman JM, Katz LF, Hooven C: Parental meta-emotion philosophy and the emotional life of families: theoretical models and preliminary data. J Fam Psychol 10:243–268, 1996

Grayling AC: The Reason of Things: Living With Philosophy. London, Weidenfeld Nicolson, 2002

Grayling AC: Among the Dead Cities: The History of Moral Legacy of the WWII Bombing of Civilians in Germany and Japan. New York, Walker, 2006

Green J, Goldwyn R: Annotation: Attachment disorganisation and psychopathology: new findings in attachment research and their potential implications for developmental psychopathology in childhood. J Child Psychol Psychiatry 43:835–846, 2002

Greenwald R: The power of suggestion—comment on EMDR and Mesmerism: a comparative historical analysis. J Anxiety Disord 13:611–615, 1999

Grienenberger J, Kelly K, Slade A: Maternal reflective functioning, mother-infant affective communication and infant attachment: exploring the link between mental states and observed caregiving behavior in the intergenerational transmission of attachment. Attach Hum Dev 7:299–311, 2005

Grossmann KE, Grossmann K, Zimmermann P: A wider view of attachment and exploration: stability and change during the years of immaturity, in Handbook of Attachment: Theory, Research and Clinical Applications. Edited by Cassidy J, Shaver PR. New York, Guilford, 1999, pp 760–786

Gunderson JG: Borderline Personality Disorder: A Clinical Guide. Washington, DC, American Psychiatric Publishing, 2001

Gunderson JG, Sabo AN: The phenomenological and conceptual interface between borderline personality disorder and PTSD. Am J Psychiatry 150:19–27, 1993

Gunderson JG, Bender D, Sanislow C, et al: Plausibility and possible determinants of sudden "remissions" in borderline patients. Psychiatry 66:111–119, 2003

Gunderson JG, Daversa MT, Grilo CM, et al: Predictors of 2-year outcome for patients with borderline personality disorder. Am J Psychiatry 163:822–826, 2006a

Gunderson JG, Weinberg I, Daversa MT, et al: Descriptive and longitudinal observations on the relationship of borderline personality disorder and bipolar disorder. Am J Psychiatry 163:1173–1178, 2006b

Guttman HA, Laporte L: Empathy in families of women with borderline personality disorder, anorexia nervosa and a control group. Fam Process 39:345–358, 2000

Hahn TN: The Miracle of Mindfulness: A Manual on Meditation. Boston, MA, Beacon Press, 1975

Hamilton CE: Continuity and discontinuity of attachment from infancy through adolescence. Child Dev 71:690–694, 2000

Hare RD: A research scale for the assessment of psychopathy in criminal populations. Pers Individ Dif 1:111–119, 1980

Hare RD, Hart SD, Harpur TJ: Psychopathy and the DSM-IV criteria for antisocial personality disorder. J Abnorm Psychol 100:391–398, 1991

Hariri AR, Mattay VS, Tessitore A, et al: Neocortical modulation of the amygdala response to fearful stimuli. Biol Psychiatry 53:494–501, 2003

Harris PL: Individual differences in understanding emotion: the role of attachment status and psychological discourse. Attach Hum Dev 1:307–324, 1999

Harvey AG, Bryant RA: The effect of attempted thought suppression in acute stress disorder. Behav Res Ther 36:583–590, 1998

Haslam-Hopwood GTG, Allen JG, Stein A, et al: Enhancing mentalizing through psychoeducation, in Handbook of Mentalization-Based Treatment. Edited by Allen JG, Fonagy P. Chichester, UK, Wiley, 2006, pp 249–267

Hatfield E, Cacioppo JT, Rapson RL: Emotional Contagion. Paris, Cambridge University Press, 1994

Heal J: Mind, Reason and Imagination. New York, Cambridge University Press, 2003

Henderson AJZ, Bartholomew K, Dutton DG: He loves me; he loves me not: attachment and separation resolution of abused women. J Fam Violence 12:169–191, 1997

Herman JL: Complex PTSD: a syndrome in survivors of prolonged and repeated trauma. J Trauma Stress 5:377–391, 1992a

Herman JL: Trauma and Recovery. New York, Basic Books, 1992b

Herman JL, Perry C, van der Kolk BA: Childhood trauma in borderline personality disorder. Am J Psychiatry 146:490–495, 1989

Herpertz SC: Emotional processing in personality disorder. Curr Psychiatry Rep 5:23–27, 2003

Herpertz SC, Dietrich TM, Wenning B, et al: Evidence of abnormal amygdala functioning in borderline personality disorder: a functional MRI study. Biol Psychiatry 50:292–298, 2001a

Herpertz SC, Werth U, Lukas G, et al: Emotion in criminal offenders with psychopathy and borderline personality disorder. Arch Gen Psychiatry 58:737–745, 2001b

Hobson RP: The Cradle of Thought: Exploring the Origins of Thinking. New York, Oxford University Press, 2002

Hobson RP: What puts the jointness into joint attention? in Joint Attention: Communication and Other Minds. Edited by Eilan N, Hoerl C, McCormack T, et al. New York, Oxford University Press, 2005, pp 185–204

Hobson RP, Patrick MPH, Crandell LE, et al: Personal relatedness and attachment in infants of mothers with borderline personality disorder. Dev Psychopathol 17:329–347, 2005

Hoermann S, Clarkin JF, Hull JW, et al: The construct of effortful control: an approach to borderline personality disorder heterogeneity. Psychopathology 38:82–86, 2005

Hofer MA: The emerging neurobiology of attachment and separation: how parents shape their infant's brain and behavior, in September 11: Trauma and Human Bonds. Edited by Coates SW, Rosenthal JL, Schechter DS. New York, Guilford, 2003, pp 191–209

Holmes J: Defensive and creative uses of narrative in psychotherapy: an attachment perspective, in Healing Stories: Narrative in Psychiatry and Psychotherapy. Edited by Roberts G, Holmes J. London, Oxford University Press, 1999, pp 49–66

Holmes J: Mentalizing from a psychoanalytic perspective: what's new? in Handbook of Mentalization-Based Treatment. Edited by Allen JG, Fonagy P. Chichester, UK, Wiley, 2006, pp 31–49

Horwitz AV, Widom CS, McLaughlin J, et al: The impact of childhood abuse and neglect on adult mental health: a prospective study. J Health Soc Behav 42:184–201, 2001

Horwitz L, Gabbard GO, Allen JG, et al: Borderline Personality Disorder: Tailoring the Therapy to the Patient. Washington, DC, American Psychiatric Press, 1996

Hoven CW, Mandell DJ, Duarte CS: Mental health of New York City public school children after 9/11, in September 11: Trauma and Human Bonds. Edited by Coates SW, Rosenthal JL, Schechter DS. Hillsdale, NJ, Analytic Press, 2003, pp 51–74

Hughes C, Cutting A: Nature, nurture and individual differences in early understanding of mind. Psychol Sci 10:429–432, 1999

Hughes C, Dunn J: Understanding mind and emotion: longitudinal associations with mental-state talk between young friends. Dev Psychol 34:1026–1037, 1998

Hughes C, Dunn J: "When I say a naughty word"—children's accounts of anger and sadness in self, mother and friend: longitudinal findings from ages four to seven. Br J Dev Psychol 20:515–535, 2002

Hughes C, Ensor R: Social cognition and disruptive behavior disorders in young children: families matter, in Social Cognition and Developmental Psychopathology. Edited by Sharp C, Fonagy P, Goodyer IM. New York, Oxford University Press (in press)

Hughes C, Jaffee SR, Happe F, et al: Origins of individual differences in theory of mind: from nature to nurture? Child Dev 76:356–370, 2005

Humphrey NK: The social function of intellect, in Machiavellian Intelligence: Social Expertise and the Evolution of Intellect in Monkeys, Apes and Humans. Edited by Byrne RW, Whiten A. New York, Oxford University Press, 1988, pp 13–26

Hurry A: Psychoanalysis and developmental therapy, in Psychoanalysis and Developmental Therapy. Edited by Hurry A. Madison, CT, International Universities Press, 1998, pp 32–73

Iacoboni M, Koski LM, Brass M, et al: Reafferent copies of imitated actions in the right superior temporal cortex. Proc Natl Acad Sci USA 98:13995–13999, 2001

Ickes W, Simpson JA, Orina M: Empathic accuracy and inaccuracy in close relationships, in Other Minds: How Humans Bridge the Divide between Self and Others. Edited by Malle BF, Hodges SD. New York, Guilford, 2005, pp 310–322

Ingram RE, Miranda J, Segal ZV: Cognitive Vulnerability to Depression. New York, Guilford, 1998

Inoue Y, Tonooka Y, Yamada K, et al: Deficiency of theory of mind in patients with remitted mood disorder. J Affect Disord 82:403–409, 2004

Jackson PL, Meltzoff AN, Decety J: How do we perceive the pain of others? A window into the neural processes involved in empathy. Neuroimage 24:771–779, 2005

Janis IB, Veague HB, Driver-Linn E: Possible selves and borderline personality disorder. J Clin Psychol 62:387–394, 2006

Janoff-Bulman R. Shattered Assumptions: Towards a New Psychology of Trauma. New York, Free Press, 1992

Jeannerod M: The Cognitive Neuroscience of Action. Oxford, UK, Blackwell, 1997

Johnson JG, Cohen P, Smailes E, et al: Childhood verbal abuse and risk for personality disorders during adolescence and early adulthood. Compr Psychiatry 42:16–23, 2001

引用文献

Johnson JG, Cohen P, Gould MS, et al: Childhood adversities, interpersonal difficulties and risk for suicide attempts during late adolescence and early adulthood. Arch Gen Psychiatry 59:741–749, 2002

Johnson JG, Cohen P, Chen H, et al: Parenting behaviors associated with risk for offspring personality disorder during adulthood. Arch Gen Psychiatry 63:579–587, 2006

Jost JT, Kruglanski AW, Nelson TO: Social metacognition: an expansionist review. Pers Soc Psychol Rev 2:137–154, 1998

Judd LL, Akiskal HS, Schettler PJ, et al: The long-term natural history of the weekly symptomatic status of bipolar I disorder. Arch Gen Psychiatry 59:530–537, 2002

Jurist EL: Mentalized affectivity. Psychoanal Psychol 22:426–444, 2005

Karmiloff-Smith A: Beyond Modularity: A Developmental Perspective on Cognitive Science. Cambridge, MA, MIT Press, 1992

Katz LF, Gottman JM: Buffering children from marital conflict and dissolution. J Clin Child Psychol 26:157–171, 1997

Kekes J: The Roots of Evil. Ithaca, NY, Cornell University Press, 2005

Keltner D, Ekman P, Gonzaga GC, et al: Facial expression of emotion, in Handbook of Affective Science. Edited by Davidson RJ, Scherer KR, Goldsmith HH. New York, Oxford University Press, 2003, pp 415–432

Kernberg OF: Borderline Conditions and Pathological Narcissism. New York, Aronson, 1975

Kernberg OF: Object relations theory and character analysis. J Am Psychoanal Assoc 31:247–271, 1983

Kerr N, Dunbar RIM, Bentall RP: Theory of mind deficits in bipolar affective disorder. J Affect Disord 73:253–259, 2003

Keysers C, Wicker B, Gazzola V, et al: A touching sight: SII/PV activation during the observation and experience of touch. Neuron 42:335–346, 2004

Kim-Cohen J, Caspi A, Moffitt TE, et al: Prior juvenile diagnoses in adults with mental disorder. Arch Gen Psychiatry 60:709–717, 2003

Klerman GL, Weissman MM, Rounsaville BJ, et al: Interpersonal Psychotherapy of Depression. New York, Basic Books, 1984

Klin A, Schultz R, Cohen DJ: Theory of mind in action: developmental perspectives on social neuroscience, in Understanding Other Minds: Perspectives from Developmental Cognitive Neuroscience, 2nd Edition. Edited by Baron-Cohen S, Tager-Flusberg H, Cohen DJ. New York, Oxford University Press, 2000, pp 357–388

Kobak R, Cassidy J, Lyons-Ruth K, et al: Attachment stress and psychopathology: a developmental pathways model, in Developmental Psychopathology, 2nd Edition, Vol 1: Theory and Method. Edited by Cicchetti D, Cohen DJ. New York, Wiley, 2006, pp 334–369

Kochanska G: Emotional development in children with different attachment histories: the first three years. Child Dev 72:474–490, 2001

Kochanska G, Murray KT: Mother-child mutually responsive orientation and conscience development: from toddler to early school age. Child Dev 71:417–431, 2000

Kochanska G, Murray KT, Jacques TY, et al: Inhibitory control in young children and its role in emerging internalization. Child Dev 67:490–507, 1996

Kochanska G, Murray KT, Coy KC: Inhibitory control as a contributor to conscience in childhood: from toddler to early school age. Child Dev 68:263–277, 1997

Kochanska G, Murray KT, Harlan E: Effortful control in early childhood: continuity and change, antecedents and implications for social development. Dev Psychol 36:220–232, 2000

Kochanska G, Coy KC, Murray KT: The development of self-regulation in the first four years of life. Child Dev 72:1091–1111, 2001

Koós O, Gergely G: A contingency-based approach to the etiology of "disorganized" attachment: the "flickering switch" hypothesis. Bull Menninger Clin 65:397–410, 2001

Koren-Karie N, Oppenheim D, Dolev S, et al: Mothers' insightfulness regarding their infants' internal experience: relations with maternal sensitivity and infant attachment. Dev Psychol 38:534–542, 2002

Korfine L, Hooley JM: Directed forgetting of emotional stimuli in borderline personality disorder. J Abnorm Psychol 109:214–221, 2000

Koriat A: The feeling of knowing: some metatheoretical implications for consciousness and control. Conscious Cogn 9:149–171, 2000

Koriat A, Ma'ayan H, Niussinson R: The intricate relationships between monitoring and control in metacognition: lessons for the cause-and-effect relation between subjective experience and behavior. J Exp Psychol Gen 135:36–69, 2006

Korsgaard CM: Morality and the distinctiveness of human action, in Primates and Philosophers: How Morality Evolved. Edited by Macedo S, Ober J. Princeton, NJ, Princeton University Press, 2006, pp 98–119

Kreppner JM, O'Connor TG, Rutter M: Can inattention/overactivity be an institutional deprivation syndrome? J Abnorm Child Psychol 29:513–528, 2001

Kringelbach ML: The human orbitofrontal cortex: linking reward to hedonic experience Nat Rev Neurosci 6:691–702, 2005

Krystal H: Integration and Self-Healing: Affect, Trauma, Alexithymia. Hillsdale, NJ, Analytic Press, 1988

Lakatos K, Toth I, Nemoda Z, et al: Dopamine D4 receptor (DRD4) gene polymorphism is associated with attachment disorganization in infants. Mol Psychiatry 5:633–637, 2000

Lalonde C, Chandler MJ: False belief understanding goes to school: on the social-emotional consequences of coming early or late to a first theory of mind. Cogn Emot 9:167–185, 1995

Lambert M, Bergin AE, Garfield S: Introduction and historical overview, in Bergin and Garfield's Handbook of Psychotherapy and Behavior Change. Edited by Lambert M. New York, Wiley, 2004, pp 3–15

Lane RD: Neural correlates of conscious emotional experience, in Cognitive Neuroscience of Emotion. Edited by Lane RD, Nadel L. New York, Oxford University Press, 2000, pp 345–370

Lawrence EJ, Shaw P, Giampietro VP, et al: The role of "shared representations" in social perception and empathy: an fMRI study. Neuroimage 29:1173–1184, 2006

Lebell S: Epictetus: The Art of Living. New York, HarperCollins, 1995

Lecours S, Bouchard MA: Dimensions of mentalisation: outlining levels of psychic transformation. Int J Psychoanal 78:855–875, 1997

引用文献

LeDoux J: The Emotional Brain. New York, Simon and Schuster, 1996

Lee CW, Taylor G, Drummond PD: The active ingredient in EMDR: is it traditional exposure or dual focus of attention? Clin Psychol Psychother 13:97–107, 2006

Lee L, Harkness KL, Sabbagh MA, et al: Mental state decoding abilities in clinical depression. J Affect Disord 86:247–258, 2005

LeGris J, van Reekum R: The neuropsychological correlates of borderline personality disorder and suicidal behavior. Can J Psychiatry 51:131–142, 2006

Leichsenring F, Sachsse U: Emotions as wishes and beliefs. J Pers Assess 79:257–273, 2002

Lenzenweger MF, Clarkin JF, Fertuck EA, et al: Executive neurocognitive functioning and neurobehavioral systems indicators in borderline personality disorder: a preliminary study. J Pers Disord 18:421–438, 2004

Leslie AM: Pretense and representation: the origins of "theory of mind." Psychol Rev 94:412–426, 1987

Levinson A, Fonagy P: Offending and attachment: the relationship between interpersonal awareness and offending in a prison population with psychiatric disorder. Can J Psychoanal 12:225–251, 2004

Levy KN: The implications of attachment theory and research for understanding borderline personality disorder: a preliminary study. Dev Psychopathol 17:959–986, 2005

Lewis L: Enhancing mentalizing capacity through Dialectical Behavior Therapy skills training and Positive Psychology, in Handbook of Mentalization-Based Treatment. Edited by Allen JG, Fonagy P. Chichester, UK, Wiley, 2006, pp 171–182

Lewis L, Kelly KA, Allen JG: Restoring Hope and Trust: An Illustrated Guide to Mastering Trauma. Baltimore, MD, Sidran Press, 2004

Lieb K, Zanarini MC, Schmahl C, et al: Borderline personality disorder. Lancet 364:453–461, 2004

Liebenluft E, Gobbini MI, Harrison T: Mothers' neural activation in response to pictures of their children and other children. Biol Psychiatry 56:225–232, 2004

Lieberman AF: Toddlers' internalization of maternal attributions as a factor in quality of attachment, in Attachment and Psychopathology. Edited by Atkinson L, Zucker K. New York, Guilford, 1997, pp 277–299

Lieberman AF: Child-parent psychotherapy: a relationship-based approach to the treatment of mental health disorders in infancy and early childhood, in Treating Parent-Infant Relationship Problems: Strategies for Intervention. Edited by Sameroff AJ, McDonough SC, Rosenblum KL. New York, Guilford, 2004, pp 97–122

Lieberman AF, Padron E, Van Horn P, et al: Angels in the nursery: the intergenerational transmission of benevolent parental influences. Infant Ment Health J 26:504–520, 2005

Lieberman MD: Intuition: a social cognitive neuroscience approach. Psychol Bull 126:109–137, 2000

Lieberman MD: Social cognitive neuroscience: a review of core processes. Annu Rev Psychol 58:18.1–18.31, 2007

Lieberman MD, Eisenberger NI, Crockett MJ, et al: Putting feelings into words: affect labeling disrupts amygdala activity to affective stimuli. Psychol Sci 18:421–428, 2007

Lightburn A, Sessions P (eds): Handbook of Community-Based Clinical Practice. New York, Oxford University Press, 2006
Linehan MM: Cognitive-Behavioral Treatment of Borderline Personality Disorder. New York, Guilford, 1993a
Linehan MM: Skills Training Manual for Treating Borderline Personality Disorder. New York, Guilford, 1993b
Liszkowski U, Carpenter M, Henning A, et al: Twelve-month-olds point to share attention and interest. Dev Sci 7:297–307, 2004
Livesley WJ, Jackson DN: Guidelines for developing, evaluating and revising the classification of personality disorders. J Nerv Ment Dis 180:609–618, 1992
Loewald HW: On the therapeutic action of psycho-analysis. Int J Psychoanal 41:16–33, 1960
Loewald HW: Psychoanalytic theory and the psychoanalytic process. Psychoanal Study Child 25:45–68, 1970
Long AA: Epictetus: A Stoic and Socratic Guide to Life. New York, Oxford University Press, 2002
Ludolph PS, Westen D, Misle B, et al: The borderline diagnosis in adolescents: symptoms and developmental history. Am J Psychiatry 147:470–476, 1990
Lukens EP, McFarlane WR: Psychoeducation as evidence based practice: considerations for practice, research and policy. Brief Treat Crisis Interv 4:205–225, 2004
Lundy BL: Father- and mother-infant face-to-face interactions: differences in mind-related comments and infant attachment? Infant Behav Dev 26:200–212, 2003
Lyons-Ruth K: Dissociation and the parent-infant dialogue: a longitudinal perspective from attachment research. J Am Psychoanal Assoc 51:883–911, 2003
Lyons-Ruth K, Jacobvitz D: Attachment disorganization: unresolved loss, relational violence and lapses in behavioral and attentional strategies, in Handbook of Attachment: Theory, Research and Clinical Applications. Edited by Cassidy J, Shaver PR. New York, Guilford, 1999, pp 520–554
Lyons-Ruth K, Yellin C, Melnick S, et al: Expanding the concept of unresolved mental states: hostile/helpless states of mind on the Adult Attachment Interview are associated with disrupted mother-infant communication and infant disorganization. Dev Psychopathol 17:1–23, 2005
Macedo S, Ober J (eds): Primates and Philosophers: How Morality Evolved. Princeton, NJ, Princeton University Press, 2006
Macfie J, Cicchetti D, Toth SL: The development of dissociation in maltreated preschool-aged children. Dev Psychopathol 13:233–254, 2001
Macfie J, McElwain NL, Houts RM, et al: Intergenerational transmission of role reversal between parent and child: dyadic and family systems internal working models. Attach Hum Dev 7:51–65, 2005
MacLean PD: The Triune Brain in Evolution: Role in Paleocerebral Functions. New York, Plenum, 1990
Main M: Metacognitive knowledge, metacognitive monitoring and singular (coherent) vs. multiple (incoherent) models of attachment, in Attachment Across the Life Cycle. Edited by Parkes CM, Stevenson-Hinde J, Marris P. London, Routledge, 1991, pp 127–159

Main M: Recent studies in attachment: overview with selected implications for clinical work, in Attachment Theory: Social, Developmental and Clinical Perspectives. Edited by Goldberg S, Muir R, Kerr J. Hillsdale, NJ, Analytic Press, 1995, pp 407–474

Main M: Attachment theory: eighteen points with suggestions for future studies, in Handbook of Attachment: Theory, Research and Clinical Applications. Edited by Cassidy J, Shaver PR. New York, Guilford, 1999, pp 845–887

Main M, Goldwyn R: Adult Attachment Scoring and Classification Systems. Berkeley, Department of Psychology, University of California Berkeley, 1994

Main M, Hesse E: Parents' unresolved traumatic experiences are related to infant disorganized attachment status: is frightened and/or frightening parental behavior the linking mechanism? in Attachment in the Preschool Years: Theory, Research and Intervention. Edited by Greenberg MT, Cicchetti D, Cummings EM. Chicago, IL, University of Chicago Press, 1990, pp 161–182

Main M, Solomon J: Procedures for identifying infants as disorganized/disoriented during the Ainsworth Strange Situation, in Attachment in the Preschool Years: Theory, Research and Intervention. Edited by Greenberg MT, Cicchetti D, Cummings EM. Chicago, IL, University of Chicago Press, 1990, pp 121–160

Main M, Kaplan N, Cassidy J: Security in infancy, childhood and adulthood: a move to the level of representation, in Growing Points of Attachment Theory and Research. Edited by Bretherton I, Waters E. Chicago, University of Chicago Press, 1985, pp 66–104

Maldonado-Duran JM (ed): Infant and Toddler Mental Health: Models of Clinical Intervention With Infants and Their Families. Washington, DC, American Psychiatric Publishing, 2002

Malle BF: How the Mind Explains Behavior: Folk Explanations, Meaning, and Social Interaction. Cambridge, MA, MIT Press, 2004

Malle BF: Three puzzles of mindreading, in Other Minds: How Humans Bridge the Divide between Self and Others. Edited by Malle BF, Hodges SD. New York, Guilford, 2005, pp 26–43

Malle BF, Hodges SD (eds): Other Minds: How Humans Bridge the Divide between Self and Others. New York, Guilford, 2005

Marks I, Lovell K, Noshirvani H, et al: Treatment of posttraumatic stress disorder by exposure and/or cognitive restructuring. Arch Gen Psychiatry 55:317–325, 1998

Mayer JD: A field guide to emotional intelligence, in Emotional Intelligence in Everyday Life. Edited by Ciarrochi J, Forgas JP, Mayer JD. Philadelphia, PA, Psychology Press, 2001, pp 3–24

Mayer JD, Salovey P, Caruso DR: Models of emotional intelligence, in Handbook of Intelligence. Edited by Sternberg R. Cambridge, UK, Cambridge University Press, 2000, pp 396–420

Mayes LC: A developmental perspective on the regulation of arousal states. Semin Perinatol 24:267–279, 2000

Mayr E: Toward a New Philosophy of Biology: Observations of an Evolutionist. Cambridge, MA, Harvard University Press, 1988

McCabe K, Houser D, Ryan L, et al: A functional imaging study of cooperation in two-person reciprocal exchange. Proc Natl Acad Sci USA 98:11832–11835, 2001

McCallum M, Piper WE: Psychological mindedness. Psychiatry 59:48–63, 1996

McEwen BS: The End of Stress as We Know It. Washington, DC, Joseph Henry Press, 2002

McGlashan TH, Grilo CM, Sanislow CA, et al: Two-year prevalence and stability of individual DSM-IV criteria for schizotypal, borderline, avoidant, and obsessive-compulsive personality disorders: toward a hybrid model of Axis II disorders. Am J Psychiatry, 162:883–889, 2005

McKinnon DF, Pies R: Affective instability as rapid cycling: theoretical and clinical implications for borderline personality and bipolar spectrum disorders. Bipolar Disord 8:1–14, 2006

McLean LM, Gallop R: Implications of childhood sexual abuse for adult borderline personality disorder and complex posttraumatic stress disorder. Am J Psychiatry 160:369–371, 2003

McNally RJ: EMDR and Mesmerism: a comparative historical analysis. J Anxiety Disord 13:225–236, 1999a

McNally RJ: On eye movements and animal magnetism: a reply to Greenwald's defense of EMDR. J Anxiety Disord 13:617–620, 1999b

Meins E: Security of Attachment and the Social Development of Cognition. East Sussex, UK, Psychology Press, 1997

Meins E, Fernyhough C, Russell J, et al: Security of attachment as a predictor of symbolic and mentalising abilities: a longitudinal study. Soc Dev 7:1–24, 1998

Meins E, Fernyhough C, Fradley E, et al: Rethinking maternal sensitivity: mothers' comments on infants' mental processes predict security of attachment at 12 months. J Child Psychol Psychiatry 42:637–648, 2001

Meins E, Fernyhough C, Wainwright R, et al: Maternal mind-mindedness and attachment security as predictors of theory of mind understanding. Child Dev 73:1715–1726, 2002

Meins E, Fernyhough C, Wainwright R, et al: Pathways to understanding mind: construct validity and predictive validity of maternal mind-mindedness. Child Dev 74:1194–1211, 2003

Meins E, Fernyhough C, Johnson F, et al: Mind-mindedness in children: individual differences in internal-state talk in middle childhood. Br J Dev Psychol 24:181–196, 2006

Meloy JR: Antisocial personality disorder, in Treatment of Psychiatric Disorders, 3rd Edition, Vol 2. Edited by Gabbard GO. Washington DC, American Psychiatric Publishing, 2001, pp 2251–2271

Meltzoff AN, Moore MK: Explaining facial imitation: theoretical model. Early Development and Parenting 6:179–192, 1997

Menninger KA: The Human Mind. New York, Knopf, 1930

Menninger WC: A Psychiatrist for a Troubled World (1947). New York, Viking, 1967

Michels R: Epilogue: Thinking about mentalization, in Handbook of Mentalization-Based Treatment. Edited by Allen JG, Fonagy P. Chichester, UK, Wiley, 2006, pp 327–333

引用文献

Minzenberg MJ, Grossman R, New AS, et al: Blunted hormone responses to ipsapirone are associated with trait impulsivity in personality disorder patients. Neuropsychopharmacology 31:197–203, 2006a

Minzenberg MJ, Poole JH, Vinogradov S: Adult social attachment disturbance is related to childhood maltreatment and current symptoms in borderline personality disorder. J Nerv Ment Dis 194:341–348, 2006b

Mithen S: The Prehistory of the Mind: The Cognitive Origins of Art and Science. London, Thames and Hudson, 1996

Monk R: How to Read Wittgenstein. New York, Norton, 2005

Moran PM, Bifulco A, Ball C, et al: Exploring psychological abuse in childhood, I: developing a new interview scale. Bull Menninger Clin 66:213–240, 2002

Moran R: Authority and Estrangement: An Essay on Self-Knowledge. Princeton, NJ, Princeton University Press, 2001

Morey LC, Zanarini MC: Borderline personality: traits and disorder. J Abnorm Psychol 109:733–737, 2000

Morris JS, Frith CD, Perrett DI, et al: A differential neural response in the human amygdala to fearful and happy facial expressions. Nature 383:812–815, 1996

Morris JS, Ohman A, Dolan RJ: Conscious and unconscious emotional learning in the human amygdala. Nature 393:467–470, 1998

Morton J: The origins of autism. New Sci 1694:44–47, 1989

Moses LJ: Executive functioning and children's theories of mind, in Other Minds: How Humans Bridge the Divide between Self and Others. Edited by Malle BF, Hodges SD. New York, Guilford, 2005, pp 11–25

Moses LJ, Baldwin DA, Rosicky JG, et al: Evidence for referential understanding in the emotions domain at twelve and eighteen months. Child Dev 72:718–735, 2001

Moskowitz GB: Social Cognition: Understanding Self and Others. New York, Guilford, 2005

Moss E, Bureau JF, Cyr C, et al: Correlates of attachment at age 3: construct validity of the preschool attachment classification system. Dev Psychol 40:323–334, 2004

Mundy P: Annotation: The neural basis of social impairments in autism: the role of the dorsal medial-frontal cortex and the anterior cingulate system. J Child Psychol Psychiatry 44:793–809, 2003

Mundy P, Neal R: Neural plasticity, joint attention and a transactional social-orienting model of autism, in International Review of Mental Retardation: Autism, Vol 23. Edited by Glidden LM. San Diego, CA, Academic Press, 2001, pp 139–168

Munich RL: Integrating mentalization-based treatment and traditional psychotherapy to cultivate common ground and promote agency, in Handbook of Mentalization-Based Treatment. Edited by Allen JG, Fonagy P. Chichester, UK, Wiley, 2006, pp 143–156

Murdoch I: The Sovereignty of Good. London, Routledge, 1971

Murdoch I: Metaphysics as a Guide to Morals. London, Penguin, 1992

Murdoch I: Existentialists and Mystics: Writings on Philosophy and Literature. New York, Penguin, 1999

Neiman S: Evil in Modern Thought: An Alternative History of Philosophy. Princeton, NJ, Princeton University Press, 2002

Nelson TO: Consciousness and metacognition. Am Psychol 51:102–116, 1996
New AS, Buchsbaum MS, Hazlett EA, et al: Fluoxetine increases relative metabolic rate in prefrontal cortex in impulsive aggression. Psychopharmacology 176:451–458, 2004
Nishitani N, Avikainen S, Hari R: Abnormal imitation-related cortical activation sequences in Asperger's syndrome. Ann Neurol 55:558–562, 2004
Nolen-Hoeksema S: The role of rumination in depressive disorders and mixed anxiety/depressive symptoms. J Abnorm Psychol 109:504–511, 2000
Nussbaum MC: Upheavals of Thought: The Intelligence of the Emotions. Cambridge, UK, Cambridge University Press, 2001
Ogrodniczuk JS, Piper WE, Joyce AS, et al: Different perspectives of the therapeutic alliance and therapist technique in two forms of dynamically oriented psychotherapy. Can J Psychiatry 45:452–458, 2000
O'Hagan KP: Emotional and psychological abuse: problems of definition. Child Abuse Negl 19:449–461, 1995
Oliver JE: Intergenerational transmission of child abuse: rates research and clinical implications. Am J Psychiatry 150:1315–1324, 1993
Onishi KH, Baillargeon R: Do 15-month-old infants understand false beliefs? Science 308:255–258, 2005
Oppenheim D, Koren-Karie N: Mothers' insightfulness regarding their children's internal worlds: the capacity underlying secure child-mother attachment. Infant Ment Health J 23:593–605, 2002
Osofsky JD (ed): Young Children and Trauma: Intervention and Treatment. New York, Guilford, 2004
Pagano ME, Skodol AE, Stout RL, et al: Stressful life events as predictors of functioning: findings from the Collaborative Longitudinal Personality Disorders Study. Acta Psychiatr Scand 110:421–429, 2004
Paris J: Personality Disorders over Time: Precursors, Course and Outcome. Washington, DC, American Psychiatric Publishing, 2003
Paris J: Sociocultural factors in the treatment of personality disorders, in Handbook of Personality Disorders: Theory and Practice. Edited by Livesley WJ. New York, Wiley, 2004, pp 135–147
Parker AG, Boldero JM, Bell RC: Borderline personality disorder features: the role of self-discrepancies and self-complexity. Psychol Psychother 79:309–321, 2006
Parker G, Barrett E: Personality and personality disorder: current issues and directions. Psychol Med 30:1–9, 2000
Parrott WG: The functional utility of negative emotions, in The Wisdom in Feeling: Psychological Processes in Emotional Intelligence. Edited by Feldman Barrett L, Salovey P. New York, Guilford, 2002, pp 341–359
Pearlman LA, Courtois CA: Clinical applications of the attachment framework: relational treatment of complex trauma. J Trauma Stress 18:449–459, 2005
Pearlman LA, Saakvitne KW: Trauma and the Therapist: Countertransference and Vicarious Traumatization in Psychotherapy With Incest Survivors. New York, WW Norton, 1995
Pears KC, Fishler PH: Emotion understanding and theory of mind among maltreated children in foster care. Dev Psychopathol 17:47–65, 2005
Perner J: Understanding the Representational Mind. Cambridge, MA, MIT Press, 1991

Perner J, Lang B: Theory of mind and executive function: is there a developmental relationship? in Understanding Other Minds: Perspectives from Developmental Cognitive Neuroscience, 2nd Edition. Edited by Baron-Cohen S, Tager-Flusberg H, Cohen DJ. New York, Oxford University Press, 2000, pp 150–181

Perry JC, Banon E, Ianni F: Effectiveness of psychotherapy for personality disorders. Am J Psychiatry 156:1312–1321, 1999

Phillips ML, Young AW, Senior C, et al: A specific neural substrate for perceiving facial expressions. Nature 389:495–498, 1997

Phillipson H: The Object Relations Technique. London, Tavistock Press, 1955

Pine F: The interpretive moment: variations on classical themes. Bull Menninger Clin 48:54–71, 1984

Piper WE, Joyce AS, McCallum M, et al: Concentration and correspondence of transference interpretations in short-term psychotherapy. J Consult Clin Psychol 61:586–595, 1993

Pitman RK, Altman B, Greenwald E, et al: Psychiatric complications during flooding therapy for posttraumatic stress disorder. J Clin Psychiatry 52:17–20, 1991

Pliszka SR: Neuroscience for the Mental Health Clinician. New York, Guilford, 2003

Poa E: Trapped in transition: the complex young adult patient. Bull Menninger Clin 70:29–52, 2006

Posner MI, Rothbart MK: Attention, self-regulation and consciousness. Philos Trans R Soc Lond B Biol Sci 353:1915–1927, 1998

Posner MI, Rothbart MK: Developing mechanisms of self-regulation. Dev Psychopathol 12:427–441, 2000

Posner MI, Rothbart MK, Vizueta N, et al: Attentional mechanisms of borderline personality disorder. Proc Natl Acad Sci USA 99:16366–16370, 2002

Post RM, Weiss SRB, Smith M, et al: Kindling versus quenching: implications for the evolution and treatment of posttraumatic stress disorder, in Psychobiology of Posttraumatic Stress Disorder. Edited by Yehuda R, McFarlane AC. New York, New York Academy of Sciences, Volume 823, 1997, pp 285–295

Premack D, Woodruff G: Does the chimpanzee have a theory of mind? Behav Brain Sci 1:515–526, 1978

Preston SD, de Waal F: Empathy: its ultimate and proximate bases. Behav Brain Sci 25:1–20, 2002

Preston SD, Bechara A, Damasio H, et al: The neural substrates of cognitive empathy. Soc Neurosci 2:254–275, 2007

Pribram KH, Gill MM: Freud's "Project" Re-assessed: Preface to Contemporary Cognitive Theory and Neuroscience. New York, Basic Books, 1976

Putnam KM, Silk KR: Emotion dysregulation and the development of borderline personality disorder. Dev Psychopathol 17:899–925, 2005

Rachman S: Emotional processing. Behav Res Ther 18:51–60, 1980

Raine A: Features of borderline personality and violence. J Clin Psychol 49:277–281, 1993

Rapaport D: On the psychoanalytic theory of affects, in The Collected Papers of David Rapaport. Edited by Gill MM. New York, Basic Books, 1967, pp 476–512

Reddy V: Before the "third element": understanding attention to the self, in Joint Attention: Communication and Other Minds. Edited by Eilan N, Hoerl C, McCormack T, et al: New York, Oxford University Press, 2005, pp 85–109

Repacholi BM, Gopnik A: Early reasoning about desires: evidence from 14- and 18-month-olds. Dev Psychol 33:12–21, 1997

Resick PA, Schnicke MK: Cognitive processing therapy for sexual assault victims. J Consult Clin Psychol 60:748–756, 1992

Richardson RD: William James: In the Maelstrom of American Modernism. Boston, MA, Houghton Mifflin, 2006

Rizzolatti G, Craighero L: The mirror-neuron system. Annu Rev Neurosci 27:169–192, 2004

Rizzolatti G, Luppino G: The cortical motor system. Neuron 31:899–901, 2001

Rizzolatti G, Fogassi L, Gallese V: Neurophysiological mechanisms underlying the understanding and imitation of action. Nat Rev Neurosci 2:661–670, 2001

Robbins TW: Arousal systems and attentional processes. Biol Psychiatry 45:57–71, 1997

Rogers CR: Client-Centered Therapy: Its Current Practice, Implications and Theory. Boston, MA, Houghton Mifflin, 1951

Rogosch FA, Cicchetti D, Aber JL: The role of child maltreatment in early deviations in cognitive and affective processing abilities and later peer relationship problems. Dev Psychopathol 7:591–609, 1995

Rolls ET: The Brain and Emotion. New York, Oxford University Press, 1999

Rosenthal MZ, Cukrowicz KC, Cheavens JS, et al: Self-punishment as a regulation strategy in borderline personality disorder. J Pers Disord 20:232–246, 2006

Ross SM: Risk of physical abuse to children of spouse abusing parents. Child Abuse Negl 20:589–598, 1996

Roth A, Fonagy P: What Works for Whom? A Critical Review of Psychotherapy Research, 2nd Edition. New York, Guilford, 2005

Rothbaum BO: A controlled study of Eye Movement Desensitization and Reprocessing in the treatment of posttraumatic stress disorder. Bull Menninger Clin 61:317–334, 1997

Rothbaum BO, Astin MC, Marsteller F: Prolonged exposure versus Eye Movement Desensitization and Reprocessing (EMDR) for PTSD rape victims. J Trauma Stress 18:607–616, 2005

Ruffman T, Perner J, Parkin L: How parenting style affects false belief understanding. Soc Dev 8:395–411, 1999

Russ E, Heim A, Westen D: Parental bonding and personality pathology assessed by clinician report. J Pers Disord 17:522–536, 2003

Rutter M: Temperament, personality and personality disorder. Br J Psychiatry 150:443–458, 1987

Rutter M, Giller H, Hagell A: Antisocial Behaviour by Young People. Cambridge, UK, Cambridge University Press, 1998

Ryan RM: The developmental line of autonomy in the etiology, dynamics and treatment of borderline personality disorders. Dev Psychopathol 17:987–1006, 2005

Ryan RM, Deci EL: On assimilating identities to the self: a self-determination theory perspective on internalization and integrity within cultures, in Handbook of Self and Identity. Edited by Leary MR, Tangney JP. New York, Guilford, 2003, pp 253–272

Ryan RM, Kuczkowski R: The imaginary audience, self-consciousness and public individuation in adolescence. J Pers 62:219–238, 1994

Sabbagh MA, Callanan MA: Metarepresentation in action: 3-, 4-, and 5-year-old's developing theories of mind in parent-child conversations. Dev Psychol 34:491–502, 1998

Sadler LS, Slade A, Mayes LC: Minding the Baby: a mentalization-based parenting program, in Handbook of Mentalization-Based Treatment. Edited by Allen JG, Fonagy P. Chichester, UK, Wiley, 2006, pp 271–288

Sameroff AJ, McDonough SC, Rosenblum KL (eds): Treating Parent-Infant Relationship Problems: Strategies for Intervention. New York, Guilford, 2004

Samson D, Apperly IA, Kathirgamanathan U, et al: Seeing it my way: a case of selective deficit in inhibiting self-perspective. Brain 128:1102–1111, 2005

Sanislow CA, Grilo CM, Morey LC, et al: Confirmatory factor analysis of DSM-IV criteria for borderline personality disorder: findings from the Collaborative Longitudinal Personality Disorders Study. Am J Psychiatry 159:284–290, 2002

Sartre JP: The Emotions: Outline of a Theory. New York, Philosophical Library, 1948

Satpute AB, Lieberman MD: Integrating automatic and controlled processes into neurocognitive models of social cognition. Brain Res 1079:86–97, 2006

Saxe R, Kanwisher N: People thinking about people: the role of the temporo-parietal junction in "theory of mind." Neuroimage 19:1835–1842, 2003

Saxe R, Carey S, Kanwisher N: Understanding other minds: linking developmental psychology and functional neuroimaging. Annu Rev Psychol 55:87–124, 2004

Scanlon TM: What We Owe to Each Other. Cambridge, MA, Harvard University Press, 1998

Schacter DL: The seven sins of memory: insights from psychology and cognitive neuroscience. Am Psychol 54:182–203, 1999

Schlomerich A, Lamb ME, Leyendecker B, et al: Mother-infant teaching interactions and attachment security in Euro-American and Central-American immigrant families. Infant Behav Dev 20:165–174, 1997

Schmahl CG, Vermetten E, Elzinga BM, et al: Magnetic resonance imaging of hippocampal and amygdala volume in women with childhood abuse and borderline personality disorder. Psychiatr Res 122:193–198, 2003

Schmideberg M: The treatment of psychopathic and borderline patients. Am J Psychother 1:45–71, 1947

Schnell K, Dietrich T, Schnitker R, et al: Processing of autobiographical memory retrieval cues in borderline personality disorder. J Affect Disord 97:253–259, 2006

Schore AN: Effects of a secure attachment relationship on right brain development, affect regulation and infant mental health. Infant Ment Health J 22:7–66, 2001

Scott JP: The emotional basis of attachment and separation, in Attachment and the Therapeutic Processes: Essays in Honor of Otto Allen Will, Jr, MD. Edited by Sacksteder JL, Schwartz DP, Akabane Y. Madison, CT, International Universities Press, 1987, pp 43–62

Segal ZV, Gemar M, Williams S: Differential cognitive response to a mood challenge following successful cognitive therapy or pharmacotherapy for depression. J Abnorm Psychol 108:3–10, 1999

Segal ZV, Williams JMG, Teasdale JD: Mindfulness-Based Cognitive Therapy for Depression: A New Approach to Preventing Relapse. New York, Guilford, 2002

Seidler GH, Wagner FE: Comparing the efficacy of EMDR and trauma-focused cognitive-behavioral therapy in the treatment of PTSD: a meta-analytic study. Psychol Med 36:1515–1522, 2006

Semerari A, Carcione A, Dimaggio G, et al: How to evaluate metacognitive functioning in psychotherapy? The Metacognition Assessment Scale and its applications. Clin Psychol Psychother 10:238–261, 2003

Shapiro F: Efficacy of Eye Movement Desensitization procedure in the treatment of traumatic memories. J Trauma Stress 2:199–223, 1989

Shapiro F: Eye Movement Desensitization and Reprocessing: Basic Principles, Protocols and Procedures. New York, Guilford, 1995

Sharp C: Mentalizing problems in childhood disorders, in Handbook of Mentalization-Based Treatment. Edited by Allen JG, Fonagy P. Chichester, UK, Wiley, 2006, pp 101–121

Sharp C, Fonagy P, Goodyer IM: Imagining your child's mind: psychosocial adjustment and mothers' ability to predict their children's attributional states. Br J Dev Psychol 24:197–214, 2006

Sharp C, Croudace TJ, Goodyer IM: Biased mentalizing in children aged 7–11: latent class confirmation of response styles to social scenarios and associations with psychopathology. Soc Dev 16:181–202, 2007

Shaw M: The Object Relations Technique: Assessing the Individual. Manhasset, NY, ORT Institute, 2002

Shea MT, Stout RL, Yen S, et al: Associations in the course of personality disorders and Axis I disorders over time. J Abnorm Psychol 113:499–508, 2004

Siegel DJ: The Developing Mind: Toward a Neurobiology of Interpersonal Experience. New York, Guilford, 1999

Siever LJ, Torgersen S, Gunderson JG, et al: The borderline diagnosis III: identifying endophenotypes for genetic studies. Biol Psychiatry 51:964–968, 2002

Silk KR, Lee S, Hill EM, et al: Borderline personality disorder symptoms and severity of sexual abuse. Am J Psychiatry 152:1059–1064, 1995

Silverman RC, Lieberman AF: Negative maternal attributions, projective identification and the intergenerational transmission of violent relational patterns. Psychoanalytic Dialogues 9:161–186, 1999

Singer T, Seymour B, O'Doherty J, et al: Empathy for pain involves the affective but not sensory components of pain. Science 303:1157–1162, 2004

Singer T, Seymour B, O'Doherty J, et al: Empathic neural responses are modulated by the perceived fairness of others. Nature 439:466–469, 2006

Skodol AE, Siever LJ, Livesley WJ, et al: The borderline diagnosis, II: biology, genetics and clinical course. Biol Psychiatry 51:951–963, 2002

Skodol AE, Gunderson JG, Shea MT, et al: The Collaborative Longitudinal Personality Disorders Study (CLPS): overview and implications. J Pers Disord 19:487–504, 2006

Slade A: Keeping the baby in mind: a critical factor in perinatal mental health. Zero to Three, June/July, 10–16, 2002

Slade A: Parental reflective functioning: an introduction. Attach Hum Dev 7:269–281, 2005

Slade A: Reflective parenting program: theory and development. Psychoanalytic Inquiry 26:640–657, 2006

Slade A: Working with parents in child psychotherapy: engaging the reflective function, in Reflecting on the History of Psychoanalysis: Mentalization, Internalization, and Representation. Edited by Jurist E, Slade A, Bergner S. New York, Other Press (in press)

Slade A, Sadler LS, Currier J, et al: Minding the Baby: A Manual. New Haven, CT, Yale Child Study Center, 2004

Slade A, Grienenberger J, Bernbach E, et al: Maternal reflective functioning, attachment and the transmission gap: a preliminary study. Attach Hum Dev 7:283–298, 2005

Slomkowski C, Dunn J: Young children's understanding of other people's beliefs and feelings and their connected communication with friends. Dev Psychol 32:442–447, 1996

Smith JD, Shields WE, Washburn DA: The comparative psychology of uncertainty monitoring and metacognition. Behav Brain Sci 26:317–373, 2003

Smith M, Walden T: Understanding feelings and coping with emotional situations: a comparison of maltreated and nonmaltreated preschoolers. Soc Dev 8:93–116, 1999

Sodian B, Taylor C, Harris PL, et al: Early deception and the child's theory of mind: false trails and genuine markers. Child Dev 62:468–483, 1992

Soloff PH, Kelly TM, Strotmeyer SJ, et al: Impulsivity, gender and response to fenfluramine challenge in borderline personality disorder. Psychiatr Res 119:11–24, 2003a

Soloff PH, Meltzer CC, Becker C, et al: Impulsivity and prefrontal hypometabolism in borderline personality disorder. Psychiatr Res 123:153–163, 2003b

Solomon J, George C, Dejong A: Children classified as controlling at age six: evidence of disorganized representational strategies and aggression at home and at school. Dev Psychopathol 7:447–463, 1995

Solomon RC: Emotions, thoughts and feelings: emotions as engagements with the world, in Thinking about Feeling: Contemporary Philosophers on Emotions. Edited by Solomon RC. New York, Oxford University Press, 2004, pp 76–88

Solomon RC: True to Our Feelings: What Our Emotions are Really Telling Us. New York, Oxford University Press, 2007

Sperber D, Wilson D: Pragmatics, modularity and mind-reading. Mind and Language 17:3–23, 2002

Sroufe A: Emotional Development: The Organization of Emotional Life in the Early Years. New York, Cambridge University Press, 1996

Sroufe A, Egeland B, Carlson EB, et al: The Development of the Person: The Minnesota Study of Risk and Adaptation from Birth to Adulthood. New York, Guilford, 2005

引用文献

Steele H, Steele M, Fonagy P: Associations among attachment classifications of mothers, fathers and their infants. Child Dev 67:541–555, 1996

Stein H: Does mentalizing promote resilience? in Handbook of Mentalization-Based Treatment. Edited by Allen JG, Fonagy P. Chichester, UK, Wiley, 2006, pp 305–326

Stein H, Allen D, Allen JG, et al: Supplementary Manual for Scoring Bifulco's Childhood Experiences of Care and Abuse Interview (M-CECA): Version 2.0. Technical Report No 00–0024. Topeka, KS, The Menninger Clinic Research Department, 2000

Stern DN: The Interpersonal World of the Infant: A View From Psychoanalysis and Developmental Psychology. New York, Basic Books, 1985

Stern DN: The Present Moment in Psychotherapy and Everyday Life. New York, WW Norton, 2004

Stern DN, Sander LW, Nahum JP, et al: Non-interpretive mechanisms in psychoanalytic therapy: the "something more" than interpretation. Int J Psychoanal 79:903–921, 1998

Stone MH: The Fate of Borderline Patients: Successful Outcome and Psychiatric Practice. New York, Guilford, 1990

Stone VE: The role of the frontal lobes and the amygdala in theory of mind, in Understanding Other Minds: Perspectives from Developmental Cognitive Neuroscience, 2nd Edition. Edited by Baron-Cohen S, Tager-Flusberg H, Cohen DJ. New York, Oxford University Press, 2000, pp 253–273

Strenger C: Between Hermeneutics and Science: An Essay on the Epistemology of Psychoanalysis. Madison, CT, International Universities Press, 1991

Strentz T: The Stockholm Syndrome: Law enforcement policy and hostage behavior, in Victims of Terrorism. Edited by Ochberg FM, Soskis DA. Boulder, CO, Westview Press, 1982, pp 149–163

Stuart J, Westen D, Lohr NE, et al: Object relations in borderlines, depressives and normals: an examination of human responses on the Rorschach. J Pers Assess 55:296–318, 1990

Stueber KR: Rediscovering Empathy: Agency, Folk Psychology, and the Human Sciences. Cambridge, MA, MIT Press, 2006

Tager-Flusberg H: Language and understanding minds: connections in autism, in Understanding Other Minds: Perspectives from Developmental Cognitive Neuroscience, 2nd Edition. Edited by Baron-Cohen S, Tager-Flusberg H, Cohen DJ. New York, Oxford University Press, 2000, pp 124–149

Taliaferro C: Evidence and Faith: Philosophy and Religion Since the Seventeenth Century. Cambridge, UK, Cambridge University Press, 2005

Target M: Outcome research on the psychosocial treatment of personality disorders. Bull Menninger Clin 62:215–230, 1998

Target M, Fonagy P: Playing with reality, II: the development of psychic reality from a theoretical perspective. Int J Psychoanal 77:459–479, 1996

Tarrier N, Pilgrim H, Sommerfield C, et al: A randomized trial of cognitive therapy and imaginal exposure in treatment of chronic posttraumatic stress disorder. J Consult Clin Psychol 67:13–18, 1999

Taylor GJ, Bagby RM: New trends in alexithymia research. Psychother Psychosom 73:68–77, 2004

Taylor M, Carlson SM: The relation between individual differences in fantasy and theory of mind. Child Dev 68:436–455, 1997

引用文献

Taylor S, Thordarson DS, Maxfield L, et al: Comparative efficacy, speed and adverse effects of three PTSD treatments: exposure therapy, EMDR and relaxation training. J Consult Clin Psychol 71:330–338, 2003

Tomasello M: The Cultural Origins of Human Cognition. Cambridge, MA, Harvard University Press, 1999

Tomasello M, Call J: Primate Cognition. New York, Oxford University Press, 1997

Tomlin D, Kayali MA, King-Casas B, et al: Agent-specific responses in the cingulate cortex during economic exchanges. Science 312:1047–1050, 2006

Torgersen S, Lygren S, Oien PA, et al: A twin study of personality disorders. Compr Psychiatry 41:416–425, 2000

Toth SL, Cicchetti D, Macfie J, et al: Narrative representations of caregivers and self in maltreated pre-schoolers. Attach Hum Dev 2:271–305, 2000

Twemlow SW, Fonagy P: The prevalence of teachers who bully students in schools with differing levels of behavioral problems. Am J Psychiatry 162:2387–2389, 2005

Twemlow SW, Fonagy P: Transforming violent social systems into non-violent mentalizing systems: an experiment in schools, in Handbook of Mentalization-Based Treatment. Edited by Allen JG, Fonagy P. Chichester, UK, Wiley, 2006, pp 289–306

Twemlow SW, Sacco FC, Williams P: A clinical and interactionist perspective on the bully-victim-bystander relationship. Bull Menninger Clin 60:296–313, 1996

Twemlow SW, Fonagy P, Sacco FC: The role of the bystander in the social architecture of bullying and violence in schools and communities. Ann NY Acad Sci 1036:215–232, 2004

Twemlow SW, Fonagy P, Sacco FC: A developmental approach to mentalizing communities, I: a model for social change. Bull Menninger Clin 69:265–281, 2005a

Twemlow SW, Fonagy P, Sacco FC: A developmental approach to mentalizing communities, II: the Peaceful Schools experiment. Bull Menninger Clin 69:282–304, 2005b

Twemlow SW, Fonagy P, Sacco FC, et al: Teachers who bully students: a hidden trauma. Int J Soc Psychiatry 52:187–198, 2006

Tyrer P, Bateman AW: Drug treatments for personality disorders. Adv Psychiatr Treat 10:389–398, 2004

Umilta MA, Kohler E, Gallese V, et al: I know what you are doing: a neurophysiological study. Neuron 31:155–165, 2001

Ursano RJ, Grieger TA, McCarroll JE: Prevention of posttraumatic stress: consultation training and early treatment, in Traumatic Stress: The Effects of Overwhelming Experience on Mind, Body and Society. Edited by van der Kolk BA, McFarlane AC, Weisaeth L. New York, Guilford, 1996, pp 441–462

Van Boven L, Loewenstein G: Empathy gaps in emotional perspective taking, in Other Minds: How Humans Bridge the Divide between Self and Others. Edited by Malle BF, Hodges SD. New York, Guilford, 2005, pp 284–297

van der Kolk BA: The compulsion to repeat the trauma: reenactment, revictimization and masochism. Psychiatr Clin North Am 12:389–411, 1989

van der Kolk BA: The body keeps the score: memory and the evolving psychobiology of posttraumatic stress. Harv Rev Psychiatry 1:253–265, 1994 van der Kolk BA, Perry JC, Herman JL: Childhood origins of self-destructive behavior. Am J Psychiatry 148:1666–1671, 1991

van der Kolk BA, McFarlane AC, van der Hart O: A general approach to treatment of posttraumatic stress disorder, in Traumatic Stress: The Effects of Overwhelming Experience on Mind, Body and Society. Edited by van der Kolk BA, McFarlane AC, Weisaeth L. New York, Guilford, 1996, pp 417–440

van IJzendoorn MH: Adult attachment representations, parental responsiveness and infant attachment: a meta-analysis of the predictive validity of the Adult Attachment Interview. Psychol Bull 117:387–403, 1995

van IJzendoorn MH, Bakermans-Kranenburg MJ: Intergenerational transmission of attachment: a move to the contextual level, in Attachment and Psychopathology. Edited by Atkinson L, Zucker KJ. New York, Guilford, 1997, pp 135–170

van IJzendoorn MH, van Vliet-Visser S: The relationship between quality of attachment in infancy and IQ in kindergarten. J Genet Psychol 149:23–28, 1988

van IJzendoorn MH, Schuengel C, Bakermans-Kranenburg MJ: Disorganized attachment in early childhood: meta-analysis of precursors, concomitants and sequelae. Dev Psychopathol 11:225–249, 1999

Vinden PG: Parenting attitudes and children's understanding of mind: a comparison of Korean American and Anglo-American families. Cogn Dev 16:793–809, 2001

Volkmar FR, Lord C, Bailey A, et al: Autism and pervasive developmental disorders. J Child Psychol Psychiatry 45:135–170, 2004

Vollm BA, Taylor ANW, Richardson P, et al: Neuronal correlates of theory of mind and empathy: a functional magnetic resonance imaging study in a nonverbal task. Neuroimage 29:90–98, 2006

Vygotsky LS: Mind in Society: The Development of Higher Psychological Processes. Cambridge, MA, Harvard University Press, 1978

Walker LE: The Battered Woman. New York, Harper and Row, 1979

Ward MJ, Carlson EA: Associations among adult attachment representations, maternal sensitivity and infant-mother attachment in a sample of adolescent mothers. Child Dev 66:69–79, 1995

Waters E, Merrick SK, Trebous D, et al: Attachment security from infancy to early adulthood. Child Dev 71:684–689, 2000

Wegner DM: Ironic processes of mental control. Psychol Rev 101:34–52, 1994

Weil S: Human personality (1943), in Simone Weil: An Anthology. Edited by Miles S. New York, Grove Press, 1986, pp 49–78

Weinfield NS, Sroufe A, Egeland B: Attachment from infancy to early adulthood in a high risk sample: continuity, discontinuity, and their correlates. Child Dev 71:695–702, 2000

Weinfield NS, Whaley GJ, Egeland B: Continuity, discontinuity and coherence in attachment from infancy to late adolescence: sequelae of organization and disorganization. Attach Hum Dev 6:73–97, 2004

Weiss M, Zelkowitz P, Feldman RB, et al: Psychopathology in offspring of mothers with borderline personality disorder: a pilot study. Can J Psychiatry 41:285–290, 1996

Weissman MM, Markowitz JC, Klerman GL: Comprehensive Guide to Interpersonal Psychotherapy. New York, Basic Books, 2000

Wellman HM, Lagattuta KH: Developing understandings of mind, in Understanding Other Minds: Perspectives from Developmental Cognitive Neuroscience, 2nd Edition. Edited by Baron-Cohen S, Tager-Flusberg H, Cohen DJ. New York, Oxford University Press, 2000, pp 21–49

Wells A: Emotional Disorders and Metacognition: Innovative Cognitive Therapy. Chichester, UK, Wiley, 2000

Wells A, King P: Metacognitive therapy for generalized anxiety disorder: an open trial. J Behav Ther Exp Psychiatry 37:206–212, 2006

Wertsch JV: Mind as Action. New York, Oxford University Press, 1998

Westen D, Lohr NE, Silk KR, et al: Object relations and social cognition in borderlines, major depressives and normals: a TAT analysis. Psychol Assess 2:355–364, 1990a

Westen D, Ludolph P, Lerner H, et al: Object relations in borderline adolescents. J Am Acad Child Adolesc Psychiatry 29:338–348, 1990b

Whalen PJ, Rauch SL, Etcoff NL, et al: Masked presentations of emotional facial expressions modulate amygdala activity without explicit knowledge. J Neurosci 18:411–418, 1998

White HR, Bates ME, Buyske S: Adolescence-limited versus persistent delinquency: extending Moffitt's hypothesis into adulthood. J Abnorm Psychol 110:600–609, 2001

Wicker B, Keysers C, Plailly J, et al: Both of us disgusted in my insula: the common neural basis of seeing and feeling disgust. Neuron 40:655–664, 2003

Widom CS: Posttraumatic stress disorder in abused and neglected children grown up. Am J Psychiatry 156:1223–1229, 1999

Widom CS, Morris S: Accuracy of adult recollections of childhood victimization, part 2: childhood sexual abuse. Psychol Assess 9:34–46, 1997

Widom CS, Shepard RL: Accuracy of adult recollections of childhood victimization, part 1: childhood physical abuse. Psychol Assess 8:412–421, 1996

Wilkinson-Ryan T, Westen D: Identity disturbance in borderline personality disorder: an empirical investigation. Am J Psychiatry 157:528–541, 2000

Williams JHG, Whiten A, Suddendorf T, et al: Imitation, mirror neurons and autism. Neurosci Biobehav Rev 25:287–295, 2001

Williams L, Fonagy P, Target M, et al: Training psychiatry residents in mentalization-based therapy, in Handbook of Mentalization-Based Treatment. Edited by Allen JG, Fonagy P. Chichester, UK, Wiley, 2006, pp 223–231

Williams LM: Recovered memories of abuse in women with documented child sexual victimization. J Trauma Stress 8:649–673, 1995

Wilson SA, Becker LA, Tinker RH: Eye Movement Desensitization and Reprocessing (EMDR) treatment for psychologically traumatized individuals. J Consult Clin Psychol 63:928–937, 1995

Wilson SA, Becker LA, Tinker RH: Fifteen-month follow-up of Eye Movement Desensitization and Reprocessing (EMDR) treatment for posttraumatic stress disorder and psychological trauma. J Consult Clin Psychol 65:1047–1056, 1997

Wilson SM, Saygun AP, Sereno MI, et al: Listening to speech activates motor areas involved in speech production. Nat Neurosci 7:701–702, 2004

Wimmer H, Perner J: Beliefs about beliefs: representation and constraining function of wrong beliefs in young children's understanding of deception. Cognition 13:103–128, 1983

引用文献

Winnicott DW: Playing and Reality. London, Routledge, 1971
Wittgenstein L: Philosophical Investigations (1953). Malden, MA, Blackwell, 2001
Wolock I, Horowitz B: Child maltreatment as a social problem: the neglect of neglect. Am J Orthopsychiatry 54:530–542, 1984
Yen S, Shea MT, Battle CL, et al: Traumatic exposure and posttraumatic stress disorder in borderline, schizotypal, avoidant and obsessive-compulsive personality disorders: findings from the Collaborative Longitudinal Personality Disorders Study. J Nerv Ment Dis 190:510–518, 2002
Yen S, Shea MT, Pagano ME, et al: Axis I and Axis II disorders as predictors of prospective suicide attempts: findings from the Collaborative Longitudinal Personality Disorders Study. J Abnorm Psychol 112:375–381, 2003
Young JE, Klosko JS, Weishaar ME: Schema Therapy: A Practitioner's Guide. New York, Guilford, 2003
Yudofsky SC: Fatal Flaws: Navigating Destructive Relationships With People With Disorders of Personality and Character. Washington DC, American Psychiatric Publishing, 2005
Zahn-Waxler C, Radke-Yarrow M, Wagner E, et al: Development of concern for others. Dev Psychol 28:126–136, 1992
Zanarini MC (ed): Role of Sexual Abuse in the Etiology of Borderline Personality Disorder. Washington DC, American Psychiatric Press, 1997
Zanarini MC, Gunderson JG, Frankenberg FR: Discriminating borderline personality disorder from other Axis II disorders. Am J Psychiatry 147:161–167, 1990
Zanarini MC, Williams AA, Lewis RE, et al: Reported pathological childhood experiences associated with the development of borderline personality disorder. Am J Psychiatry 154:1101–1106, 1997
Zanarini MC, Frankenburg FR, DeLuca CJ: The pain of being borderline: dysphoric states specific to borderline personality disorder. Harv Rev Psychiatry 6:201–207, 1998
Zanarini MC, Frankenberg FR, Hennen J, et al: The longitudinal course of borderline psychopathology: 6-year prospective follow-up of the phenomenology of borderline personality disorder. Am J Psychiatry 160:274–283, 2003
Zanarini MC, Frankenberg FR, Hennen J, et al: Axis I comorbidity in patients with borderline personality disorder: 6-year follow-up and prediction of time to remission. Am J Psychiatry 161:2108–2114, 2004
Zanarini MC, Frankenberg FR, Hennen J, et al: The McLean Study of Adult Development (MSAD): overview and implications of the first six years of prospective follow-up. J Pers Disord 19:505–523, 2006
Zittel-Conklin C, Westen D: Borderline personality disorder in clinical practice. Am J Psychiatry 162:867–875, 2005
Zweig-Frank H, Paris J: Parents' emotional neglect and overprotection according to the recollections of patients with borderline personality disorder. Am J Psychiatry 148:648–651, 1991

推薦書籍

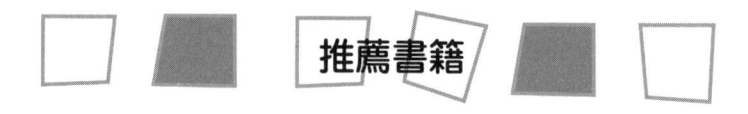

Allen JG: Traumatic Relationships and Serious Mental Disorders. Chichester, UK, Wiley, 2001

Allen JG: Coping With Trauma: Hope Through Understanding. Washington, DC, American Psychiatric Publishing, 2005

Allen JG, Fonagy P (eds): Handbook of Mentalization-Based Treatment. Chichester, UK, Wiley, 2006

Allen JG, Gergely G (eds): Special Issue: Cognitive and Interactional Foundations of Attachment. Bull Menninger Clin 65(3), 2001

Allen JG, Munich RL (eds): Special Issue: Clinical Implications of Attachment and Mentalization: Efforts to Preserve the Mind in Contemporary Treatment, Parts I and II. Bull Menninger Clin 67(3, 4), 2003

Baron-Cohen S: Mindblindness: An Essay on Autism and Theory of Mind. Cambridge, MA, MIT Press, 1995

Baron-Cohen S, Tager-Flusberg H, Cohen DJ (eds): Understanding Other Minds: Perspectives on Developmental Cognitive Neuroscience, 2nd Edition. New York, Oxford University Press, 2000

Bateman A, Fonagy P: Psychotherapy for Borderline Personality Disorder: Mentalization-Based Treatment. New York, Oxford University Press, 2004

Bateman A, Fonagy P: Mentalization-Based Treatment for Borderline Personality Disorder: A Practical Guide. New York, Oxford University Press, 2006

Dimaggio G, Semerari A, Carcione A, et al: Psychotherapy of Personality Disorders: Metacognition, States of Mind and Interpersonal Cycles. New York, Routledge, 2007

Elan N, Hoerl C, McCormack T, Roessler J (eds): Joint Attention: Communication and Other Minds. New York, Oxford University Press, 2005

Fonagy P: Attachment Theory and Psychoanalysis. New York, Other Press, 2001

Fonagy P, Gergely G, Jurist EL, Target M: Affect Regulation, Mentalization, and the Development of the Self. New York, Other Press, 2002

Goldman AI: Simulating Minds: The Philosophy, Psychology, and Neuroscience of Mindreading. New York, Oxford University Press, 2006

Hobson P: The Cradle of Thought: Exploring the Origins of Thinking. New York, Oxford University Press, 2002

Malle BF: How the Mind Explains Behavior: Folk Explanations, Meaning, and Social Interaction. Cambridge, MA, MIT Press, 2004

Malle BF, Hodges SD (eds): Other Minds: How Humans Bridge the Divide Between Self and Others. New York, Guilford, 2005

Perner J: Understanding the Representational Mind. Cambridge, MA, MIT Press, 1991

Stueber KR: Rediscovering Empathy: Agency, Folk Psychology, and the Human Sciences. Cambridge, MA, MIT Press, 2006

Tomasello M: The Cultural Origins of Human Cognition. Cambridge, MA, Harvard University Press, 1999

索 引

●あ

アイ・ステートメント　224, 225, 237
愛着　12, 109-111, 113-119, 330
愛着トラウマ　120-122, 255
愛着理論　12
アイヒマン　393-395
曖昧さへの耐性　8
赤ちゃん部屋のお化け　284, 289
赤ちゃん部屋の天使　300
悪感情　256
アドヒアランス　241-243
アルゴリズム　182, 183
安心基地　12
安全な逃げ場　12

●い

EMDR　279
「一時停止ボタンを押す」　9
意味論　101

●う

裏切りトラウマ　325

●え

エクササイズ　357, 358, 362
エクスクレメンタライジング　350
エクスクレメンタライズ　47
エクスポージャー　276, 277
fMRI　142, 143
エフォートフル・コントロール〔努力を要する制御〕　43, 313
MBFT　301, 302
MBT　334-337

●お

殴打関係　263
親の省察機能　293

●か

外的な焦点合わせ　35
過剰警戒　47
『家族ワークショップ』　363
眼窩前頭皮質　151, 152, 155
眼球運動による脱感作と再処理法　279
関係性攻撃　125

感情（と情動）　71, 95
感情調整不全　310-312
「感情ホットポテト」　302

●き

『危機状態にある専門家のためのプログラム』　347, 348
疑似メンタライゼーション　364
疑似メンタライジング　39
『キッズ・コーナー』　298
機能的磁気共鳴画像法（fMRI）　142, 143
虐待　256
9・11テロ　297
教育された神経症者　39
共感　20-22, 66-68, 182, 183
共通因子　1, 2
共同注意　95-98, 100
虚偽記憶　261
拒否-回避型（の愛着）　289

●く

空想　189, 215, 216
空疎な話　212, 213
クライエント中心療法　20, 21

●け

言語　99-103
顕在記憶　30
現在の瞬間　187
顕示的合図　104, 105

●こ

攻撃性　381, 382
心で心を思うこと　2, 3, 367
心の思いを言葉にする（こと）　36, 40, 80
心の理論　52-58, 134
誤信念課題　52, 53, 91
語用論　101
根拠に基づく治療　18, 278, 334
コンテインメント　10, 11, 266, 267
困惑感　77

●さ

再犠牲者化　263
再体験　261, 265, 272

447

索 引

三項関係　97

● し

j-word　233, 234
自己意識　89
志向姿勢　158
指向性　5
志向性　5, 38, 72
志向的　5
自己-構成的　39
自己中心性　122, 189
自己についてのメンタライジング　33
自己認識　33, 34, 37, 39, 89
システム化　182, 183
実演的想像　57
実行機能　43, 44
自動実行過程　7, 89
自動的な否定的思考　16
自閉症　163-170
シミュレーション〔模擬体験〕　55-57
シミュレーション〔模擬体験〕説　55
社会的参照　98
社会的認知　58, 316
囚人のジレンマ　147, 148, 158
自由連想　215
主体の視点　36, 37, 39
常識　237, 240
上側頭溝　141
情緒的虐待　256
情動（と感情）　71, 95
情動知能　68
情動的統合性　82
情動の方略　81
情動の志向的構造　73, 77
情動のメンタライジング　70-77, 80, 81
進化　134-138
進化の軍拡競争　135
身体的虐待　256
身体的自己　93
心的外傷後ストレス障害　260
心的自己　93
心的等価モード　106, 107, 202, 261, 327
心的表象　88, 91
侵入記憶　260
心理学用語鑑041　212
心理-志向性　110, 112, 119, 291
心理主義的　50, 88, 90, 91
心理状態　4, 5, 28, 38
心理的虐待　256

心理的思慮性　69, 70
心理的利用不能性　258, 259

● す

随伴性の切り替え　169
随伴的応答　94, 110
随伴的応答性　93
スクリプト　144
SMART　301

● せ

生後9ヶ月における社会的-認知的革命　96
省察機能　64
『省察的養育ワークショップ』　346
成人愛着面接　63, 267
精神病質　170-174
性的虐待　256
世界の規模の争い　393
世代間伝達　116-119, 288, 289, 299-301
積極性　235
宣言的　30, 31
潜在記憶　31
前帯状回　147, 148, 152
前メンタライジング・モード　106-108

● そ

相互交流の同期生　111
操作化　64, 65
相助作用　137, 201, 267
想像　45, 46, 189
側頭極　144
素朴心理学　54, 135

● た

第三者的視点　35-37, 39
対象関係検査　358
対人関係療法　18, 19
多重的な複数の見方　108
立場逆転　302
脱学習　381, 382
脱活性化　140, 159

● ち

注意　42-45, 189

● て

出会いの瞬間　187, 188
定式化　205, 206, 211

索引

デカルト　86, 87
手続き的　30, 31
転移トレーサー　228, 229
転移のメンタライジング　225-227, 230, 231
伝承　103-105
伝承的姿勢　104
纏綿 - とらわれ型（の愛着）　326, 327

●と

投影同一視　299, 327-330
道具的攻撃性　173
統語論　101
洞察性　113, 127
当事者的視点　35, 36
島前部　147-149
闘争 - 逃走反応　74, 350, 352
頭頂側頭接合部　156, 157
同類意識　34
『トラウマ心理教育』　383, 384, 387

●な

内側前頭前皮質　151, 152, 156
内的な焦点合わせ　35
「90-10」反応　261
ナラティヴ　29, 30, 128, 267, 277, 371

●に

認識的信頼　104
認知的共感　67
認知的再構成　278, 279
認知療法　16, 17, 61

●ね

ネグレクト　258

●は

パーソナリティ障害　308, 354
発達の最近接領域　109
反芻思考　17, 47, 61
反対の動き　236
反応逆転　152, 153, 174
反応的攻撃性　173

●ひ

ピア・スーパーヴィジョン・グループ　250
非意識的　30, 143, 144
PTSD　260, 261, 264, 266, 281
表象性　5, 44, 92

表象能力　91
非利己化　189
敏感な応答性　130

●ふ

普通であること　237
不適切な養育　120, 121, 123, 256
不認証　324
フラッシュ・バック　261
プリテンドモード　107, 212, 213, 328, 364
プロセス　15

●へ

『ペアレント・ファースト』　346
『平和な学校』　388-391
弁証法的行動療法　268, 324, 325
扁桃体　141-144

●ほ

紡錘状回　139, 141
暴力　381-383

●ま

『マインディング・ザ・ベイビー』　294, 295, 346
マインドブラインドネス　50, 394-396
マインドフルネス　16, 17, 65, 353
マインドリーディング　51
「巻き戻しと探求」　40

●み

未解決型（の愛着）　330
見立て遊び　91
ミラー・ニューロン　145-150

●む

無秩序型（の愛着）　45, 121, 122
無知の姿勢　221, 234, 238

●め

明示的メンタライジング　30-32
「眼から心を読む検査」　145
メタ情動哲学　114
メタ認知　17, 59-63
メタ表象　92
メンタライジング　2-8, 13
メンタライジング障害　163, 168
メンタライジング焦点化治療　7

449

索　引

メンタライジング・スキル　7
メンタライジング的姿勢　8, 216, 221, 218, 219, 378, 379
メンタライジング能力　6
「メンタライジングのスイッチを切ること」　48
「メンタライジングの手振り」　240
メンタライジング不全　46
メンタライジング領域　150, 151, 160, 167
メンタライズ　3, 4, 13
メンタライズされた感情認識　70, 78-80
メンタライゼーション　10, 11
『メンタライゼーションに基づく家族療法（MBFT）』　301
メンタライゼーションに基づく精神療法　241, 246, 334

● も

黙示的な情動的批評　98
黙示的メンタライジング　31, 32
目的論的　88, 90
目的論的モード　108, 328
目標志向的　88
モジュール説　54

● や

役割逆転　100

● ゆ

有標性　94, 105

● よ

陽電子断層撮影法（PET）　142, 143
要領が悪いこと　235
よそ者的自己　331

● り

リエナクトメント〔再演〕　263-265, 272, 273, 284, 287, 384
理論説　54, 55
臨床的対戦　356

● ろ

ロールプレイ　219, 220, 361, 385

● わ

ワーキングメモリ　43, 44

■人名

Allen, J. G.　7, 261, 274, 275, 383, 384
Arendt, H.　281, 393-398
Baron-Cohen, S.　50, 51, 54, 182, 183
Bateman, A. W.　xxiv, 334, 340, 341
Beck, A. T.　xviii
Bion, W. R.　10
Bogdan, R. J.　5, 44
Bowlby, J.　12
Csibra, G.　88, 90, 103
Fonagy, P.　xxiv, 7, 13, 64, 70, 106, 107, 116, 117, 137, 273, 301, 334, 340, 341, 381, 382, 390, 391
Fraiberg, S.　284, 289, 290
Frankfurt, H. G.　212, 213
Freud, A.　283
Freud, S.　9, 10, 292, 381
Freyd, J. J.　325
Frith, U.　xxiv, 13
Gage, P.　155
Gergely, G.　88, 90, 93, 103-105, 169
Goldman, A. I.　56, 57
Hall, G. S.　4
Hobson, R. P.　87, 92, 93, 97, 166
Holmes, J.　29, 30
Lieberman, A. F.　299, 300
Linehan, M. M.　310, 324
Loewald, H. W.　9, 185, 186
Main, M.　120, 121, 267
Meins, E.　8, 110-113, 118
Moran, R.　34-40
Morton, J.　xxiv, 13
Murdoch, I.　189-192
Perner, J.　91, 92, 108
Rogers, C. R.　20, 21
Slade, A.　117, 118, 293, 294, 296, 297, 346
Solomon, R. C.　71-73, 80-82
Stein, H.　7
Stern, D. N.　xxi, 186-188
Strenger, C.　184, 230
Target, M.　xxiv, 273, 301
Tomasello, M.　96, 98, 100, 136
Twemlow, S. W.　389-391
Vygotsky, L. S.　87, 109
Weil, S.　254
Wells, A.　61
Williams, L.　8
Winnicott, D. W.　12
Wittgenstein, L.　41, 197, 198

450

■ 監修者紹介

狩野力八郎(かの りきはちろう)
1945 年　満州に生まれる
1971 年　慶應義塾大学医学部卒業,慶応義塾大学医学部精神神経科教室入室
1975 年　東海大学医学部精神医学教室
1981〜83 年　メニンガー・クリニックおよびトピカ精神分析研究所に留学
1987 年　国際精神分析学会正会員
2001〜13 年　東京国際大学大学院臨床心理学研究科教授
2015 年　逝去

〈著訳書〉重症人格障害の臨床研究(単著,金剛出版),メンタライゼーションと境界パーソナリティ障害(監訳,岩崎学術出版社),方法としての治療構造論(単著,金剛出版),メンタライゼーション・ハンドブック(監修,岩崎学術出版社),精神力動的精神療法(監訳,岩崎学術出版社),など

■ 訳者紹介

上地雄一郎（かみじ ゆういちろう）
1955 年　高知県に生まれる
1981 年　広島大学大学院教育学研究科博士課程前期修了
2010 年　広島大学大学院教育学研究科博士課程後期修了
現　在　岡山大学名誉教授　博士（心理学）
〈著訳書〉精神分析的心理療法の手引き（分担執筆，誠信書房），現代精神分析における自己心理学（訳書，北大路書房），心理学研究の新世紀 4：臨床心理学（分担執筆，ミネルヴァ書房），など
担　当……第 1, 3, 5, 6, 9, 11 章，前書き，序文，用語解説

林　創（はやし　はじむ）
1973 年　大阪府に生まれる
2003 年　京都大学大学院教育学研究科博士後期課程修了
現　在　神戸大学大学院人間発達環境学研究科教授　博士（教育学）
〈著書〉他者とかかわる心の発達心理学（共編著，金子書房），大学生のためのリサーチリテラシー入門（共著，ミネルヴァ書房），再帰的事象の認識とその発達に関する心理学的研究（単著，風間書房），など
担　当……第 2 章（訳），第 3 章（査読）

大澤多美子（おおさわ　たみこ）
広島県に生まれる
1980 年　神戸大学医学部卒業
1984 年〜 2014 年　広島市こども療育センター
現　在　医療法人社団更生会　草津病院　精神科医
〈著訳書〉自閉症かな？と思ったとき（共訳，診断と治療社），自閉症スペクトラムの移行アセスメントプロフィール：TTAP の実際（共訳，川島書店），自閉症児・発達障害児教育診断検査：心理教育プロフィール（PEP-3）の実際（共訳，川島書店），メンタルヘルスケア（分担執筆，中山書店），など
担　当……第 4, 7 章

鈴木康之（すずき　やすゆき）
1959 年　静岡県に生まれる
1989 年　広島大学大学院教育学研究科博士課程後期単位取得退学
現　在　杜蔵心理相談室　代表
〈著書〉精神分析的心理療法の手引き（分担執筆，誠信書房），教育相談重要用語 300 の基礎知識（共編著，明治図書出版），学校教育相談（分担執筆，ミネルヴァ書房），もろい青少年の心（分担執筆，北大路書房），など
担　当……第 8, 10 章（付録を含む）

メンタライジングの理論と臨床
―― 精神分析・愛着理論・発達精神病理学の統合 ――

2014 年 8 月 10 日　初版第 1 刷印刷	定価はカバーに表示
2014 年 8 月 20 日　初版第 1 刷発行	してあります。
2022 年 7 月 10 日　再版第 1 刷印刷	
2022 年 7 月 20 日　再版第 1 刷発行	

編著者　　J・G・アレン
　　　　　P・フォナギー
　　　　　A・W・ベイトマン
監修者　　狩　野　力八郎
訳　者　　上　地　雄一郎
　　　　　林　　　　　創
　　　　　大　澤　多美子
　　　　　鈴　木　康　之
発行所　　㈱北大路書房
　　　　　〒 603-8303
　　　　　京都市北区紫野十二坊町 12-8
　　　　　電　話　(075) 431-0361(代)
　　　　　Ｆ Ａ Ｘ　(075) 431-9393
　　　　　振　替　01050-4-2083

Ⓒ 2014, 2022　DTP 製作／T.M.H.　印刷・製本／シナノ書籍印刷㈱
検印省略　落丁・乱丁本はお取り替えいたします。
ISBN978-4-7628-2872-0　　Printed in Japan

・ JCOPY 〈㈳出版者著作権管理機構 委託出版物〉
本書の無断複写は著作権法上での例外を除き禁じられています。
複写される場合は，そのつど事前に，㈳出版者著作権管理機構
(電話 03-5244-5088, FAX 03-5244-5089, e-mail: info@jcopy.or.jp)
の許諾を得てください。